MANUAL DE DIAGNÓSTICO DIFERENCIAL
do DSM-5-TR™

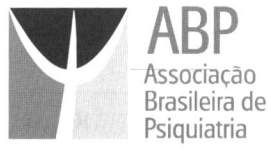

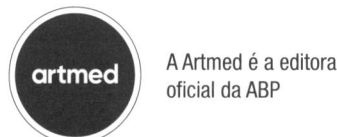

A Artmed é a editora oficial da ABP

Nota

A medicina é uma ciência em constante evolução. À medida que novas pesquisas e a própria experiência clínica ampliam o nosso conhecimento, são necessárias modificações na terapêutica, onde também se insere o uso de medicamentos. Os autores desta obra consultaram as fontes consideradas confiáveis, num esforço para oferecer informações completas e, geralmente, de acordo com os padrões aceitos à época da publicação. Entretanto, tendo em vista a possibilidade de falha humana ou de alterações nas ciências médicas, os leitores devem confirmar estas informações com outras fontes. Por exemplo, e em particular, os leitores são aconselhados a conferir a bula completa de qualquer medicamento que pretendam administrar, para se certificar de que a informação contida neste livro está correta e de que não houve alteração na dose recomendada nem nas precauções e contraindicações para o seu uso. Essa recomendação é particularmente importante em relação a medicamentos introduzidos recentemente no mercado farmacêutico ou raramente utilizados.

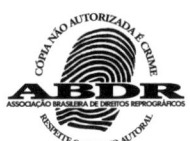 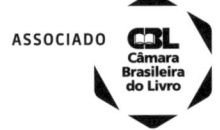

F527m   First, Michael B.
            Manual de diagnóstico diferencial do DSM-5-TR / Michael B. First; tradução : André Garcia Islabão; revisão técnica: José Alexandre de Souza Crippa (coordenação), Flávia de Lima Osório, José Diogo Ribeiro de Souza. – Porto Alegre : Artmed, 2025.
            xv, 372 p. : il. ; 25 cm.

            ISBN 978-65-5882-284-4

            1. Psiquiatria. 2. Diagnóstico diferencial. I. Título.

                                                      CDU 616.89

Catalogação na publicação: Karin Lorien Menoncin – CRB 10/2147

Michael B. First, M.D.
Professor of Clinical Psychiatry, Columbia University
New York, New York

MANUAL DE DIAGNÓSTICO DIFERENCIAL DO DSM-5-TR™

Tradução:
André Garcia Islabão

Revisão técnica:
José Alexandre de Souza Crippa (Coordenação)
Psiquiatra. Professor titular do Departamento de Neurociências e Ciências do Comportamento
da Faculdade de Medicina de Ribeirão Preto da Universidade de São Paulo (FMRP-USP).

Flávia de Lima Osório
Psicóloga. Professora Doutora do Departamento de Neurociências e
Ciências do Comportamento da FMRP-USP.

José Diogo Ribeiro de Souza
Psiquiatra. Doutorando no Programa de Pós-graduação em Saúde Mental da FMRP-USP.

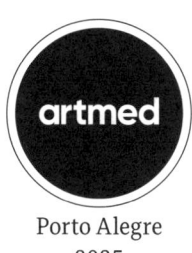

Porto Alegre
2025

Obra originalmente publicada sob o título *DSM-5-TR Handbook of Differential Diagnosis*
ISBN 9781615373598

First Published in the United States by American Psychiatric Association Publishing, Washington, DC.
Copyright © 2023. American Psychiatric Publishig. All rights reserved.
First Published in Brazil by GA Educação Ltda.
GA Educação Ltda. is the exclusive publisher of DSM-5-TR® Handbook of Differential Diagnosis, First Edition, Copyright © 2024 authored by Michael B. First, M.D. in Portuguese for distribution in Brazil.
Para a reprodução de qualquer conteúdo nesta obra, é necessário obter permissão da proprietária American Psychiatric Assocation.

The translation of this publication from English to Portuguese has been undertaken by and is solely the responsibility of GA Educação Ltda. The American Psychiatric Association played no role in the translation of this publication from English to Portuguese and is not responsible for any errors, omissions, or other possible defects in the translation of the publication. Practitioners and researchers must always rely on their own experience and knowledge in evaluating and using the content of this publication. Because of continuous advances in the medical sciences, independent verification of diagnoses and treatment should be made. To the fullest extent of the law, no responsibility is assumed by APA, or any of its authors, editors or contributors in relation to this translation or for any injury that might be considered to have occurred from use of this publication.

Gerente editorial: *Alberto Schwanke*

Coordenadora editorial: *Cláudia Bittencourt*

Editora: *Mirian Raquel Fachinetto*

Preparação de originais: *Mirela Favaretto*

Leitura final: *Netuno*

Capa sobre arte original: *Kaéle Finalizando Ideias*

Editoração: *Clic Editoração Eletônica Ltda.*

Reservados todos os direitos de publicação, em língua portuguesa, ao
GA EDUCAÇÃO LTDA.
(Artmed é um selo editorial do GA EDUCAÇÃO LTDA.)
Rua Ernesto Alves, 150 – Bairro Floresta
90220-190 – Porto Alegre – RS
Fone: (51) 3027-7000

SAC 0800 703 3444 – www.grupoa.com.br

É proibida a duplicação ou reprodução deste volume, no todo ou em parte, sob quaisquer formas ou por quaisquer meios (eletrônico, mecânico, gravação, fotocópia, distribuição na Web e outros), sem permissão expressa da Editora.

IMPRESSO NO BRASIL
PRINTED IN BRAZIL

Para Leslee, minha alma gêmea,
por todo amor e apoio que
tornaram este livro possível.

Prefácio

O diagnóstico diferencial é a base da nossa tarefa como clínicos. A maioria dos pacientes não chega ao consultório dizendo: "eu tenho um transtorno depressivo maior... preciso de um antidepressivo" (embora alguns façam isso!). Mais comumente, o paciente nos procura buscando algum alívio em relação a certos sintomas particulares, como humor deprimido e fadiga (as "queixas principais", na linguagem médica), que são fonte de sofrimentos ou prejuízos significativos do ponto de vista clínico. Quando somos confrontados com os sintomas apresentados, nosso trabalho é identificar, a partir da miríade de condições incluídas no DSM-5-TR, aquelas que mais poderiam estar relacionadas com os sintomas (p. ex., para humor deprimido e fadiga, as possibilidades incluem transtorno depressivo maior, transtorno depressivo persistente [distimia], transtorno bipolar tipo I, transtorno bipolar tipo II, transtorno esquizoafetivo, transtorno depressivo devido a outra condição médica, transtorno depressivo induzido por substância/medicamento, transtorno de adaptação). Uma vez que tenhamos identificado uma lista de possibilidades, nosso próximo trabalho é coletar informações adicionais – a partir da história pessoal, de outros informantes, registros de tratamento, exame do estado mental e investigações laboratoriais – que permitam um filtro dessa lista de diagnósticos diferenciais até chegarmos a uma única possibilidade, a que seja mais provável, a qual se torna o diagnóstico inicial que conduz a um plano de tratamento inicial. No entanto, devemos continuar com a mente aberta para a possibilidade de que informações adicionais obtidas depois da primeira avaliação justifiquem uma mudança no diagnóstico e, talvez, no plano de tratamento. Por exemplo, um diagnóstico inicial de transtorno depressivo maior recorrente deve ser modificado para transtorno bipolar tipo I se a cópia requisitada do prontuário médico de uma hospitalização passada revelar que, na verdade, aquilo que o paciente relatava como um episódio depressivo maior era um episódio maníaco com características mistas.

Este manual tem o objetivo de melhorar sua habilidade para formular um diagnóstico diferencial abrangente ao avaliar o problema a partir de diferentes perspectivas. O Capítulo 1, Diagnóstico diferencial passo a passo, explora as questões do diagnóstico diferencial que devem ser consideradas para todo e qualquer paciente em avaliação, fornecendo, para tanto, um modelo diagnóstico de seis passos. No Capítulo 2, Diagnóstico diferencial por meio de algoritmos, o assunto é abordado de baixo para cima – isto é, de um ponto de origem que começa com os sintomas apresentados pelo paciente, como humor deprimido, delírios e insônia. Cada um dos 30 algoritmos de decisão indica qual diagnóstico do DSM-5-TR deve ser considerado no diagnóstico diferencial daquele sintoma particular, além de oferecer pontos de decisão que refletem o processo de pensamento envolvido ao escolher entre as possíveis alternativas. No Capítulo 3, Diagnóstico diferencial por meio de tabelas, o tema é abordado a partir de um ponto posterior do processo de avaliação diagnóstica – isto é, quando, depois de ter estabelecido um diagnóstico provisório, você quer se assegurar de que todas as alternativas razoáveis tenham recebido a atenção necessária. Esse capítulo contém 67 tabelas de diagnósticos diferenciais, uma para cada um dos mais importantes transtornos do DSM-5-TR. Para facilitar a conexão entre os algoritmos de decisão do Capítulo 2 e as tabelas do Capítulo 3, cada um dos transtornos incluídos nos ramos terminais dos algoritmos de decisão indica a tabela de diagnóstico diferencial correspondente. Além disso, os apêndices deste manual apresentam a classificação do DSM-5-TR, a qual foi incluída para facilitar a codificação e fornecer uma visão geral de todos os diagnósticos do DSM-5-TR que devem ser considerados ao se formular um diagnóstico diferencial. Do mesmo modo, também foram incluídos índices alfabéticos dos algoritmos de decisão e das tabelas de diagnóstico diferencial, os quais fornecem uma forma alternativa de localizar determinado algoritmo ou tabela que possa ser de algum interesse para o diagnóstico diferencial.

As informações apresentadas nos algoritmos de decisão e nas tabelas de diagnóstico diferencial têm alguma sobreposição, mas cada formato tem seus pontos positivos e pode ser mais ou menos útil, dependendo da situação. Os algoritmos de decisão destacam as regras algorítmicas gerais que orientam a classificação de um sintoma particular. São fornecidas tabelas de diagnóstico diferencial para a maioria dos transtornos apresentados no DSM-5-TR, indicando aqueles que partilham importantes características e, assim, deveriam ser considerados ou descartados. As tabelas têm a vantagem de fornecer uma comparação direta de cada transtorno, destacando tanto os pontos de similaridade quanto os de diferenciação. Cada leitor terá propósitos e métodos diversos na utilização deste livro. Algumas pessoas buscam uma visão abrangente sobre o processo da realização de diagnósticos embasados no DSM-5-TR e ficarão satisfeitas com a revisão completa do livro. Outras usarão o livro como auxiliar no diagnóstico diferencial de um paciente em particular.

A arte e a ciência do diagnóstico psiquiátrico são ao mesmo tempo dificultadas e facilitadas pelo fato de que os indivíduos são muito mais complexos do que as regras diagnósticas definidas em qualquer conjunto de algoritmos de decisão ou tabelas. Por outro lado, os clínicos devem sempre resistir à tentação de aplicar os critérios do DSM-5-TR ou os algoritmos de decisão e as tabelas de diagnóstico diferencial deste livro de forma mecânica, ou como se utilizassem um livro de receitas. As abordagens delineadas aqui são sugeridas para aprimorar, e não substituir, o papel central do julgamento clínico e a sabedoria da experiência acumulada. Ao mesmo tempo, clínicos que não estão cientes das diretrizes para um diagnóstico diferencial incluídas no DSM-5-TR podem se tornar idiossincráticos em seus hábitos diagnósticos, enfraquecendo uma das principais funções do DSM-5-TR, que é facilitar a comunicação de informação diagnóstica entre profissionais, pacientes e familiares. É importante saber e aproveitar a precisão fornecida pelas regras do DSM-5-TR, mas não ser subjugado por elas.

Agradecimentos

Agradeço a Jared W. Keeley, Ph.D.; Cary Kogan, Ph.D.; Richard J. Loewenstein, M.D.; Andrew E. Skodol, M.D., e Dan J., Stein, M.D., Ph.D., pela assistência prestada no desenvolvimento do Algoritmo para comportamentos patológicos repetitivos (2.16) e do Algoritmo para despersonalização/desrealização (2.18). Agradeço também a Allen Frances, M.D., e Harold Alan Pincus, M.D., meus coautores nas edições do *Manual de diagnóstico diferencial do DSM-IV* e do *DSM-IV-TR*, por contribuírem com uma fundamentação sólida para este livro. Por fim, agradeço àqueles da American

Psychiatric Association Publishing que colaboraram na produção desta obra: Rick Prather – gerente de produção – foi responsável por redesenhar e digitar os algoritmos de decisão; Rebecca Richters – editora sênior –, por sua revisão editorial primorosa, e, em especial, a Ann M. Eng – gerente editorial do DSM –, cuja edição meticulosa dos algoritmos, dos textos dos capítulos e das tabelas de diagnóstico diferencial ajudou a assegurar que eu obtivesse o melhor resultado possível.

Sumário

1 Diagnóstico diferencial passo a passo **1**

2 Diagnóstico diferencial por meio de algoritmos **19**

  2.1   Algoritmo de decisão para baixo desempenho escolar 25
  2.2   Algoritmo de decisão para problemas comportamentais
         de criança ou adolescente 28
  2.3   Algoritmo de decisão para perturbação da fala 33
  2.4   Algoritmo de decisão para distratibilidade 38
  2.5   Algoritmo de decisão para delírios 41
  2.6   Algoritmo de decisão para alucinações 51
  2.7   Algoritmo de decisão para sintomas catatônicos 58
  2.8   Algoritmo de decisão para humor elevado ou expansivo 63
  2.9   Algoritmo de decisão para humor irritável 67
  2.10 Algoritmo de decisão para humor deprimido 77
  2.11 Algoritmo de decisão para ideação ou comportamento suicida 85
  2.12 Algoritmo de decisão para retardo psicomotor 90
  2.13 Algoritmo de decisão para ansiedade 93
  2.14 Algoritmo de decisão para ataques de pânico 99
  2.15 Algoritmo de decisão para comportamento evitativo 102
  2.16 Algoritmo de decisão para comportamentos patológicos repetitivos . 106
  2.17 Algoritmo de decisão para trauma ou estressores psicossociais
         envolvidos na etiologia 112
  2.18 Algoritmo de decisão para derpersonalização/desrealização 116
  2.19 Algoritmo de decisão para queixas somáticas
         ou ansiedade de doença/aparência 121
  2.20 Algoritmo de decisão para alterações no apetite
         ou no peso ou comportamento alimentar anormal 124

2.21 Algoritmo de decisão para insônia 129
2.22 Algoritmo de decisão para hipersonolência........................... 133
2.23 Algoritmo de decisão para disfunção sexual feminina.................. 138
2.24 Algoritmo de decisão para disfunção sexual masculina................ 142
2.25 Algoritmo de decisão para comportamento agressivo.................. 146
2.26 Algoritmo de decisão para impulsividade ou problemas de controle de impulsos 152
2.27 Algoritmo de decisão para comportamento autolesivo................. 156
2.28 Algoritmo de decisão para uso excessivo ou problemático de substâncias 159
2.29 Algoritmo de decisão para perda de memória ou déficit da memória..... 166
2.30 Algoritmo de decisão para prejuízo cognitivo 170

3 Diagnóstico diferencial por meio de tabelas 181

Transtornos do neurodesenvolvimento

3.1.1 Diagnóstico diferencial para transtornos do desenvolvimento intelectual (deficiência intelectual) 186

3.1.2 Diagnóstico diferencial para os transtornos da comunicação 188

3.1.3 Diagnóstico diferencial para o transtorno do espectro autista........... 190

3.1.4 Diagnóstico diferencial para o transtorno de déficit de atenção/hiperatividade 192

3.1.5 Diagnóstico diferencial para o transtorno específico da aprendizagem....................................... 196

3.1.6 Diagnóstico diferencial para transtornos de tique 198

Espectro da esquizofrenia e outros transtornos psicóticos

3.2.1 Diagnóstico diferencial para a esquizofrenia ou para o transtorno esquizofreniforme...................................... 200

3.2.2 Diagnóstico diferencial para o transtorno esquizoafetivo 203

3.2.3 Diagnóstico diferencial para o transtorno delirante 204

3.2.4 Diagnóstico diferencial para o transtorno psicótico breve.............. 206

3.2.5 Diagnóstico diferencial para a catatonia não especificada 207

Transtorno bipolar e transtornos relacionados

3.3.1 Diagnóstico diferencial para o transtorno bipolar tipo I................ 209

3.3.2 Diagnóstico diferencial para o transtorno bipolar tipo II 212

3.3.3 Diagnóstico diferencial para o transtorno ciclotímico.................. 215

Transtornos depressivos

3.4.1 Diagnóstico diferencial para o transtorno depressivo maior 216

3.4.2 Diagnóstico diferencial para o transtorno depressivo persistente 220

3.4.3 Diagnóstico diferencial para o transtorno disfórico pré-menstrual 222

3.4.4 Diagnóstico diferencial para o transtorno disruptivo da desregulação do humor 224

Transtornos de ansiedade

3.5.1 Diagnóstico diferencial para o transtorno de ansiedade de separação 226

3.5.2 Diagnóstico diferencial para o mutismo seletivo 229

3.5.3 Diagnóstico diferencial para a fobia específica 230

3.5.4 Diagnóstico diferencial para o transtorno de ansiedade social 232

3.5.5 Diagnóstico diferencial para o transtorno de pânico 236

3.5.6 Diagnóstico diferencial para a agorafobia 238

3.5.7 Diagnóstico diferencial para o transtorno de ansiedade generalizada 240

Transtorno obsessivo-compulsivo e transtornos relacionados

3.6.1 Diagnóstico diferencial para o transtorno obsessivo-compulsivo 243

3.6.2 Diagnóstico diferencial para o transtorno dismórfico corporal 246

3.6.3 Diagnóstico diferencial para o transtorno de acumulação 248

3.6.4 Diagnóstico diferencial para a tricotilomania (transtorno de arrancar o cabelo) 250

3.6.5 Diagnóstico diferencial para o transtorno de escoriação (*skin-picking*).... 252

Transtornos relacionados a trauma e a estressores

3.7.1 Diagnóstico diferencial para o transtorno de estresse pós-traumático e para o transtorno de estresse agudo 253

3.7.2 Diagnóstico diferencial para o transtorno de adaptação 256

3.7.3 Diagnóstico diferencial para o transtorno do luto prolongado 258

Transtornos dissociativos

3.8.1 Diagnóstico diferencial para a amnésia dissociativa 260

3.8.2 Diagnóstico diferencial para o transtorno de despersonalização/desrealização 262

Transtorno de sintomas somáticos e transtornos relacionados

3.9.1 Diagnóstico diferencial para o transtorno de sintomas somáticos 265

3.9.2 Diagnóstico diferencial para o transtorno de ansiedade de doença 268

3.9.3 Diagnóstico diferencial para o transtorno de sintomas neurológicos funcionais (transtorno conversivo)........ 271

3.9.4 Diagnóstico diferencial para os fatores psicológicos que afetam outras condições médicas............... 273

3.9.5 Diagnóstico diferencial para o transtorno factício...... 275

Transtornos alimentares

3.10.1 Diagnóstico diferencial para o transtorno alimentar restritivo/evitativo... 277

3.10.2 Diagnóstico diferencial para a anorexia nervosa....... 279

3.10.3 Diagnóstico diferencial para a bulimia nervosa........ 282

3.10.4 Diagnóstico diferencial para o transtorno de compulsão alimentar....... 284

Transtornos do sono-vigília

3.11.1 Diagnóstico diferencial para o transtorno de insônia.............. 285

3.11.2 Diagnóstico diferencial para o transtorno de hipersonolência........... 288

Disfunções sexuais

3.12.1 Diagnóstico diferencial para as disfunções sexuais..................... 291

Disforia de gênero

3.13.1 Diagnóstico diferencial para a disforia de gênero...................... 293

Transtornos disruptivos, do controle de impulsos e da conduta

3.14.1 Diagnóstico diferencial para o transtorno de oposição desafiante........ 295

3.14.2 Diagnóstico diferencial para o transtorno explosivo intermitente........ 297

3.14.3 Diagnóstico diferencial para o transtorno da conduta.................. 300

Transtornos relacionados a substâncias e transtornos aditivos

3.15.1 Diagnóstico diferencial para os transtornos por uso de substâncias...... 302

3.15.2 Diagnóstico diferencial para o transtorno do jogo..................... 304

Transtornos neurocognitivos

3.16.1 Diagnóstico diferencial para o *delirium* 305

3.16.2 Diagnóstico diferencial para o transtorno neurocognitivo maior ou leve.... 307

Transtornos da personalidade

3.17.1 Diagnóstico diferencial para o transtorno da personalidade paranoide ... 310

3.17.2 Diagnóstico diferencial para o transtorno da personalidade esquizoide... 311

3.17.3 Diagnóstico diferencial para o transtorno da personalidade esquizotípica.. 312

3.17.4 Diagnóstico diferencial para o transtorno da personalidade antissocial ... 314

3.17.5 Diagnóstico diferencial para o transtorno da personalidade *borderline* ... 316

3.17.6 Diagnóstico diferencial para o transtorno da personalidade histriônica ... 317

3.17.7 Diagnóstico diferencial para o transtorno da personalidade narcisista 318

3.17.8 Diagnóstico diferencial para o transtorno da personalidade evitativa 319

3.17.9 Diagnóstico diferencial para o transtorno da personalidade dependente ... 320

3.17.10 Diagnóstico diferencial para o transtorno da personalidade obsessivo-compulsiva 321

3.17.11 Diagnóstico diferencial para a mudança de personalidade devido a outra condição médica 322

Transtornos parafílicos

3.18.1 Diagnóstico diferencial para os transtornos parafílicos 323

Apêndice: classificação do DSM-5-TR 325

Índice alfabético dos algoritmos de decisão 369

Índice alfabético das tabelas de diagnóstico diferencial 371

CAPÍTULO 1
Diagnóstico diferencial passo a passo

O processo do diagnóstico diferencial do DSM-5-TR pode ser dividido em seis passos básicos: 1) excluir a simulação e o transtorno factício; 2) excluir uma etiologia ligada ao uso de substâncias; 3) excluir uma condição etiológica clínica; 4) determinar o(s) transtorno(s) mental(is) independente(s) específico(s) (i.e., não induzido por substâncias e não causado por outra condição clínica); 5) diferenciar o transtorno de adaptação das outras condições especificadas e não especificadas residuais; e 6) estabelecer o limite em relação à inexistência de transtorno mental. Uma revisão completa deste capítulo fornece um quadro útil para o entendimento e a aplicação dos algoritmos de decisão apresentados no próximo capítulo.

Passo 1: Excluir a simulação e o transtorno factício

O primeiro passo é excluir a simulação e o transtorno factício (que envolvem a produção intencional de sintomas físicos falsos ou grosseiramente exagerados), porque, se o paciente não está sendo honesto no que se refere à natureza e à gravidade de seus sintomas, não há garantias quanto à capacidade do clínico de chegar a um diagnóstico preciso. A maior parte do trabalho psiquiátrico depende de um esforço colaborativo de boa-fé entre o profissional e o paciente para descobrir a natureza e a causa dos sintomas apresentados. Há momentos, contudo, em que as coisas podem não ser o que parecem. Alguns pacientes podem escolher enganar o clínico, produzindo ou fingindo os sintomas. Duas são as condições apresentadas como simulação no DSM-5-TR: simulação e transtorno factício. Ambas são diferenciadas com base na motivação para a fraude. Quando se trata da conquista de um objetivo claramente reconhecível (p. ex., indenização do seguro, evitação de responsabilidades legais e militares, obtenção de drogas), o paciente é considerado como desempenhando uma simulação. Quando o comportamento enganador está presente mesmo na ausência de uma óbvia recompensa externa, o diagnóstico é o de transtorno factício. Embora a motivação para muitos indivíduos com transtorno factício seja assumir o papel de doente, essa exigência foi retirada no DSM-5 por causa da dificuldade inerente de se determinar a motivação subjacente de um indivíduo para o comportamento observado.

A intenção certamente não é defender que cada paciente seja tratado como uma testemunha hostil e que cada clínico se torne um promotor público cínico. Em vez disso, o índice de suspeita deve ser elevado 1) quando existem estímulos externos claros para que o paciente seja diagnosticado com uma condição psiquiátrica (p. ex., determinações de deficiências, avaliações forenses em processos criminais ou civis, contextos prisionais); 2) quando o paciente se apresenta com um conjunto de sintomas psiquiátricos que se parecem mais com uma percepção leiga de doença mental do que com uma entidade clínica reconhecida; 3) quando a natureza dos sintomas muda radicalmente de uma consulta para a outra; 4) quando o paciente tem uma apresentação que imita a de um modelo (p. ex., outro paciente da unidade, um familiar próximo com uma doença mental); e 5) quando o paciente é caracteristicamente manipulador ou sugestionável. Por fim, o índice de suspeita é útil para os clínicos se tornarem conscientes de suas tendências no que diz respeito a seu excesso de ceticismo ou de credulidade.

Passo 2: Excluir etiologia ligada ao uso de substâncias (incluindo drogas de abuso, medicamentos)

A primeira questão que deve sempre ser considerada no diagnóstico diferencial é se os sintomas apresentados surgem a partir de uma substância que está exercendo um efeito direto no sistema nervoso central (SNC). Praticamente qualquer apresentação encontrada em um contexto de saúde mental pode ser causada pelo uso de alguma substância. A falha na identificação de uma etiologia ligada ao uso de substâncias talvez seja o erro diagnóstico individual mais comumente cometido na prática clínica. Esse erro é particularmente infeliz porque a obtenção de um diagnóstico correto tem implicações imediatas no tratamento. Por exemplo, se o clínico determina que sintomas psicóticos são devidos à intoxicação por cocaína, não faz sentido, em geral, que o paciente comece de imediato a tomar um medicamento antipsicótico, a não ser que os sintomas psicóticos estejam colocando o indivíduo (ou outras pessoas) em perigo imediato. Determinar se a psicopatologia se deve ao uso de substâncias pode ser difícil, pois, embora o uso seja bastante presente e uma grande variedade de sintomas possam ser causados por substâncias, o fato de que o uso e a psicopatologia ocorram juntos não necessariamente implica uma relação de causa e efeito.

Obviamente, a primeira tarefa é determinar se a pessoa tem usado alguma substância. Isso implica um levantamento cuidadoso da história e a realização de exames físicos na busca de sinais de intoxicação por substância ou abstinência. Visto que os indivíduos que abusam de drogas são conhecidos por subestimarem seu próprio consumo, é uma medida sábia consultar os familiares e obter análises laboratoriais dos fluidos corporais para verificar o uso recente de certas substâncias. Deve-se lembrar de que pacientes que usam ou estão expostos a quaisquer substâncias, dentro de uma variedade delas (não apenas drogas de abuso), podem e com frequência realmente se apresentam com sintomas psiquiátricos. Psicopatologias induzidas por medicamento são comuns e muitas vezes não notadas, especialmente à medida que a população envelhece e muitos indivíduos estão tomando vários medicamentos. Embora seja menos comum, a exposição a uma toxina deve ser considerada, sobretudo quando as pessoas têm ocupações que as colocam em contato com potenciais toxinas.

Uma vez que o uso de substância tenha sido estabelecido, a próxima tarefa é determinar se existe uma relação etiológica com a sintomatologia psiquiátrica. Tal procedimento requer a distinção entre três possíveis relações do uso da substância com a psicopatologia: 1) os sintomas psiquiátricos resultam dos efeitos diretos da substância sobre o SNC (levando ao diagnóstico de transtornos mentais induzidos por substâncias/medicamentos no DSM-5-TR; p. ex., transtorno psicótico induzido por cocaína, transtorno depressivo induzido por reserpina); 2) o uso de substância é uma consequência (ou aspecto associado) de um transtorno psiquiátrico primário (p. ex., automedicação); e 3) os sintomas psiquiátricos e o uso de substâncias são independentes. Cada uma dessas relações é discutida separadamente.

1. **Ao diagnosticar um transtorno mental induzido por substância/medicamento, três considerações devem ser feitas para determinar se existe uma relação causal entre o uso de uma substância e a sintomatologia psiquiátrica.** Primeiro, você deve determinar se existe uma relação temporal próxima entre o uso da substância ou do medicamento e os sintomas psiquiátricos. Depois, deve considerar a probabilidade de esse padrão específico de uso de substância/medicamento resultar nos sintomas psiquiátricos observados. Por fim, você deve considerar se existem explicações alternativas melhores (i. e., uma causa não induzida por substância/medicamento) para o quadro clínico.

   - **Considere se existe uma relação temporal entre o uso de substância/medicamento e o início ou a persistência de uma psicopatologia.**

     Determinar se houve um período de tempo no qual os sintomas psiquiátricos estavam presentes fora do contexto do uso de substância/medicamento é provavelmente o melhor método (embora ainda falho) para avaliar a relação etiológica entre o uso de substância/medicamento e os sintomas psiquiátricos. Nos casos extremos, isso é relativamente simples. Se os primeiros sintomas da psicopatologia claramente precedem o início do uso da substância/medicamento, é provável que uma condição psiquiátrica não induzida por substância/medicamento seja primária e que o uso seja secundário (p. ex., como uma forma de automedicação) ou não esteja relacionado. Em contrapartida, se os primeiros sintomas do uso de substância/medicamento precedem a psicopatologia, de modo claro e próximo, isso dá maior peso à probabilidade de um transtorno mental induzido por substância/medicamento. Infelizmente, na prática, essa determinação de aparência simples pode ser bastante difícil de ser feita, pois os primeiros sintomas do uso de substância/medicamento e a psicopatologia podem ser mais ou menos simultâneos ou impossíveis de reconstruir retrospectivamente. Em tais situações, você precisa confiar mais na evolução dos sintomas psiquiátricos quando a pessoa não está mais usando a substância ou o medicamento.

     Sintomas psiquiátricos que ocorrem durante ou logo após a intoxicação por substância, abstinência de substância e uso de medicamentos resultam dos efeitos da substância ou do medicamento sobre os sistemas neurotransmissores. Uma vez que esses efeitos tenham sido removidos (por um período de abstinência depois da fase de retirada), os sintomas psiquiátricos devem desaparecer espontaneamente. A persistência da sintomatologia psiquiátrica por um período de tempo significativo após a suspensão da abstinência aguda ou da intoxicação grave ou após a suspensão do medicamento sugere que a psicopatologia é primária e não se deve ao uso de substância/medicamento. As exceções a isso são o transtorno neurocognitivo maior ou leve induzido por substância/medicamento, no qual, por definição, o comprometimento neurocognitivo continua a ser significativo após um período prolongado de abstinência; e o transtorno persistente da percepção induzido por alucinógenos, no qual, após a suspensão do uso de um alucinógeno, um ou mais dos sintomas perceptivos que o indivíduo experimentou durante a intoxicação pelo alucinógeno (p. ex., alucinações geométricas, clarões coloridos, rastros de imagens de objetos em movimento, halos em torno de objetos) são experimentados novamente.

Os critérios do DSM-5-TR para as apresentações de transtornos mentais induzidos por substância/medicamento sugerem que os sintomas psiquiátricos sejam atribuídos ao uso de substância se remitirem dentro de um mês de cessação de intoxicação aguda, abstinência ou uso de medicamento. Deve ser observado, entretanto, que a necessidade de esperar um mês inteiro antes de fazer o diagnóstico de um transtorno psiquiátrico independente é apenas uma orientação a ser aplicada com julgamento clínico; a depender do cenário, pode fazer mais sentido adotar um prazo mais longo ou mais curto, de acordo com a sua preocupação em evitar diagnósticos falso-positivos ou falso-negativos com respeito à detecção de uma apresentação de transtorno mental induzido por substância/medicamento. Alguns clínicos estão mais preocupados, particularmente aqueles que trabalham em contextos de tratamento por uso de substâncias, com a possibilidade de fazer um diagnóstico errôneo de uma apresentação de transtorno mental induzido por substância/medicamento como um transtorno mental independente não causado pelo uso de substância, preferindo esperar um prazo de 6 a 8 semanas de abstinência antes de considerar o diagnóstico de um transtorno mental independente. Em contrapartida, clínicos que trabalham sobretudo em contextos psiquiátricos podem estar mais preocupados com o fato de que, dada a ampla utilização de substâncias entre pacientes que se vê na prática clínica, um período de espera tão prolongado é inviável e pode resultar em excesso de diagnósticos de transtornos mentais induzidos por substância/medicamento bem como em subdiagnóstico de transtornos mentais independentes. Além disso, deve-se reconhecer que o período de tempo genérico de um mês se aplica a uma grande variedade de substâncias e medicamentos, com propriedades farmacocinéticas muito diferentes, e a uma diversidade de possíveis psicopatologias resultantes. Logo, o limite de tempo deve ser aplicado de forma flexível, considerando a extensão, a duração e a natureza do uso da substância/medicamento.

Algumas vezes, é simplesmente impossível determinar se houve um período de tempo em que os sintomas psiquiátricos ocorreram fora dos períodos de uso de substância/medicamento. Isso pode acontecer em uma situação encontrada com frequência, na qual o paciente tem muita dificuldade de relatar sua história, impossibilitando uma determinação cuidadosa das relações temporais passadas. Ademais, o uso de substâncias e os sintomas psiquiátricos podem ter seu início por volta do mesmo período (frequentemente na adolescência), e ambos podem ser mais ou menos crônicos ou contínuos. Nessas situações, pode ser necessário avaliar o paciente durante o atual período de abstinência do uso da substância ou, no caso de suspeita de transtorno psiquiátrico induzido por medicamento, interromper o uso do medicamento suspeito de causar os sintomas psiquiátricos. Se os sintomas psiquiátricos persistirem na ausência do uso de substância/medicamento, então o transtorno psiquiátrico pode ser considerado como independente. Se os sintomas desaparecerem durante os períodos de abstinência, então o uso da substância é provavelmente a causa primária. É importante compreender que esse julgamento só pode ser feito após esperar passar o tempo suficiente para ter confiança de que os sintomas psiquiátricos não são consequência da abstinência. De preferência, o melhor cenário para que essa determinação seja feita é um local onde o acesso do paciente a substâncias possa ser controlado e sua sintomatologia psiquiátrica possa ser avaliada de forma seriada. É claro que, muitas vezes, é impossível observar um paciente por um período de quatro semanas em um ambiente rigorosamente controlado. Por conseguinte, esses julgamentos devem ser baseados em observações menos controladas, e a confiança do clínico na precisão do diagnóstico deve ser mais cautelosa.

- **Ao determinar a probabilidade de que um padrão de uso de substância/medicamento possa explicar os sintomas, você deve também considerar se a natureza, a quantidade e a duração do uso de substância/medicamento são consistentes com o desenvolvimento dos sintomas psiquiátricos observados.**

  Apenas algumas substâncias e medicamentos são conhecidas por terem uma relação causal com sintomas psiquiátricos particulares. Além disso, a quantidade e a duração do uso da substância ou do medicamento devem estar acima de um certo limiar para que sejam consideradas a causa da sintomatologia psiquiátrica. Por exemplo, um humor depressivo grave e persistente após a utilização de uma pequena quantidade de cocaína provavelmente não deve ser atribuído ao uso da droga, ainda que o humor deprimido seja algumas vezes associado à abstinência de cocaína. Para indivíduos que são usuários regulares de substâncias, uma mudança significativa na quantidade usada (seja um grande aumento ou um decréscimo suficiente para desencadear sintomas de abstinência) pode causar o desenvolvimento de sintomas psiquiátricos em alguns casos.

- **Considere outros fatores na apresentação que sugiram outras causas que não a substância ou o medicamento.**

  Esses fatores incluem uma história de vários episódios similares não relacionados com o uso de substância/medicamento, uma forte história familiar do transtorno psiquiátrico particular independente ou a presença de achados do exame físico ou laboratorial sugerindo que uma condição médica não psiquiátrica possa estar envolvida. Considerar outros fatores além do uso de substância/medicamento como causa da apresentação de sintomas psiquiátricos requer um julgamento clínico preciso (e, com frequência, espera e observação) para se ponderar probabilidades relativas nessas situações. Por exemplo, um indivíduo pode ter uma história familiar significativa de transtornos de ansiedade e, ainda assim, ter um ataque de pânico induzido por cocaína que não necessariamente prediz o desenvolvimento de um transtorno de pânico independente.

2. **Em alguns casos, o uso de substância pode ser a consequência ou uma característica associada (e não a causa) da sintomatologia psiquiátrica.** Não raro, o comportamento de consumo de substância pode ser considerado uma forma de automedicação em razão da condição psiquiátrica. Por exemplo, uma pessoa com transtorno de ansiedade independente pode beber álcool em excesso devido a seus efeitos sedativos e ansiolíticos. Uma implicação interessante do uso de uma substância para automedicação é que indivíduos com transtornos psiquiátricos particulares muitas vezes escolhem, preferencialmente, certas classes de substâncias. Por exemplo, pacientes com sintomas negativos de esquizofrenia com frequência preferem estimulantes, enquanto aqueles com transtornos de ansiedade preferem, muitas vezes, depressores do SNC.

   A característica principal de um transtorno psiquiátrico independente com o uso de substância secundário é que o transtorno psiquiátrico independente ocorre antes e/ou existe em certas ocasiões durante a vida da pessoa em que ela não está usando qualquer substância. Na situação mais clássica, o período de sintomatologia psiquiátrica e uso de substância comórbidos é imediatamente precedido por um período de tempo em que a pessoa tinha uma sintomatologia psiquiátrica, mas estava em abstinência da substância. Por exemplo, um indivíduo atualmente com 5 meses de uso pesado de álcool e sintomatologia depressiva pode relatar que o uso de álcool começou em meio a um episódio depressivo maior, talvez como uma forma de lidar com a insônia. A validade desse julgamento claramente depende da precisão do relato retrospectivo do paciente. Devido ao fato de que tal informação é por vezes suspeita, pode ser útil conferi-la com outros informantes (p. ex., familiares) ou revisar registros anteriores para que se documente a presença de sintomas psiquiátricos que ocorreram na ausência do uso da substância.

3. **Em outros casos, o transtorno psiquiátrico e o uso da substância podem não estar relacionados a princípio e ser relativamente independentes um do outro.** As altas taxas de prevalência dos transtornos psiquiátricos e por uso de substância significam que apenas por acaso se esperaria que alguns pacientes tivessem duas doenças aparentemente independentes (embora possa haver alguns fatores subjacentes comuns que predisponham para o desenvolvimento tanto do transtorno por uso de substância como do psiquiátrico). É claro que, mesmo que a princípio independentes, os dois transtornos podem interagir de forma a agravarem um ao outro e complicar o tratamento de um modo geral. Essa relação independente é essencialmente um diagnóstico feito por exclusão. Quando confrontado com um paciente que apresenta tanto sintomatologia psiquiátrica quanto por uso de substância, você deve primeiro descartar a possibilidade de que um esteja causando o outro. A falta de uma relação causal em ambas direções é mais provável se existem períodos nos quais os sintomas psiquiátricos ocorrem na ausência do uso da substância, e se o uso da substância por vezes acontece de forma não relacionada à sintomatologia psiquiátrica.

Depois de decidir que uma apresentação é devida aos efeitos diretos de uma substância ou um medicamento, você deve determinar qual transtorno mental induzido por substância/medicamento do DSM-5-TR melhor descreve a apresentação. O DSM-5-TR inclui vários transtornos mentais induzidos por substância/medicamento específicos, junto com intoxicação por substância e abstinência de substância. Consulte "2.28 Algoritmo de decisão para uso excessivo ou problemático de substância" no, Capítulo 2, Diagnóstico diferencial por meio de algoritmos, para uma apresentação dos passos envolvidos ao se fazer essa determinação. Veja também a classificação do DSM-5-TR, seção "Transtornos relacionados a substâncias e transtornos aditivos", no Apêndice deste livro, para os transtornos mentais específicos induzidos por substância/medicamento conforme a classe.

Passo 3: Excluir um transtorno devido a outra condição médica

Depois de excluir uma etiologia induzida por substância/medicamento, o próximo passo do clínico é determinar se os sintomas psiquiátricos são devidos aos efeitos diretos de outra condição médica não psiquiátrica. Este passo e o passo precedente do diagnóstico diferencial constituem o que era tradicionalmente considerado como "exclusões orgânicas" em psiquiatria, nas quais o clínico é solicitado primeiro a descartar causas "físicas" da sintomatologia mental. Embora o DSM não use mais palavras como *orgânico* ou *físico* para evitar o anacrônico dualismo corpo e mente implícito nesses termos, a necessidade de excluir primeiro substâncias e condições médicas não psiquiátricas como causas específicas da sintomatologia psiquiátrica permanece crucial. Por razões similares, a frase "devido a uma condição médica" é evitada no DSM por causa da implicação potencial de que sintomatologia psiquiátrica e transtornos mentais são separados e distintos do conceito de "condições médicas". Na verdade, a partir de uma perspectiva de classificação de doenças, os transtornos psiquiátricos são apenas um capítulo da Classificação Internacional de Doenças (CID), como doenças infecciosas, condições neurológicas e assim por diante. Assim, quando a frase "devido a outra condição médica" é usada nos nomes de transtornos do DSM-5-TR, o que isso realmente significa é que os sintomas são devidos a uma condição médica que é classificada fora do capítulo de transtornos mentais da CID – isto é, uma condição médica não psiquiátrica. No texto do DSM-5-TR, a frase "condição médica" é modificada com adjetivos como *uma outra*, *outra* ou *geral* para esclarecer que a condição etiológica é uma condição médica, assim como um transtorno mental – mas é diferenciada das condições médicas psiquiátricas em razão de ser não psiquiátrica.

A partir de uma perspectiva de diagnóstico diferencial, excluir uma etiologia médica não psiquiátrica é uma das mais importantes e mais difíceis distinções no diagnóstico psiquiátrico. Isso é importante porque muitos indivíduos com condições médicas não psiquiátricas têm sintomas psiquiátricos resultantes da complicação de uma condição médica e porque muitos indivíduos com sintomas psiquiátricos têm uma condição médica subjacente. As implicações desse diagnóstico diferencial para o tratamento são também profundas. A identificação apropriada e o tratamento da condição médica não psiquiátrica subjacente podem ser cruciais tanto para evitar complicações médicas quanto para reduzir a sintomatologia psiquiátrica.

Esse diagnóstico diferencial pode ser difícil por quatro razões: 1) os sintomas de alguns transtornos psiquiátricos e de várias condições médicas não psiquiátricas podem ser idênticos (p. ex., sintomas de perda de peso e fadiga podem ser atribuíveis a transtornos depressivos ou de ansiedade ou a uma condição médica não psiquiátrica); 2) algumas vezes, os primeiros sintomas apresentados de uma condição médica são psiquiátricos (p. ex., depressão precedendo outros sintomas em um câncer pancreático ou em um caso de tumor cerebral); 3) a relação entre a condição médica não psiquiátrica e os sintomas psiquiátricos pode ser complicada (p. ex., depressão ou ansiedade como uma reação psicológica a ter uma condição médica não psiquiátrica *versus* a condição médica ser a causa da depressão ou da ansiedade por meio de seu efeito fisiológico direto sobre o SNC); e 4) os pacientes com frequência são atendidos em locais orientados principalmente para a identificação e o tratamento de transtornos mentais nos quais pode haver expectativas mais baixas e pouca familiaridade com diagnósticos de condições médicas.

Praticamente qualquer apresentação psiquiátrica pode ser causada pelos efeitos fisiológicos diretos de uma condição médica não psiquiátrica, e essas apresentações são consideradas no DSM-5-TR como um dos transtornos mentais devidos a outra condição médica (p. ex., transtorno depressivo devido a hipotireoidismo). Não é uma grande dificuldade suspeitar do possível papel etiológico de uma condição médica não psiquiátrica se o paciente encontra-se em um hospital geral ou em um ambulatório de cuidados primários. O desafio diagnóstico real ocorre em certos contextos de saúde mental em que a taxa básica de condições médicas não psiquiátricas é muito mais baixa, mas, ainda assim, apresenta consequências. Embora não seja possível (nem custo-efetivo) solicitar todos os testes de triagem concebíveis para cada paciente, é importante direcionar a anamnese, o exame físico e os testes laboratoriais para o diagnóstico daquelas condições médicas não psiquiátricas que são mais comuns e que têm a maior probabilidade de explicar os sintomas psiquiátricos apresentados (p. ex., testes de função da tireoide para a depressão, neuroimagem para o início tardio de sintomas psicóticos).

Uma vez que uma condição médica não psiquiátrica seja estabelecida, a próxima tarefa é determinar sua relação etiológica, se houver alguma, com os sintomas psiquiátricos.

Há cinco relações possíveis: 1) a condição médica não psiquiátrica causa os sintomas psiquiátricos por meio de um efeito fisiológico direto no cérebro; 2) a condição médica não psiquiátrica causa os sintomas psiquiátricos por um mecanismo psicológico (p. ex., sintomas depressivos em resposta a ser diagnosticado com câncer – diagnosticado como transtorno depressivo maior ou transtorno de adaptação); 3) o medicamento usado para a condição médica não psiquiátrica causa os sintomas psiquiátricos, quando então o diagnóstico é um transtorno mental induzido por medicamento (ver Passo 2: Excluir etiologia ligada ao uso de substâncias neste capítulo); 4) os sintomas psiquiátricos causam ou afetam adversamente a condição médica não psiquiátrica (p. ex., quando pode estar indicada a presença de fatores psicológicos que afetam outras condições médicas); e 5) os sintomas psiquiátricos e a condição médica não psiquiátrica são coincidentes (p. ex., hipertensão e esquizofrenia). No mundo clínico real, contudo, muitas dessas relações podem ocorrer simultaneamente com uma etiologia multifatorial (p. ex., um paciente tratado com medicamento antidepressivo que tem um AVC desenvolve uma depressão devido a uma combinação dos efeitos diretos do AVC sobre o cérebro, da reação psicológica à situação de paralisia e de um efeito colateral do medicamento anti-hipertensivo).

Há dois indícios sugerindo que a psicopatologia é causada pelo efeito fisiológico direto de uma condição médica não psiquiátrica. Infelizmente, nenhum deles é infalível, e o julgamento clínico é sempre necessário.

- **O primeiro indício envolve a natureza da relação temporal e requer considerar se os sintomas psiquiátricos a) começam após o início da condição médica não psiquiátrica, b) variam em gravidade de acordo com a gravidade da condição médica e c) desaparecem quando essa condição médica é debelada.** Quando todas essas relações puderem ser demonstradas, pode ser feita uma afirmação convincente de que a condição médica não psiquiátrica causou os sintomas psiquiátricos; entretanto, tais indícios não estabelecem que a relação seja fisiológica (a covariação temporal poderia, também, se dever a uma reação psicológica à condição médica não psiquiátrica). Algumas vezes, também, a relação temporal não é um bom indicador da etiologia subjacente. Por exemplo, os sintomas psiquiátricos podem ser o primeiro prenúncio da condição médica não psiquiátrica e preceder em meses ou anos quaisquer outras manifestações. Em contrapartida, os sintomas psiquiátricos podem ser uma manifestação relativamente tardia que ocorre meses ou anos depois de a condição médica não psiquiátrica ter sido bem estabelecida (p. ex., depressão na doença de Parkinson).
- **O segundo indício de que uma condição médica não psiquiátrica deveria ser considerada no diagnóstico diferencial é se a apresentação psiquiátrica é atípica no padrão de sintomas, idade de início ou curso.** Por exemplo, a apresentação clama por um exame físico quando uma grave perda de memória ou de peso acompanha uma depressão relativamente leve ou quando uma desorientação grave acompanha sintomas psicóticos. De forma similar, a primeira aparição de um episódio maníaco em um paciente idoso pode sugerir que uma condição médica não psiquiátrica esteja envolvida na etiologia. Entretanto, a atipicidade não indica por si mesma uma etiologia médica não psiquiátrica, porquanto a heterogeneidade de transtornos psiquiátricos independentes conduz a muitas apresentações "atípicas".

Todavia, o ponto mais importante no que se refere a essa tarefa no diagnóstico diferencial é não deixar de detectar condições médicas não psiquiátricas subjacentes que sejam possivelmente importantes. Estabelecer a natureza da relação causal muitas vezes requer avaliação cuidadosa, acompanhamento longitudinal e tentativas de tratamento.

Por fim, se o clínico concluir que uma condição médica não psiquiátrica é responsável pelos sintomas psiquiátricos, ele deve determinar qual dos transtornos mentais devidos a outra condição médica do DSM-5-TR melhor descreve a apresentação. O DSM-5-TR inclui vários transtornos desse tipo, cada qual diferenciado pela apresentação de sintomas predominantes. Esses transtornos são incluídos em vários algoritmos de decisão neste livro e são os seguintes: transtorno psicótico devido a outra condição médica, transtorno bipolar e transtorno relacionado devido a outra condição médica, transtorno depressivo devido a outra condição médica, transtorno de ansiedade devido a outra condição médica, transtorno obsessivo-compulsivo e transtorno relacionado devido a outra condição médica, *delirium* devido a outra condição médica, transtorno neurocognitivo maior ou leve devido a outra condição médica, transtorno da personalidade devido a outra condição médica e outros transtornos mentais especificados/não especificados devido a outra condição médica. Veja também a classificação do DSM-5-TR no Apêndice deste livro para os transtornos específicos.

Passo 4: Determinar o(s) transtorno(s) mental(is) independente(s) específico(s)

Uma vez que o uso de substância e as condições médicas não psiquiátricas tenham sido excluídos como etiologias, o próximo passo é determinar qual dos transtornos mentais independentes do DSM-5-TR melhor explica a sintomatologia apresentada. Vários dos agrupamentos diagnósticos no DSM-5-TR (p. ex., transtorno do espectro da esquizofrenia e outros transtornos psicóticos, transtornos de ansiedade, transtornos dissociativos) são organizados em torno de uma apresentação comum de sintomas justamente para facilitar esse diagnóstico diferencial. Os algoritmos de decisão no Capítulo 2 fornecem os pontos necessários para que se escolha entre os transtornos mentais independentes que possam explicar cada sintoma apresentado. Uma vez que o clínico tenha selecionado aquele que parece ser o transtorno mais provável, talvez queira rever a tabela de diagnóstico diferencial pertinente no Capítulo 3, Diagnóstico diferencial por meio de tabelas, a fim de garantir que todos os outros candidatos possíveis para o diagnóstico diferencial tenham sido considerados e excluídos.

Passo 5: Diferenciar transtornos de adaptação de outros transtornos mentais especificados ou não especificados residuais

Muitas apresentações clínicas de transtornos mentais (sobretudo em ambulatórios e em unidades de atenção primária) não se encaixam nos padrões de sintomas específicos dos critérios diagnósticos do DSM-5-TR ou ficam abaixo dos limiares de gravidade ou de duração estabelecidos para se enquadrarem em um dos diagnósticos específicos do DSM-5-TR. Nessas situações, se a apresentação sintomática for grave o suficiente para causar sofrimento ou prejuízo clinicamente significativo e representar uma disfunção nos processos psicológicos, biológicos ou de desenvolvimento subjacentes ao funcionamento mental em um indivíduo (parte da definição de transtorno mental do DSM-5-TR), o diagnóstico de um transtorno mental ainda é justificado, e o diferencial se resume a um transtorno de adaptação ou às categorias residuais de outros transtornos especificados ou transtornos não especificados. Se o julgamento clínico for de que os sintomas se desenvolveram como uma resposta mal adaptativa a um estressor psicossocial, o diagnóstico seria um transtorno de adaptação. Se for definido que um estressor não é responsável pelo desenvolvimento dos sintomas clinicamente significativos, a categoria relevante de outros transtornos especificados ou transtornos não especificados pode ser diagnosticada, com a escolha da categoria residual apropriada dependendo de qual grupo diagnóstico do DSM-5-TR melhor abrange a apresentação sintomática. Por exemplo, se a apresentação do paciente é caracterizada por sintomas depressivos que não se encaixam nos critérios de quaisquer transtornos incluídos no Capítulo Transtornos Depressivos do DSM-5-TR, então o diagnóstico é de outro transtorno depressivo especificado ou transtorno depressivo não especificado (diretrizes em relação a qual dessas duas categorias se deve usar são fornecidas no próximo parágrafo). Em razão de situações estressantes serem um aspecto diário na vida da maioria das pessoas, o julgamento neste passo é centrado mais em saber se um estressor é a causa dos sintomas em vez de em identificar sua presença.

O DSM-5-TR oferece duas versões de categorias residuais: outro [transtorno mental] especificado e [transtorno mental] não especificado. Como os nomes sugerem, a diferença entre os dois depende de o clínico escolher especificar a razão pela qual a apresentação sintomática não preenche os critérios para qualquer categoria específica daquele grupo diagnóstico. Se o profissional deseja indicar a razão específica, o nome do transtorno ("outro transtorno mental especificado") é seguido da razão pela qual a apresentação não se conforma com qualquer das definições especificadas. Em alguns casos, a razão específica pode já estar listada como um dos exemplos de apresentações que não preenchem os critérios diagnósticos para nenhuma das categorias específicas no agrupamento diagnóstico. Por exemplo, se um paciente tem uma apresentação sintomática clinicamente significativa caracterizada por quatro semanas de humor deprimido na maior parte do dia e em quase todos os dias isso é acompanhado de apenas dois sintomas depressivos adicionais (p. ex., insônia e fadiga), o clínico poderia registrar "outro transtorno depressivo especificado, episódio depressivo com sintomas insuficientes", o que é listado como terceiro exemplo em "outro transtorno depressivo especificado". Em outros casos, o clínico pode registrar sua própria descrição da apresentação clínica (p. ex., outro transtorno disruptivo, do controle de impulsos e da conduta especificado; comportamento sexual compulsivo). Se o clínico escolhe não indicar a razão específica pela qual a apresentação não se corresponde a quaisquer critérios diagnósticos específicos, a designação [transtorno mental] não especificado é utilizada. Por exemplo, se um clínico se recusa a indicar a razão pela qual a apresentação depressiva não se encaixa em quaisquer das categorias especificadas, será feito, então, o diagnóstico de transtorno depressivo não especificado. O clínico pode ainda escolher a opção não especificada se não existe informação suficiente para que se faça um diagnóstico mais específico e se espera que informações adicionais possam surgir, ou, ainda, se decide que é melhor para o paciente não ser específico quanto a uma razão (p. ex., evitar o fornecimento de informações potencialmente estigmatizantes sobre o indivíduo). Como as categorias residuais outro [transtorno mental] especificado e [transtorno mental] não especificado diferem apenas com relação à escolha do clínico sobre indicar a razão pela qual os critérios para um transtorno especificado não são preenchidos, ao longo deste livro as categorias outro [transtorno mental] especificado e [transtorno mental] não especificado são combinadas em uma única categoria para facilitar a referência, como "outro [transtorno mental] especificado e [transtorno mental] não especificado".

Passo 6: Estabelecer os limites com a inexistência de transtorno mental

Em geral, o último passo em cada um dos algoritmos de decisão é estabelecer o limite entre um transtorno e a inexistência de transtorno mental. Essa decisão não é de forma alguma a menos importante ou a mais fácil de tomar. Analisados individualmente, muitos dos sintomas incluídos no DSM-5-TR são ubíquos e não são, por si próprios, indicativos da presença de transtorno mental. Durante o curso de suas vidas, muitas pessoas experimentam períodos de ansiedade, depressão, insônia ou disfunção sexual que podem ser considerados como parte esperada da condição humana. Para ficar explícito que nem todo indivíduo nessa situação apresenta critérios para um diagnóstico de transtorno mental, o DSM-5-TR inclui na maioria dos conjuntos de critérios um que costuma ser formulado da seguinte maneira: "A perturbação causa sofrimento significativo, do ponto de vista clínico, ou prejuízo no funcionamento social, profissional ou em outras áreas importantes da vida do indivíduo". Esse critério requer que qualquer psicopatologia conduza a problemas significativos do ponto de vista clínico, de forma a justificar um diagnóstico de transtorno mental. Por exemplo, um diagnóstico de transtorno do desejo sexual masculino hipoativo, o qual inclui o requisito de que o baixo desejo sexual cause sofrimento clinicamente significativo no indivíduo, não seria feito para um homem com pouco desejo sexual que não está em um relacionamento no momento e que não está particularmente incomodado com o baixo desejo.

Infelizmente, mas de forma necessária, o DSM-5-TR não faz qualquer tentativa de definir o termo *clinicamente significativo*. A fronteira entre transtorno e normalidade pode ser estabelecida apenas por julgamento clínico, e não por quaisquer regras rigorosas. O que pode parecer significativo do ponto de vista clínico é, sem dúvida, influenciado pelo contexto cultural, pelo contexto no qual o indivíduo é visto, por vieses do profissional e do paciente e disponibilidade de recursos. Uma depressão "menor" pode parecer muito mais significativa clinicamente em um contexto de cuidados de saúde primários do que em uma sala de emergência psiquiátrica ou em um hospital público, em que a ênfase recai na identificação e no tratamento de condições muito mais graves.

Em contextos clínicos de saúde mental, o julgamento sobre se a apresentação é clinicamente significativa não é, muitas vezes, um problema; o fato de que o indivíduo buscou ajuda faz da condição algo "clinicamente significativo". Mais desafiadoras são as situações nas quais o quadro sintomático é descoberto no curso do tratamento de outro transtorno mental ou de uma condição médica não psiquiátrica, as quais, dada a alta comorbidade entre os transtornos mentais e entre transtornos mentais e condições médicas não psiquiátricas, não são ocorrências incomuns. Como regra geral, se a apresentação psiquiátrica comórbida justifica atenção clínica e tratamento, isso é considerado algo clinicamente significativo.

Por fim, algumas condições capazes de prejudicar o funcionamento, como o luto não complicado, podem ainda não ser qualificadas para o uso de uma categoria como outro transtorno mental especificado ou não especificado, porque elas não representam uma disfunção psicológica ou biológica interna no indivíduo, como é requerido na definição do DSM-5-TR de um transtorno mental. Tais apresentações "normais", mas prejudiciais sob o ponto de vista sintomático, podem ser dignas de atenção clínica. Contudo, elas não se classificam como transtorno mental e devem receber um código, quando disponível (geralmente um código Z na CID-10-MC), no Capítulo Outras Condições que Podem Ser Foco da Atenção Clínica constante da Seção II do DSM-5-TR.

Diagnóstico diferencial e comorbidade

O diagnóstico diferencial costuma ser baseado na noção de que o clínico está escolhendo um único diagnóstico entre um grupo de diagnósticos que rivalizam entre si e que são mutuamente exclusivos, com a finalidade de melhor explicar determinada apresentação de sintomas. Por exemplo, em um paciente que se apresenta com delírios, alucinações e sintomas maníacos, a questão é se o melhor diagnóstico é esquizofrenia, transtorno esquizoafetivo ou transtorno bipolar com características psicóticas; apenas um destes pode ser estabelecido para descrever a apresentação atual. É muito comum, entretanto, que os diagnósticos do DSM-5-TR não se excluam e que a atribuição de mais de um diagnóstico a determinado paciente seja tanto permitida quanto necessária para que se descreva adequadamente os sintomas manifestados. Assim, o clínico pode precisar consultar múltiplos algoritmos de decisão neste livro para abranger adequadamente todos os aspectos importantes clinicamente significativos da apresentação do paciente. Por exemplo, um paciente com múltiplos ataques de pânico inesperados, depressão significativa, alimentação compulsiva e uso problemático de substâncias necessitaria de uma consideração dos seguintes algoritmos de decisão: Ataques de pânico (2.14), Humor deprimido (2.10), Alterações no apetite ou no peso ou comportamento alimentar anormal (2.20) e Uso excessivo ou problemático de substâncias (2.28). Além disso, devido à comorbidade no interior dos grupos diagnósticos, pode ser necessário repassar um algoritmo de decisão particular várias vezes para cobrir todos os diagnósticos possíveis. Por exemplo, é amplamente reconhecido que se um paciente tem um transtorno de ansiedade (p. ex., transtorno de ansiedade social), ele está mais propenso a ter outros transtornos de ansiedade comórbidos (p. ex., transtorno de ansiedade de separação, transtorno de pânico). O Algoritmo de decisão para ansiedade (2.13), contudo, ajuda a diferenciar entre os vários transtornos de ansiedade, e, portanto, uma passada por ele resultará no diagnóstico de apenas um desses transtornos. Múltiplas passadas pelo Algoritmo de Ansiedade, respondendo às perguntas-chave diferentemente a cada vez, dependendo de qual sintoma de ansiedade está em foco no momento, são necessárias para a apreensão da comorbidade.

O uso de múltiplos diagnósticos não é bom ou mau por si mesmo, desde que as implicações sejam entendidas. Um ponto de vista ingênuo e equivocado da comorbidade pode supor que um paciente ao qual tenha sido atribuído mais de um diagnóstico descritivo apresenta, na verdade, várias condições independentes. Essa certamente não é a única relação possível. De fato, há seis formas diferentes pelas quais duas chamadas condições de comorbidade podem estar relacionadas:

1. A condição A pode causar ou predispor à condição B.
2. A condição B pode causar ou predispor à condição A.
3. Uma condição subjacente C pode causar ou predispor às condições A e B.

4. As condições A e B podem, na verdade, ser parte de uma síndrome unificada mais complexa que foi artificialmente dividida no sistema diagnóstico.
5. A relação entre as condições A e B pode ser artificialmente reforçada por sobreposições em suas definições.
6. A comorbidade é o resultado de uma coocorrência ao acaso que pode ser particularmente provável para aquelas condições que apresentam taxas de prevalência elevadas.

A natureza particular dessas relações é, muitas vezes, bastante difícil de determinar. O principal ponto para se ter em mente é que o fato de um paciente "ter" mais do que um diagnóstico do DSM-5-TR não significa que existe mais de um processo fisiopatológico subjacente. Em vez disso, os diagnósticos do DSM-5-TR devem ser considerados blocos de construção descritivos que são úteis para comunicar as informações diagnósticas.

Como utilizar o manual: exemplo de caso

A fim de demonstrar o uso das ferramentas diagnósticas fornecidas neste livro para determinar um diagnóstico diferencial, considere o caso a seguir, adaptado de *Casos Clínicos do DSM-5-TR*, de John W. Barnhill, M.D. (pp. 37-40).[1]

> John Evans, um homem de 25 anos, branco, desempregado e solteiro, há anos consultava um psiquiatra para o manejo de psicose, depressão, ansiedade e abuso de maconha e álcool. Depois de uma infância aparentemente normal, aos 15 anos o paciente começou a apresentar humor disfórico, anedonia, baixa energia e isolamento social. Mais ou menos na mesma época, ele começou a consumir álcool e fumar maconha todos os dias. Além disso, desenvolveu ataques de pânico recorrentes, marcados por um início repentino de palpitações, diaforese e pensamentos de que iria morrer. No auge da depressão e do pânico, ele recebeu duas vezes uma combinação de sertralina, 100 mg ao dia, e psicoterapia. Nos dois casos, seus sintomas depressivos mais intensos desapareceram em algumas semanas, e ele descontinuou o uso da sertralina após alguns meses. Entre os episódios de depressão grave, geralmente era visto triste, irritável e sem motivação. Seu desempenho escolar piorou por volta do 1º ano do ensino médio e permaneceu limítrofe até a formatura. Ele não cursou faculdade como seus pais esperavam, continuou a morar na casa deles e fazia "bicos" no bairro.
>
> Por volta dos 20 anos, John desenvolveu um episódio psicótico no qual estava convicto de que havia assassinado pessoas quando tinha 6 anos de idade. Embora não conseguisse se lembrar de quem essas pessoas eram ou das circunstâncias dos assassinatos, estava absolutamente convencido de que isso havia ocorrido, algo que era confirmado pelas vozes que continuamente o acusavam de ser um assassino. Ele também se convenceu de que outras pessoas iriam puni-lo pelo ocorrido e, portanto, temia por sua vida. Nas semanas que se seguiram, ficou tomado por culpa e obcecado com a ideia de que deveria se matar cortando os pulsos, o que culminou em sua internação psiquiátrica.
>
> Embora estivesse predominantemente ansioso na admissão, John logo ficou muito deprimido, com anedonia proeminente, sono ruim e redução do apetite e da concentração. Com o uso combinado de

---

[1] Adaptado, com permissão, de Ahmed AO: "Triste e psicótico", publicado no Casos Clínicos do DSM-5-TR, organizado por Barnhill JW. Artmed: Porto Alegre, 2024 Copyright © 2023 American Psychiatric Association Publishing.

medicamentos antipsicóticos e antidepressivos, os sintomas depressivos e psicóticos entraram em remissão após quatro semanas. Assim, a duração total do episódio psicótico foi de aproximadamente sete semanas, quatro das quais também foram caracterizadas por transtorno depressivo maior. John foi hospitalizado com o mesmo padrão de sintomas outras duas vezes antes dos 22 anos, e cada uma delas havia começado com várias semanas de delírios e alucinações relacionadas à convicção de que havia assassinado alguém quando criança, seguidas por depressão grave que durava mais um mês. Ambas as recaídas ocorreram quando ele aparentemente seguia as dosagens adequadas de antipsicóticos e antidepressivos. Durante os três anos anteriores a essa avaliação, John havia aderido ao tratamento com clozapina e não apresentava alucinações, nem delírios. Ele também havia aderido à medicação antidepressiva e à psicoterapia de apoio, embora sua disforia, sua irritabilidade e sua falta de motivação nunca tivessem melhorado por completo.

Sua história era significativa para abuso de maconha e de álcool, com início aos 15 anos. Antes do início da psicose aos 20 anos, ele fumava vários cigarros de maconha quase diariamente e bebia em demasia nos fins de semana, com apagões eventuais. Depois do início da psicose, ele reduziu significativamente seu uso de maconha e álcool, passando por dois períodos de abstinência que duraram vários meses, mas ainda continuou a ter episódios psicóticos até os 22 anos. Ele começou a frequentar grupos de Alcoólicos Anônimos e Narcóticos Anônimos, alcançou sobriedade de maconha e álcool aos 23 anos e permaneceu sóbrio por dois anos antes dessa avaliação.

Esse caso inclui tanto sintomas psicóticos proeminentes (delírios e alucinações) quanto sintomas de humor (depressão). Assim, o clínico pode começar um processo de diagnóstico diferencial com quaisquer dos seguintes algoritmos de decisão: Delírios (2.5), Alucinações (2.6) ou Humor deprimido (2.10). Dada a natureza especialmente proeminente dos delírios, nós começamos com o Algoritmo de decisão para delírios (2.5). A primeira questão, se as crenças são uma manifestação de um sistema de crenças cultural ou religiosamente sancionados, pode ser respondida com um "não", porque a crença fixa de que John matou pessoas quando tinha 6 anos não é uma manifestação de qualquer sistema de crenças reconhecido e é, assim, apropriadamente considerada um delírio. A próxima questão, que diz respeito a se seus delírios se devem aos efeitos fisiológicos diretos de uma substância, deve ser considerada com seriedade, dado o fato de que seus delírios emergiram primeiro aos 20 anos, durante um período em que ele estava fumando vários cigarros de maconha quase todos os dias. Para responder a essa pergunta, nós precisamos considerar o Passo 2 daqueles que compõem o diagnóstico diferencial, apresentados anteriormente neste capítulo, o qual fornece orientação sobre como excluir uma etiologia de substância. Ao determinar se existe uma relação causal entre o uso de maconha e os delírios, precisamos determinar se todas as três seguintes condições são verdadeiras: 1) de que existe uma relação temporal próxima entre o uso de maconha e o surgimento e a continuação dos delírios, 2) de que o padrão do uso de maconha é consistente (em termos de dosagem e duração) com o desenvolvimento de delírios e 3) de que não existe nenhuma explicação alternativa (ou seja, não induzida por substância/medicamento) para os delírios. Muito embora não seja comum que a maconha cause delírios intensos, seu uso pesado em alguns indivíduos vulneráveis pode resultar em delírios durante a intoxicação, de modo que a segunda condição (ou seja, o uso de substância é pesado e/ou prolongado o suficiente para induzir o sintoma) é preenchida. Contudo, ao avaliar a primeira condição, apesar de os delírios emergirem durante um intenso uso de maconha, o fato de terem persistido no hospital quando John estava em abstinência dessa substância e, então, subsequentemente terem ocorrido outra vez quando esse uso era mínimo, indica que os delírios não podem ser explicados como uma manifestação desse uso. Assim, a resposta à segunda questão no Algoritmo de decisão para delírios, isto é, se existe uma etiologia da *cannabis* para os delírios, é "não". A ausência de quaisquer condições médicas não psiquiátricas relatadas no caso de John também exclui uma etiologia médica e, por consequência, a resposta para a questão seguinte é também "não".

Depois de excluir etiologias culturais e religiosas, etiologias induzidas por substância/medicamento e etiologias médicas não psiquiátricas no caso dos delírios de John, devemos diferenciar entre os transtornos psicóticos independentes e os do humor como possíveis explicações para os delírios. A próxima pergunta, que questiona se os delírios ocorreram apenas no contexto de um episódio de humor elevado, expansivo ou irritável, tem um "não" como resposta em razão da ausência de uma história de sintomas maníacos ou hipomaníacos. A questão subsequente, sobre os delírios ocorrerem apenas no contexto de um episódio de humor deprimido, é também respondida com um "não", porque os delírios também ocorreram em momentos em que John não estava experimentando um episódio depressivo (pois cada episódio psicótico foi caracterizado por um período de várias semanas de delírios antes do desenvolvimento de sintomas de depressão grave).

O próximo bloco de questões no algoritmo de delírios fornece o diagnóstico diferencial de delírios não restritos ao humor. A questão levantada sobre se duram um mês ou mais é respondida com um "sim" (visto que cada vez que os delírios ocorreram, eles duraram várias semanas), movendo-nos pela primeira vez para a direita no algoritmo de decisão para considerar o diferencial entre esquizofrenia, transtorno esquizofreniforme, transtorno esquizoafetivo, transtorno delirante e outros transtornos psicóticos e do espectro da esquizofrenia. A questão subsequente, sobre se os delírios são acompanhados por outros sintomas psicóticos característicos da esquizofrenia (i.e., alucinações, discurso desorganizado, comportamento grosseiramente desorganizado ou catatônico, ou, ainda, sintomas negativos) é também respondida com um "sim", dado que, no caso de John, os delírios de ter matado uma pessoa quando ele era criança são acompanhados por alucinações auditivas acusatórias. A próxima pergunta (se existe um histórico de episódios depressivos maiores ou maníacos) é respondida com um "sim", dado o histórico de episódios depressivos maiores recorrentes, como na pergunta seguinte (se durante um período ininterrupto de doença os sintomas psicóticos ocorrem concorrentemente com os episódios de humor), pois os delírios e as alucinações persistiram depois de os episódios depressivos maiores emergirem, indicando, assim, um período de sobreposição.

A próxima questão, que fornece a distinção crucial do diagnóstico diferencial entre transtorno esquizoafetivo e esquizofrenia, pergunta se durante um período ininterrupto de doença os episódios de humor estiveram presentes pela *maior parte* da duração total das fases ativa e residual da doença. No caso de John, cada um dos episódios psicóticos esteve presente por aproximadamente 7 ou 8 semanas, mais ou menos 4 delas caracterizadas pela ocorrência simultânea de um episódio depressivo maior. Portanto, *não* é o caso de que os episódios de humor estivessem presentes na maior parte do tempo durante um episódio ininterrupto da doença, de forma que a pergunta é respondida com um "sim", excluindo tanto o diagnóstico de esquizofrenia como o de transtorno esquizofreniforme. A próxima questão, que diz respeito a delírios e alucinações ocorrerem por no mínimo duas semanas na ausência de um episódio depressivo maior ou episódio maníaco, é respondida com um "sim" (visto que, nas primeiras 3 ou 4 semanas do episódio psicótico, John estava ansioso, mas não sofria de um significativo humor deprimido), trazendo-nos para o ramo terminal do Algoritmo de decisão para delírios (2.5) e para o diagnóstico de transtorno esquizoafetivo. Deve ser observado que, dada a coocorrência completa de delírios e alucinações durante os episódios psicóticos, se tivéssemos começado com o Algoritmo de decisão para alucinações (2.6) no lugar do Algoritmo de decisão para delírios (2.5), teríamos seguido quase exatamente a mesma sequência de passos para chegarmos ao diagnóstico de transtorno esquizoafetivo, devido à similaridade da estrutura de ramos dos algoritmos de delírios e de alucinações.

De modo alternativo, poderíamos ter abordado este caso a partir da perspectiva dos graves sintomas depressivos de John e, em vez disso, ter começado pelo Algoritmo de decisão para humor deprimido (2.10). A primeira questão neste algoritmo é sobre uma etiologia ligada ao uso de substâncias para os sintomas depressivos. Aplicando os mesmos princípios discutidos antes no que se refere à relação entre o uso de maconha por John e seus delírios, essa questão pode também ser respondida negativamente, porque, embora o uso da droga seja suficiente para causar um humor depressivo, o fato de John ter continuado a experimentar episódios de depressão grave depois de ter parado com seu uso pesado de maconha indica que, como os delírios, sua depressão não pode ser considerada induzida pela substância. A próxima pergunta questiona se a depressão é devida aos efeitos fisiológicos diretos de uma condição médica não psiquiátrica, podendo também ser respondida com um "não" por conta da ausência de qualquer histórico de problemas médicos. A questão seguinte pergunta se o humor deprimido fez parte de um episódio depressivo maior. A resposta a essa pergunta é "sim", uma vez que os períodos depressivos que se desenvolveram depois do início dos delírios e das alucinações foram caracterizados por aproximadamente 4 semanas de humor disfórico, anedonia proeminente, sono ruim, diminuição do apetite e concentração reduzida, preenchendo, assim, os critérios sindrômicos de um episódio depressivo maior. Note que o algoritmo de decisão não termina nesse ponto, mas que o fluxo diagnóstico continua porque o episódio depressivo maior não é uma entidade diagnóstica codificável no DSM-5-TR, mas, em vez disso, compreende um dos blocos de construção para o diagnóstico de transtorno bipolar tipo I e tipo II, transtorno depressivo maior e transtorno esquizoafetivo. A próxima questão, sobre a presença de sintomas maníacos ou hipomaníacos clinicamente significativos, é respondida com um "não", levando-nos a uma consideração da relação entre os episódios depressivos maiores e os sintomas psicóticos. A questão sobre existência de história de delírios ou alucinações é respondida com um "sim", levando-nos a uma questão crítica, a de se os delírios ou as alucinações ocorrem exclusivamente durante episódios depressivos maiores ou maníacos. No caso de John, os sintomas psicóticos *não* ocorreram apenas durante os episódios depressivos maiores (visto que os delírios e as alucinações ocorreram exclusivamente por 3 ou 4 semanas antes do início do episódio depressivo), de modo que a resposta a essa questão é "não". Nesse ponto do Algoritmo de decisão para humor deprimido (2.10), em vez de termos questões adicionais oferecidas, somos informados de que um transtorno do espectro da esquizofrenia ou outro transtorno psicótico está presente, o que nos instrui a ir ao Algoritmo de decisão para delírios (2.5) ou ao Algoritmo de decisão para alucinações (2.6) para o diagnóstico diferencial, resultando no diagnóstico de transtorno esquizoafetivo.

Após chegar ao diagnóstico de transtorno esquizoafetivo por meio do uso de algoritmos de decisão, podemos nos remeter à classificação do DSM-5-TR no Apêndice para obter o código diagnóstico dessa condição e/ou rever a tabela Diagnóstico diferencial para o transtorno esquizoafetivo no Capítulo 3 (Tabela 3.2.2) a fim de confirmar que os principais diagnósticos diferenciais para um diagnóstico de transtorno esquizoafetivo foram apropriadamente excluídos. Os dois principais diagnósticos diferenciais nesse caso são esquizofrenia e transtorno depressivo maior com características psicóticas. A tabela Diagnóstico diferencial para o transtorno esquizoafetivo menciona que a esquizofrenia se diferencia dessa condição em razão de ser caracterizada por episódios de humor que "estiveram presentes pela menor parte da duração total dos períodos ativo e residual da doença". No caso de John, cada episódio da doença foi caracterizado por um episódio depressivo maior, estando presente por mais da metade do tempo (em torno de quatro semanas) da duração total

(7 ou 8 semanas), excluindo assim o diagnóstico de esquizofrenia. Além disso, a tabela também menciona que o transtorno esquizoafetivo é diferenciado de um transtorno depressivo maior com características psicóticas em virtude de este último ser caracterizado pelos sintomas psicóticos que ocorrem apenas durante episódios depressivos maiores. No caso de John, os sintomas psicóticos não foram confinados exclusivamente aos episódios depressivos, excluindo o diagnóstico de transtorno depressivo maior com características psicóticas.

Diagnóstico diferencial por meio de algoritmos

O diagnóstico diferencial está no coração de toda consulta clínica inicial e é o começo de todo plano de tratamento. O clínico deve determinar quais transtornos são possíveis candidatos a se considerar e, então, escolher a partir deles aquele (ou aqueles) que melhor explica os sintomas de apresentação. O maior problema encontrado no diagnóstico diferencial é a tendência à conclusão precoce para obtenção de um diagnóstico final. Estudos de ciência cognitiva têm indicado que os clínicos decidem sobre o diagnóstico nos primeiros 5 minutos da consulta inicial de um paciente e, então, gastam o resto do tempo da sua avaliação interpretando (muitas vezes erroneamente) as informações obtidas por meio dessa propensão diagnóstica. A formulação de impressões iniciais pode ser valiosa para ajudar a sugerir quais questões precisam ser feitas e quais hipóteses precisam ser testadas. Infelizmente, contudo, as primeiras impressões às vezes são equivocadas – em particular porque o estado atual do paciente pode não ser um reflexo verdadeiro do curso longitudinal. O diagnóstico preciso requer uma consideração metódica de todas as possibilidades no diagnóstico diferencial.

A melhor maneira de se evitar a realização de um diagnóstico precipitado talvez seja abordar o problema de baixo para cima: gerando-se o diagnóstico diferencial a partir dos sintomas de apresentação. Esta seção do manual, a qual inclui 30 algoritmos de decisão orientados por sintomas, facilita esse processo. Cada algoritmo começa com um sintoma de apresentação em particular e, então, fornece pontos de decisão para determinar quais diagnósticos podem explicá-lo melhor. Para um dado paciente, vários algoritmos podem se aplicar (e, de fato, muitas vezes se aplicam). Em muitos casos, seguir os ramos dos diferentes algoritmos de decisão pertinentes levará ao mesmo diagnóstico, sugerindo que os sintomas de apresentação constituem uma única síndrome. Em outros casos, mais de um diagnóstico pode ser indicado.

O primeiro passo na utilização desses algoritmos é determinar quais deles são aplicáveis à apresentação clínica. As listas dos algoritmos de decisão inclusos neste livro estão organizadas de três maneiras diferentes para facilitar a descoberta daqueles que são relevantes. São fornecidas duas listas ao final desta introdução ao Capítulo 2. A primeira detalha os algoritmos de decisão segundo a ordem dos agrupamentos diagnósticos do DSM-5-TR (os algoritmos relacionados às apresentações de neurodesenvolvimento são listados primeiro, aqueles relacionados às apresentações psicóticas vêm a seguir, e assim por diante). A segunda lista é organizada pelo domínio do exame do estado mental (algoritmos relacionados ao humor/afeto, algoritmos relacionados ao comportamento, e assim por diante). Por fim, no final deste livro, está incluso um índice alfabético dos algoritmos de decisão, assim como um índice alfabético das tabelas de diagnóstico diferencial tratadas no Capítulo 3.

Cada algoritmo de decisão é estruturado de maneira padronizada. O sintoma de apresentação para cada algoritmo é mostrado em negrito em um quadro acinzentado no canto superior esquerdo. Os quadros bem à direita, que referem-se aos pontos de conclusão diagnóstica, são indicados pelo sombreado cinza e por um contorno espesso; esses quadros mostram todos os transtornos que precisam ser considerados no diagnóstico diferencial do sintoma de apresentação. Nesses quadros (i.e., pontos de conclusão diagnóstica), os números entre parênteses após o diagnóstico ou os diagnósticos se referem à tabela de diagnóstico diferencial correspondente no Capítulo 3. Os quadros intermediários sem sombras acinzentadas são pontos de decisão que indicam como transtornos distintos são considerados ou desconsiderados. O clínico deve considerar a afirmação que está no quadro de decisão e depois seguir o ramo "S" se a resposta for "sim" e o ramo "N" se a resposta for "não". Quadros intermediários ocasionais não são pontos de decisão *per se*, mas representam conclusões diagnósticas intermediárias e, por isso, carecem de escolhas "S" e "N". Por exemplo, o Algoritmo de decisão para humor elevado ou expansivo (2.8) inclui quadros intermediários em que a presença de um episódio maníaco ou de um episódio hipomaníaco é afirmada, refletindo o fato de que os episódios maníaco e hipomaníaco são componentes essenciais para os diagnósticos de transtorno bipolar tipo I e tipo II.

Para a maioria dos algoritmos de decisão, o primeiro ou segundo quadro tem como objetivo principal avaliar se a apresentação se deve a efeitos fisiológicos diretos de uma substância ou medicamento; se este for o caso, o diagnóstico é um transtorno mental induzido por substância/medicamento. Na maioria dos casos, as classes específicas de substâncias que sabidamente induzem a apresentação sintomática correspondente ao ponto de entrada do algoritmo diagnóstico são descritas, e a lista de substâncias adota o mesmo formato usado na Tabela 1 (Diagnósticos associados com as classes de substâncias) no início do Capítulo Transtornos Relacionados a Substâncias e Transtornos Aditivos do DSM-5-TR, no qual "(I)" indica que o sintoma induzido pela substância tem seu início durante a intoxicação, "(A)" indica que seu início ocorre durante a abstinência da substância e "(I/A)" indica que o sintoma pode ter seu início durante a intoxicação ou a abstinência.

Observe que designações distintas no DSM-5-TR para as categorias residuais (p. ex., Outro transtorno de ansiedade especificado e Transtornos de ansiedade não especificado) foram combinadas em uma única categoria residual (p. ex., Outro transtorno de ansiedade/não especificado). Esses diagnósticos diferem apenas em relação à opção do clínico por especificar a razão pela qual os critérios não são preenchidos para um transtorno específico ("Outro especificado") ou por não especificar nada ("Não especificado").

O clínico deve sempre ter em mente que os algoritmos de decisão não são mais do que uma visão geral do sistema diagnóstico do DSM-5-TR e um guia para o diagnóstico diferencial. O julgamento clínico é sempre necessário na avaliação de cada ponto de decisão. Além do mais, ao chegar a um ponto de conclusão diagnóstica em um algoritmo (ou seja, "um diagnóstico final"), é importante revisar o conjunto de critérios do DSM-5-TR para o transtorno em questão, a fim de assegurar que todos eles foram de fato preenchidos. Essa confirmação é necessária por duas razões. A primeira é que os algoritmos contêm apenas versões resumidas dos critérios diagnósticos do DSM-5-TR, e não o texto completo dos critérios. A segunda é que os algoritmos de decisão incluem apenas critérios selecionados a partir de conjuntos de critérios – isto é, aqueles critérios diagnósticos que diferenciam os vários transtornos do DSM-5-TR. É necessária uma revisão completa dos conjuntos de critérios diagnósticos do DSM-5-TR para assegurar que o caso preenche todas as características diagnósticas necessárias e todas as exigências de curso (p. ex., persistência, duração mínima); na maior parte das vezes, eles não estão incluídos nos algoritmos de decisão.

Muitos dos algoritmos de decisão seguem um formato padrão que reflete o processo de raciocínio por etapas usado na elaboração de um diagnóstico diferencial apresentado no Capítulo 1 deste manual. A primeira consideração a ser feita é se o sintoma particular resulta dos efeitos fisiológicos diretos do uso de substâncias (incluindo medicação) ou de uma condição médica não psiquiátrica (Passos 2 e 3 no Capítulo 1). As etapas seguintes no algoritmo de decisão abordam os transtornos mentais independentes que podem explicar o sintoma (Passo 4). Os pontos de decisão finais, na maioria dos algoritmos de decisão, fornecem o diagnóstico diferencial para aquelas apresentações que não são adequadas ou que ficam abaixo do limiar para um diagnóstico específico do DSM-5-TR. Assim, esses pontos de decisão distinguem entre transtorno de adaptação, uma categoria residual de transtorno especificado ou não especificado e a inexistência de um transtorno mental (Passos 5 e 6). O passo importante de considerar se houve simulação do sintoma de apresentação (como no transtorno factício ou simulação) foi explicitamente incluído nos algoritmos a seguir: Queixas Somáticas ou Ansiedade de Doença/Preocupações com a Aparência (2.19), Perda de Memória ou Comprometimento da Memória (2.29) e Comprometimento Cognitivo (2.30), pois esses são os tipos de sintomas mais comumente simulados. No entanto, conforme discutido no Passo 1 no Capítulo 1, estar alerta para a possibilidade de que os sintomas sejam simulados pode se aplicar à avaliação de todos os sintomas de apresentação, em especial em determinados contextos (p. ex., forense).

Conforme já observado, a ordem dos 30 algoritmos de decisão deste manual corresponde aproximadamente à organização dos transtornos do DSM-5-TR. As listas a seguir apresentam os algoritmos de decisão organizados pelo 1) agrupamento diagnóstico do DSM-5-TR e 2) domínio do exame do estado mental.

Algoritmos de decisão organizados pelo agrupamento diagnóstico do DSM-5-TR

Apresentações de neurodesenvolvimento

2.1   Baixo desempenho escolar

2.2   Problemas comportamentais de criança ou adolescente

2.3   Perturbação da fala

2.4   Distratibilidade

Esquizofrenia e outras apresentações psicóticas

2.5   Delírios

2.6   Alucinações

2.7   Sintomas catatônicos

Apresentações bipolares

2.8   Humor elevado ou expansivo

2.9   Humor irritável

Apresentações depressivas

2.10   Humor deprimido

2.11   Ideação ou comportamento suicida

2.12   Retardo psicomotor

(Continua)

Algoritmos de decisão organizados pelo agrupamento diagnóstico do DSM-5-TR *(Continuação)*

Apresentações de ansiedade

2.13 Ansiedade
2.14 Ataques de pânico
2.15 Comportamento evitativo

Apresentações obsessivo-compulsivas e de sintomas relacionados

2.16 Comportamentos patológicos repetitivos

Apresentações relacionadas a trauma e a estressores

2.17 Trauma ou estressores psicossociais envolvidos na etiologia

Apresentações de sintomas dissociativos

2.18 Despersonalização/desrealização

Apresentações de sintomas somáticos

2.19 Queixas somáticas ou ansiedade de doença/preocupações com a aparência

Apresentações alimentares

2.20 Alterações no apetite ou no peso ou comportamento alimentar anormal

Apresentações do sono-vigília

2.21 Insônia
2.22 Hipersonolência

Apresentações de disfunção sexual

2.23 Disfunção sexual feminina
2.24 Disfunção sexual masculina

Apresentações disruptivas, do controle de impulsos e da conduta

2.25 Comportamento agressivo
2.26 Impulsividade ou problemas de controle de impulsos
2.27 Comportamento autolesivo

Apresentações relacionadas a substâncias

2.28 Uso excessivo ou problemático de substâncias

Apresentações neurocognitivas

2.29 Perda de memória ou comprometimento da memória
2.30 Comprometimento cognitivo

Algoritmos de decisão organizados pelo domínio do exame do estado mental

Humor/afeto
- 2.8 Humor elevado ou expansivo
- 2.9 Humor irritável
- 2.10 Humor deprimido
- 2.13 Ansiedade
- 2.14 Ataques de pânico

Comportamento
- 2.2 Problemas comportamentais de criança ou adolescente
- 2.7 Sintomas catatônicos
- 2.11 Ideação ou comportamento suicida
- 2.15 Comportamento evitativo
- 2.16 Comportamentos patológicos repetitivos
- 2.25 Comportamento agressivo
- 2.26 Impulsividade ou problemas de controle de impulsos
- 2.27 Comportamento autolesivo
- 2.28 Uso excessivo ou problemático de substância

Motor
- 2.12 Retardo psicomotor

Cognição
- 2.4 Distratibilidade
- 2.29 Perda de memória ou comprometimento da memória
- 2.30 Comprometimento cognitivo

Forma do pensamento/discurso
- 2.3 Perturbação da fala

Conteúdo do pensamento
- 2.5 Delírios
- 2.11 Ideação ou comportamento suicida

Perturbação da percepção
- 2.6 Alucinações
- 2.18 Despersonalização/desrealização

Sintomas somáticos
- 2.14 Ataques de pânico
- 2.19 Queixas somáticas ou ansiedade de doença/preocupações com a aparência

Características de personalidade
- 2.26 Impulsividade ou problemas de controle de impulsos
- 2.27 Comportamento autolesivo

(Continua)

Algoritmos de decisão organizados pelo domínio do exame do estado mental (Continuação)

Sono/alimentação/sexo

2.20 Alterações no apetite ou peso ou comportamento alimentar anormal
2.21 Insônia
2.22 Hipersonolência
2.23 Disfunção sexual feminina
2.24 Disfunção sexual masculina

Funcionamento

2.1 Baixo desempenho escolar

Fatores etiológicos

2.17 Trauma ou estressores psicossociais envolvidos na etiologia
2.28 Uso excessivo ou problemático de substância

2.1 Algoritmo de decisão para baixo desempenho escolar

O baixo desempenho escolar é um aspecto demasiadamente comum e bastante inespecífico da infância e da adolescência. Por um lado, certamente os clínicos não devem presumir que todo estudante com baixo desempenho acadêmico tem um transtorno mental subjacente. Por outro, a maioria dos (se não todos os) transtornos mentais que ocorrem na infância provavelmente tem um impacto negativo sobre o desempenho escolar, e, não raro, a dificuldade nos estudos é a principal queixa.

A avaliação para as causas do baixo desempenho escolar em geral incluirá testes de QI e de déficits em habilidades acadêmicas específicas (p. ex., leitura, matemática, escrita, linguagem expressiva e receptiva). Um diagnóstico definitivo de um transtorno do neurodesenvolvimento do DSM-5-TR requer que as dificuldades de aprendizagem ou de comunicação sejam, substancial e quantitativamente, mais altas do que seria esperado para a idade do indivíduo, bem como que as dificuldades interfiram de maneira substancial no funcionamento escolar, laboral ou social. O próximo passo é uma avaliação cuidadosa sobre a presença dos vários transtornos psiquiátricos que têm como uma de suas consequências o comprometimento do desempenho escolar. Isso implica obter uma história cuidadosa (complementada pelos relatos de pais, professores e pediatras), além de uma avaliação do papel do uso de substâncias. Por exemplo, o desempenho ruim na escola está associado a déficits na função intelectual e no funcionamento adaptativo (como no transtorno do desenvolvimento intelectual)? Há déficits significativos em relação ao uso social da comunicação verbal e não verbal (como no transtorno do espectro autista e no transtorno da comunicação social [pragmática])? Há sintomas clinicamente significativos de desatenção e/ou comportamento hiperativo-impulsivo ocorrendo em dois ou mais ambientes diferentes (como no transtorno de déficit de atenção/hiperatividade)? Há frequentes ataques de raiva incontroláveis sobre uma linha de base de raiva e irritabilidade persistentes (como no transtorno disruptivo da desregulação do humor)? Há um padrão de comportamentos antissociais, como faltar aulas (como no transtorno da conduta)? Há recusa de ir à escola baseada na incapacidade de se separar de figuras de apego (como no transtorno de ansiedade de separação)? Há humor deprimido clinicamente significativo (como no transtorno depressivo maior)? Visto que transtornos do neurodesenvolvimento e outros transtornos mentais ocorrem com frequência de modo simultâneo, é importante avaliar todas as possibilidades que estão no algoritmo (o que pode exigir múltiplas revisões deste) e fazer quaisquer diagnósticos que sejam apropriados.

A presença de um transtorno psiquiátrico não garante que este seja a causa do desempenho escolar problemático. Outros fatores (p. ex., maus hábitos de trabalho, assistir à TV ou jogar videogame excessivamente, falta de motivação, baixa escolarização, ambiente doméstico ou comunitário disruptivo) também podem desempenhar um papel significativo. Ocasionalmente, o transtorno psiquiátrico (p. ex., transtorno de adaptação, transtorno de oposição desafiante, transtorno depressivo maior) pode ser mais o resultado do baixo desempenho escolar do que sua causa.

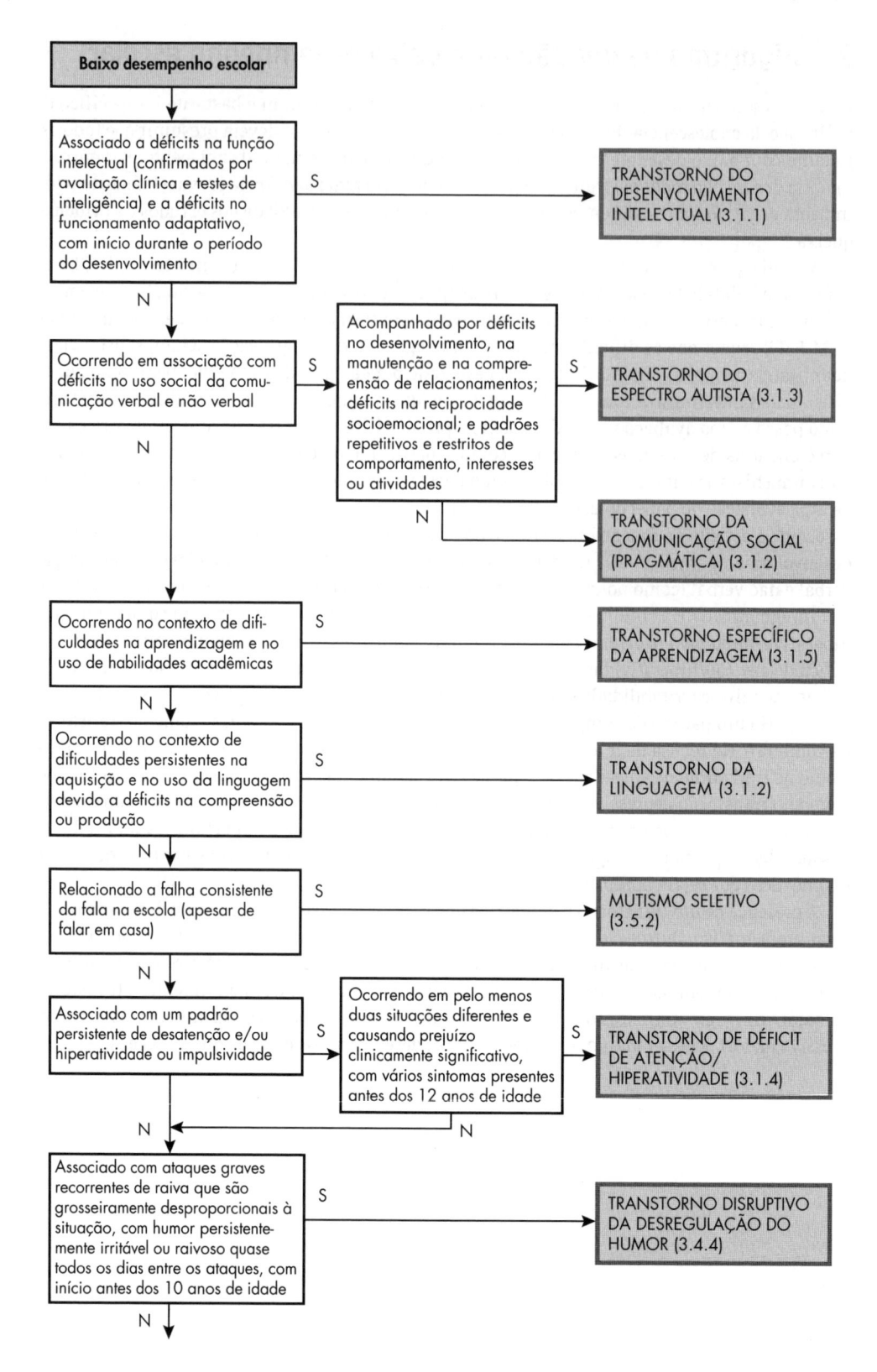

Baixo desempenho escolar

- Associado a déficits na função intelectual (confirmados por avaliação clínica e testes de inteligência) e a déficits no funcionamento adaptativo, com início durante o período do desenvolvimento — **S** → **TRANSTORNO DO DESENVOLVIMENTO INTELECTUAL (3.1.1)**
- **N** ↓
- Ocorrendo em associação com déficits no uso social da comunicação verbal e não verbal — **S** →
  - Acompanhado por déficits no desenvolvimento, na manutenção e na compreensão de relacionamentos; déficits na reciprocidade socioemocional; e padrões repetitivos e restritos de comportamento, interesses ou atividades — **S** → **TRANSTORNO DO ESPECTRO AUTISTA (3.1.3)**
  - **N** → **TRANSTORNO DA COMUNICAÇÃO SOCIAL (PRAGMÁTICA) (3.1.2)**
- **N** ↓
- Ocorrendo no contexto de dificuldades na aprendizagem e no uso de habilidades acadêmicas — **S** → **TRANSTORNO ESPECÍFICO DA APRENDIZAGEM (3.1.5)**
- **N** ↓
- Ocorrendo no contexto de dificuldades persistentes na aquisição e no uso da linguagem devido a déficits na compreensão ou produção — **S** → **TRANSTORNO DA LINGUAGEM (3.1.2)**
- **N** ↓
- Relacionado a falha consistente da fala na escola (apesar de falar em casa) — **S** → **MUTISMO SELETIVO (3.5.2)**
- **N** ↓
- Associado com um padrão persistente de desatenção e/ou hiperatividade ou impulsividade — **S** →
  - Ocorrendo em pelo menos duas situações diferentes e causando prejuízo clinicamente significativo, com vários sintomas presentes antes dos 12 anos de idade — **S** → **TRANSTORNO DE DÉFICIT DE ATENÇÃO/HIPERATIVIDADE (3.1.4)**
  - **N** ←
- **N** ↓
- Associado com ataques graves recorrentes de raiva que são grosseiramente desproporcionais à situação, com humor persistentemente irritável ou raivoso quase todos os dias entre os ataques, com início antes dos 10 anos de idade — **S** → **TRANSTORNO DISRUPTIVO DA DESREGULAÇÃO DO HUMOR (3.4.4)**
- **N** ↓

N ↓

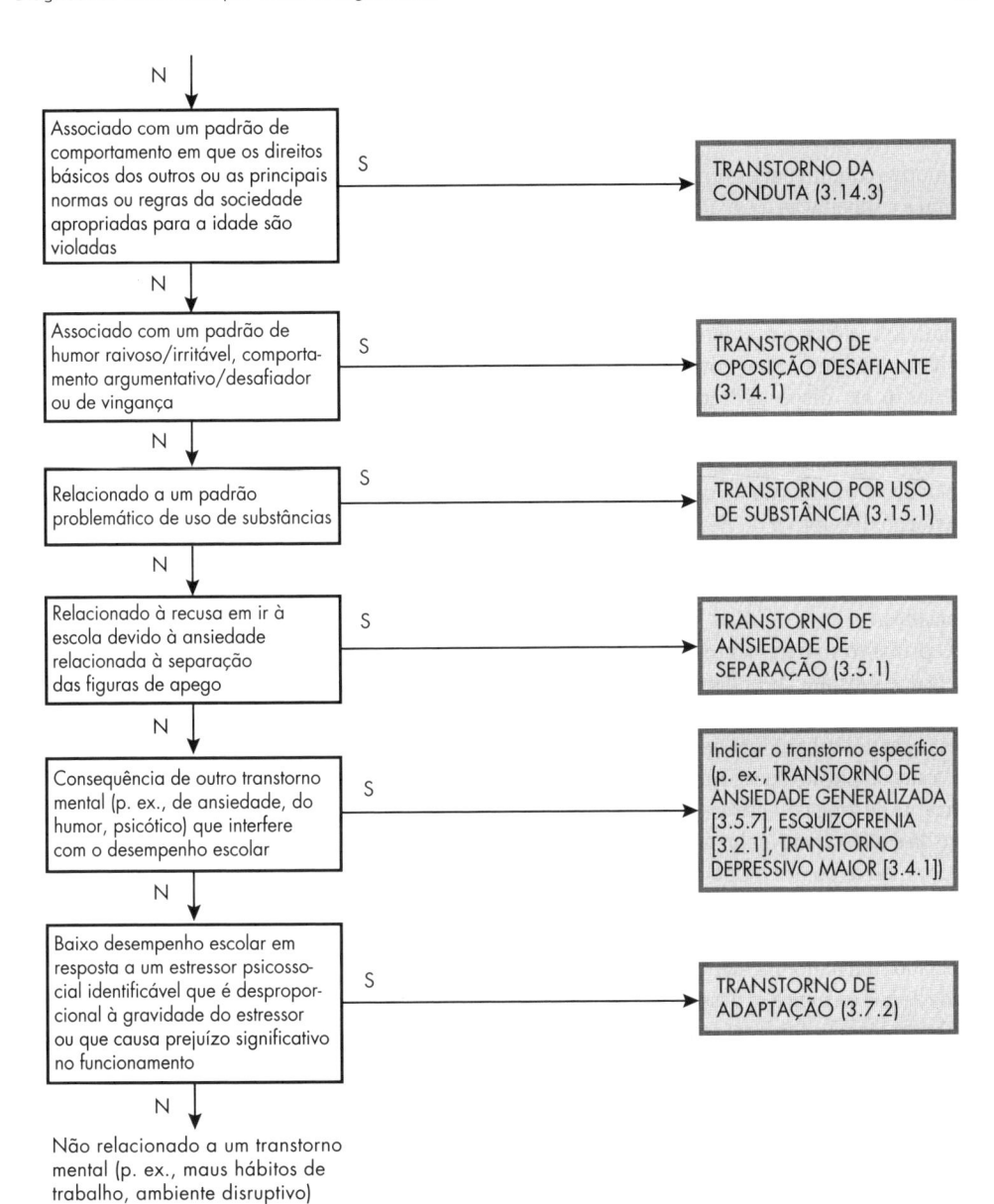

Associado com um padrão de comportamento em que os direitos básicos dos outros ou as principais normas ou regras da sociedade apropriadas para a idade são violadas — S → **TRANSTORNO DA CONDUTA (3.14.3)**

N ↓

Associado com um padrão de humor raivoso/irritável, comportamento argumentativo/desafiador ou de vingança — S → **TRANSTORNO DE OPOSIÇÃO DESAFIANTE (3.14.1)**

N ↓

Relacionado a um padrão problemático de uso de substâncias — S → **TRANSTORNO POR USO DE SUBSTÂNCIA (3.15.1)**

N ↓

Relacionado à recusa em ir à escola devido à ansiedade relacionada à separação das figuras de apego — S → **TRANSTORNO DE ANSIEDADE DE SEPARAÇÃO (3.5.1)**

N ↓

Consequência de outro transtorno mental (p. ex., de ansiedade, do humor, psicótico) que interfere com o desempenho escolar — S → **Indicar o transtorno específico (p. ex., TRANSTORNO DE ANSIEDADE GENERALIZADA [3.5.7], ESQUIZOFRENIA [3.2.1], TRANSTORNO DEPRESSIVO MAIOR [3.4.1])**

N ↓

Baixo desempenho escolar em resposta a um estressor psicossocial identificável que é desproporcional à gravidade do estressor ou que causa prejuízo significativo no funcionamento — S → **TRANSTORNO DE ADAPTAÇÃO (3.7.2)**

N ↓

Não relacionado a um transtorno mental (p. ex., maus hábitos de trabalho, ambiente disruptivo)

2.2 Algoritmo de decisão para problemas comportamentais de criança ou adolescente

Um motivo comum para se encaminhar uma criança ou um adolescente a um profissional da saúde mental é a solicitação de avaliação e possível tratamento para um problema comportamental relatado. Não é preciso dizer, contudo, que muitos problemas comportamentais que ocorrem em crianças e adolescentes não se devem a um transtorno mental. Em alguns casos, os problemas comportamentais não têm gravidade ou duração suficientes para justificar um diagnóstico de transtorno mental. Em outros, o problema é mais a consequência de dificuldades no relacionamento familiar do que um problema que provém da criança. Por fim, há alguns problemas comportamentais muito sérios (p. ex., disparos de armas, assaltos, estupros) que ocorrem por razões fora do domínio dos transtornos mentais tratados no DSM-5-TR (p. ex., vingança).

Os problemas comportamentais com início no começo da infância são mais frequentemente associados a transtorno de déficit de atenção/hiperatividade, transtorno de oposição desafiante, transtorno disruptivo da desregulação do humor, transtorno do espectro autista, transtorno de movimento estereotipado e transtorno do desenvolvimento intelectual (deficiência intelectual). O diferencial entre estes é bastante claro e é determinado por uma consideração sobre os sintomas associados.

O primeiro aparecimento de problemas comportamentais durante a adolescência sugere fortemente que substâncias podem estar desempenhando um papel importante. Os problemas comportamentais podem resultar do efeito direto da substância no cérebro (como na intoxicação por substância), ser um subproduto do transtorno por uso de substância (p. ex., atividades ilegais associadas com a sua obtenção) ou ser motivados pelo lucro (p. ex., um plano de enriquecer rapidamente como traficante de drogas). Outros transtornos que com frequência iniciam no final da infância ou no começo da adolescência incluem transtorno da conduta com início na adolescência (que tem um prognóstico melhor do que o tipo com início na infância, que ocorre antes dos 10 anos de idade), transtorno depressivo maior, transtorno bipolar, esquizofrenia, cleptomania e piromania. O transtorno da conduta que tem início na infância (i.e., antes dos 10 anos) é particularmente preocupante e está associado com maior incidência de violência, relacionamento ruim com os colegas e maior probabilidade de que a criança se desenvolva como um adulto com transtorno da personalidade antissocial.

Os problemas comportamentais que ocorrem em resposta a um estressor psicossocial sugerem: 1) um diagnóstico de transtorno de estresse pós-traumático ou transtorno de estresse agudo, se o estressor for de uma natureza particularmente traumática e os problemas comportamentais forem acompanhados por sintomas de intrusão associados a eventos traumáticos, evitação de lembranças do evento e mudança na cognição, no humor e na excitação; ou 2) um diagnóstico de transtorno de adaptação.

Se os problemas comportamentais não forem abordados por nenhum dos pontos de decisão apresentados até aqui, bem como se são clinicamente significativos e representam uma disfunção psicológica ou biológica no indivíduo, as categorias residuais – outro transtorno especificado/não especificado disruptivo, do controle de impulsos e da conduta – podem ser empregadas; a escolha depende do desejo clínico de registrar a apresentação sintomática no prontuário (nesse caso, outro transtorno disruptivo, do controle de impulsos e da conduta especificado seria usado, seguido pela razão específica) ou não (nesse caso, transtorno disruptivo, do controle de impulsos ou da conduta não especificado seria usado). Caso contrário, os problemas comportamentais seriam considerados problemáticos mas não indicativos de um transtorno mental, possivelmente justificando a atribuição de Z72.810 Comportamento antissocial de criança ou adolescente, o qual é incluído no Capítulo Outras Condições que Podem Ser Foco da Atenção Clínica no DSM-5-TR.

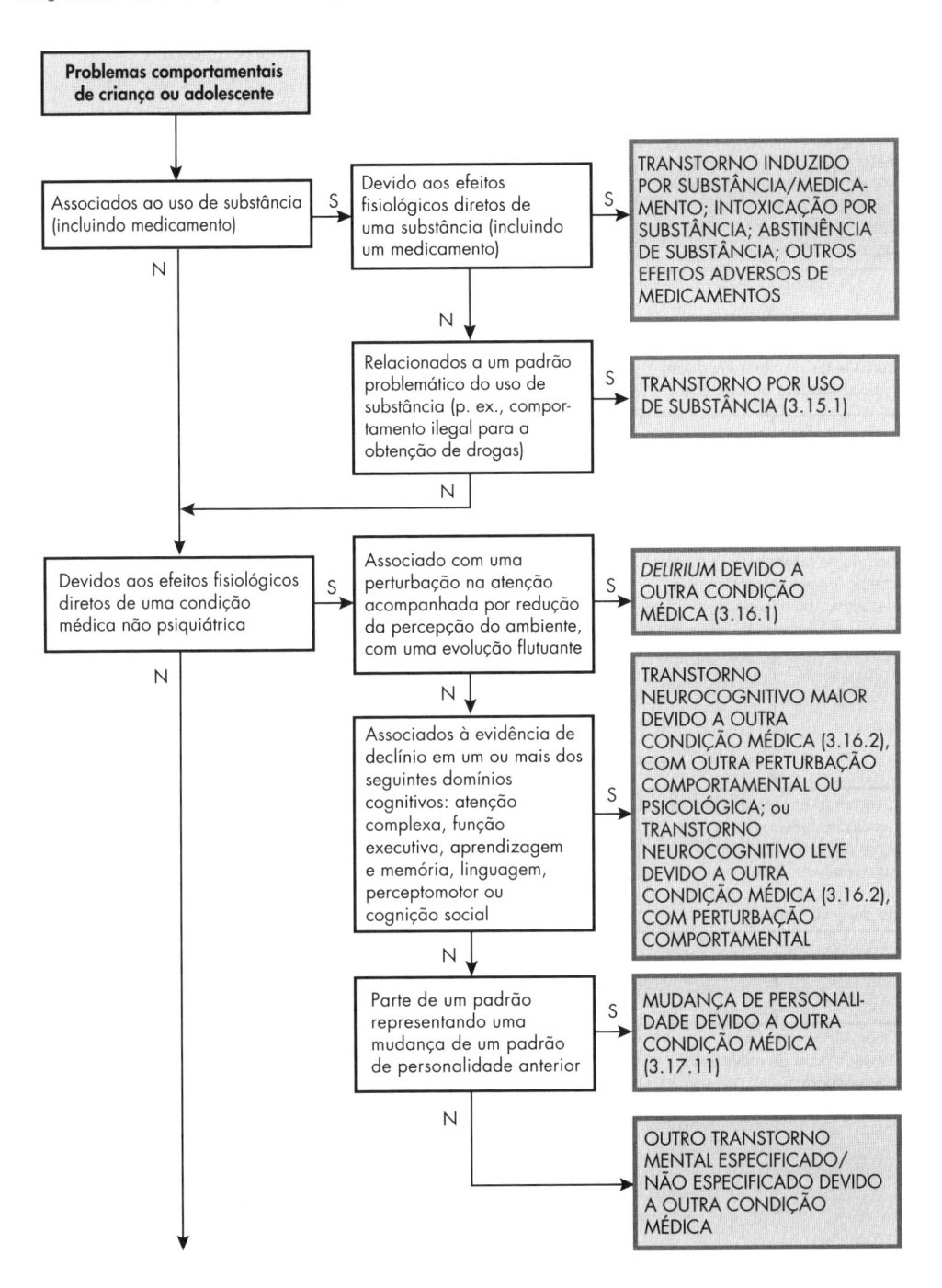

Diagnóstico diferencial por meio de algoritmos

Problemas comportamentais de criança ou adolescente

↓

Associados ao uso de substância (incluindo medicamento) —S→ Devido aos efeitos fisiológicos diretos de uma substância (incluindo um medicamento) —S→ **TRANSTORNO INDUZIDO POR SUBSTÂNCIA/MEDICAMENTO; INTOXICAÇÃO POR SUBSTÂNCIA; ABSTINÊNCIA DE SUBSTÂNCIA; OUTROS EFEITOS ADVERSOS DE MEDICAMENTOS**

↓N ↓N

Relacionados a um padrão problemático do uso de substância (p. ex., comportamento ilegal para a obtenção de drogas) —S→ **TRANSTORNO POR USO DE SUBSTÂNCIA (3.15.1)**

↓N

Devidos aos efeitos fisiológicos diretos de uma condição médica não psiquiátrica —S→ Associado com uma perturbação na atenção acompanhada por redução da percepção do ambiente, com uma evolução flutuante —S→ ***DELIRIUM* DEVIDO A OUTRA CONDIÇÃO MÉDICA (3.16.1)**

↓N ↓N

Associados à evidência de declínio em um ou mais dos seguintes domínios cognitivos: atenção complexa, função executiva, aprendizagem e memória, linguagem, perceptomotor ou cognição social —S→ **TRANSTORNO NEUROCOGNITIVO MAIOR DEVIDO A OUTRA CONDIÇÃO MÉDICA (3.16.2), COM OUTRA PERTURBAÇÃO COMPORTAMENTAL OU PSICOLÓGICA; ou TRANSTORNO NEUROCOGNITIVO LEVE DEVIDO A OUTRA CONDIÇÃO MÉDICA (3.16.2), COM PERTURBAÇÃO COMPORTAMENTAL**

↓N

Parte de um padrão representando uma mudança de um padrão de personalidade anterior —S→ **MUDANÇA DE PERSONALIDADE DEVIDO A OUTRA CONDIÇÃO MÉDICA (3.17.11)**

↓N

OUTRO TRANSTORNO MENTAL ESPECIFICADO/NÃO ESPECIFICADO DEVIDO A OUTRA CONDIÇÃO MÉDICA

↓

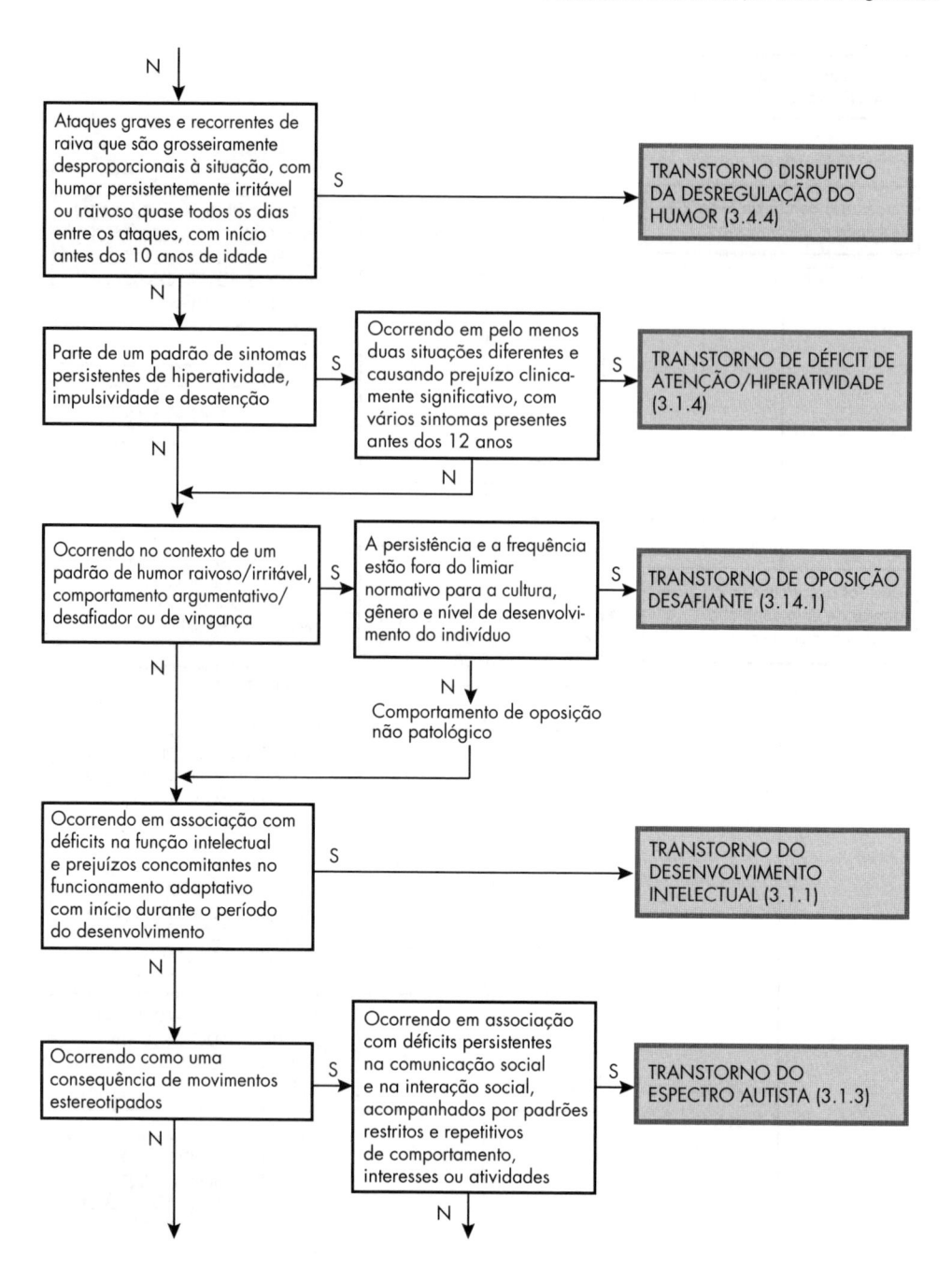

```
                    │ N
                    ▼
┌─────────────────────────────┐
│ Ataques graves e recorrentes de │
│ raiva que são grosseiramente    │         ┌─────────────────────┐
│ desproporcionais à situação, com│    S    │ TRANSTORNO DISRUPTIVO│
│ humor persistentemente irritável│────────▶│ DA DESREGULAÇÃO DO   │
│ ou raivoso quase todos os dias  │         │ HUMOR (3.4.4)        │
│ entre os ataques, com início    │         └─────────────────────┘
│ antes dos 10 anos de idade      │
└─────────────────────────────┘
                    │ N
                    ▼
┌─────────────────────────────┐      ┌─────────────────────────┐
│ Parte de um padrão de sintomas│  S  │ Ocorrendo em pelo menos │
│ persistentes de hiperatividade,│───▶│ duas situações diferentes e│  S   ┌──────────────────────┐
│ impulsividade e desatenção    │     │ causando prejuízo clinica-│─────▶│ TRANSTORNO DE DÉFICIT DE│
└─────────────────────────────┘      │ mente significativo, com  │      │ ATENÇÃO/HIPERATIVIDADE│
                    │ N               │ vários sintomas presentes │      │ (3.1.4)              │
                    │                 │ antes dos 12 anos         │      └──────────────────────┘
                    │                 └─────────────────────────┘
                    │◀─────────────────────────N
                    ▼
┌─────────────────────────────┐      ┌─────────────────────────┐
│ Ocorrendo no contexto de um   │  S  │ A persistência e a frequência│  S   ┌──────────────────────┐
│ padrão de humor raivoso/irritável,│▶│ estão fora do limiar       │─────▶│ TRANSTORNO DE OPOSIÇÃO│
│ comportamento argumentativo/   │     │ normativo para a cultura,  │      │ DESAFIANTE (3.14.1)  │
│ desafiador ou de vingança      │     │ gênero e nível de desenvolvi-│    └──────────────────────┘
└─────────────────────────────┘      │ mento do indivíduo         │
                    │ N               └─────────────────────────┘
                    │                         │ N
                    │                         ▼
                    │                 Comportamento de oposição
                    │                 não patológico
                    ▼
┌─────────────────────────────┐
│ Ocorrendo em associação com   │
│ déficits na função intelectual│         ┌─────────────────────┐
│ e prejuízos concomitantes no  │    S    │ TRANSTORNO DO        │
│ funcionamento adaptativo      │────────▶│ DESENVOLVIMENTO      │
│ com início durante o período  │         │ INTELECTUAL (3.1.1)  │
│ do desenvolvimento            │         └─────────────────────┘
└─────────────────────────────┘
                    │ N
                    ▼
┌─────────────────────────────┐      ┌─────────────────────────┐
│ Ocorrendo como uma            │  S  │ Ocorrendo em associação │
│ consequência de movimentos    │───▶│ com déficits persistentes│
│ estereotipados                │     │ na comunicação social    │  S   ┌──────────────────────┐
└─────────────────────────────┘      │ e na interação social,   │─────▶│ TRANSTORNO DO         │
                    │ N               │ acompanhados por padrões │      │ ESPECTRO AUTISTA (3.1.3)│
                    │                 │ restritos e repetitivos  │      └──────────────────────┘
                    │                 │ de comportamento,        │
                    │                 │ interesses ou atividades │
                    │                 └─────────────────────────┘
                    │                         │ N
                    ▼                         ▼
```

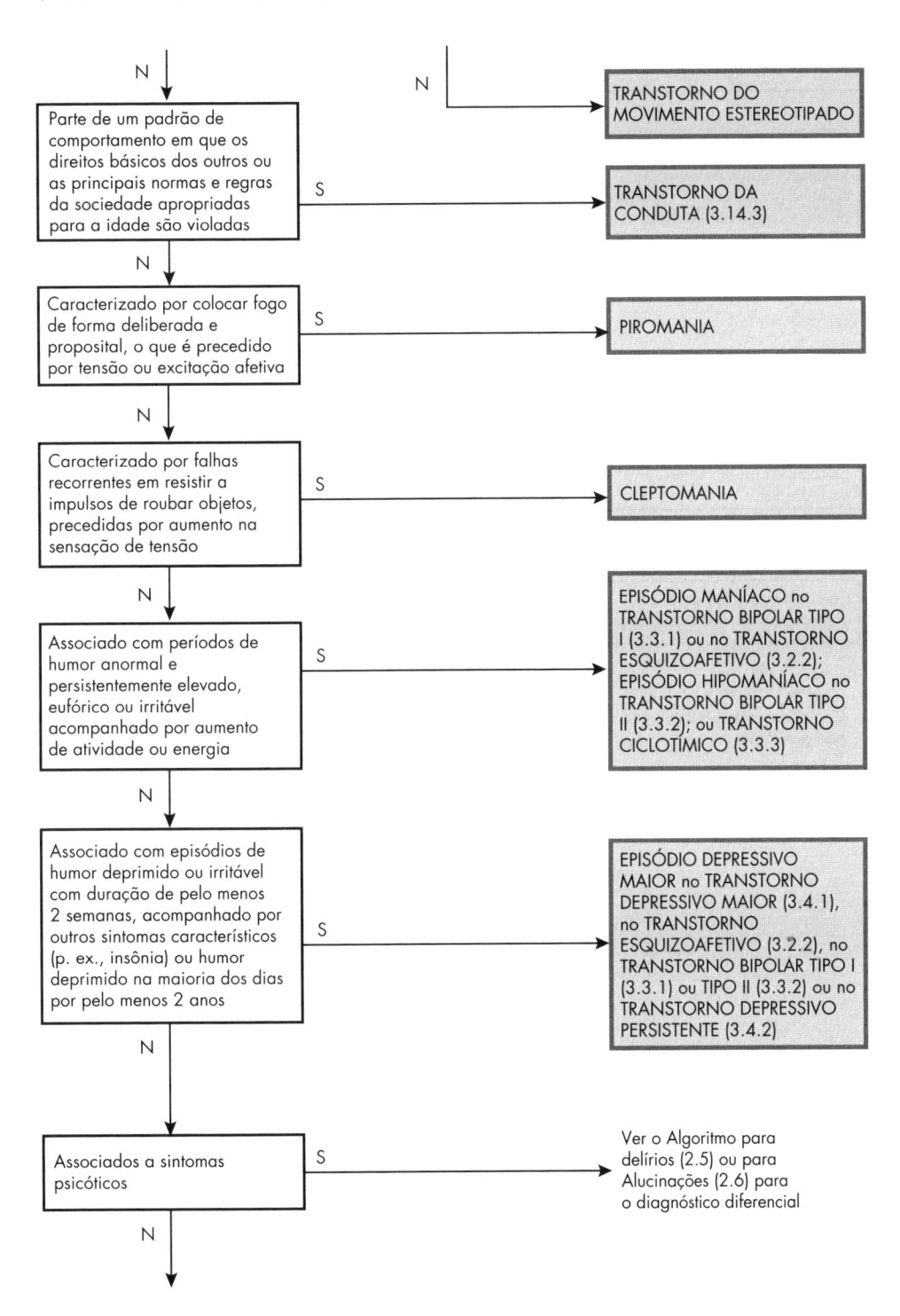

Diagnóstico diferencial por meio de algoritmos

```
         N                              N
         ↓                              └─────────────→ ┌─────────────────────┐
┌──────────────────────┐                                │ TRANSTORNO DO       │
│ Parte de um padrão de│                                │ MOVIMENTO ESTEREOTIPADO │
│ comportamento em que os│                              └─────────────────────┘
│ direitos básicos dos outros ou│
│ as principais normas e regras│    S                   ┌─────────────────────┐
│ da sociedade apropriadas│ ─────────────────────────→  │ TRANSTORNO DA       │
│ para a idade são violadas│                            │ CONDUTA (3.14.3)    │
└──────────────────────┘                                └─────────────────────┘
         N
         ↓
┌──────────────────────┐
│ Caracterizado por colocar fogo│
│ de forma deliberada e │         S                     ┌─────────────────────┐
│ proposital, o que é precedido│ ────────────────────→  │ PIROMANIA           │
│ por tensão ou excitação afetiva│                      └─────────────────────┘
└──────────────────────┘
         N
         ↓
┌──────────────────────┐
│ Caracterizado por falhas│
│ recorrentes em resistir a│     S                      ┌─────────────────────┐
│ impulsos de roubar objetos,│ ─────────────────────→   │ CLEPTOMANIA         │
│ precedidas por aumento na│                            └─────────────────────┘
│ sensação de tensão   │
└──────────────────────┘
         N
         ↓
┌──────────────────────┐                                ┌─────────────────────────┐
│ Associado com períodos de│                            │ EPISÓDIO MANÍACO no     │
│ humor anormal e      │                                │ TRANSTORNO BIPOLAR TIPO │
│ persistentemente elevado,│    S                       │ I (3.3.1) ou no TRANSTORNO│
│ eufórico ou irritável│ ─────────────────────────→    │ ESQUIZOAFETIVO (3.2.2); │
│ acompanhado por aumento│                              │ EPISÓDIO HIPOMANÍACO no │
│ de atividade ou energia│                              │ TRANSTORNO BIPOLAR TIPO │
└──────────────────────┘                                │ II (3.3.2); ou TRANSTORNO│
                                                        │ CICLOTÍMICO (3.3.3)     │
         N                                              └─────────────────────────┘
         ↓
┌──────────────────────┐                                ┌─────────────────────────┐
│ Associado com episódios de│                           │ EPISÓDIO DEPRESSIVO     │
│ humor deprimido ou irritável│                         │ MAIOR no TRANSTORNO     │
│ com duração de pelo menos│                            │ DEPRESSIVO MAIOR (3.4.1),│
│ 2 semanas, acompanhado por│                           │ no TRANSTORNO           │
│ outros sintomas característicos│ S                    │ ESQUIZOAFETIVO (3.2.2), no│
│ (p. ex., insônia) ou humor│ ──────────────────────→  │ TRANSTORNO BIPOLAR TIPO I│
│ deprimido na maioria dos dias│                        │ (3.3.1) ou TIPO II (3.3.2) ou no│
│ por pelo menos 2 anos│                                │ TRANSTORNO DEPRESSIVO   │
└──────────────────────┘                                │ PERSISTENTE (3.4.2)     │
                                                        └─────────────────────────┘
         N
         ↓
┌──────────────────────┐                                Ver o Algoritmo para
│ Associados a sintomas│      S                         delírios (2.5) ou para
│ psicóticos           │ ─────────────────────────→    Alucinações (2.6) para
└──────────────────────┘                                o diagnóstico diferencial
         N
         ↓
```

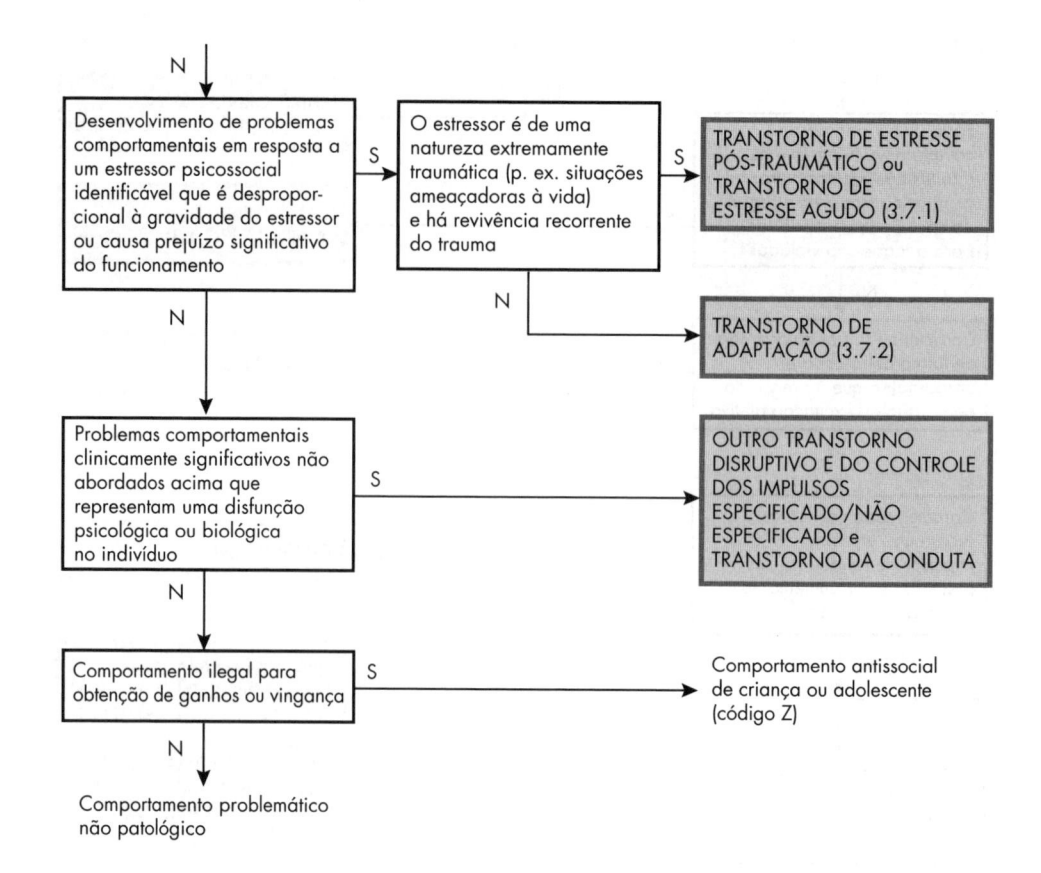

```
          N ↓
┌─────────────────────────┐         ┌─────────────────────────┐        ┌─────────────────────────┐
│ Desenvolvimento de       │         │ O estressor é de uma    │        │ TRANSTORNO DE ESTRESSE  │
│ problemas                │         │ natureza extremamente   │        │ PÓS-TRAUMÁTICO ou       │
│ comportamentais em       │   S     │ traumática (p. ex.      │   S    │ TRANSTORNO DE           │
│ resposta a um estressor  │ ──────▶ │ situações ameaçadoras   │ ─────▶ │ ESTRESSE AGUDO (3.7.1)  │
│ psicossocial             │         │ à vida) e há revivência │        └─────────────────────────┘
│ identificável que é      │         │ recorrente do trauma    │
│ desproporcional à        │         └─────────────────────────┘
│ gravidade do estressor   │
│ ou causa prejuízo        │                    N ↓                     ┌─────────────────────────┐
│ significativo do         │                                            │ TRANSTORNO DE           │
│ funcionamento            │                                            │ ADAPTAÇÃO (3.7.2)       │
└─────────────────────────┘                                             └─────────────────────────┘
          N ↓
┌─────────────────────────┐                                             ┌─────────────────────────┐
│ Problemas                │                                            │ OUTRO TRANSTORNO        │
│ comportamentais          │                                            │ DISRUPTIVO E DO CONTROLE│
│ clinicamente             │         S                                  │ DOS IMPULSOS            │
│ significativos não       │ ─────────────────────────────────────────▶ │ ESPECIFICADO/NÃO        │
│ abordados acima que      │                                            │ ESPECIFICADO e          │
│ representam uma          │                                            │ TRANSTORNO DA CONDUTA   │
│ disfunção psicológica    │                                            └─────────────────────────┘
│ ou biológica no indivíduo│
└─────────────────────────┘
          N ↓
┌─────────────────────────┐         S                                    Comportamento antissocial
│ Comportamento ilegal     │ ─────────────────────────────────────────▶  de criança ou adolescente
│ para obtenção de ganhos  │                                             (código Z)
│ ou vingança              │
└─────────────────────────┘
          N ↓
Comportamento problemático
não patológico
```

2.3 Algoritmo de decisão para perturbação da fala

O Algoritmo de decisão para perturbação da fala aborda vários tipos de psicopatologias que podem se manifestar na capacidade de falar ou na qualidade da fala da pessoa. O *comprometimento da produção da fala* pode estar relacionado a problemas com a aquisição e o uso de linguagem, com a capacidade para articular palavras inteligíveis ou com a fluência da fala. O *discurso desorganizado* é caracterizado pela mudança, por parte do indivíduo, de um tópico a outro sem uma conexão discernível ou pelo oferecimento de respostas que são apenas tangencialmente relacionadas ou não relacionadas com a pergunta. Outros distúrbios da fala incluem déficits na compreensão e no cumprimento de regras sociais de comunicação verbal, fala pressionada ou lenta, ou fala repetitiva ou estereotipada.

O discurso desorganizado é um dos sintomas mais desafiadores para se diagnosticar porque não há padrão pelo qual julgar quando o discurso é "desorganizado". Esse julgamento depende, em parte, da capacidade do clínico para compreender e do padrão produtivo de fala do paciente. Ademais, ninguém fala sentenças logicamente coerentes e sintaticamente corretas o tempo todo. Muitos clínicos e psiquiatras em formação têm a tendência de considerar o discurso levemente ilógico como um "afrouxamento de associações" clinicamente significativo. Os tipos de "discurso desorganizado" tratados neste algoritmo de decisão devem ser óbvios até para o observador mais casual. Se o clínico tiver dificuldade para decidir se o discurso de um paciente é desorganizado ou não, ele provavelmente não deve considerá-lo patológico.

Uma vez que tenha sido estabelecido que o indivíduo tem um distúrbio na fala, o próximo desafio é determinar qual dos muitos transtornos mentais possíveis melhor explica isso. Normalmente, isso requer uma avaliação do contexto e dos sintomas concomitantes. A perturbação da fala no *delirium* é acompanhada por uma perturbação da atenção e da consciência, enquanto no transtorno neurocognitivo maior ou leve é acompanhada por outros déficits cognitivos. A afasia (prejuízo na compreensão ou na transmissão de ideias pela linguagem devido a uma lesão ou uma doença dos centros cerebrais envolvidos na linguagem) que ocorre na ausência de outros sintomas cognitivos pode ser diagnosticada pelo uso do código de sintoma R47.01 da CID-10-MC.

O discurso desorganizado é uma manifestação comum do uso de substâncias. Normalmente, um diagnóstico de intoxicação ou de abstinência de substância será suficiente, mas o discurso desorganizado grave sugere um diagnóstico de *delirium* por intoxicação ou por abstinência de substância, ou um transtorno neurocognitivo maior induzido por substância/medicamento subjacente. O diagnóstico diferencial de discurso desorganizado em um episódio maníaco *versus* esquizofrenia tem sido objeto de constantes discussões. O discurso desorganizado em um episódio de esquizofrenia (p. ex., o chamado afrouxamento de associações) é presumivelmente distinto da "fuga de ideias" na mania, com base na capacidade do observador de acompanhar o fluxo de pensamento. Em teoria, pelo menos, é possível discernir como o paciente foi de um tópico a outro em uma fuga de ideias, enquanto o descarrilamento no discurso de pacientes com esquizofrenia é muito menos compreensível. Embora essa distinção possa ser útil nos casos mais clássicos, no limite, há muitos casos em que é difícil ou impossível distinguir entre afrouxamento de associações e fuga de ideias. Similarmente, enquanto a fala pressionada ou rápida é, com frequência, característica da mania, a fala de um paciente com esquizofrenia que esteja exaltado ou agitado também pode ser muito intensa. Portanto, é melhor basear o diagnóstico diferencial entre esquizofrenia e episódios maníacos nos sintomas concomitantes e no curso geral do que na avaliação isolada do padrão de fala.

O algoritmo de decisão também inclui o diagnóstico diferencial para vários transtornos que são caracterizados pelo prejuízo na produção da fala com a primeira apresentação durante o desenvolvimento. O diagnóstico de um transtorno da linguagem pode ser justificado se um indivíduo tem sintomas como dificuldade para compreender palavras, sentenças ou tipos específicos de palavras; um vocabulário marcadamente limitado; e/ou dificuldade na produção de sentenças. As dificuldades com a produção da fala que interferem com a inteligibilidade podem justificar um diagnóstico de transtorno da fala. Problemas na fluência e no padrão temporal da fala que sejam inapropriados para a idade e para as habilidades linguísticas sugerem um diagnóstico de transtorno da fluência com início na infância (gagueira). No transtorno do espectro autista e no transtorno da comunicação social (pragmática), há déficits no uso social da comunicação verbal e não verbal. Esses problemas podem manifestar-se pelas dificuldades em compreender e seguir regras sociais de comunicação verbal e não verbal em contextos naturalistas, por dificuldades para adaptar a linguagem conforme as necessidades do ouvinte ou da situação e por problemas para seguir as regras para conversar e contar histórias. Explosões vocais inapropriadas que ocorrem no contexto da fala normal sugerem um transtorno de tique.

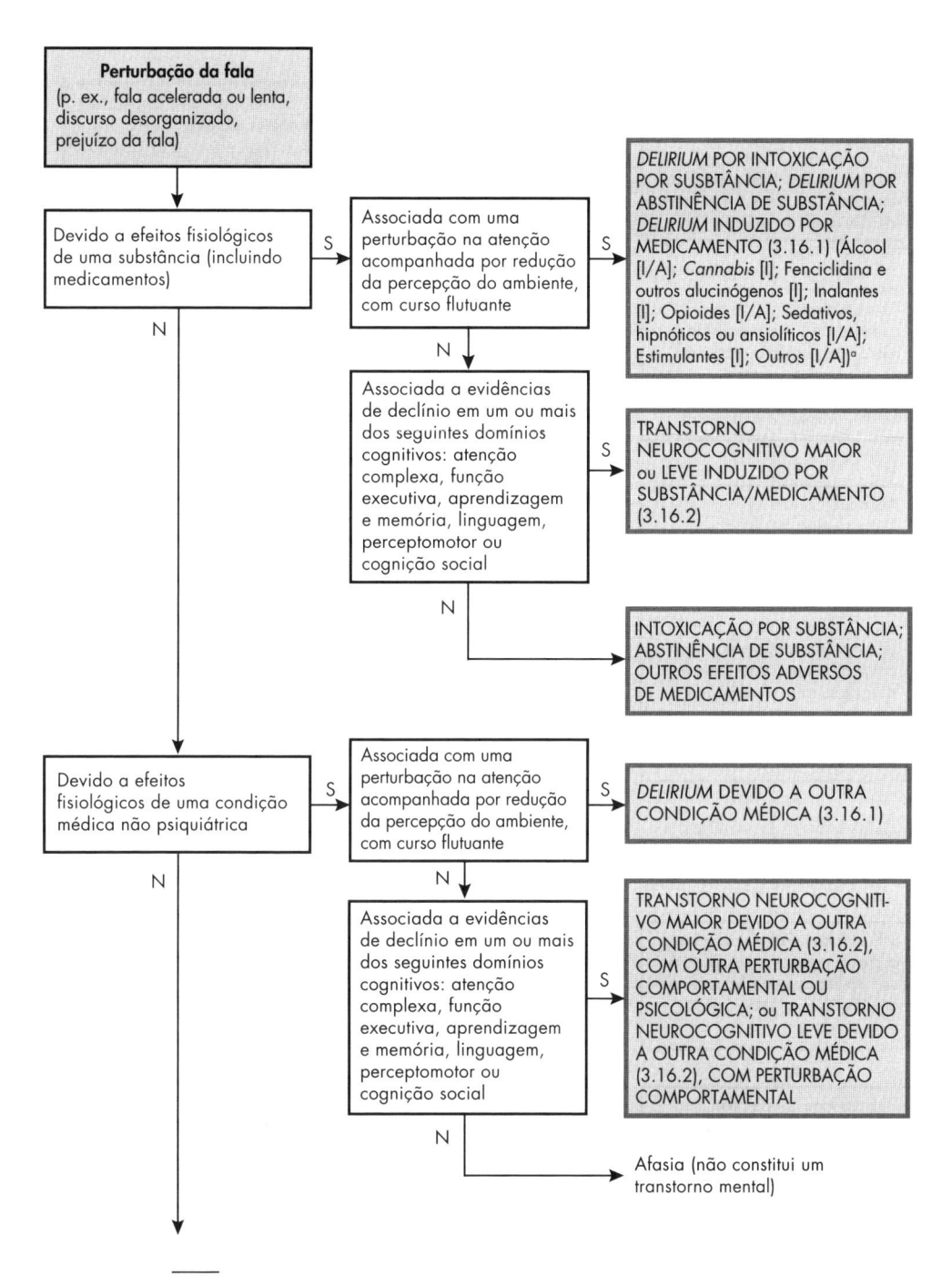

Diagnóstico diferencial por meio de algoritmos

Perturbação da fala
(p. ex., fala acelerada ou lenta, discurso desorganizado, prejuízo da fala)

↓

Devido a efeitos fisiológicos de uma substância (incluindo medicamentos) →S→ Associada com uma perturbação na atenção acompanhada por redução da percepção do ambiente, com curso flutuante →S→ *DELIRIUM* POR INTOXICAÇÃO POR SUSBTÂNCIA; *DELIRIUM* POR ABSTINÊNCIA DE SUBSTÂNCIA; *DELIRIUM* INDUZIDO POR MEDICAMENTO (3.16.1) (Álcool [I/A]; *Cannabis* [I]; Fenciclidina e outros alucinógenos [I]; Inalantes [I]; Opioides [I/A]; Sedativos, hipnóticos ou ansiolíticos [I/A]; Estimulantes [I]; Outros [I/A]]ª

↓N

Associada a evidências de declínio em um ou mais dos seguintes domínios cognitivos: atenção complexa, função executiva, aprendizagem e memória, linguagem, perceptomotor ou cognição social →S→ TRANSTORNO NEUROCOGNITIVO MAIOR ou LEVE INDUZIDO POR SUBSTÂNCIA/MEDICAMENTO (3.16.2)

↓N

INTOXICAÇÃO POR SUBSTÂNCIA; ABSTINÊNCIA DE SUBSTÂNCIA; OUTROS EFEITOS ADVERSOS DE MEDICAMENTOS

↓N (do primeiro)

Devido a efeitos fisiológicos de uma condição médica não psiquiátrica →S→ Associada com uma perturbação na atenção acompanhada por redução da percepção do ambiente, com curso flutuante →S→ *DELIRIUM* DEVIDO A OUTRA CONDIÇÃO MÉDICA (3.16.1)

↓N

Associada a evidências de declínio em um ou mais dos seguintes domínios cognitivos: atenção complexa, função executiva, aprendizagem e memória, linguagem, perceptomotor ou cognição social →S→ TRANSTORNO NEUROCOGNITIVO MAIOR DEVIDO A OUTRA CONDIÇÃO MÉDICA (3.16.2), COM OUTRA PERTURBAÇÃO COMPORTAMENTAL OU PSICOLÓGICA; ou TRANSTORNO NEUROCOGNITIVO LEVE DEVIDO A OUTRA CONDIÇÃO MÉDICA (3.16.2), COM PERTURBAÇÃO COMPORTAMENTAL

↓N

Afasia (não constitui um transtorno mental)

↓N

ª I, ocorrendo durante intoxicação por substância; I/A, ocorrendo durante intoxicação ou abstinência por substância, conforme indicado no DSM-5-TR, Tabela 1, Diagnósticos associados com classes de substâncias, p. 545

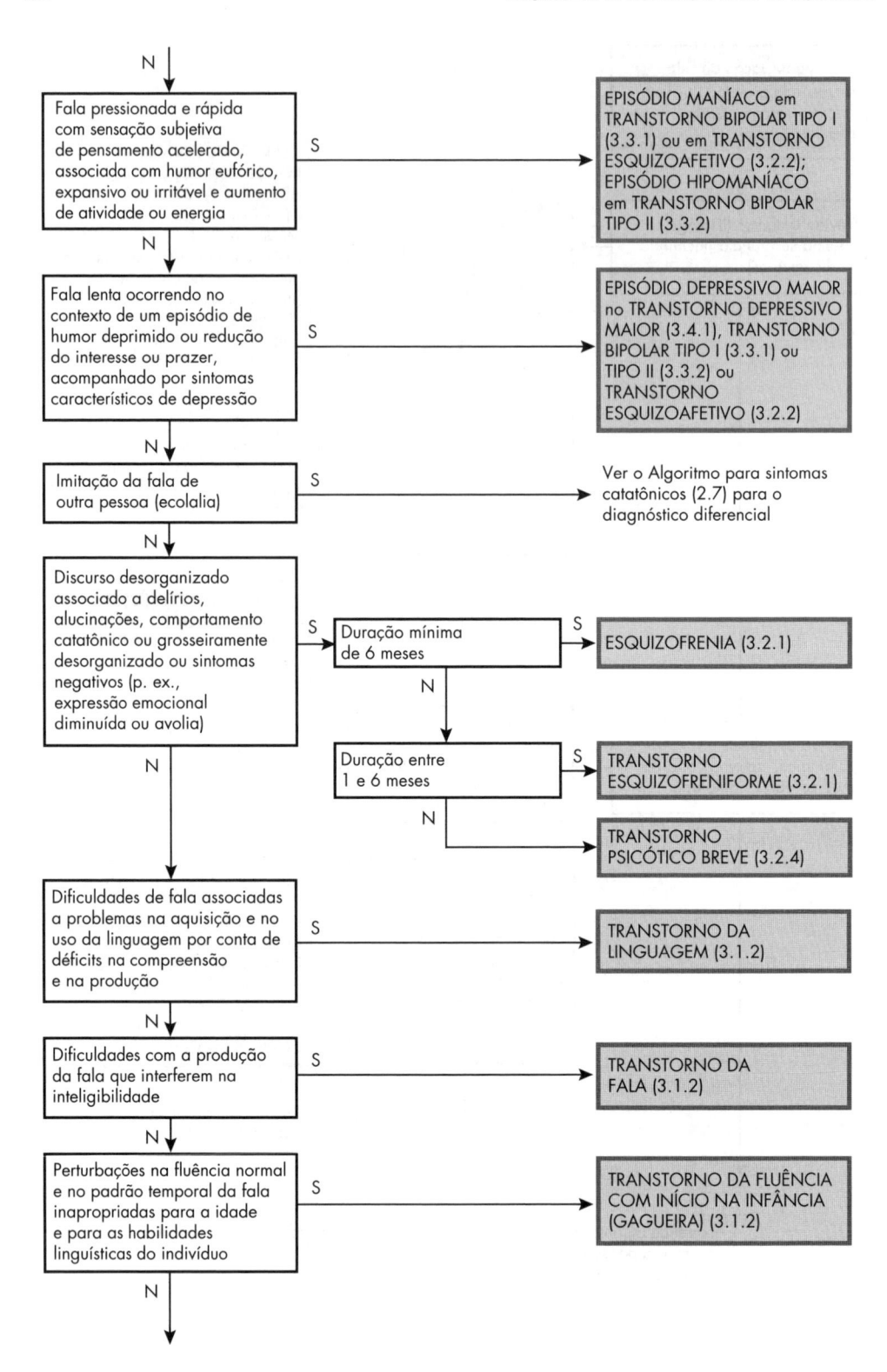

```
                    N
                    ↓
┌─────────────────────────────┐                    ┌─────────────────────────────┐
│ Fala pressionada e rápida   │                    │ EPISÓDIO MANÍACO em         │
│ com sensação subjetiva      │                    │ TRANSTORNO BIPOLAR TIPO I   │
│ de pensamento acelerado,    │  S                 │ (3.3.1) ou em TRANSTORNO    │
│ associada com humor         │────────────────────▶│ ESQUIZOAFETIVO (3.2.2);     │
│ eufórico, expansivo ou      │                    │ EPISÓDIO HIPOMANÍACO        │
│ irritável e aumento         │                    │ em TRANSTORNO BIPOLAR       │
│ de atividade ou energia     │                    │ TIPO II (3.3.2)             │
└─────────────────────────────┘                    └─────────────────────────────┘
                    N
                    ↓
┌─────────────────────────────┐                    ┌─────────────────────────────┐
│ Fala lenta ocorrendo no     │                    │ EPISÓDIO DEPRESSIVO MAIOR   │
│ contexto de um episódio de  │                    │ no TRANSTORNO DEPRESSIVO    │
│ humor deprimido ou redução  │  S                 │ MAIOR (3.4.1), TRANSTORNO   │
│ do interesse ou prazer,     │────────────────────▶│ BIPOLAR TIPO I (3.3.1) ou   │
│ acompanhado por sintomas    │                    │ TIPO II (3.3.2) ou          │
│ característicos de depressão│                    │ TRANSTORNO                  │
│                             │                    │ ESQUIZOAFETIVO (3.2.2)      │
└─────────────────────────────┘                    └─────────────────────────────┘
                    N
                    ↓
┌─────────────────────────────┐         S          Ver o Algoritmo para sintomas
│ Imitação da fala de         │────────────────────▶ catatônicos (2.7) para o
│ outra pessoa (ecolalia)     │                      diagnóstico diferencial
└─────────────────────────────┘
                    N
                    ↓
┌─────────────────────────────┐
│ Discurso desorganizado      │
│ associado a delírios,       │
│ alucinações, comportamento  │       ┌──────────────┐    S    ┌─────────────────────┐
│ catatônico ou grosseiramente│  S    │ Duração mínima│─────────▶│ ESQUIZOFRENIA (3.2.1)│
│ desorganizado ou sintomas   │──────▶│ de 6 meses   │         └─────────────────────┘
│ negativos (p. ex.,          │       └──────────────┘
│ expressão emocional         │              N
│ diminuída ou avolia)        │              ↓
└─────────────────────────────┘       ┌──────────────┐    S    ┌─────────────────────┐
                                      │ Duração entre│─────────▶│ TRANSTORNO          │
                                      │ 1 e 6 meses  │         │ ESQUIZOFRENIFORME   │
                                      └──────────────┘         │ (3.2.1)             │
                                              N                └─────────────────────┘
                                              ↓
                                                               ┌─────────────────────┐
                                                              ▶│ TRANSTORNO          │
                                                               │ PSICÓTICO BREVE     │
                                                               │ (3.2.4)             │
                                                               └─────────────────────┘
                    N
                    ↓
┌─────────────────────────────┐                    ┌─────────────────────────────┐
│ Dificuldades de fala        │                    │                             │
│ associadas a problemas      │                    │ TRANSTORNO DA               │
│ na aquisição e no uso       │  S                 │ LINGUAGEM (3.1.2)           │
│ da linguagem por conta de   │────────────────────▶│                             │
│ déficits na compreensão     │                    │                             │
│ e na produção               │                    │                             │
└─────────────────────────────┘                    └─────────────────────────────┘
                    N
                    ↓
┌─────────────────────────────┐                    ┌─────────────────────────────┐
│ Dificuldades com a produção │  S                 │ TRANSTORNO DA               │
│ da fala que interferem na   │────────────────────▶│ FALA (3.1.2)                │
│ inteligibilidade            │                    │                             │
└─────────────────────────────┘                    └─────────────────────────────┘
                    N
                    ↓
┌─────────────────────────────┐                    ┌─────────────────────────────┐
│ Perturbações na fluência    │                    │ TRANSTORNO DA FLUÊNCIA      │
│ normal e no padrão temporal │  S                 │ COM INÍCIO NA INFÂNCIA      │
│ da fala inapropriadas para  │────────────────────▶│ (GAGUEIRA) (3.1.2)          │
│ a idade e para as           │                    │                             │
│ habilidades linguísticas    │                    │                             │
│ do indivíduo                │                    │                             │
└─────────────────────────────┘
                    N
                    ↓
```

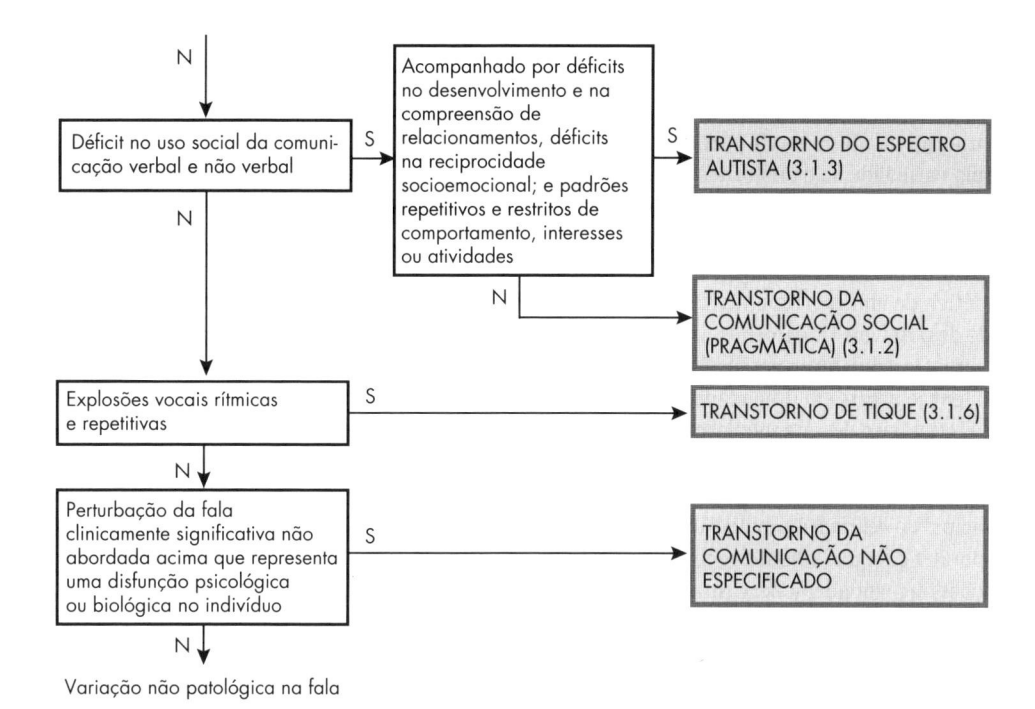

```
                                  Acompanhado por déficits
                                  no desenvolvimento e na
       N                          compreensão de
       ↓                          relacionamentos, déficits         S
  ┌─────────────────┐      S     │na reciprocidade         ├───→  ┌─────────────────────┐
  │ Déficit no uso  │─────────→  │socioemocional; e padrões│      │ TRANSTORNO DO ESPECTRO│
  │ social da comuni-│           │repetitivos e restritos de│     │ AUTISTA (3.1.3)     │
  │ cação verbal e  │            │comportamento, interesses │     └─────────────────────┘
  │ não verbal      │            │ou atividades            │
  └─────────────────┘            └──────────┬──────────────┘
       N ↓                                  N ↓                   ┌─────────────────────┐
                                                            ────→ │ TRANSTORNO DA       │
                                                                  │ COMUNICAÇÃO SOCIAL  │
                                                                  │ (PRAGMÁTICA) (3.1.2)│
                                                                  └─────────────────────┘
  ┌─────────────────┐      S                                      ┌─────────────────────┐
  │ Explosões vocais│─────────────────────────────────────────→  │ TRANSTORNO DE TIQUE │
  │ rítmicas e      │                                             │ (3.1.6)             │
  │ repetitivas     │                                             └─────────────────────┘
  └─────────────────┘
       N ↓
  ┌─────────────────┐                                             ┌─────────────────────┐
  │ Perturbação da  │                                             │ TRANSTORNO DA       │
  │ fala clinicamente│     S                                      │ COMUNICAÇÃO NÃO     │
  │ significativa não├─────────────────────────────────────────→ │ ESPECIFICADO        │
  │ abordada acima  │                                             └─────────────────────┘
  │ que representa  │
  │ uma disfunção   │
  │ psicológica ou  │
  │ biológica no    │
  │ indivíduo       │
  └─────────────────┘
       N ↓
  Variação não patológica na fala
```

2.4 Algoritmo de decisão para distratibilidade

A *distratibilidade* se refere a uma incapacidade para filtrar estímulos externos ao tentar se concentrar em uma atividade ou tarefa particular. Esse é um sintoma bastante inespecífico, que ocorre em uma ampla variedade de transtornos mentais, bem como em indivíduos sem qualquer doença psiquiátrica. O diagnóstico diferencial depende da idade de início, da gravidade, dos sintomas aos quais a distratibilidade está associada e se ela resulta de uma reação a um estressor externo. A desatenção clinicamente significativa com início no princípio da infância sugere um diagnóstico de transtorno de déficit de atenção/hiperatividade. A desatenção com início na adolescência sugere uma variedade de possíveis transtornos, incluindo intoxicação por substância ou abstinência de substância recorrentes, transtorno depressivo maior ou bipolar e esquizofrenia. Quando o primeiro episódio de desatenção ocorre em uma idade mais avançada, é especialmente importante considerar o possível papel etiológico de uma medicação, droga de abuso ou condição médica não psiquiátrica.

O clínico deve considerar o diagnóstico de *delirium* quando a desatenção é grave e está associada a outros sintomas cognitivos ou perceptivos (p. ex., desorientação, alucinações). A característica principal do *delirium* é um distúrbio de atenção e consciência – o paciente é incapaz de apreciar ou responder adequadamente ao ambiente externo, de filtrar estímulos irrelevantes e de seguir instruções ou responder a perguntas. Visto que o *delirium* é, muitas vezes, uma emergência médica, é crucial identificar (e, então, corrigir) os fatores etiológicos subjacentes que podem estar relacionados a uma condição médica geral, ao uso de substância (incluindo efeitos colaterais de medicação) ou a alguma combinação desses.

A distratibilidade raramente é o sintoma de apresentação em transtornos que não sejam transtorno de déficit de atenção/hiperatividade e *delirium*. A avaliação do diagnóstico diferencial depende de quais são as características concomitantes (p. ex., humor elevado no episódio maníaco, preocupação e ansiedade excessivas no transtorno de ansiedade generalizada, sintomas psicóticos persistentes na esquizofrenia). Também é útil sempre determinar se o paciente experimentou estressores psicossociais que possam estar causando ou aumentando a distratibilidade.

Por fim, todo mundo tem capacidades diferentes para filtrar estímulos externos do ambiente. Além disso, a natureza e o nível de estimulação característicos do ambiente podem aumentar ou reduzir a capacidade de qualquer indivíduo de manter a atenção. Se uma manifestação em particular de distratibilidade constitui um aspecto de um transtorno mental, ou se deve ser considerada como dentro da variação normal, depende de sua gravidade e persistência, assim como se ela causa prejuízo ou sofrimento clinicamente significativos.

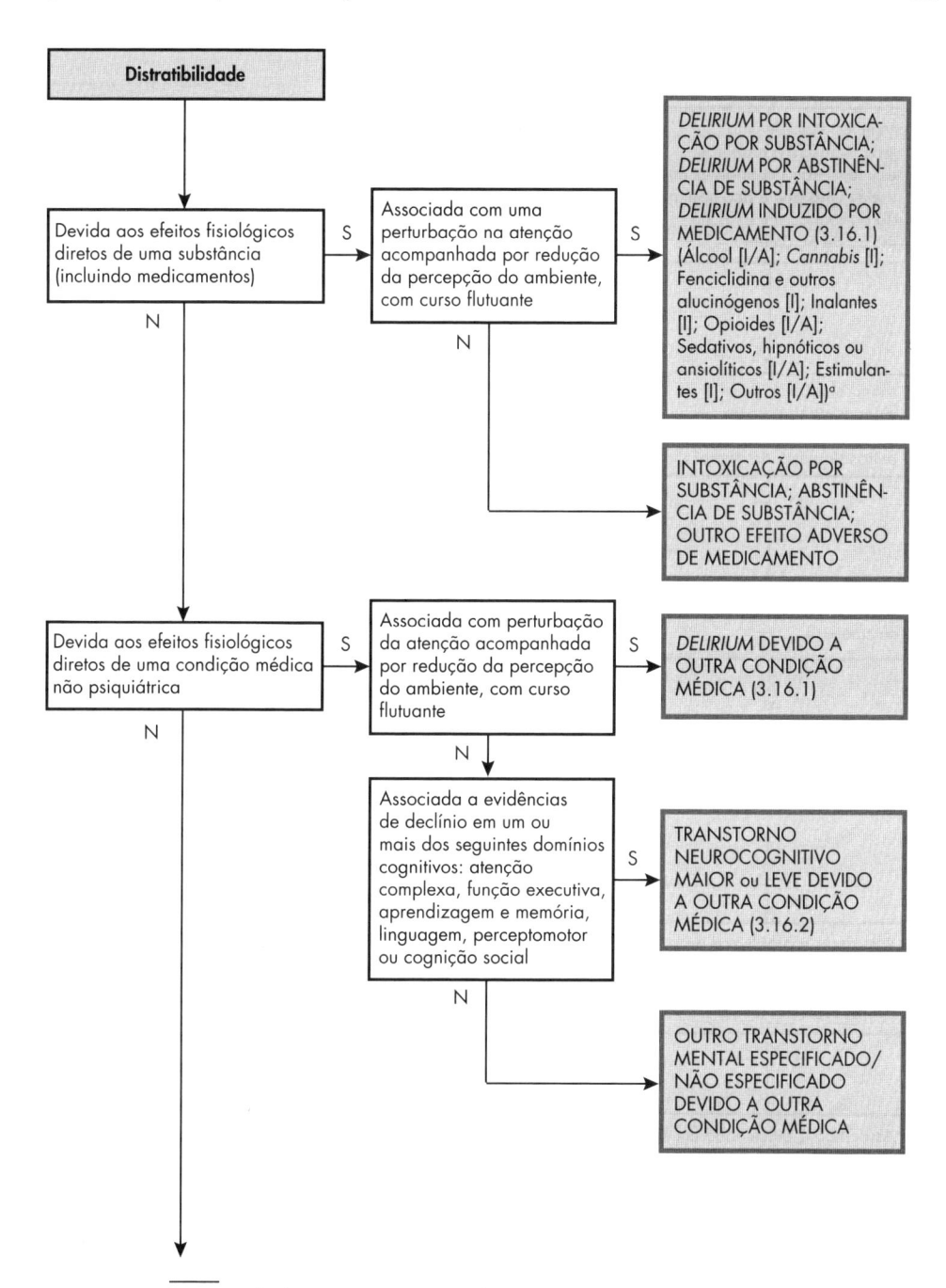

Diagnóstico diferencial por meio de algoritmos

Distratibilidade

↓

Devida aos efeitos fisiológicos diretos de uma substância (incluindo medicamentos) —S→ Associada com uma perturbação na atenção acompanhada por redução da percepção do ambiente, com curso flutuante —S→ *DELIRIUM* POR INTOXICAÇÃO POR SUBSTÂNCIA; *DELIRIUM* POR ABSTINÊNCIA DE SUBSTÂNCIA; *DELIRIUM* INDUZIDO POR MEDICAMENTO (3.16.1) (Álcool [I/A]; *Cannabis* [I]; Fenciclidina e outros alucinógenos [I]; Inalantes [I]; Opioides [I/A]; Sedativos, hipnóticos ou ansiolíticos [I/A]; Estimulantes [I]; Outros [I/A])ª

↓N ↓N

INTOXICAÇÃO POR SUBSTÂNCIA; ABSTINÊNCIA DE SUBSTÂNCIA; OUTRO EFEITO ADVERSO DE MEDICAMENTO

Devida aos efeitos fisiológicos diretos de uma condição médica não psiquiátrica —S→ Associada com perturbação da atenção acompanhada por redução da percepção do ambiente, com curso flutuante —S→ *DELIRIUM* DEVIDO A OUTRA CONDIÇÃO MÉDICA (3.16.1)

↓N ↓N

Associada a evidências de declínio em um ou mais dos seguintes domínios cognitivos: atenção complexa, função executiva, aprendizagem e memória, linguagem, perceptomotor ou cognição social —S→ TRANSTORNO NEUROCOGNITIVO MAIOR ou LEVE DEVIDO A OUTRA CONDIÇÃO MÉDICA (3.16.2)

↓N

OUTRO TRANSTORNO MENTAL ESPECIFICADO/ NÃO ESPECIFICADO DEVIDO A OUTRA CONDIÇÃO MÉDICA

↓

ªI, ocorrendo durante intoxicação por substância; I/A, ocorrendo durante intoxicação ou abstinência de substância, conforme indicado no DSM-5-TR, Tabela 1, Diagnósticos associados com classes de substâncias, p. 545

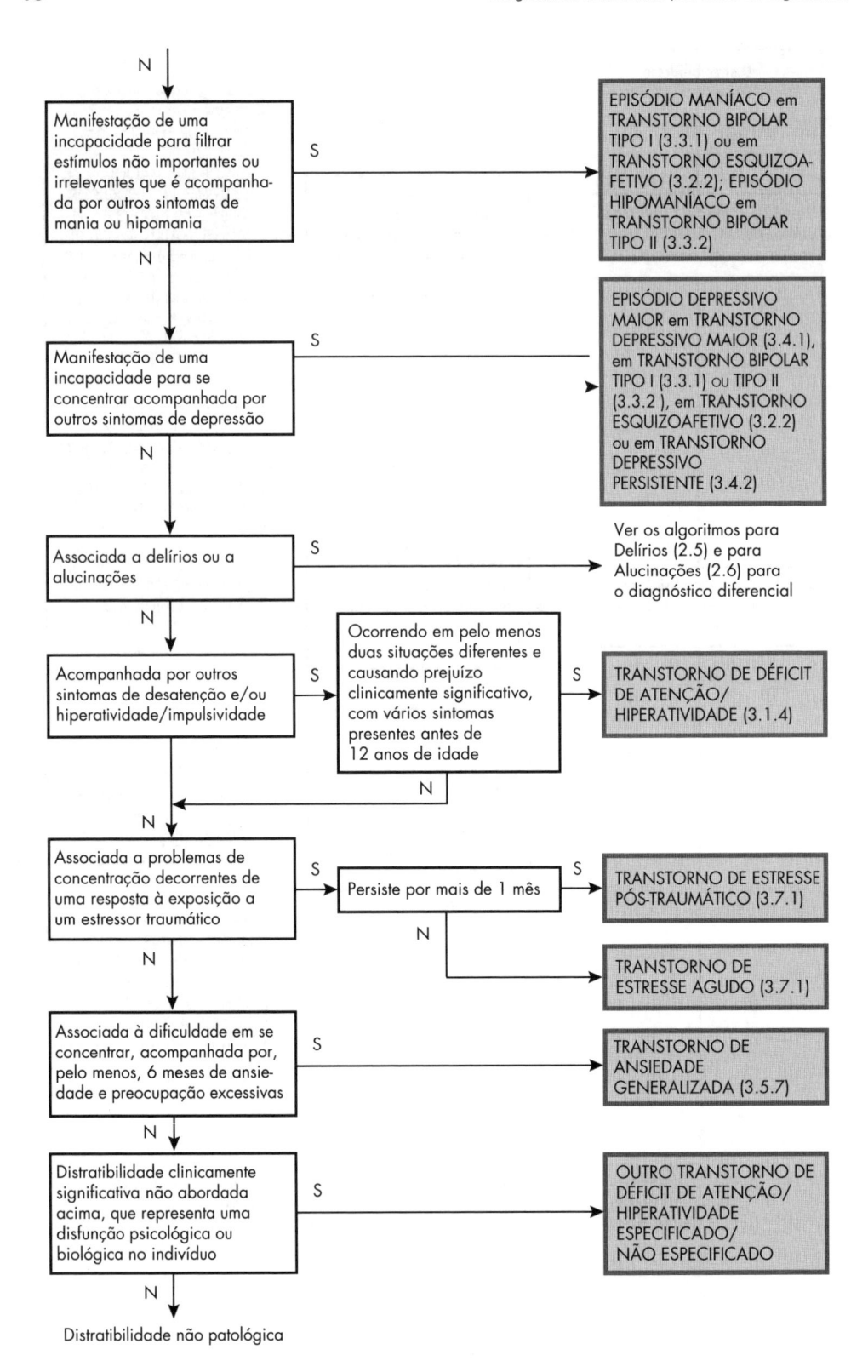

```
                    N │
                      ▼
┌──────────────────────────────┐        ┌──────────────────────────┐
│ Manifestação de uma          │        │ EPISÓDIO MANÍACO em      │
│ incapacidade para filtrar    │   S    │ TRANSTORNO BIPOLAR       │
│ estímulos não importantes ou │───────▶│ TIPO I (3.3.1) ou em     │
│ irrelevantes que é acompanha-│        │ TRANSTORNO ESQUIZOA-     │
│ da por outros sintomas de    │        │ FETIVO (3.2.2); EPISÓDIO │
│ mania ou hipomania           │        │ HIPOMANÍACO em           │
└──────────────────────────────┘        │ TRANSTORNO BIPOLAR       │
                    │ N                 │ TIPO II (3.3.2)          │
                    ▼                   └──────────────────────────┘

┌──────────────────────────────┐        ┌──────────────────────────┐
│                              │        │ EPISÓDIO DEPRESSIVO      │
│                              │        │ MAIOR em TRANSTORNO      │
│                              │        │ DEPRESSIVO MAIOR (3.4.1),│
│ Manifestação de uma          │   S    │ em TRANSTORNO BIPOLAR    │
│ incapacidade para se         │───────▶│ TIPO I (3.3.1) ou TIPO II│
│ concentrar acompanhada por   │        │ (3.3.2 ), em TRANSTORNO  │
│ outros sintomas de depressão │        │ ESQUIZOAFETIVO (3.2.2)   │
│                              │        │ ou em TRANSTORNO         │
│                              │        │ DEPRESSIVO               │
│                              │        │ PERSISTENTE (3.4.2)      │
└──────────────────────────────┘        └──────────────────────────┘
                    │ N
                    ▼
┌──────────────────────────────┐              Ver os algoritmos para
│ Associada a delírios ou a    │   S          Delírios (2.5) e para
│ alucinações                  │─────────────▶Alucinações (2.6) para
└──────────────────────────────┘              o diagnóstico diferencial
                    │ N
                    ▼                   ┌────────────────────┐
┌──────────────────────────────┐        │ Ocorrendo em pelo  │
│                              │        │ menos duas situações│
│ Acompanhada por outros       │   S    │ diferentes e       │   S    ┌──────────────────────┐
│ sintomas de desatenção e/ou  │───────▶│ causando prejuízo  │───────▶│ TRANSTORNO DE DÉFICIT│
│ hiperatividade/impulsividade │        │ clinicamente       │        │ DE ATENÇÃO/          │
│                              │        │ significativo,     │        │ HIPERATIVIDADE (3.1.4)│
│                              │        │ com vários sintomas│        └──────────────────────┘
│                              │        │ presentes antes de │
│                              │        │ 12 anos de idade   │
└──────────────────────────────┘        └────────────────────┘
                    │                            │ N
                    │◀───────────────────────────┘
                    │ N
                    ▼
┌──────────────────────────────┐        ┌──────────────────────┐        ┌──────────────────────┐
│ Associada a problemas de     │        │                      │   S    │ TRANSTORNO DE ESTRESSE│
│ concentração decorrentes de  │   S    │ Persiste por mais de │───────▶│ PÓS-TRAUMÁTICO (3.7.1)│
│ uma resposta à exposição a   │───────▶│ 1 mês                │        └──────────────────────┘
│ um estressor traumático      │        │                      │
└──────────────────────────────┘        └──────────────────────┘
                    │                            │ N
                    │ N                          ▼
                    │                   ┌──────────────────────┐
                    │                   │ TRANSTORNO DE        │
                    │                   │ ESTRESSE AGUDO (3.7.1)│
                    ▼                   └──────────────────────┘
┌──────────────────────────────┐        ┌──────────────────────┐
│ Associada à dificuldade em se│        │ TRANSTORNO DE        │
│ concentrar, acompanhada por, │   S    │ ANSIEDADE            │
│ pelo menos, 6 meses de ansie-│───────▶│ GENERALIZADA (3.5.7) │
│ dade e preocupação excessivas│        │                      │
└──────────────────────────────┘        └──────────────────────┘
                    │ N
                    ▼
┌──────────────────────────────┐        ┌──────────────────────┐
│ Distratibilidade clinicamente│        │ OUTRO TRANSTORNO DE  │
│ significativa não abordada   │   S    │ DÉFICIT DE ATENÇÃO/  │
│ acima, que representa uma    │───────▶│ HIPERATIVIDADE       │
│ disfunção psicológica ou     │        │ ESPECIFICADO/        │
│ biológica no indivíduo       │        │ NÃO ESPECIFICADO     │
└──────────────────────────────┘        └──────────────────────┘
                    │ N
                    ▼
         Distratibilidade não patológica
```

2.5 Algoritmo de decisão para delírios

Um erro comum com respeito ao diagnóstico diferencial para delírios é supor que uma forte crença que seja incomum, estranha ou aparentemente bizarra (pelo menos, a partir da perspectiva do clínico) seja necessariamente um delírio. Essas conclusões erradas podem ser evitadas considerando-se o grau em que a crença da pessoa se equipara com a definição de *delírio* no glossário do DSM-5 (o glossário foi omitido do DSM-5-TR devido à sobreposição com o texto revisado):

> Falsa crença baseada em uma inferência incorreta acerca da realidade externa que é firmemente mantida não obstante o que quase todo mundo acredita e apesar de provas incontestáveis e óbvias em contrário. A crença não é habitualmente aceita por outros membros da cultura ou subcultura da pessoa (p. ex., ela não é parte da fé religiosa). Quando uma falsa crença envolve um juízo de valor, ela é considerada um delírio apenas quando o juízo é tão extremo a ponto de desafiar a credibilidade. (DSM-5, p. 820)

Diversos aspectos dessa definição do glossário do DSM-5 são úteis quando se tenta determinar se as crenças de um paciente devem ser consideradas delirantes. As convicções delirantes são resistentes a provas convincentes de sua implausibilidade, e a pessoa permanece totalmente convicta de sua veracidade, rejeitando de imediato explicações alternativas. Ao decidir se uma crença é fixa e falsa o bastante para ser considerada um delírio, o clínico deve primeiro determinar que ocorreu um sério erro na inferência e no teste de realidade e, a seguir, avaliar a força da convicção. Pode ser útil pedir ao paciente para falar em profundidade sobre as suas convicções, pois, muitas vezes, é somente nos detalhes específicos da crença e na forma como a pessoa chegou até ela que os erros de inferência se tornam aparentes. Ao avaliar a força da convicção delirante, o clínico deve apresentar explicações alternativas (p. ex., a possibilidade de que as pessoas desligam o telefone por terem discado o número errado). O paciente que não consegue sequer reconhecer a possibilidade dessas explicações tem uma grande probabilidade de estar delirante.

Deve-se observar que é especialmente desafiadora a determinação sobre se uma crença religiosa é delirante, pois as crenças religiosas não podem ser sujeitadas ao teste típico de se a crença é "verdadeira" ou "falsa" e, desse modo, não podem ser desafiadas com provas ou evidências incontestáveis que demonstrem o contrário. Nessas situações, o clínico deve considerar os parâmetros do sistema de crenças característico da religião da pessoa e determinar se as crenças da pessoa diferem muito das crenças de outras pessoas dentro da mesma doutrina religiosa. Se o clínico não está familiarizado com o sistema de crenças dos antecedentes culturais ou religiosos do indivíduo, a consulta a outros indivíduos familiarizados com a cultura ou a religião do paciente é muitas vezes necessária para se evitar o erro de diagnosticar como delírio uma crença religiosa. Conforme expresso no primeiro passo deste algoritmo de decisão, as crenças fixas que são sancionadas pela cultura ou religião dessa pessoa não devem ser consideradas delírios.

Após a determinação de que um delírio está presente, a próxima tarefa é determinar qual transtorno do DSM-5-TR explica melhor esse sintoma. O conteúdo e a forma particular de um delírio são muito menos importantes ao se fazer o diagnóstico do que o contexto em que ele ocorre. O erro de diagnóstico mais comum é negligenciar o papel criticamente importante de substâncias (incluindo medicamentos) e condições médicas não psiquiátricas na etiologia dos delírios. Em indivíduos jovens que se apresentam com delírios, é especialmente importante obter uma anamnese cuidadosa e fazer exames de triagem de drogas para excluir o papel das drogas de abuso. O primeiro aparecimento de pensamento delirante em idade tardia deve sempre servir de alerta para uma possível condição médica não psiquiátrica subjacente ou um efeito colateral de medicamento.

Após se descartar as etiologias relacionadas ao uso de substâncias e as condições médicas não psiquiátricas, a primeira decisão envolve determinar se o delírio ocorre apenas no contexto de um episódio maníaco ou um episódio depressivo maior, caso em que o diagnóstico é transtorno bipolar tipo I com características psicóticas, transtorno bipolar tipo II com características psicóticas ou transtorno depressivo maior com características psicóticas, dependendo de haver um episódio maníaco (transtorno bipolar tipo I), um episódio hipomaníaco e um episódio depressivo maior (transtorno bipolar tipo II) ou um episódio depressivo maior na ausência de quaisquer episódios maníacos ou hipomaníacos (transtorno depressivo maior).

O próximo passo envolve considerar a duração dos delírios. Se os delírios estiverem presentes por menos de um mês (mas por pelo menos um dia), o diagnóstico é transtorno psicótico breve. No caso de delírios que duram um mês ou mais, o diagnóstico diferencial depende de existirem ou não delírios acompanhados por alucinações, fala desorganizada, comportamento grosseiramente desorganizado ou catatônico ou sintomas negativos, preenchendo assim o critério A para esquizofrenia e transtorno esquizofreniforme (i.e., dois ou mais sintomas do critério A, cada um deles presente por uma porção significativa do tempo durante um período de um mês). Se este for o caso, o diagnóstico diferencial é entre esquizofrenia ou transtorno esquizofreniforme e transtorno esquizoafetivo, dependendo de haver ou não uma história de episódios depressivos maiores ou maníacos. Se não houver história de episódios ligados ao humor, o diagnóstico depende da duração do distúrbio psicótico: transtorno esquizofreniforme se a duração for menor que 6 meses e esquizofrenia se a duração for de 6 meses ou mais.

Se houver história de episódios ligados ao humor, o algoritmo passa por cada um dos critérios esquizoafetivos: se os sintomas psicóticos forem concomitantes com episódios ligados ao humor durante um período ininterrupto de doença (Critério A); se os delírios ou alucinações estiverem presentes por pelo menos dois meses na ausência de um episódio maior ligado ao humor (Critério B); e se os episódios ligados ao humor estiverem presentes pela maior parte da duração total dos períodos ativo e residual da doença (Critério C). Se algum desses critérios não for preenchido, o diagnóstico é esquizofrenia ou transtorno esquizofreniforme (dependendo da duração) mais um diagnóstico comórbido de outro transtorno bipolar e transtornos relacionados ou outro transtorno depressivo especificado para indicar a presença do tipo relevante de episódios relacionados ao humor. Se todos os episódios relacionados ao humor estiverem sobrepostos ao distúrbio psicótico, pode ser atribuído um diagnóstico comórbido de outro transtorno bipolar e transtornos relacionados especificado/não especificado ou outro transtorno depressivo especificado/não especificado se os episódios ligados ao humor forem clinicamente significativos. No entanto, se algum dos episódios ligados ao humor tiver ocorrido fora do período de distúrbio psicótico, um diagnóstico comórbido adicional de transtorno bipolar tipo I, transtorno bipolar tipo II ou transtorno depressivo maior pode ser atribuído.

Se os delírios durarem pelo menos um mês e ocorrerem na ausência de sintomas que preencham o Critério A de esquizofrenia (i.e., pelo menos um mês de alucinações, fala desorganizada, comportamento grosseiramente desorganizado ou catatônico ou sintomas negativos), o diagnóstico depende de também haver ou não história de episódios depressivos maiores ou maníacos. Se não houver uma história assim, o diagnóstico é transtorno delirante. Se houver história de episódios maníacos ou depressivos maiores, o diagnóstico ainda pode ser transtorno delirante se a duração total dos episódios ligados ao humor for breve em comparação com a duração total dos períodos delirantes (p. ex., menos que 25% da duração total dos delírios). Em tais casos, a presença de episódios ligados ao humor pode ser indicada atribuindo-se um diagnóstico comórbido de outro transtorno bipolar e transtornos relacionados especificados/não especificados ou outro transtorno depressivo especificado/não especificado se todos os episódios ligados ao humor estiverem sobrepostos aos períodos delirantes. Entretanto, se algum dos episódios relacionados ao humor tiver ocorrido fora dos períodos delirantes, é atribuído um diagnóstico comórbido de transtorno bipolar tipo I (se houver algum episódio maníaco), transtorno bipolar tipo II (se houver episódios hipomaníacos ou depressivos maiores) ou transtorno depressivo maior (se houver apenas episódios depressivos maiores).

Delírios

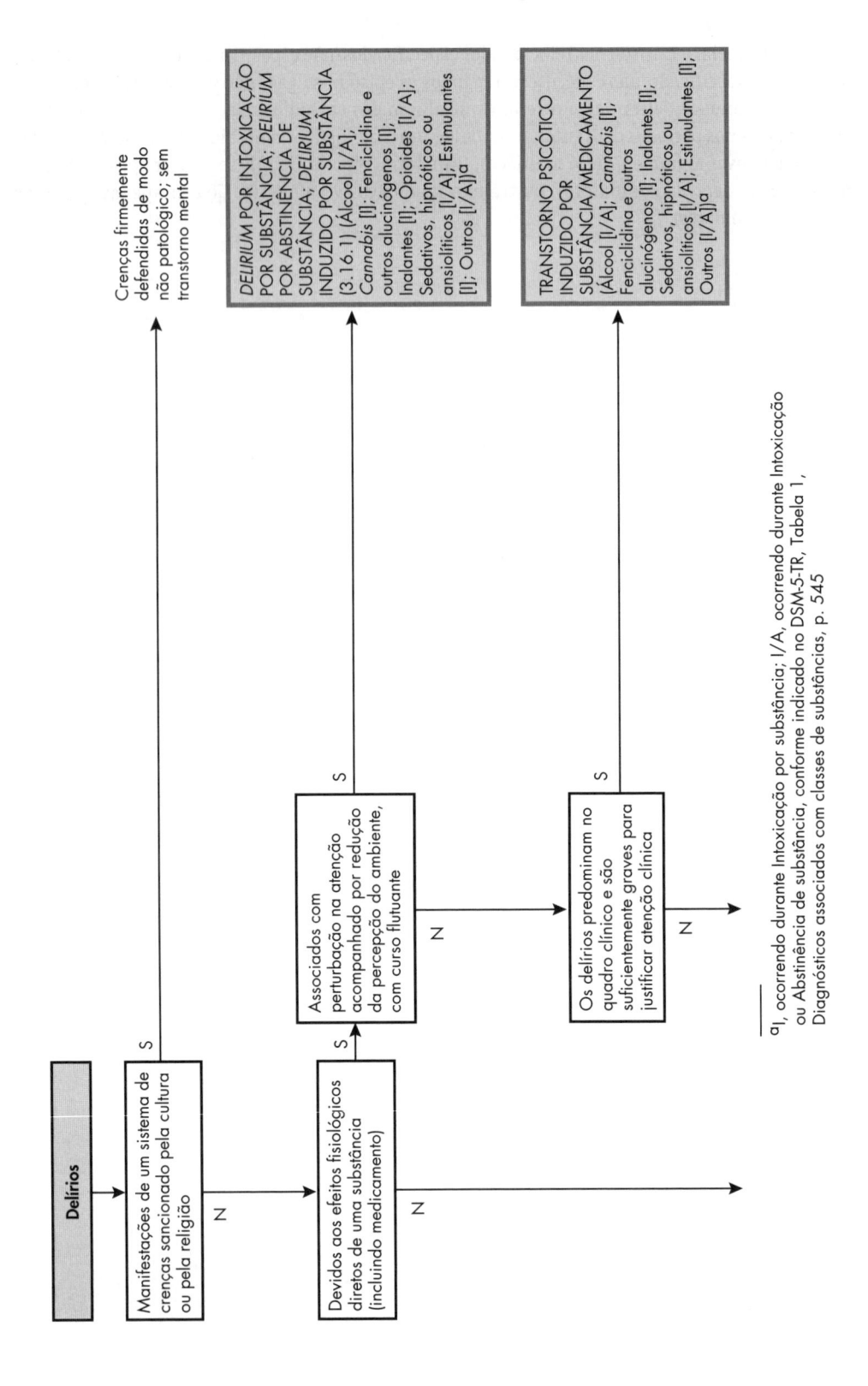

Manifestações de um sistema de crenças sancionado pela cultura ou pela religião
— S → Crenças firmemente defendidas de modo não patológico; sem transtorno mental

↓ N

Devidos aos efeitos fisiológicos diretos de uma substância (incluindo medicamento)

↓ S

Associados com perturbação na atenção acompanhado por redução da percepção do ambiente, com curso flutuante
— S → *DELIRIUM POR INTOXICAÇÃO POR SUBSTÂNCIA; DELIRIUM POR ABSTINÊNCIA DE SUBSTÂNCIA; DELIRIUM INDUZIDO POR SUBSTÂNCIA* (3.16.1) (Álcool [I/A]; *Cannabis* [I]; Fenciclidina e outros alucinógenos [I]; Inalantes [I]; Opioides [I/A]; Sedativos, hipnóticos ou ansiolíticos [I/A]; Estimulantes [I]; Outros [I/A])[a]

↓ N

Os delírios predominam no quadro clínico e são suficientemente graves para justificar atenção clínica
— S → **TRANSTORNO PSICÓTICO INDUZIDO POR SUBSTÂNCIA/MEDICAMENTO** (Álcool [I/A]; *Cannabis* [I]; Fenciclidina e outros alucinógenos [I]; Inalantes [I]; Sedativos, hipnóticos ou ansiolíticos [I/A]; Estimulantes [I]; Outros [I/A])[a]

↓ N →

---

[a] I, ocorrendo durante Intoxicação por substância; I/A, ocorrendo durante Intoxicação ou Abstinência de substância, conforme indicado no DSM-5-TR, Tabela 1, Diagnósticos associados com classes de substâncias, p. 545

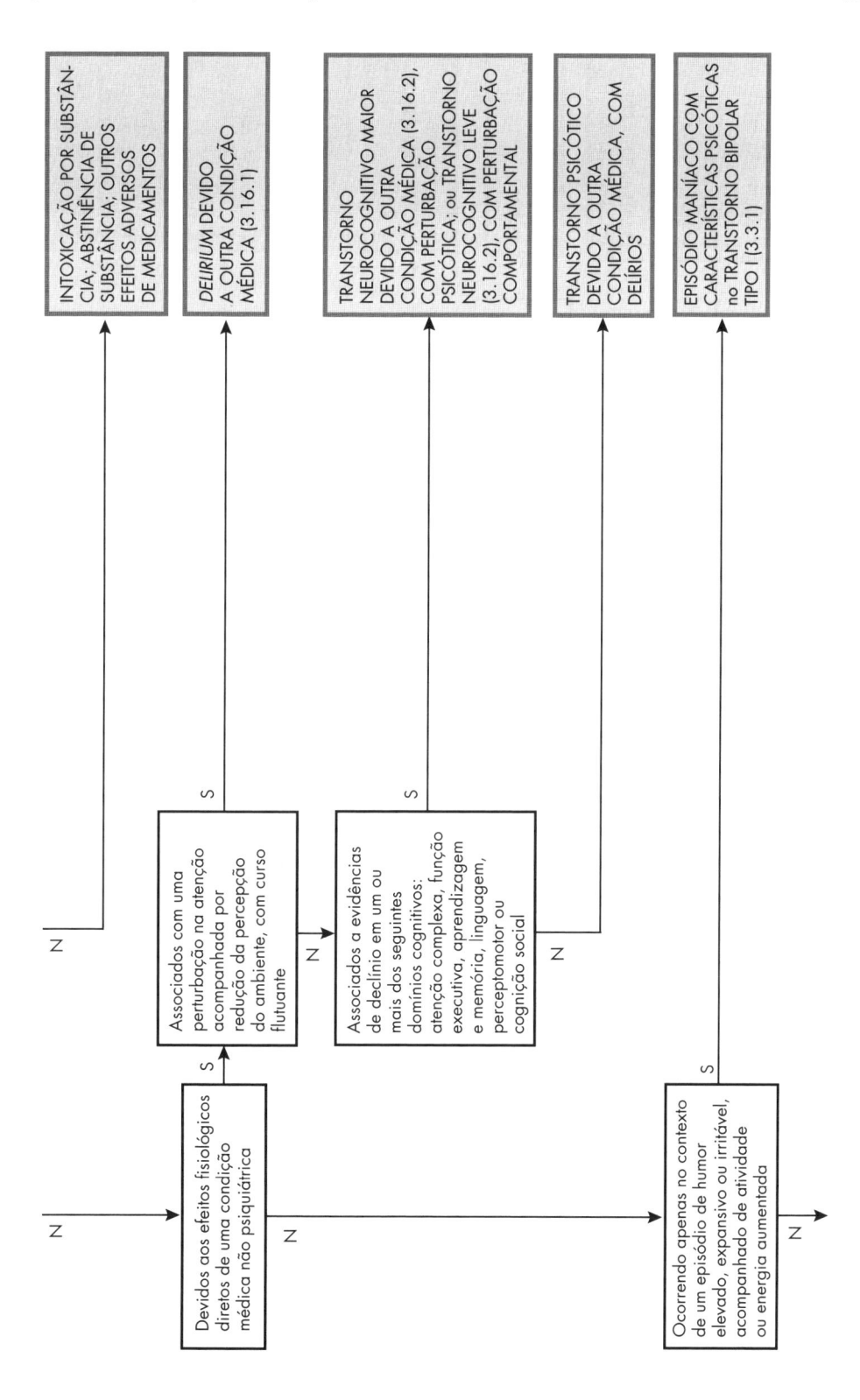

Diagnóstico diferencial por meio de algoritmos

```
                                                                                                            EPISÓDIO MANÍACO COM
    INTOXICAÇÃO POR SUBSTÂN-      DELIRIUM DEVIDO        TRANSTORNO                  TRANSTORNO PSICÓTICO   CARACTERÍSTICAS PSICÓTICAS
    CIA; ABSTINÊNCIA DE           A OUTRA CONDIÇÃO       NEUROCOGNITIVO MAIOR         DEVIDO A OUTRA         no TRANSTORNO BIPOLAR
    SUBSTÂNCIAS; OUTROS           MÉDICA (3.16.1)        DEVIDO A OUTRA               CONDIÇÃO MÉDICA, COM   TIPO I (3.3.1)
    EFEITOS ADVERSOS                                     CONDIÇÃO MÉDICA (3.16.2),    DELÍRIOS
    DE MEDICAMENTOS                                      COM PERTURBAÇÃO
                                                         PSICÓTICA; ou TRANSTORNO
                                                         NEUROCOGNITIVO LEVE
                                                         (3.16.2), COM PERTURBAÇÃO
                                                         COMPORTAMENTAL
             ↑                            ↑                       ↑                           ↑                       ↑
             |                            | S                     | S                         |                       |
             |                  ┌─────────────────────┐ ┌─────────────────────┐               |                       |
             |                  │ Associados com uma  │ │ Associados a        │               |                       |
             |                  │ perturbação na      │ │ evidências de       │               |                       |
             |                  │ atenção acompanhada │ │ declínio em um ou   │               |                       |
             |                  │ por redução da      │→│ mais dos seguintes  │               |                       |
             |                  │ percepção do        │ │ domínios cognitivos:│               |                       |
             |                  │ ambiente, com curso │ │ atenção complexa,   │               |                       |
             |                  │ flutuante           │ │ função executiva,   │               |                       |
             |                  └─────────────────────┘ │ aprendizagem e      │               |                       |
             |                            ↑ S           │ memória, linguagem, │               |                       |
             |                            |             │ perceptomotor ou    │               |                       |
             |                            |             │ cognição social     │               |                       |
             |                            |             └─────────────────────┘               |                       |
             |                            |                       | N                         |                       | S
             |                  ┌─────────────────────┐           |                ┌──────────────────────┐
             |                  │ Devidos aos efeitos │           |                │ Ocorrendo apenas no  │
             |                  │ fisiológicos diretos│           |                │ contexto de um       │
             |                  │ de uma condição     │           |                │ episódio de humor    │
             |                  │ médica não          │           |                │ elevado, expansivo   │
             |                  │ psiquiátrica        │           |                │ ou irritável,        │
             |                  └─────────────────────┘           |                │ acompanhado de       │
             | N                         | N                      |                │ atividade ou energia │
             |                           |                        |                │ aumentada            │
             |                           |                        |                └──────────────────────┘
                                                                                              | N
                                                                                              ↓
```

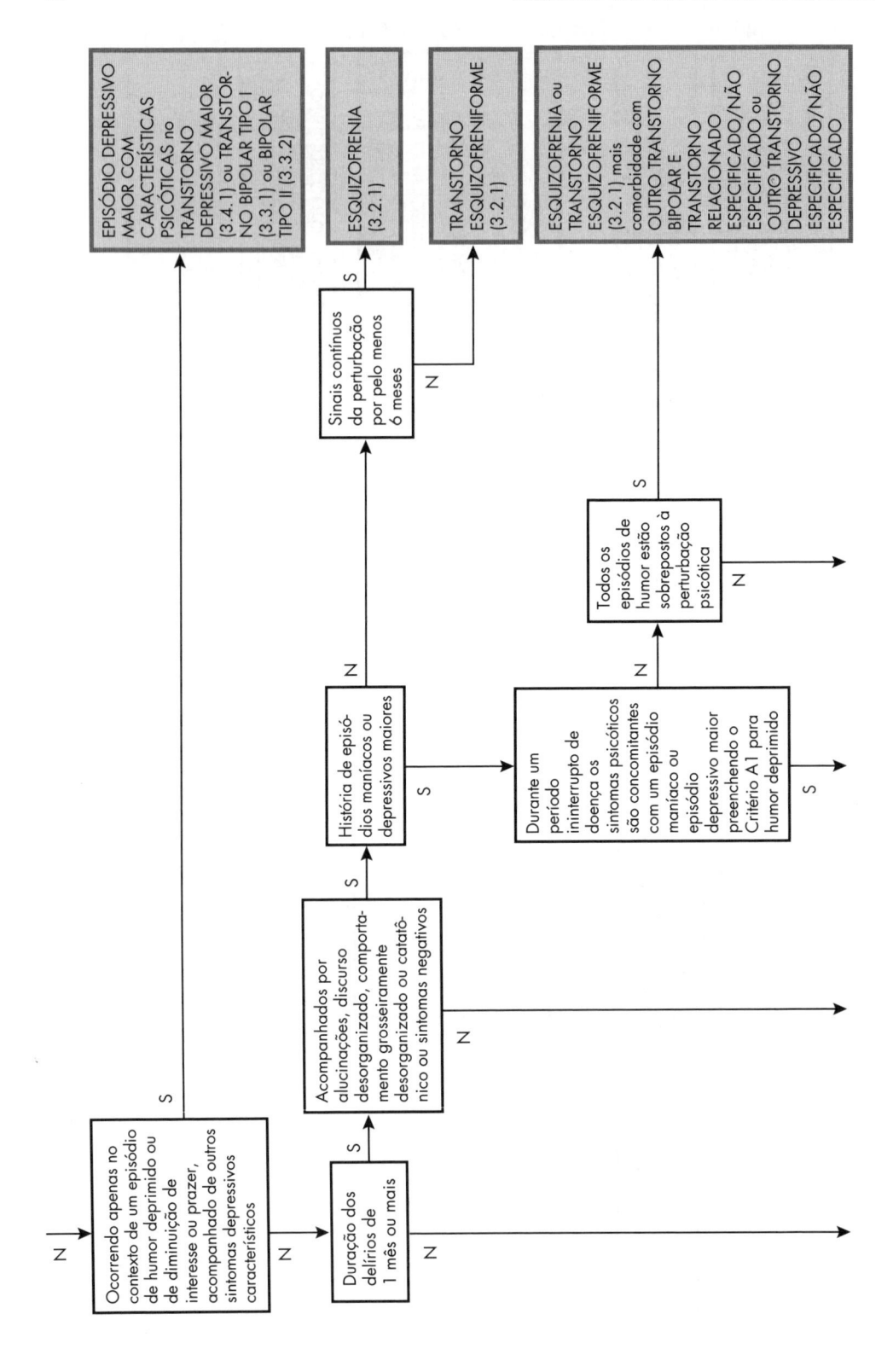

Algoritmo

Caixas de decisão (de baixo para cima):

- Ocorrendo apenas no contexto de um episódio de humor deprimido ou de diminuição de interesse ou prazer, acompanhado de outros sintomas depressivos característicos
  - **S** → EPISÓDIO DEPRESSIVO MAIOR COM CARACTERÍSTICAS PSICÓTICAS no TRANSTORNO DEPRESSIVO MAIOR (3.4.1) ou TRANSTORNO BIPOLAR TIPO I (3.3.1) ou BIPOLAR TIPO II (3.3.2)
  - **N** ↓

- Duração dos delírios de 1 mês ou mais
  - **S** ↓
  - **N** →

- Acompanhados por alucinações, discurso desorganizado, comportamento grosseiramente desorganizado ou catatônico ou sintomas negativos
  - **S** ↓
  - **N** →

- História de episódios maníacos ou depressivos maiores
  - **N** ↑ → Sinais contínuos da perturbação por pelo menos 6 meses
    - **S** → ESQUIZOFRENIA (3.2.1)
    - **N** → TRANSTORNO ESQUIZOFRENIFORME (3.2.1)
  - **S** ↓

- Durante um período ininterrupto de doença os sintomas psicóticos são concomitantes com um episódio maníaco ou episódio depressivo maior preenchendo o Critério A1 para humor deprimido
  - **S** →
  - **N** ↑

- Todos os episódios de humor estão sobrepostos à perturbação psicótica
  - **S** → ESQUIZOFRENIA ou TRANSTORNO ESQUIZOFRENIFORME (3.2.1) mais comorbidade com OUTRO TRANSTORNO BIPOLAR E TRANSTORNO RELACIONADO ESPECIFICADO/NÃO ESPECIFICADO ou OUTRO TRANSTORNO DEPRESSIVO ESPECIFICADO/NÃO ESPECIFICADO
  - **N** →

Diagnóstico diferencial por meio de algoritmos

```
                                                                ESQUIZOFRENIA ou
                                                                TRANSTORNO ESQUIZO-
                                                                FRENIFORME (3.2.1) mais
                                                                comorbidade com
                                                                TRANSTORNO BIPOLAR
                                                                TIPO I (3.3.1), TRANSTOR-
                                                                NO BIPOLAR TIPO II
                                                                (3.3.2) ou TRANSTORNO
                                                                DEPRESSIVO MAIOR
                                                                (3.4.1)
```

Fluxograma: a partir de "Episódios de humor presentes pela maior parte da duração total dos períodos ativos e residuais da doença":

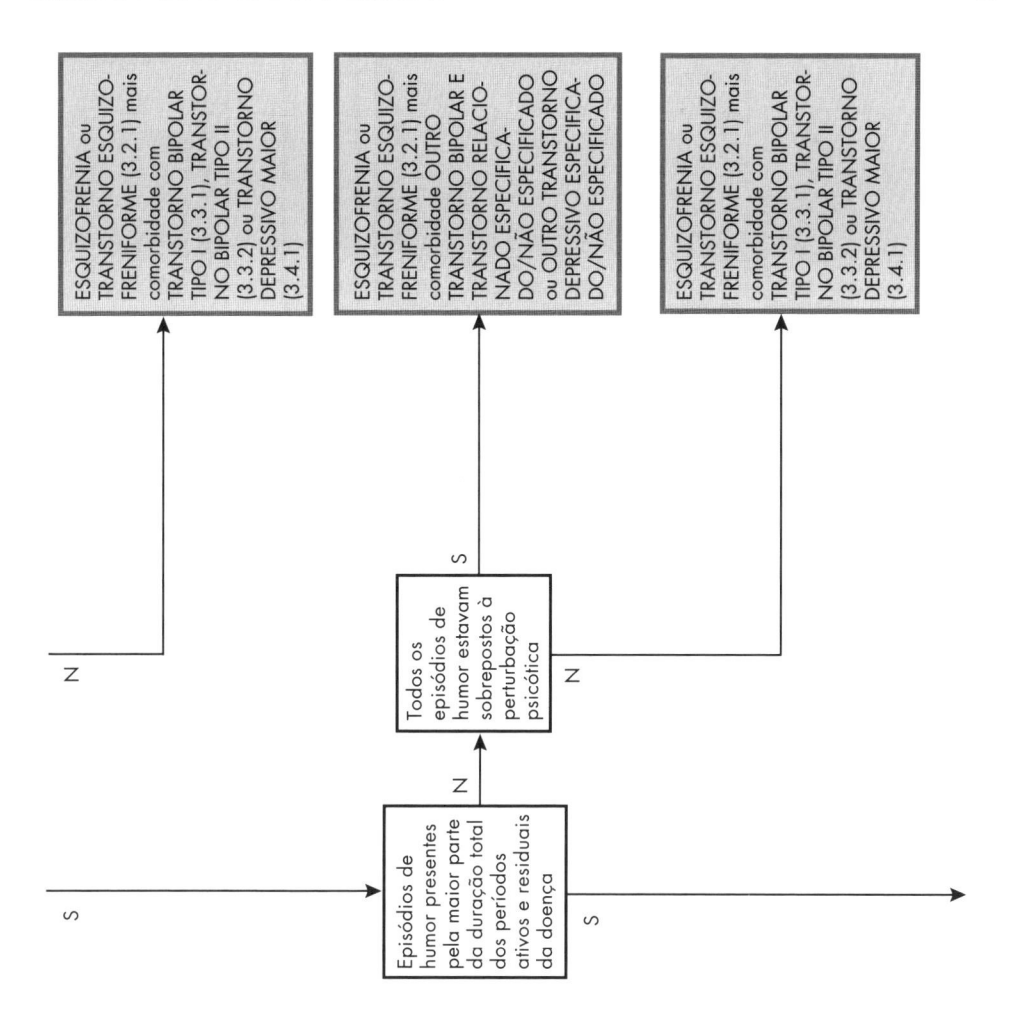

- **S** → "Todos os episódios de humor estavam sobrepostos à perturbação psicótica"
  - **S** → ESQUIZOFRENIA ou TRANSTORNO ESQUIZOFRENIFORME (3.2.1) mais comorbidade OUTRO TRANSTORNO BIPOLAR E TRANSTORNO RELACIONADO ESPECIFICADO/NÃO ESPECIFICADO ou OUTRO TRANSTORNO DEPRESSIVO ESPECIFICADO/NÃO ESPECIFICADO
  - **N** → ESQUIZOFRENIA ou TRANSTORNO ESQUIZOFRENIFORME (3.2.1) mais comorbidade com TRANSTORNO BIPOLAR TIPO I (3.3.1), TRANSTORNO BIPOLAR TIPO II (3.3.2) ou TRANSTORNO DEPRESSIVO MAIOR (3.4.1)
- **N** → (continua)

47

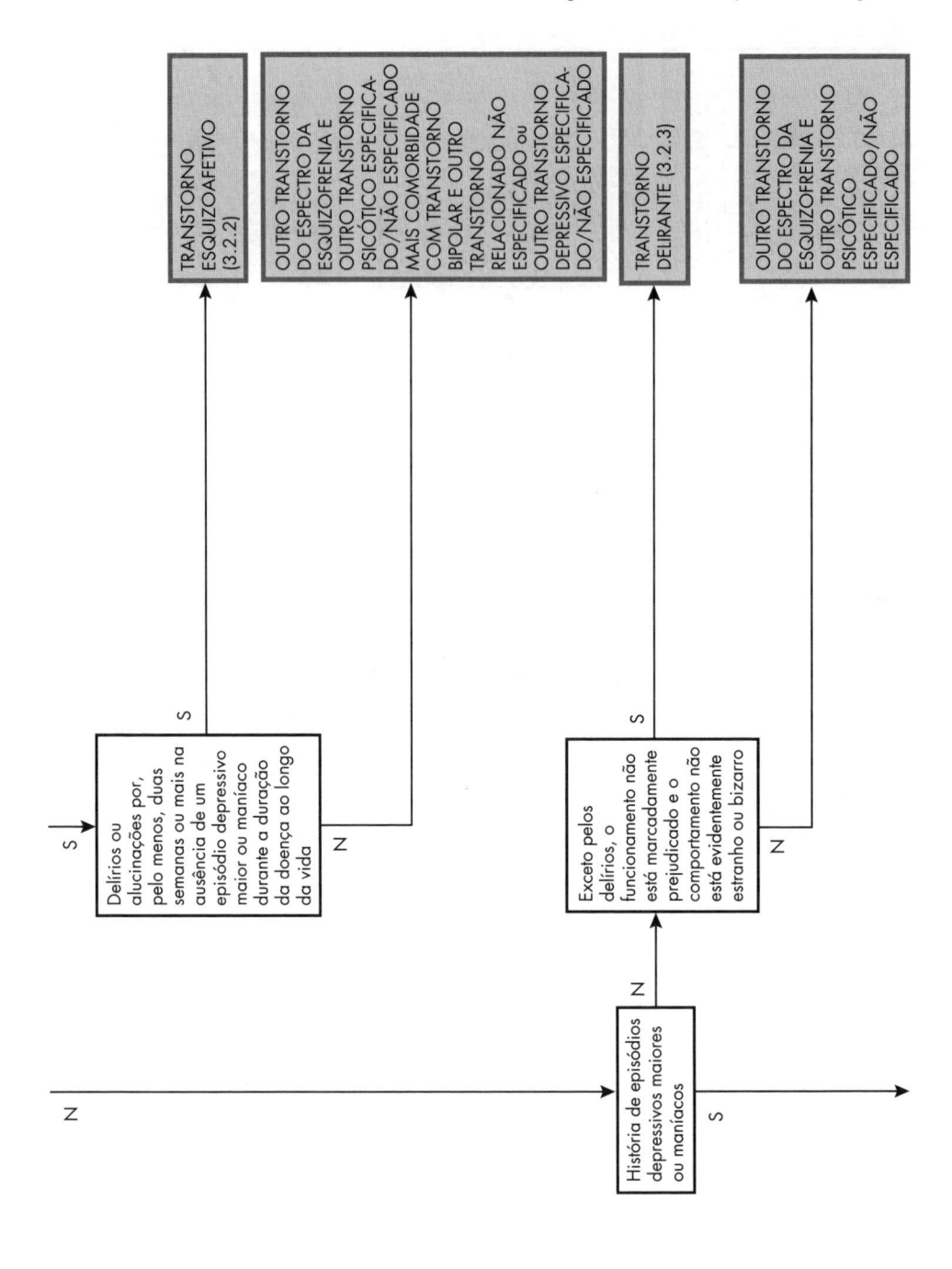

Diagnóstico diferencial por meio de algoritmos

Fluxograma:

- **S** → Delírios ou alucinações por, pelo menos, duas semanas ou mais na ausência de um episódio depressivo maior ou maníaco durante a duração da doença ao longo da vida
  - **S** → TRANSTORNO ESQUIZOAFETIVO (3.2.2)
  - **N** → OUTRO TRANSTORNO DO ESPECTRO DA ESQUIZOFRENIA E OUTRO TRANSTORNO PSICÓTICO ESPECIFICADO/NÃO ESPECIFICADO MAIS COMORBIDADE COM TRANSTORNO BIPOLAR E OUTRO TRANSTORNO RELACIONADO NÃO ESPECIFICADO ou OUTRO TRANSTORNO DEPRESSIVO ESPECIFICADO/NÃO ESPECIFICADO

- **N** → História de episódios depressivos maiores ou maníacos
  - **S** → (volta para bloco acima)
  - **N** → Exceto pelos delírios, o funcionamento não está marcadamente prejudicado e o comportamento não está evidentemente estranho ou bizarro
    - **S** → TRANSTORNO DELIRANTE (3.2.3)
    - **N** → OUTRO TRANSTORNO DO ESPECTRO DA ESQUIZOFRENIA E OUTRO TRANSTORNO PSICÓTICO ESPECIFICADO/NÃO ESPECIFICADO

- **N** → (continua)

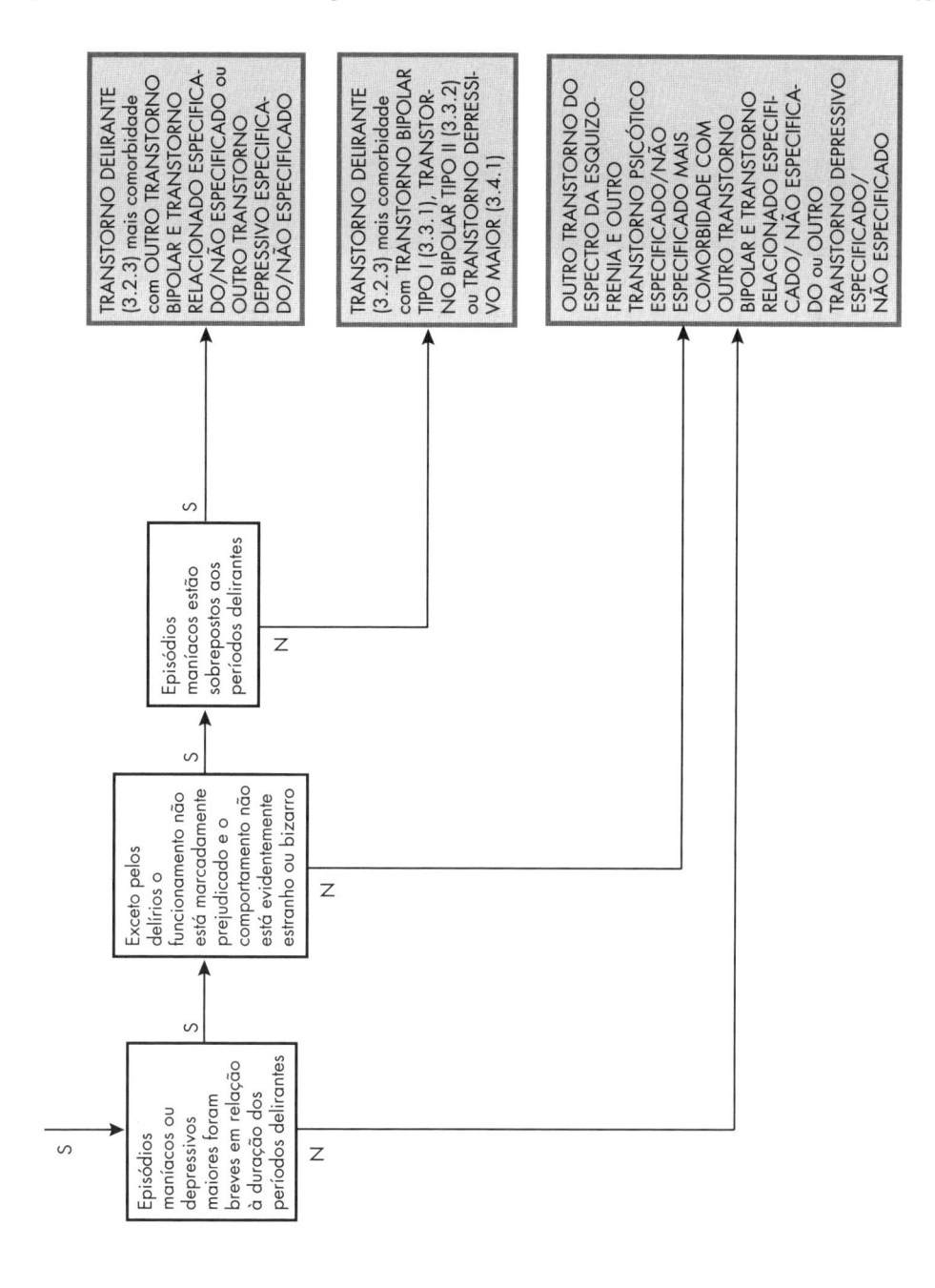

Diagnóstico diferencial por meio de algoritmos

```
                                                          ┌──────────────────┐
                                                          │ TRANSTORNO       │
                                                          │ DELIRANTE        │
                                                          │ (3.2.3) mais     │
                                                          │ comorbidade      │
                                                          │ com OUTRO        │
                                                          │ TRANSTORNO       │
                                                          │ BIPOLAR E        │
                                                          │ TRANSTORNO       │
                                                          │ RELACIONADO      │
                                                          │ ESPECIFICA-      │
                                                          │ DO/NÃO           │
                                                          │ ESPECIFICADO ou  │
                                                          │ OUTRO            │
                                                          │ TRANSTORNO       │
                                                          │ DEPRESSIVO       │
                                                          │ ESPECIFICA-      │
                                                          │ DO/NÃO           │
                                                          │ ESPECIFICADO     │
                                                          └──────────────────┘
                                                                   ▲
                                                                   │
                                                                   │   ┌──────────────────┐    ┌──────────────────┐
                                                                   │   │ TRANSTORNO       │    │ OUTRO TRANSTORNO │
                                                                   │   │ DELIRANTE        │    │ DO ESPECTRO DA   │
                                                                   │   │ (3.2.3) mais     │    │ ESQUIZOFRENIA E  │
                                                                   │   │ comorbidade com │    │ OUTRO            │
                                                                   │   │ TRANSTORNO       │    │ TRANSTORNO       │
                                                                   │   │ BIPOLAR TIPO I   │    │ PSICÓTICO        │
                                                                   │   │ (3.3.1),         │    │ ESPECIFICADO/NÃO │
                                                                   │   │ TRANSTORNO       │    │ ESPECIFICADO     │
                                                                   │   │ BIPOLAR TIPO II  │    │ MAIS             │
                                                                   │   │ (3.3.2) ou       │    │ COMORBIDADE COM  │
                                                                   │   │ TRANSTORNO       │    │ OUTRO            │
                                                                   │   │ DEPRESSIVO       │    │ TRANSTORNO       │
                                                                   │   │ MAIOR (3.4.1)    │    │ BIPOLAR E        │
                                                                   │   └──────────────────┘    │ TRANSTORNO       │
                                                                   │            ▲              │ RELACIONADO      │
                                                                   │            │              │ ESPECIFICADO/NÃO │
                                                                   │         S  │              │ ESPECIFICADO ou  │
                                                          ┌──────────────────┐  │              │ OUTRO            │
                                                          │ Episódios        │  │              │ TRANSTORNO       │
                                                          │ maníacos estão   │──┘              │ DEPRESSIVO       │
                                                          │ sobrepostos aos  │                 │ ESPECIFICADO/    │
                                                          │ períodos         │─── N ──────     │ NÃO ESPECIFICADO │
                                                          │ delirantes       │                 └──────────────────┘
                                                          └──────────────────┘                          ▲
                                                                   ▲                                    │
                                                                   │ S                                  │
                                          ┌──────────────────┐     │                                    │
                                          │ Exceto pelos     │─────┘                                    │
                                          │ delírios o       │                                          │
                                          │ funcionamento    │                                          │
                                          │ não está         │                                          │
                                          │ marcadamente     │─── N ────────────────────────────────────┤
                                          │ prejudicado e o  │                                          │
                                          │ comportamento    │                                          │
                                          │ não está         │                                          │
                                          │ evidentemente    │                                          │
                                          │ estranho ou      │                                          │
                                          │ bizarro          │                                          │
                                          └──────────────────┘                                          │
                                                   ▲                                                    │
                                                   │ S                                                  │
                  ┌──────────────────┐             │                                                    │
                  │ Episódios        │─────────────┘                                                    │
                  │ maníacos ou      │                                                                  │
                  │ depressivos      │                                                                  │
        S         │ maiores foram    │                                                                  │
      ────────────│ breves em        │                                                                  │
                  │ relação à        │                                                                  │
                  │ duração dos      │────── N ─────────────────────────────────────────────────────────┘
                  │ períodos         │
                  │ delirantes       │
                  └──────────────────┘




    N
   ────────────────────────────────────────────────▶
```

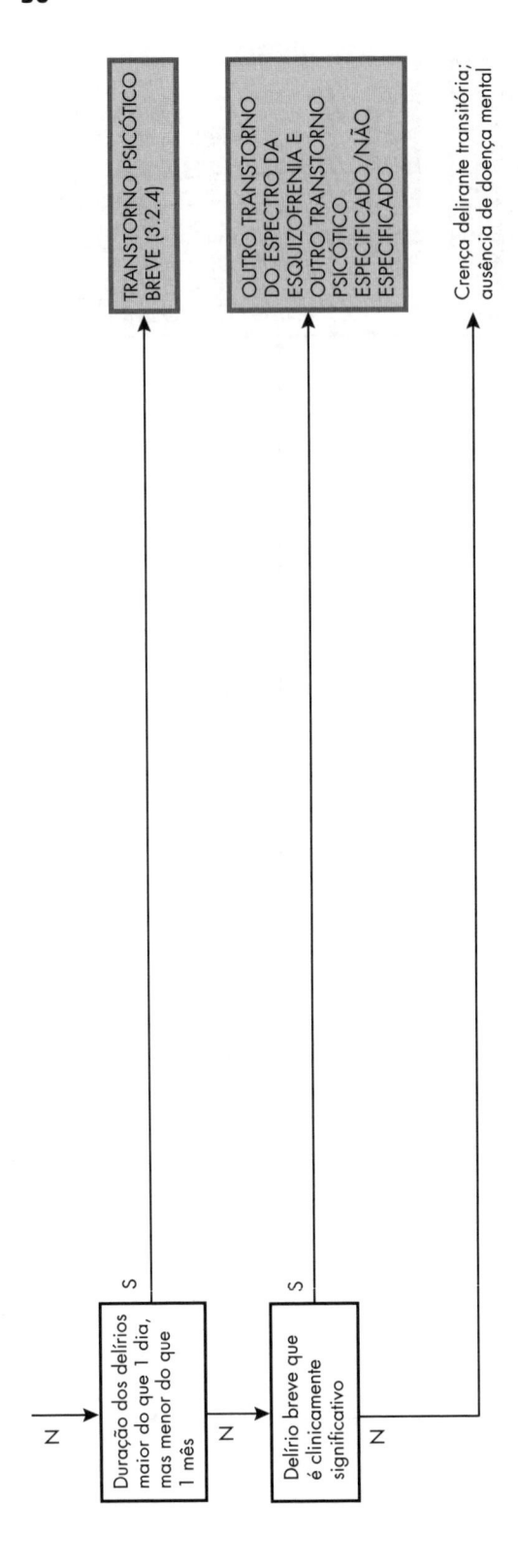

```
                    ┌──────────────┐    ┌──────────────┐
                    │ TRANSTORNO   │    │ OUTRO        │
                    │ PSICÓTICO    │    │ TRANSTORNO   │
                    │ BREVE (3.2.4)│    │ DO ESPECTRO  │    Crença delirante transitória;
                    │              │    │ DA ESQUIZO-  │    ausência de doença mental
                    │              │    │ FRENIA E     │
                    │              │    │ OUTRO TRANS- │
                    │              │    │ TORNO PSICÓ- │
                    │              │    │ TICO ESPECI- │
                    │              │    │ FICADO/NÃO   │
                    │              │    │ ESPECIFICADO │
                    └──────▲───────┘    └──────▲───────┘           ▲
                           │ S                 │ S                 │
                    ┌──────┴───────┐    ┌──────┴───────┐           │
              N     │ Duração dos  │ N  │ Delírio breve│    N      │
         ────────▶ │ delírios maior│───▶│ que é clini- │──────────┘
                    │ do que 1 dia,│    │ camente sig- │
                    │ mas menor do │    │ nificativo   │
                    │ que 1 mês    │    │              │
                    └──────────────┘    └──────────────┘
```

2.6 Algoritmo de decisão para alucinações

As *alucinações* são percepções sensoriais sem estimulação externa. As *ilusões*, por sua vez, envolvem uma percepção errônea de um estímulo real. Quando as ilusões ocorrem na ausência de alucinações, elas não contam para o diagnóstico de um transtorno psicótico e, em vez disso, sugerem *delirium*, intoxicação por substância ou abstinência de substância, transtorno da personalidade esquizotípica ou a inexistência de um transtorno mental.

Ao tentar determinar a etiologia de uma alucinação, o clínico precisa considerar a modalidade sensorial envolvida (i.e., se a alucinação é auditiva, visual, gustativa, olfativa ou tátil). Como regra geral, alucinações visuais, gustativas e olfativas são especialmente sugestivas de uma substância etiológica ou de uma condição médica não psiquiátrica e demandam um exame clínico cuidadoso. De modo similar, idade tardia de início de alucinações de qualquer modalidade sugere a necessidade de um exame clínico especialmente cuidadoso. As alucinações podem ocorrer no contexto de um *delirium* (induzido por substância ou medicamento ou devido a uma condição médica não psiquiátrica); no contexto de um transtorno neurocognitivo maior ou leve devido a outra condição médica (situação na qual o diagnóstico seria transtorno neurocognitivo maior com distúrbio psicótico ou transtorno neurocognitivo leve com perturbação comportamental); na ausência de prejuízo cognitivo concomitante, como uma consequência fisiológica direta de uma substância/medicamento ou de uma condição médica não psiquiátrica (respectivamente diagnosticadas como transtorno psicótico induzido por substância/medicamento ou transtorno psicótico devido a outra condição médica); ou como uma característica típica de intoxicação por substância ou síndrome de abstinência de substância.

Após excluir uma condição médica não psiquiátrica ou uma substância como um fator etiológico, o clínico deve considerar se a alucinação é indicativa de um transtorno psicótico independente. Há quatro circunstâncias em que as "alucinações" não devem ser inclusas no diagnóstico de um transtorno psicótico: 1) experiências alucinatórias que são parte de um ritual religioso ou uma experiência culturalmente aprovada (p. ex., escutar a voz de um familiar morto dando conselhos); 2) alucinações hipnopômpicas ou hipnagógicas que ocorrem no início ou final dos episódios de sono; 3) alucinações induzidas por substâncias que ocorrem com um teste de realidade intacto (p. ex., um indivíduo que reconhece que os distúrbios da percepção se devem ao uso recente de alucinógenos); e 4) alucinações que ocorrem no contexto do transtorno de sintomas neurológicos funcionais (p. ex., alucinações conversivas), que tendem a afetar múltiplas modalidades sensoriais ao mesmo tempo e ter um conteúdo psicologicamente significativo apresentado ao clínico na forma de uma estória interessante.

A próxima tarefa é determinar se sintomas de humor clinicamente significativos estão presentes e, se esse for o caso, a relação entre as alucinações e os sintomas de humor. A presença de um episódio depressivo maior ou maníaco levanta a possibilidade de que as alucinações sejam parte de transtorno bipolar tipo I com características psicóticas, transtorno bipolar tipo II com características psicóticas, transtorno depressivo maior com características psicóticas ou transtorno esquizoafetivo. O diagnóstico diferencial depende da relação temporal entre as alucinações e os episódios de humor. Se as alucinações estão totalmente confinadas a tais episódios, o diagnóstico é transtorno bipolar tipo I com características psicóticas, transtorno bipolar tipo II com características psicóticas ou transtorno depressivo maior com características psicóticas. Tais alucinações podem ser congruentes com o humor (p. ex., vozes acusatórias punitivas em um indivíduo com depressão) ou incongruentes com o humor (ou seja, alucinações que nada têm a ver com o humor predominante).

O próximo passo no processo envolve considerar a duração das alucinações: se as alucinações estiverem presentes por menos de um mês (mas por pelo menos um dia), o diagnóstico é transtorno psicótico breve. No caso de alucinações que duram um mês ou mais, o diagnóstico diferencial depende de as alucinações estarem ou não acompanhadas por delírios, fala desorganizada, comportamento grosseiramente desorganizado ou catatônico ou sintomas negativos, preenchendo assim o Critério A para esquizofrenia ou transtorno esquizofreniforme (i.e., dois ou mais sintomas do Critério A, cada um deles presente por uma porção significativa de tempo durante o período de um mês). Se este for o caso, o diagnóstico diferencial é entre esquizofrenia ou transtorno esquizofreniforme e transtorno esquizoafetivo, e o diagnóstico depende primeiro de haver ou não história de episódios depressivos maiores ou maníacos. Se não houver história de episódios ligados ao humor, o diagnóstico depende da duração do distúrbio psicótico: transtorno esquizofreniforme se a duração for menor que seis meses e esquizofrenia se a duração for de seis meses ou mais.

Se houver história de episódios ligados ao humor, o algoritmo passa por cada um dos critérios esquizoafetivos: se os sintomas psicóticos são concomitantes com episódios ligados ao humor durante um período ininterrupto de doença (Critério A); se os delírios ou alucinações estão presentes por pelo menos duas semanas na ausência de um episódio maior ligado ao humor (Critério B); e se os episódios ligados ao humor estão presentes pela maior parte da duração total dos períodos ativo e residual da doença (Critério C) (p. ex., um distúrbio psicótico de dois anos com um ano e meio de sintomas ligados ao humor). Se algum desses critérios não for preenchido, está descartado o transtorno esquizoafetivo, e o diagnóstico é esquizofrenia ou transtorno esquizofreniforme (dependendo da duração), mais um diagnóstico comórbido de transtorno depressivo ou bipolar para indicar a presença do tipo relevante de episódio ligado ao humor. Se todos os episódios ligados ao humor estiverem sobrepostos ao distúrbio psicótico, um diagnóstico comórbido de outro transtorno bipolar e transtornos relacionados especificados/não especificados ou de outro transtorno depressivo especificado/não especificado pode ser atribuído se os episódios ligados ao humor forem clinicamente significativos. No entanto, se algum dos episódios ligados ao humor tiver ocorrido fora dos períodos de distúrbio psicótico, é atribuído um diagnóstico comórbido de transtorno bipolar tipo I, transtorno bipolar tipo II ou transtorno depressivo maior.

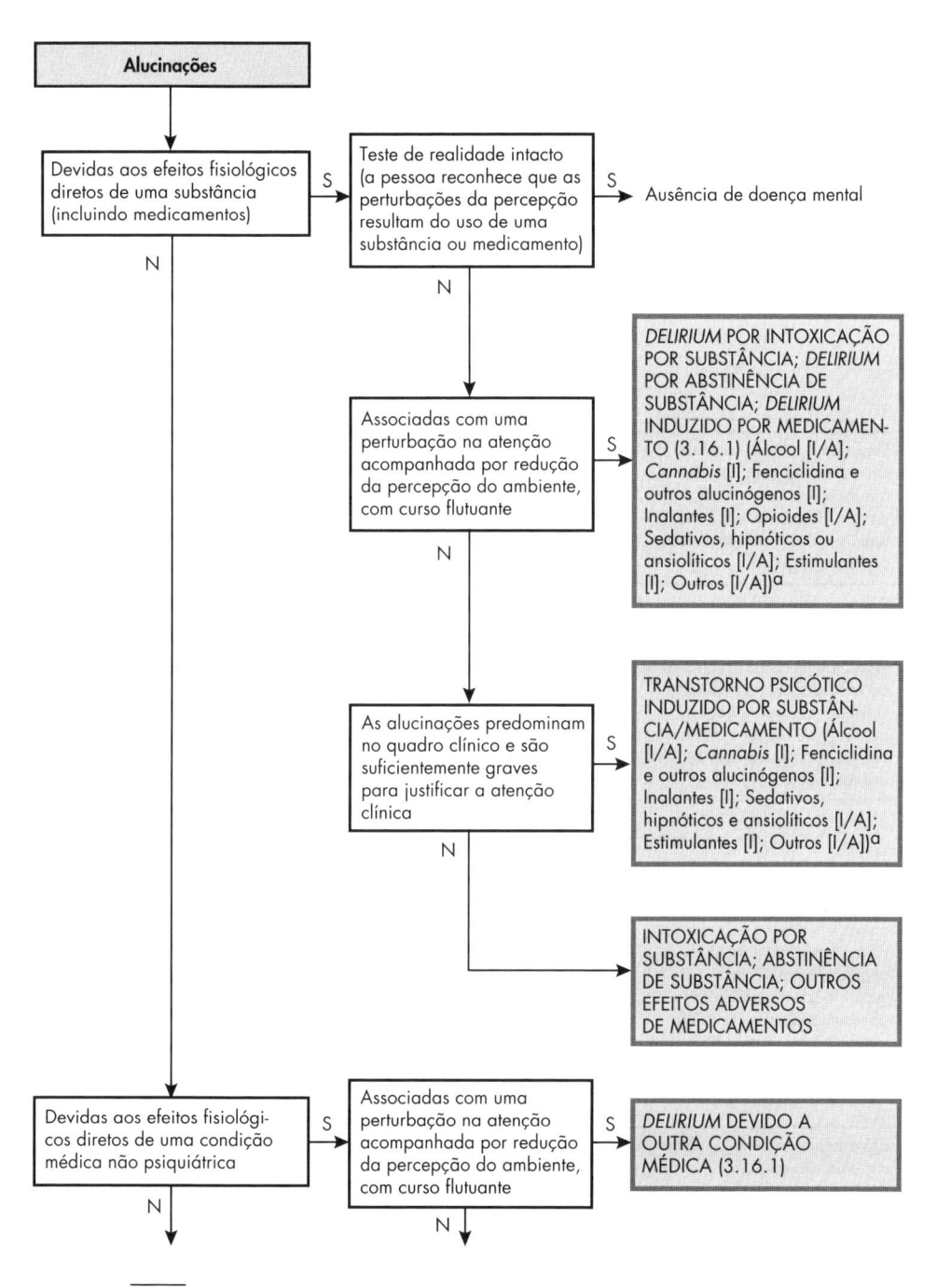

Diagnóstico diferencial por meio de algoritmos

Alucinações

↓

Devidas aos efeitos fisiológicos diretos de uma substância (incluindo medicamentos) — S → Teste de realidade intacto (a pessoa reconhece que as perturbações da percepção resultam do uso de uma substância ou medicamento) — S → Ausência de doença mental

N ↓ (da primeira caixa)
N ↓ (da segunda caixa)

Associadas com uma perturbação na atenção acompanhada por redução da percepção do ambiente, com curso flutuante — S →

DELIRIUM POR INTOXICAÇÃO POR SUBSTÂNCIA; *DELIRIUM* POR ABSTINÊNCIA DE SUBSTÂNCIA; *DELIRIUM* INDUZIDO POR MEDICAMENTO (3.16.1) (Álcool [I/A]; *Cannabis* [I]; Fenciclidina e outros alucinógenos [I]; Inalantes [I]; Opioides [I/A]; Sedativos, hipnóticos ou ansiolíticos [I/A]; Estimulantes [I]; Outros [I/A])[a]

N ↓

As alucinações predominam no quadro clínico e são suficientemente graves para justificar a atenção clínica — S →

TRANSTORNO PSICÓTICO INDUZIDO POR SUBSTÂNCIA/MEDICAMENTO (Álcool [I/A]; *Cannabis* [I]; Fenciclidina e outros alucinógenos [I]; Inalantes [I]; Sedativos, hipnóticos e ansiolíticos [I/A]; Estimulantes [I]; Outros [I/A])[a]

N ↓

→ INTOXICAÇÃO POR SUBSTÂNCIA; ABSTINÊNCIA DE SUBSTÂNCIA; OUTROS EFEITOS ADVERSOS DE MEDICAMENTOS

Devidas aos efeitos fisiológicos diretos de uma condição médica não psiquiátrica — S → Associadas com uma perturbação na atenção acompanhada por redução da percepção do ambiente, com curso flutuante — S → *DELIRIUM* DEVIDO A OUTRA CONDIÇÃO MÉDICA (3.16.1)

N ↓
N ↓

---

[a]I, ocorrendo durante Intoxicação por substância; I/A, ocorrendo durante Intoxicação ou Abstinência de substância, conforme indicado no DSM-5-TR, Tabela 1, Diagnósticos associados com classes de substâncias, p. 545.

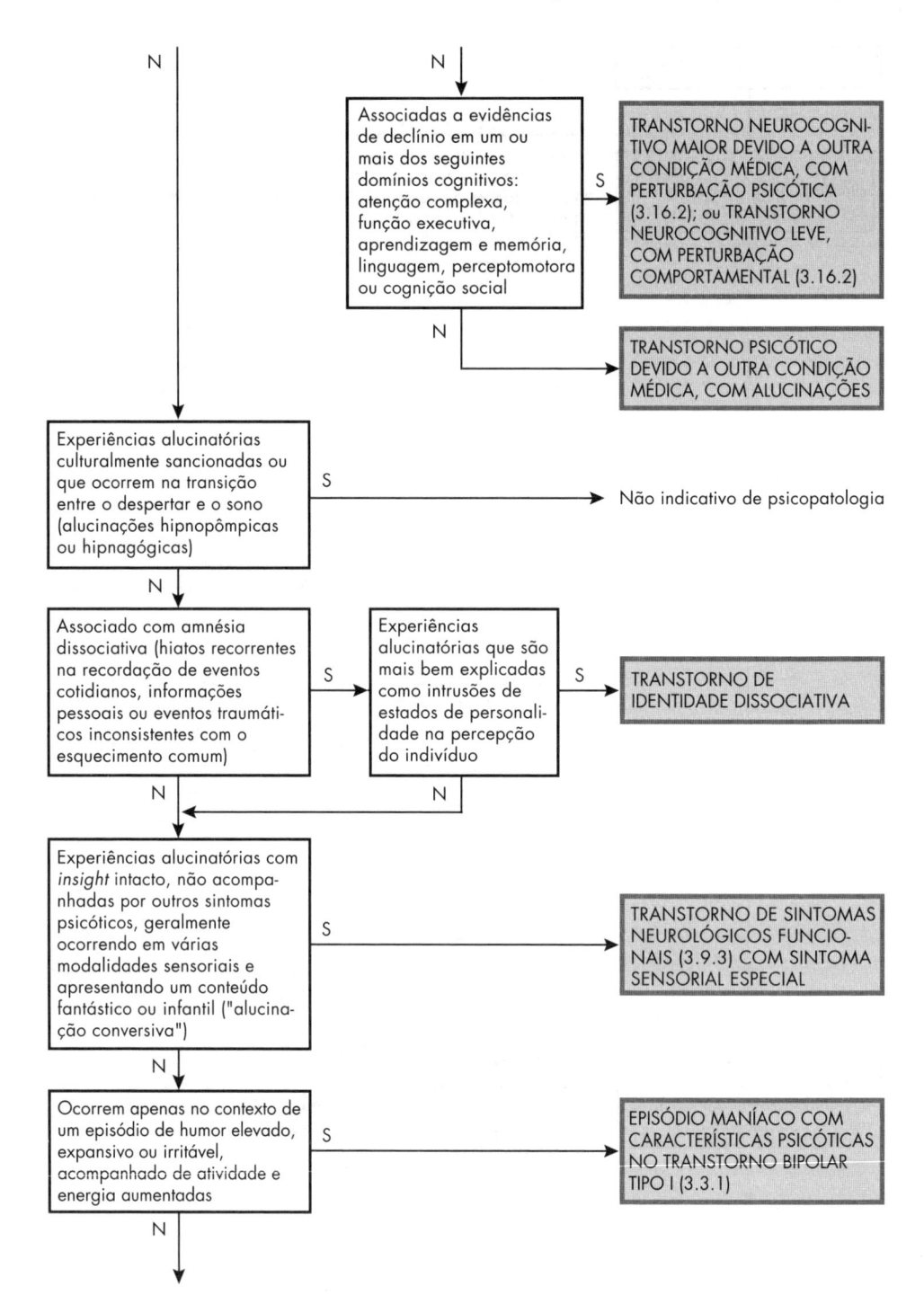

```
N ↓                    N ↓
                    ┌─────────────────────┐
                    │ Associadas a evidên-│        ┌──────────────────────────┐
                    │ cias de declínio em │        │ TRANSTORNO NEUROCOGNI-   │
                    │ um ou mais dos se-  │        │ TIVO MAIOR DEVIDO A OUTRA│
                    │ guintes domínios    │        │ CONDIÇÃO MÉDICA, COM     │
                    │ cognitivos:         │   S    │ PERTURBAÇÃO PSICÓTICA    │
                    │ atenção complexa,   │───────▶│ (3.16.2); ou TRANSTORNO  │
                    │ função executiva,   │        │ NEUROCOGNITIVO LEVE,     │
                    │ aprendizagem e      │        │ COM PERTURBAÇÃO          │
                    │ memória, linguagem, │        │ COMPORTAMENTAL (3.16.2)  │
                    │ perceptomotora ou   │        └──────────────────────────┘
                    │ cognição social     │
                    └─────────────────────┘
                             │ N             ┌──────────────────────────┐
                             │               │ TRANSTORNO PSICÓTICO     │
                             └──────────────▶│ DEVIDO A OUTRA CONDIÇÃO  │
                                             │ MÉDICA, COM ALUCINAÇÕES  │
                                             └──────────────────────────┘
┌─────────────────────┐
│ Experiências alu-   │
│ cinatórias cultu-   │
│ ralmente sanciona-  │
│ das ou que ocorrem  │   S
│ na transição entre  │─────────────────────▶ Não indicativo de psicopatologia
│ o despertar e o     │
│ sono (alucinações   │
│ hipnopômpicas ou    │
│ hipnagógicas)       │
└─────────────────────┘
         │ N
┌─────────────────────┐    ┌─────────────────────┐
│ Associado com am-   │    │ Experiências alu-   │
│ nésia dissociativa  │    │ cinatórias que são  │
│ (hiatos recorrentes │    │ mais bem explicadas │      ┌──────────────────────────┐
│ na recordação de    │ S  │ como intrusões de   │  S   │ TRANSTORNO DE            │
│ eventos cotidianos, │───▶│ estados de persona- │─────▶│ IDENTIDADE DISSOCIATIVA  │
│ informações pesso-  │    │ lidade na percepção │      └──────────────────────────┘
│ ais ou eventos      │    │ do indivíduo        │
│ traumáticos incon-  │    └─────────────────────┘
│ sistentes com o     │             │ N
│ esquecimento comum) │             │
└─────────────────────┘             │
         │ N ◀─────────────────────┘
┌─────────────────────┐
│ Experiências aluci- │
│ natórias com in-    │
│ sight intacto, não  │
│ acompanhadas por    │
│ outros sintomas     │      ┌──────────────────────────┐
│ psicóticos, geral-  │      │ TRANSTORNO DE SINTOMAS   │
│ mente ocorrendo em  │  S   │ NEUROLÓGICOS FUNCIO-     │
│ várias modalidades  │─────▶│ NAIS (3.9.3) COM SINTOMA │
│ sensoriais e apre-  │      │ SENSORIAL ESPECIAL       │
│ sentando um con-    │      └──────────────────────────┘
│ teúdo fantástico    │
│ ou infantil ("alu-  │
│ cinação conversiva")│
└─────────────────────┘
         │ N
┌─────────────────────┐
│ Ocorrem apenas no   │      ┌──────────────────────────┐
│ contexto de um epi- │      │ EPISÓDIO MANÍACO COM     │
│ sódio de humor ele- │  S   │ CARACTERÍSTICAS PSICÓTICAS│
│ vado, expansivo ou  │─────▶│ NO TRANSTORNO BIPOLAR    │
│ irritável, acompa-  │      │ TIPO I (3.3.1)           │
│ nhado de atividade  │      └──────────────────────────┘
│ e energia aumentadas│
└─────────────────────┘
         │ N
         ▼
```

Diagnóstico diferencial por meio de algoritmos

```
                    │ N
                    ▼
┌─────────────────────────────┐
│ Ocorrem apenas no contexto de│        ┌──────────────────────────────┐
│ um episódio de humor deprimido│  S     │ EPISÓDIO DEPRESSIVO MAIOR    │
│ ou de diminuição de interesse ou├─────▶│ COM CARACTERÍSTICAS          │
│ prazer, acompanhado de outros │        │ PSICÓTICAS no TRANSTORNO     │
│ sintomas depressivos          │        │ DEPRESSIVO MAIOR (3.4.1),    │
│ característicos               │        │ no TRANSTORNO BIPOLAR        │
└─────────────────────────────┘        │ TIPO I (3.3.1), ou no BIPOLAR│
                    │ N                  │ TIPO II (3.3.2)              │
                    ▼                    └──────────────────────────────┘

┌──────────────┐  S  ┌──────────────────┐  S  ┌──────────────────┐  N  ┌──────────────────┐
│As alucinações│────▶│Acompanhadas por  │────▶│História de episó-│────▶│ESQUIZOFRENIA ou  │
│duram 1 mês   │     │delírios, discurso│     │dios maníacos ou  │     │TRANSTORNO        │
│ou mais       │     │desorganizado,    │     │depressivos maiores│    │ESQUIZOFRENIFORME │
└──────────────┘     │comportamento     │     └──────────────────┘     │(3.2.1)           │
        │ N          │grosseiramente    │              │ S              └──────────────────┘
        │            │desorganizado ou  │              ▼
        │            │catatônico ou     │     ┌──────────────────┐
        │            │sintomas negativos│     │Durante um        │
        │            └──────────────────┘     │período ininterrup-│        ┌──────────────────┐
        │                   │ N               │to de doença, os  │        │ESQUIZOFRENIA ou  │
        │                   │                 │sintomas psicóticos│       │TRANSTORNO        │
        │                   │                 │são concomitantes │        │ESQUIZOFRENIFORME │
        │                   │                 │com um episódio   │  N  ┌──────────────┐  S   │(3.2.1) mais comorbida-│
        │                   │                 │maníaco ou        │────▶│Todos os      │─────▶│de com OUTRO      │
        │                   │                 │episódio          │     │episódios de  │      │TRANSTORNO        │
        │                   │                 │depressivo maior  │     │humor estão   │      │BIPOLAR E TRANSTOR-│
        │                   │                 │que preenche o    │     │sobrepostos às│      │NO RELACIONADO    │
        │                   │                 │Critério A1 para  │     │perturbações  │      │ESPECIFICADO/NÃO  │
        │                   │                 │humor deprimido   │     │psicóticas    │      │ESPECIFICADO ou   │
        │                   │                 └──────────────────┘     └──────────────┘      │OUTRO TRANSTORNO  │
        │                   │                        │ S                      │ N            │DEPRESSIVO ESPECIFI-│
        │                   │                        │                        │              │CADO/NÃO          │
        │                   │                        │                        │              │ESPECIFICADO      │
        │                   │                        │                        │              └──────────────────┘
        │                   │                        │                        │
        │                   │                        │                        ▼
        │                   │                        │              ┌──────────────────┐
        │                   │                        │              │ESQUIZOFRENIA ou  │
        │                   │                        │              │TRANSTORNO        │
        │                   │                        │              │ESQUIZOFRENIFORME │
        │                   │                        │              │(3.2.1) mais comorbi-│
        │                   │                        │              │dade com TRANSTOR-│
        │                   │                        │              │NO BIPOLAR TIPO I │
        │                   │                        │              │(3.3.1), TRANSTORNO│
        │                   │                        │              │BIPOLAR TIPO II (3.3.2)│
        │                   │                        │              │ou TRANSTORNO     │
        │                   │                        │              │DEPRESSIVO MAIOR  │
        │                   │                        │              │(3.4.1)           │
        │                   │                        │              └──────────────────┘
        ▼                   ▼                        ▼ S
```

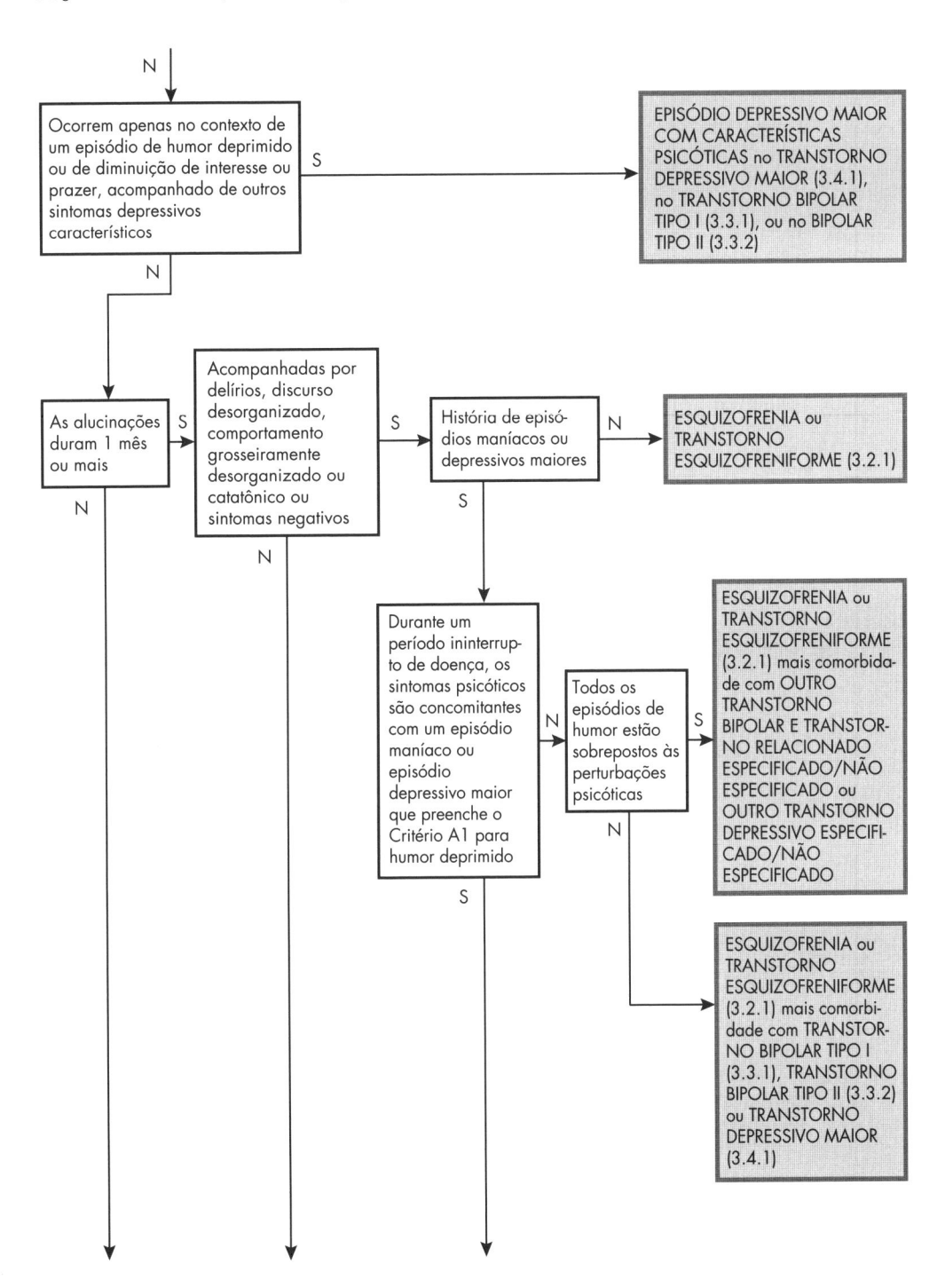

```
     N              N             S
     │              │             │
     │              │             ▼
     │              │       ┌──────────────┐                               ┌─────────────────────┐
     │              │       │ Episódios de │    ┌──────────────┐           │ ESQUIZOFRENIA ou    │
     │              │       │ humor        │    │ Todos os     │           │ TRANSTORNO          │
     │              │       │ presentes    │    │ episódios de │           │ ESQUIZOFRENIFORME   │
     │              │       │ durante a    │ N  │ humor estão  │  S        │ (3.2.1) mais        │
     │              │       │ maior parte  │───▶│ sobrepostos  │──────────▶│ comorbidade com     │
     │              │       │ da duração   │    │ às perturba- │           │ OUTRO TRANSTORNO    │
     │              │       │ total dos    │    │ ções         │           │ BIPOLAR E TRANSTOR- │
     │              │       │ períodos     │    │ psicóticas   │           │ NO RELACIONADO      │
     │              │       │ ativo e      │    └──────┬───────┘           │ ESPECIFICADO/NÃO    │
     │              │       │ residual     │           │ N                 │ ESPECIFICADO ou     │
     │              │       │ da doença    │           │                   │ OUTRO TRANSTORNO    │
     │              │       └──────┬───────┘           │                   │ DEPRESSIVO ESPECI-  │
     │              │              │ S                 │                   │ FICADO/NÃO          │
     │              │              │                   │                   │ ESPECIFICADO        │
     │              │              │                   │                   └─────────────────────┘
     │              │              │                   │
     │              │              │                   │                   ┌─────────────────────┐
     │              │              │                   │                   │ ESQUIZOFRENIA ou    │
     │              │              │                   │                   │ TRANSTORNO          │
     │              │              │                   │                   │ ESQUIZOFRENIFORME   │
     │              │              │                   └──────────────────▶│ (3.2.1) mais        │
     │              │              │                                       │ comorbidade com     │
     │              │              │                                       │ TRANSTORNO BIPOLAR  │
     │              │              │                                       │ TIPO I (3.3.1),     │
     │              │              │                                       │ TRANSTORNO BIPOLAR  │
     │              │              │                                       │ TIPO II (3.3.2) ou  │
     │              │              │                                       │ TRANSTORNO          │
     │              │              │                                       │ DEPRESSIVO MAIOR    │
     │              │              │                                       │ (3.4.1)             │
     │              │              │                                       └─────────────────────┘
     │              │              ▼
     │              │       ┌──────────────┐
     │              │       │ Delírios ou  │
     │              │       │ alucinações  │
     │              │       │ por, pelo    │
     │              │       │ menos, 2     │
     │              │       │ semanas ou   │
     │              │       │ mais na      │
     │              │       │ ausência de  │  S        ┌──────────────┐
     │              │       │ episódio     │──────────▶│ TRANSTORNO   │
     │              │       │ depressivo   │           │ ESQUIZOAFE-  │
     │              │       │ maior ou     │           │ TIVO (3.2.2) │
     │              │       │ maníaco      │           └──────────────┘
     │              │       │ durante o    │
     │              │       │ curso da     │
     │              │       │ doença ao    │
     │              │       │ longo da     │
     │              │       │ vida         │
     │              │       └──────┬───────┘
     │              │              │ N
     │              │              │                   ┌─────────────────────┐
     │              │              │                   │ OUTRO TRANSTORNO    │
     │              │              │                   │ DO ESPECTRO DA      │
     │              │              │                   │ ESQUIZOFRENIA E     │
     │              │              │                   │ OUTRO TRANSTORNO    │
     │              │              │                   │ PSICÓTICO           │
     │              │              │                   │ ESPECIFICADO/NÃO    │
     │              │              │                   │ ESPECIFICADO mais   │
     │              │              │                   │ comorbidade com     │
     │              │              └──────────────────▶│ OUTRO TRANSTORNO    │
     │              └─────────────────────────────────▶│ BIPOLAR E           │
     │                                                 │ TRANSTORNO          │
     │                                                 │ RELACIONADO         │
     │                                                 │ ESPECIFICADO/NÃO    │
     │                                                 │ ESPECIFICADO ou     │
     │                                                 │ OUTRO TRANSTORNO    │
     │                                                 │ DEPRESSIVO          │
     │                                                 │ ESPECIFICADO/NÃO    │
     ▼                                                 │ ESPECIFICADO        │
                                                       └─────────────────────┘
```

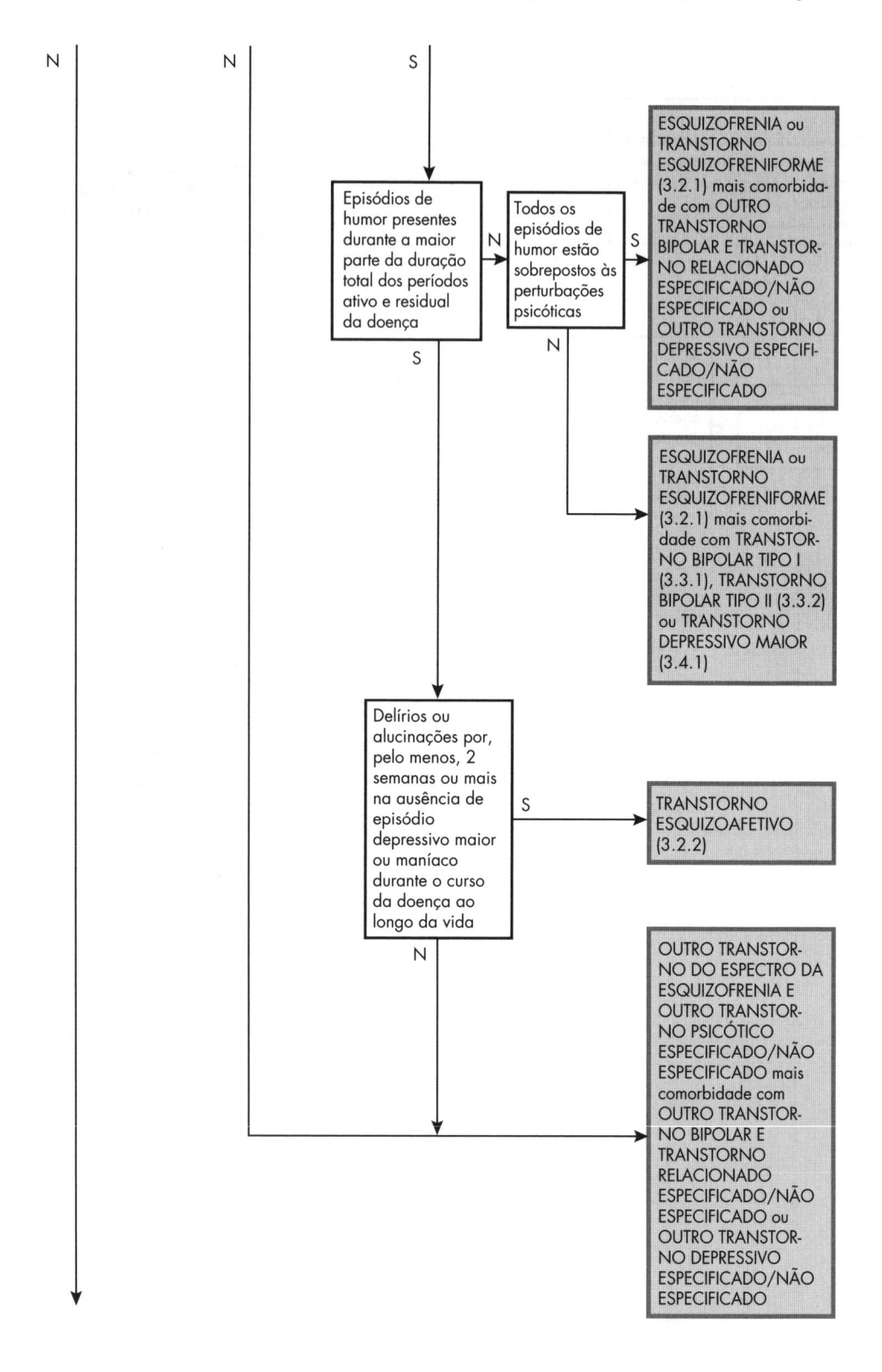

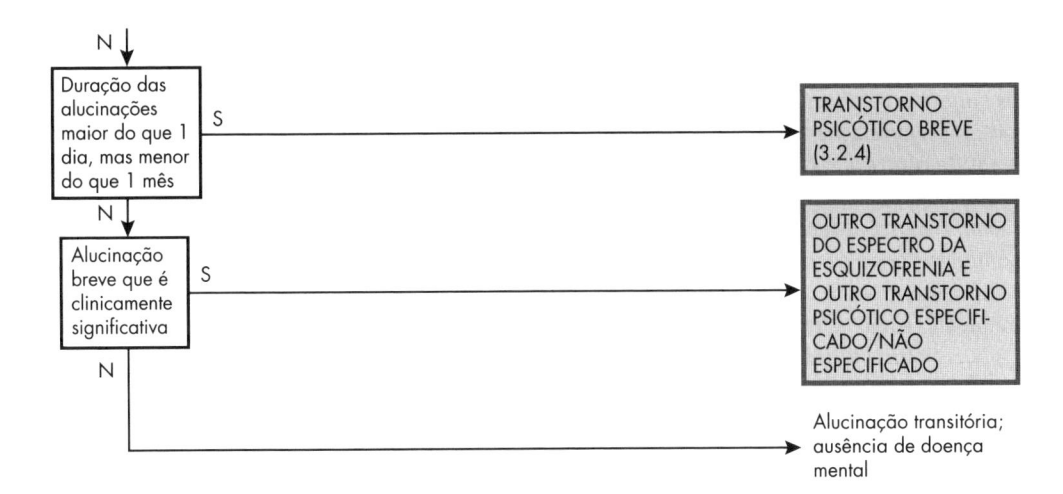

Diagnóstico diferencial por meio de algoritmos

N ↓
→ Duração das alucinações maior do que 1 dia, mas menor do que 1 mês — S → **TRANSTORNO PSICÓTICO BREVE (3.2.4)**

N ↓
Alucinação breve que é clinicamente significativa — S → **OUTRO TRANSTORNO DO ESPECTRO DA ESQUIZOFRENIA E OUTRO TRANSTORNO PSICÓTICO ESPECIFICADO/NÃO ESPECIFICADO**

N ↓
→ Alucinação transitória; ausência de doença mental

2.7 Algoritmo de decisão para sintomas catatônicos

Os sintomas catatônicos aqui abrangidos incluem o estupor (i.e., a ausência de atividade psicomotora; sem relação ativa com o ambiente), a catalepsia (i.e., a indução passiva de uma postura mantida contra a gravidade), a flexibilidade cérea (i.e., a resistência leve ao posicionamento pelo examinador), o mutismo (i.e., resposta verbal ausente ou muito pouca), o negativismo (i.e., oposição ou resposta ausente a instruções ou a estímulos externos), a postura fixa (i.e., manutenção espontânea e ativa de uma postura contrária à gravidade), maneirismos (i.e., caricaturas esquisitas e circunstanciais de ações normais), a estereotipia (i.e., movimentos repetitivos, anormalmente frequentes e não voltados a metas), a agitação (não influenciada por estímulos externos), as caretas, a ecolalia (i.e., imitação da fala de outra pessoa) e a ecopraxia (i.e., imitação dos movimentos de outra pessoa).

A tarefa inicial é determinar se a "síndrome" da catatonia está presente (i.e., três ou mais sintomas catatônicos). Isso pode ser difícil porque uma variedade de itens individuais se assemelha a outros tipos de sintomas característicos dos transtornos do DSM-5-TR (p. ex., a excitação catatônica pode se assemelhar à agitação psicomotora em um episódio depressivo maior ou maníaco, o estupor catatônico pode se assemelhar ao retardo psicomotor extremo em um episódio depressivo maior ou *delirium*, o mutismo catatônico pode se assemelhar à alogia e à avolia na esquizofrenia). O julgamento sobre essas distinções está baseado, em parte, no contexto em que o sintoma ocorre (i.e., a presença de múltiplos sintomas catatônicos *versus* a presença de sintomas característicos de outro transtorno) e em sua apresentação (i.e., os indivíduos com sintomas catatônicos parecem não ter consciência dos estímulos ambientais externos, embora possam, mais tarde, relatar com precisão o que estava acontecendo ao redor deles).

Se os sintomas catatônicos estão presentes, mas não constituem a síndrome da catatonia, uma etiologia induzida por substância ou medicamento para esses sintomas deve ser considerada primeiro. Se os sintomas se devem ao efeito fisiológico direto do uso de substâncias, como o causado pela intoxicação por fenciclidina, um diagnóstico de intoxicação ou abstinência de substância se aplicaria. Caso se considere que os sintomas semelhantes à catatonia sejam causados pelo uso de medicamento antipsicótico ou de um agente bloqueador dos receptores de dopamina, então um dos transtornos do movimento induzidos por medicamentos (i.e., síndrome neuroléptica maligna, distonia aguda induzida por medicamentos ou parkinsonismo induzido por medicamentos) se aplicaria. Caso contrário, para sintomas catatônicos que se encontram abaixo do limiar para a síndrome de catatonia (i.e., menos que três sintomas catatônicos) considerados clinicamente significativos e que representem uma disfunção psicológica ou comportamental, preenchendo assim as exigências de definição para um transtorno mental, se aplicaria a categoria residual catatonia não especificada. Observe que, como os diagnósticos de transtorno catatônico devido a outra condição médica e catatonia associada a outro transtorno mental do DSM-5-TR exigem a presença da síndrome de catatonia, as apresentações de um ou dois sintomas catatônicos causados por uma condição médica não psiquiátrica ou associados com outro transtorno mental são diagnosticadas como catatonia não especificada.

Depois que a síndrome da catatonia foi estabelecida, o próximo passo é determinar a etiologia. Uma síndrome catatônica pode ser causada por efeitos fisiológicos diretos de uma condição médica neurológica ou não psiquiátrica (nesse caso, o diagnóstico seria transtorno catatônico devido a outra condição médica). A síndrome de catatonia pode ser uma manifestação de um episódio maníaco, de um episódio depressivo maior ou do transtorno de espectro autista, em cujo caso o diagnóstico seria, respectivamente, catatonia associada com transtorno bipolar tipo I ou transtorno bipolar tipo II, transtorno depressivo maior ou transtorno de espectro autista. Uma síndrome catatônica também pode ocorrer no contexto de outros sintomas psicóticos como delírios, alucinações ou fala desorganizada, em cujo caso o diagnóstico seria catatonia associada com (transtorno psicótico apropriado [p. ex., esquizofrenia]).

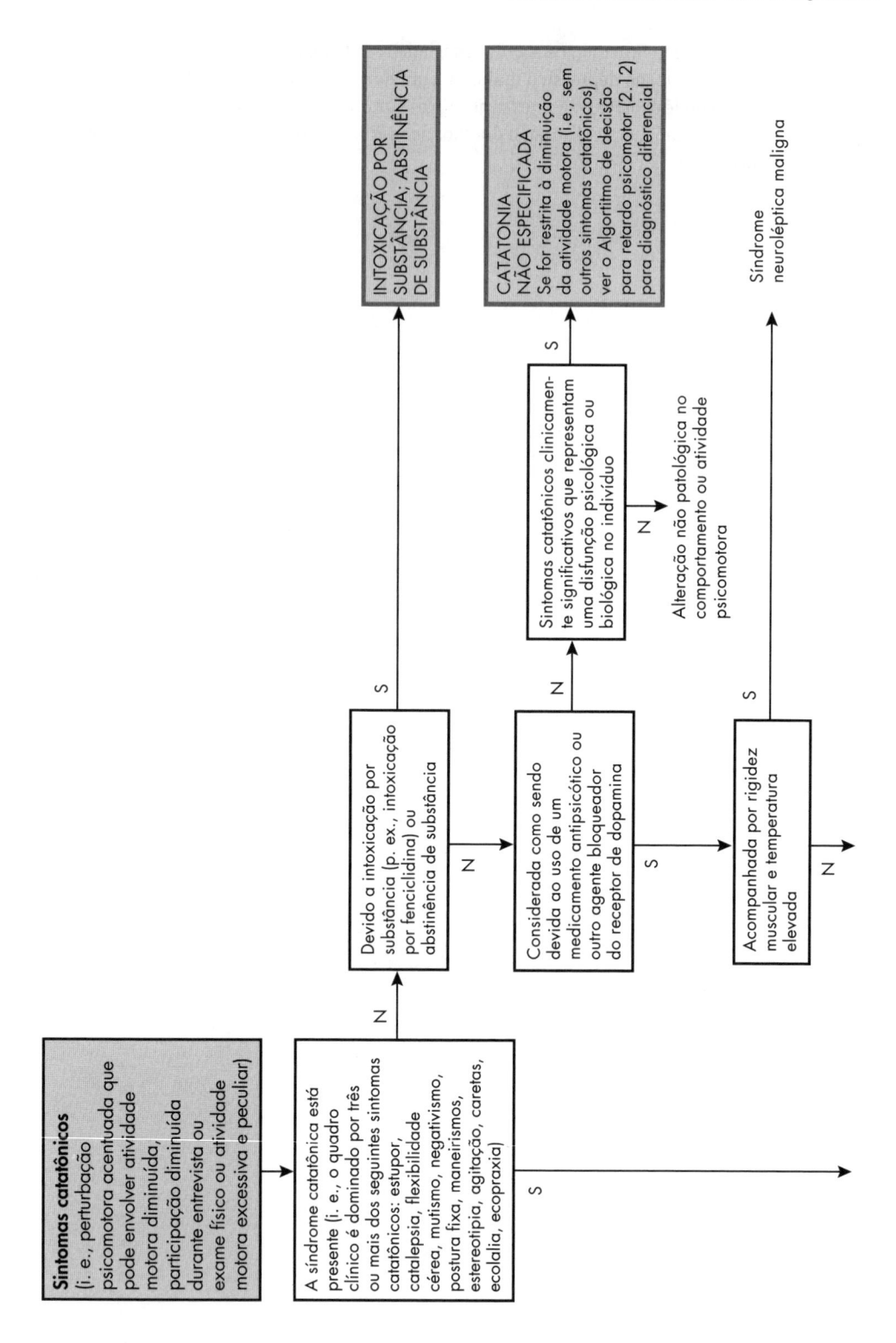

Diagnóstico diferencial por meio de algoritmos

Sintomas catatônicos
(i. e., perturbação psicomotora acentuada que pode envolver atividade motora diminuída, participação diminuída durante entrevista ou exame físico ou atividade motora excessiva e peculiar)

↓

A síndrome catatônica está presente (i. e., o quadro clínico é dominado por três ou mais dos seguintes sintomas catatônicos: estupor, catalepsia, flexibilidade cérea, mutismo, negativismo, postura fixa, maneirismos, estereotipia, agitação, caretas, ecolalia, ecopraxia)

— S → (segue fluxo)
↓ N

Devido a intoxicação por substância (p. ex., intoxicação por fenciclidina) ou abstinência de substância

— S → **INTOXICAÇÃO POR SUBSTÂNCIA; ABSTINÊNCIA DE SUBSTÂNCIA**
↓ N

Considerada como sendo devida ao uso de um medicamento antipsicótico ou outro agente bloqueador do receptor de dopamina

↓ S

Acompanhada por rigidez muscular e temperatura elevada

— S → Síndrome neuroléptica maligna
↓ N

(ramo N de "Considerada..."): Sintomas catatônicos clinicamente significativos que representam uma disfunção psicológica ou biológica no indivíduo

— S → **CATATONIA NÃO ESPECIFICADA**
Se for restrita à diminuição da atividade motora (i.e., sem outros sintomas catatônicos), ver o Algoritmo de decisão para retardo psicomotor (2.12) para diagnóstico diferencial

↓ N

Alteração não patológica no comportamento ou atividade psicomotora

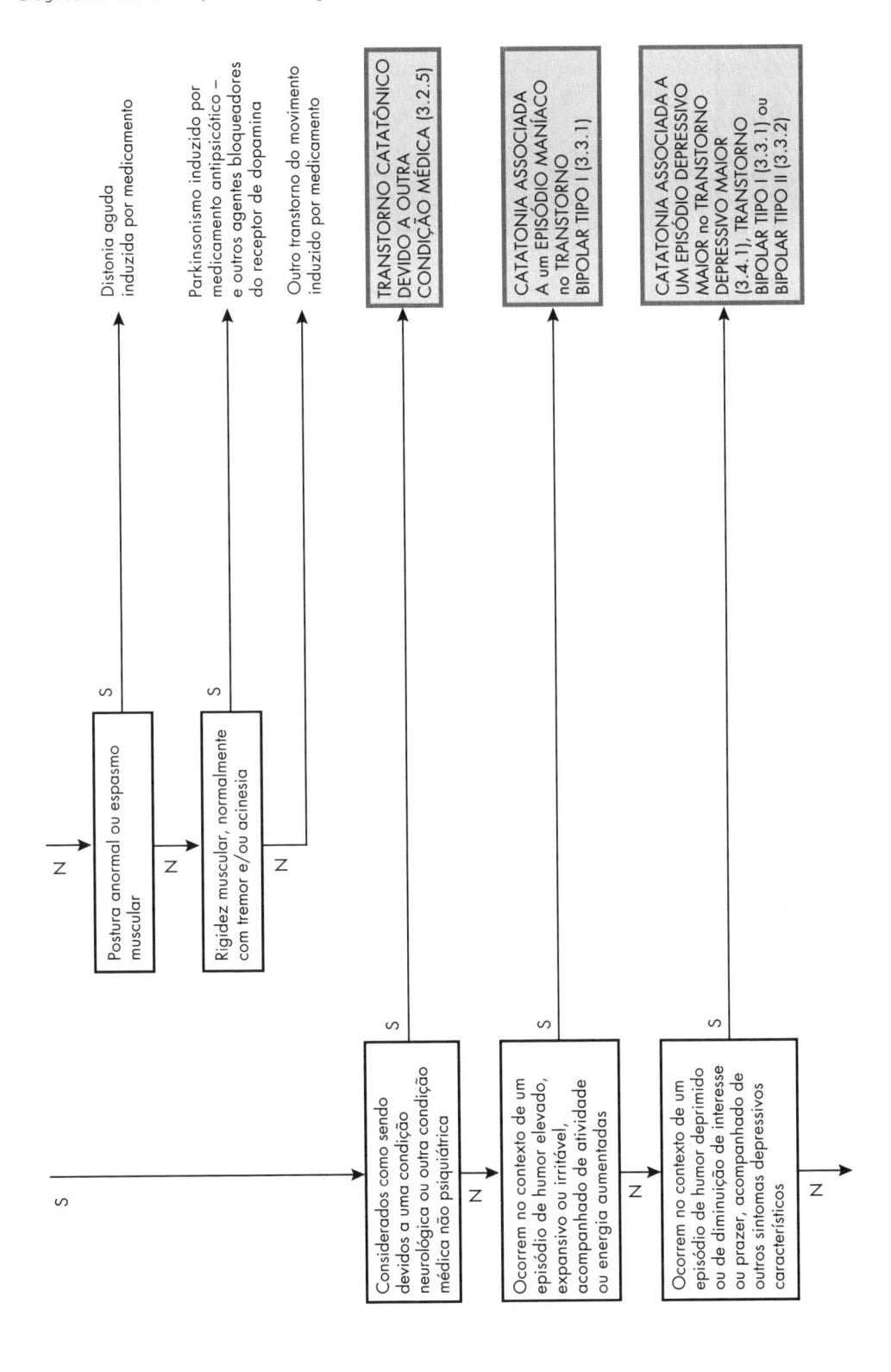

Diagnóstico diferencial por meio de algoritmos

```
                                              Distonia aguda
                                         ┌──► induzida por medicamento
                                         │S
                              ┌──────────┴──────┐
                         ┌───►│ Postura anormal │
                         │  N │ ou espasmo      │
                         │    │ muscular        │
                         │    └────────┬────────┘
                         │             │N
                         │                              Parkinsonismo induzido por
                         │                         ┌──► medicamento antipsicótico –
                         │                         │S   e outros agentes bloqueadores
                         │                         │    do receptor de dopamina
                         │              ┌──────────┴────────┐
                         │         ┌───►│ Rigidez muscular, │
                         │         │  N │ normalmente com   │
                         │         │    │ tremor e/ou       │
                         │         │    │ acinesia          │
                         │         │    └─────────┬─────────┘
                         │         │              │N
                         │         │                        Outro transtorno do movimento
                         │         │              ┌───────► induzido por medicamento
                         │         │              │
                         │         │              │         ┌──────────────────────┐
                         │         │              │    S    │ TRANSTORNO CATATÔNICO│
                         │         │              │    ┌───►│ DEVIDO A OUTRA       │
                         │         │              │    │    │ CONDIÇÃO MÉDICA (3.2.5)│
                         │         │              │    │    └──────────────────────┘
                         │         │              │    │
                         │         │              │    │    ┌──────────────────────┐
                         │         │              │    │    │ CATATONIA ASSOCIADA  │
                         │         │              │    │ S  │ A um EPISÓDIO MANÍACO│
                         │         │              │    │┌──►│ no TRANSTORNO        │
                         │         │              │    ││   │ BIPOLAR TIPO I (3.3.1)│
                         │         │              │    ││   └──────────────────────┘
                         │         │              │    ││
                         │         │              │    ││   ┌──────────────────────┐
                         │         │              │    ││   │ CATATONIA ASSOCIADA A│
                         │         │              │    ││   │ UM EPISÓDIO DEPRESSIVO│
                         │         │              │    ││ S │ MAIOR no TRANSTORNO   │
                         │         │              │    ││┌─►│ DEPRESSIVO MAIOR      │
                         │         │              │    │││  │ (3.4.1), TRANSTORNO   │
                         │         │              │    │││  │ BIPOLAR TIPO I (3.3.1)│
                         │         │              │    │││  │ou BIPOLAR TIPO II (3.3.2)│
                         │         │              │    │││  └──────────────────────┘
                         │         │              │    │││
              ┌──────────┴─┐ ┌─────┴──┐ ┌─────────┴──┐ │││
              │Considerados│ │Ocorrem │ │Ocorrem no  │ │││
              │como sendo  │ │no      │ │contexto de │ │││
              │devidos a   │ │contexto│ │um episódio │ │││
        S     │uma condição│ │de um   │ │de humor    │ │││
        ─────►│neurológica │ │episódio│ │deprimido ou│ │││
              │ou outra    │ │de humor│ │de diminuição│││
              │condição    │ │elevado,│ │de interesse│ │││
              │médica não  │ │expansivo│ou prazer,  │ │││
              │psiquiátrica│ │ou      │ │acompanhado │ │││
              │            │ │irritável│de outros   │ │││
              │            │ │acompa- │ │sintomas    │ │││
              │            │ │nhado de│ │depressivos │ │││
              │            │ │atividade│característicos│││
              │            │ │ou energia│          │ │││
              │            │ │aumentadas│         │ │││
              └─────┬──────┘ └────┬───┘ └─────┬────┘ │││
                    │S            │S          │S     │││
                    └─────────────┴───────────┴──────┘││
                                                      N└──►
```

```
                                    ┌──────────────┐      ┌──────────────┐
                                    │ CATATONIA    │      │ CATATONIA    │
                                    │ ASSOCIADA    │      │ ASSOCIADA    │
                                    │ COM TRANSTORNO│     │ À ESQUIZOFRENIA│
                                    │ DO ESPECTRO  │      │ (3.2.1), AO  │
                                    │ AUTISTA      │      │ TRANSTORNO   │
                                    │ (3.2.5)      │      │ ESQUIZOAFETIVO│
                                    └──────▲───────┘      │ (3.2.2), AO  │
                                           │              │ TRANSTORNO   │
                                           │              │ ESQUIZOFRENIFORME│
                                           │              │ (3.2.1), ou AO│
                                           │              │ TRANSTORNO   │
                                           │              │ PSICÓTICO BREVE│
                                           │              │ (3.2.4)      │
                                           │              └──────▲───────┘
                                           │S                    │S
                                  ┌────────┴───────┐    ┌────────┴────────┐
                              N   │ Ocorrem no     │ N  │ Ocorrem no      │  N
                          ───────▶│ contexto de    │───▶│ contexto de     │───▶ Alteração não patológica
                                  │ déficits       │    │ outros sintomas │    no comportamento ou
                                  │ persistentes na│    │ psicóticos      │    atividade motora
                                  │ comunicação    │    │ (p. ex.,        │
                                  │ social acompa- │    │ delírios,       │
                                  │ nhados por     │    │ alucinações,    │
                                  │ padrões        │    │ discurso        │
                                  │ repetitivos    │    │ desorganizado)  │
                                  │ restritos de   │    └─────────────────┘
                                  │ comportamentos,│
                                  │ interesses ou  │
                                  │ atividades     │
                                  └────────────────┘
```

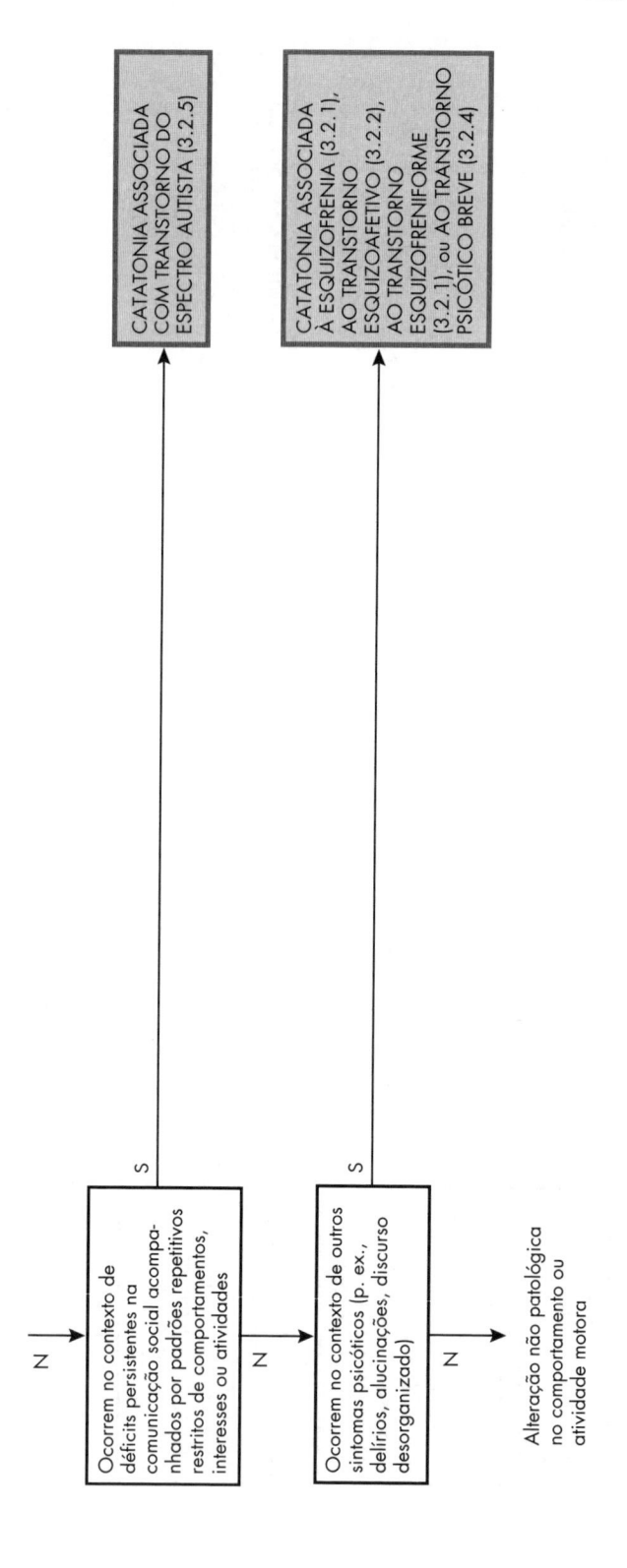

2.8 Algoritmo de decisão para humor elevado ou expansivo

A maior parte das pessoas experimenta pelo menos alguns períodos de humor elevado ou expansivo em suas vidas, normalmente em resposta a uma experiência ou um evento extraordinário, como se apaixonar, ter um filho, obter uma graduação, conseguir um trabalho desejado, ser vitorioso em um evento esportivo ou ganhar dinheiro em um jogo de azar. Esses estados de humor se tornam uma preocupação apenas quando são *anormalmente* elevados ou expansivos e estão desconectados dos fatores contextuais.

O primeiro passo no diagnóstico diferencial é assegurar que a perturbação do humor não é causada por uso de substância/medicamento ou por condição médica não psiquiátrica. O primeiro reflexo do clínico, particularmente para qualquer início tardio desses sintomas, deve ser conduzir um exame clínico completo e avaliar se o indivíduo está usando qualquer medicamento (ou drogas de abuso) que possa produzir mudanças de humor como um efeito colateral. Em indivíduos mais jovens, há sempre uma forte possibilidade de que as mudanças de humor sejam causadas pelos efeitos de intoxicação ou abstinência de substância. As condições médicas não psiquiátricas que podem causar humor elevado ou expansivo incluem doença de Cushing, esclerose múltipla, acidente vascular encefálico (AVE), lesão cerebral traumática e encefalite antirreceptor de *N*-metil-D-aspartato.

O próximo passo é determinar se o humor elevado é parte de um episódio maníaco ou hipomaníaco. Conforme descrito nos critérios do DSM-5-TR, tais episódios formam os blocos de construção para os transtornos bipolares. Deve-se observar que as definições sintomáticas de episódios maníacos e hipomaníacos são essencialmente as mesmas. O limite entre eles depende de um julgamento clínico acerca da gravidade e do prejuízo causado pela perturbação de humor. Por definição, um episódio hipomaníaco não causa prejuízo ou sofrimento acentuado e pode até mesmo ser compatível com o desempenho profissional e social melhorado. Os transtornos bipolares são formados por combinações de episódios maníacos, hipomaníacos e depressivos maiores. O transtorno bipolar tipo I consiste em um ou mais episódios maníacos e (opcionalmente) um ou mais episódios depressivos maiores. O termo *bipolar* é usado até mesmo para indivíduos que tiveram apenas episódios maníacos unipolares (sem episódios depressivos), porque a vasta maioria desses indivíduos acabará tendo episódios depressivos maiores, e seus curso, carga familiar e questões de tratamento são equivalentes àqueles de pessoas que tiveram episódios depressivos maiores e maníacos. O transtorno bipolar tipo II consiste em um ou mais episódios depressivos com episódios hipomaníacos intercorrentes.

Se houver história de um ou mais episódios maníacos, o diagnóstico dependerá de haver histórico de delírios ou alucinações. Se não houver esse histórico, o diagnóstico é transtorno bipolar tipo I. Se houver esse histórico e os delírios e alucinações estiverem restritos aos episódios depressivos maiores ou maníacos, então o diagnóstico é transtorno bipolar tipo I com características psicóticas. Se os delírios ou alucinações ocorrerem fora dos limites dos episódios depressivos maiores ou maníacos, então será necessário diagnosticar um transtorno do espectro da esquizofrenia ou outros transtornos psicóticos considerando-se os sintomas psicóticos (ver o Algoritmo de decisão para delírios [2.5] ou o Algoritmo de decisão para alucinações [2.6] a fim de obter o diagnóstico do transtorno psicótico).

Se tiverem ocorrido episódios hipomaníacos (sem episódios maníacos) e ao menos um episódio depressivo maior, o diagnóstico também dependeria de haver ou não um histórico de delírios ou alucinações. Se não houver esse histórico, o diagnóstico é transtorno bipolar tipo II. Se houver esse histórico e se os delírios e alucinações estiverem restritos aos episódios depressivos maiores, então o diagnóstico é transtorno bipolar tipo II com características psicóticas. Se os delírios e/ou as alucinações ocorrerem fora dos limites dos episódios depressivos maiores, então um transtorno do espectro da esquizofrenia ou outro transtorno psicótico deverá ser diagnosticado considerando-se os sintomas psicóticos (ver o Algoritmo de decisão para delírios [2.5] ou o Algoritmo de decisão para alucinações [2.6] para o diagnóstico do transtorno psicótico).

O transtorno ciclotímico é um "transtorno bipolar e transtornos relacionados" relativamente incomum, caracterizado por períodos alternantes de hipomania e depressão que são menos graves do que um episódio depressivo maior, maníaco ou hipomaníaco.

Por fim, visto que para a maioria das pessoas os períodos de humor elevado ou expansivo são intermitentemente comuns durante o jogo (i.e., pelo menos quando a pessoa está ganhando), é importante *não* diagnosticar tais sintomas como evidências de mania se estiverem confinados às sessões de jogo. Entretanto, considerando-se que alguns indivíduos possam se envolver em comportamento de jogo durante episódios maníacos, muitas vezes de maneira descuidada, a combinação de jogo e humor expansivo não necessariamente elimina um diagnóstico de transtorno bipolar tipo I.

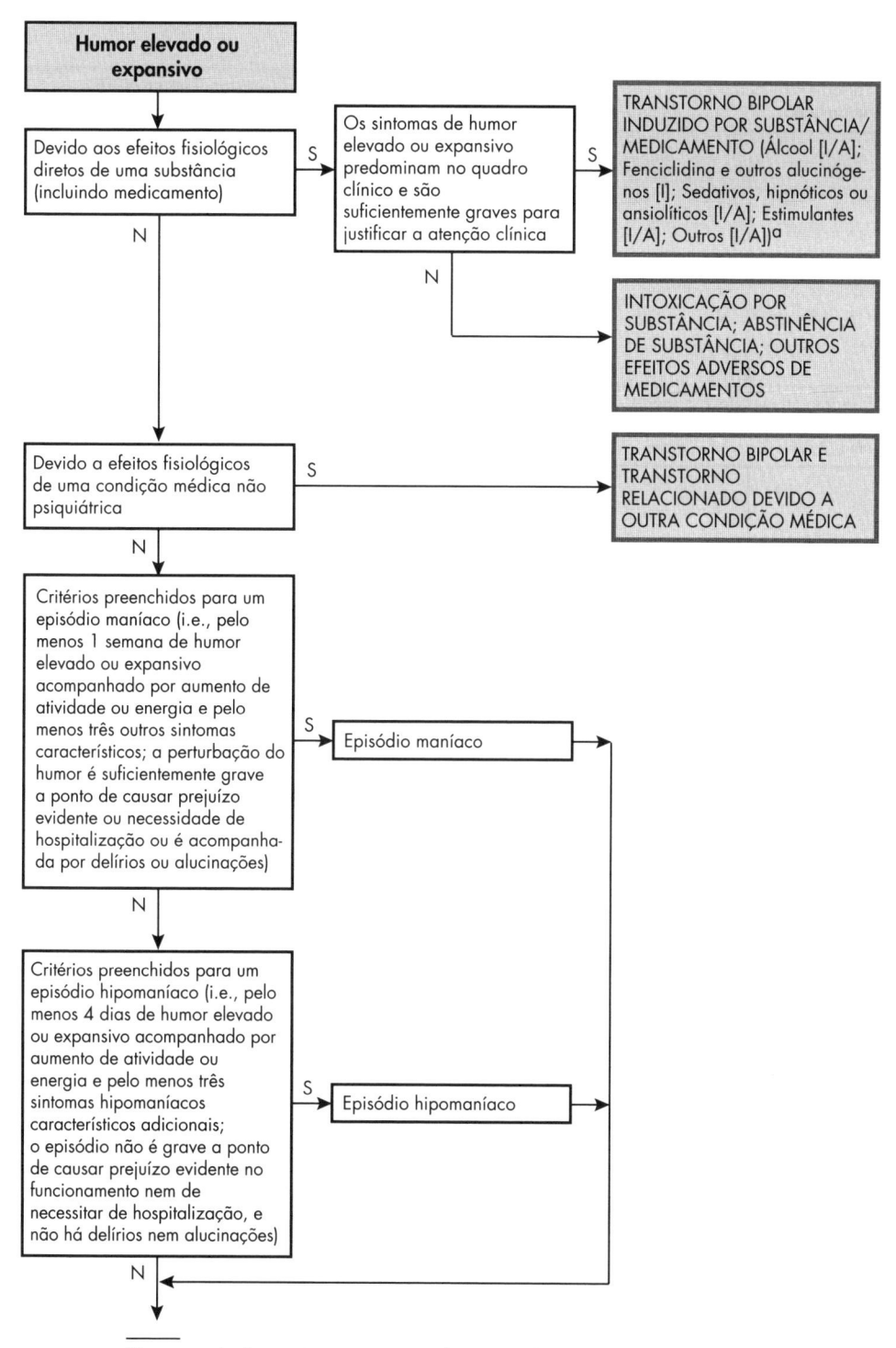

Diagnóstico diferencial por meio de algoritmos

```
┌─────────────────────┐
│  Humor elevado ou   │
│     expansivo       │
└──────────┬──────────┘
           ▼
┌─────────────────────────┐      ┌─────────────────────────┐      ┌───────────────────────────────┐
│ Devido aos efeitos      │  S   │ Os sintomas de humor    │  S   │ TRANSTORNO BIPOLAR            │
│ fisiológicos diretos    │─────▶│ elevado ou expansivo    │─────▶│ INDUZIDO POR SUBSTÂNCIA/      │
│ de uma substância       │      │ predominam no quadro    │      │ MEDICAMENTO (Álcool [I/A];    │
│ (incluindo medicamento) │      │ clínico e são           │      │ Fenciclidina e outros alucinóge-│
└──────────┬──────────────┘      │ suficientemente graves  │      │ nos [I]; Sedativos, hipnóticos ou│
           │ N                   │ para justificar a       │      │ ansiolíticos [I/A]; Estimulantes│
           │                     │ atenção clínica         │      │ [I/A]; Outros [I/A])ª         │
           │                     └──────────┬──────────────┘      └───────────────────────────────┘
           │                                │ N
           │                                │                     ┌───────────────────────────────┐
           │                                │                     │ INTOXICAÇÃO POR               │
           │                                └────────────────────▶│ SUBSTÂNCIA; ABSTINÊNCIA       │
           │                                                      │ DE SUBSTÂNCIA; OUTROS         │
           │                                                      │ EFEITOS ADVERSOS DE           │
           │                                                      │ MEDICAMENTOS                  │
           ▼                                                      └───────────────────────────────┘
┌─────────────────────────┐                                       ┌───────────────────────────────┐
│ Devido a efeitos        │                  S                    │ TRANSTORNO BIPOLAR E          │
│ fisiológicos de uma     │──────────────────────────────────────▶│ TRANSTORNO RELACIONADO        │
│ condição médica não     │                                       │ DEVIDO A OUTRA CONDIÇÃO       │
│ psiquiátrica            │                                       │ MÉDICA                        │
└──────────┬──────────────┘                                       └───────────────────────────────┘
           │ N
           ▼
┌─────────────────────────┐
│ Critérios preenchidos   │
│ para um episódio maníaco│
│ (i.e., pelo menos 1     │
│ semana de humor elevado │
│ ou expansivo acompanhado│
│ por aumento de atividade│
│ ou energia e pelo menos │
│ três outros sintomas    │      S      ┌────────────────────┐
│ característicos; a      │────────────▶│  Episódio maníaco  │─────┐
│ perturbação do humor é  │             └────────────────────┘     │
│ suficientemente grave a │                                         │
│ ponto de causar prejuízo│                                         │
│ evidente ou necessidade │                                         │
│ de hospitalização ou é  │                                         │
│ acompanhada por delírios│                                         │
│ ou alucinações)         │                                         │
└──────────┬──────────────┘                                         │
           │ N                                                       │
           ▼                                                         │
┌─────────────────────────┐                                         │
│ Critérios preenchidos   │                                         │
│ para um episódio        │                                         │
│ hipomaníaco (i.e., pelo │                                         │
│ menos 4 dias de humor   │                                         │
│ elevado ou expansivo    │                                         │
│ acompanhado por aumento │                                         │
│ de atividade ou energia │                                         │
│ e pelo menos três       │      S      ┌────────────────────┐     │
│ sintomas hipomaníacos   │────────────▶│ Episódio hipomaníaco│────┤
│ característicos         │             └────────────────────┘     │
│ adicionais; o episódio  │                                         │
│ não é grave a ponto de  │                                         │
│ causar prejuízo evidente│                                         │
│ no funcionamento nem de │                                         │
│ necessitar de           │                                         │
│ hospitalização, e não há│                                         │
│ delírios nem alucinações)│                                        │
└──────────┬──────────────┘                                         │
           │ N ◀───────────────────────────────────────────────────┘
           ▼
```

ªI, ocorrendo durante Intoxicação por substância; I/A, ocorrendo durante Intoxicação ou Abstinência de substância, conforme indicado no DSM-5-TR, Tabela 1, Diagnósticos associados com classes de substâncias, p. 545.

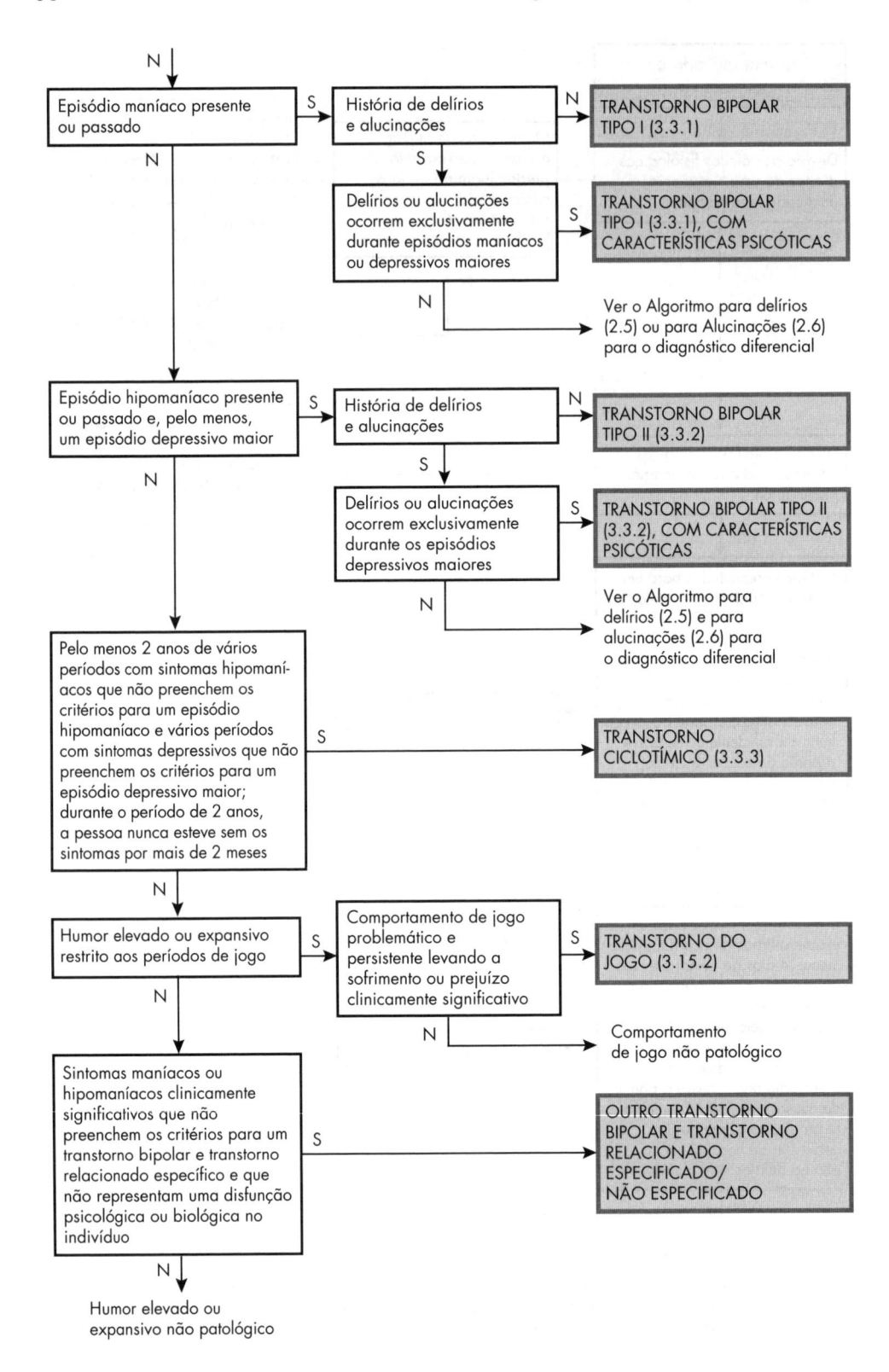

```
                    N │
                      ▼
┌──────────────────────┐  S   ┌──────────────────┐  N   ┌─────────────────────────┐
│ Episódio maníaco     │─────▶│ História de      │─────▶│ TRANSTORNO BIPOLAR      │
│ presente ou passado  │      │ delírios e       │      │ TIPO I (3.3.1)          │
└──────────────────────┘      │ alucinações      │      └─────────────────────────┘
           │ N                └──────────────────┘
           │                           │ S
           │                           ▼
           │                  ┌─────────────────────┐  S   ┌─────────────────────────┐
           │                  │ Delírios ou         │─────▶│ TRANSTORNO BIPOLAR      │
           │                  │ alucinações ocorrem │      │ TIPO I (3.3.1), COM     │
           │                  │ exclusivamente      │      │ CARACTERÍSTICAS         │
           │                  │ durante episódios   │      │ PSICÓTICAS              │
           │                  │ maníacos ou         │      └─────────────────────────┘
           │                  │ depressivos maiores │
           │                  └─────────────────────┘
           │                           │ N
           │                           │       Ver o Algoritmo para delírios
           │                           └─────▶ (2.5) ou para Alucinações (2.6)
           │                                   para o diagnóstico diferencial
           ▼
┌──────────────────────┐  S   ┌──────────────────┐  N   ┌─────────────────────────┐
│ Episódio hipomaníaco │─────▶│ História de      │─────▶│ TRANSTORNO BIPOLAR      │
│ presente ou passado  │      │ delírios e       │      │ TIPO II (3.3.2)         │
│ e, pelo menos, um    │      │ alucinações      │      └─────────────────────────┘
│ episódio depressivo  │      └──────────────────┘
│ maior                │               │ S
└──────────────────────┘               ▼
           │ N                ┌─────────────────────┐  S   ┌─────────────────────────┐
           │                  │ Delírios ou         │─────▶│ TRANSTORNO BIPOLAR      │
           │                  │ alucinações ocorrem │      │ TIPO II (3.3.2), COM    │
           │                  │ exclusivamente      │      │ CARACTERÍSTICAS         │
           │                  │ durante os         │      │ PSICÓTICAS              │
           │                  │ episódios           │      └─────────────────────────┘
           │                  │ depressivos maiores │
           │                  └─────────────────────┘
           │                           │ N     Ver o Algoritmo para
           │                           └─────▶ delírios (2.5) e para
           │                                   alucinações (2.6) para
           │                                   o diagnóstico diferencial
           ▼
┌──────────────────────────────┐
│ Pelo menos 2 anos de vários  │
│ períodos com sintomas        │
│ hipomaníacos que não         │
│ preenchem os critérios para  │
│ um episódio hipomaníaco e    │
│ vários períodos com sintomas │  S   ┌─────────────────────────┐
│ depressivos que não          │─────▶│ TRANSTORNO              │
│ preenchem os critérios para  │      │ CICLOTÍMICO (3.3.3)     │
│ um episódio depressivo       │      └─────────────────────────┘
│ maior; durante o período de  │
│ 2 anos, a pessoa nunca       │
│ esteve sem os sintomas por   │
│ mais de 2 meses              │
└──────────────────────────────┘
           │ N
           ▼
┌──────────────────────┐      ┌─────────────────────┐  S   ┌─────────────────────────┐
│ Humor elevado ou     │  S   │ Comportamento de    │─────▶│ TRANSTORNO DO           │
│ expansivo restrito   │─────▶│ jogo problemático e │      │ JOGO (3.15.2)           │
│ aos períodos de jogo │      │ persistente levando │      └─────────────────────────┘
└──────────────────────┘      │ a sofrimento ou     │
           │ N                │ prejuízo            │
           │                  │ clinicamente        │
           │                  │ significativo       │
           │                  └─────────────────────┘
           │                           │ N      Comportamento
           │                           └─────▶  de jogo não patológico
           ▼
┌──────────────────────────────┐
│ Sintomas maníacos ou         │
│ hipomaníacos clinicamente    │
│ significativos que não       │
│ preenchem os critérios para  │      ┌─────────────────────────┐
│ um transtorno bipolar e      │  S   │ OUTRO TRANSTORNO        │
│ transtorno relacionado       │─────▶│ BIPOLAR E TRANSTORNO    │
│ específico e que não         │      │ RELACIONADO             │
│ representam uma disfunção    │      │ ESPECIFICADO/           │
│ psicológica ou biológica no  │      │ NÃO ESPECIFICADO        │
│ indivíduo                    │      └─────────────────────────┘
└──────────────────────────────┘
           │ N
           ▼
    Humor elevado ou
    expansivo não patológico
```

2.9 Algoritmo de decisão para humor irritável

Todas as pessoas podem se tornar mais ou menos irritáveis, dependendo das circunstâncias (p. ex., dormir por tempo insuficiente, ficar preso no trânsito, ser pressionado pelo final de um prazo). O Algoritmo de decisão para humor irritável não foi feito para ser aplicado às experiências cotidianas de humor irritável, mas, em vez disso, se aplica a períodos de irritabilidade que sejam tão persistentes ou graves que causem sofrimento ou prejuízo clinicamente significativo.

O primeiro passo no diagnóstico diferencial é assegurar que a irritabilidade não é causada pelo uso de substância/medicamento ou por uma condição médica não psiquiátrica. O primeiro reflexo do clínico, particularmente para qualquer início tardio desses sintomas, deve ser conduzir um exame clínico completo e avaliar se o indivíduo está usando qualquer medicamento (ou drogas de abuso) que possa produzir irritabilidade como um efeito colateral. Em indivíduos mais jovens, há sempre uma forte possibilidade de que a irritabilidade seja causada pelos efeitos de intoxicação ou abstinência de substância. As condições médicas não psiquiátricas que podem causar humor irritável incluem dor crônica, hipertireoidismo, hipoglicemia, lesão cerebral traumática, doença de Wilson e síndrome dos ovários policísticos.

O próximo passo é determinar se o humor irritável é parte de um episódio maníaco ou hipomaníaco. Episódios distintos de humor anormal e persistentemente irritável, acompanhados por atividade ou energia aumentada e por pelo menos quatro outros sintomas característicos, definem um episódio maníaco ou um episódio hipomaníaco. Observe que quatro sintomas maníacos ou hipomaníacos associados (em vez dos típicos três) são necessários para fazer um diagnóstico de um episódio maníaco ou hipomaníaco na ausência de humor elevado ou expansivo, de modo que o episódio possa ser mais facilmente diferenciado de um episódio depressivo maior com irritabilidade associada. Conforme descrito nos critérios do DSM-5-TR, esses episódios ligados ao humor formam os blocos de construção para os transtornos bipolares. O transtorno bipolar tipo I consiste em um ou mais episódios maníacos e (opcionalmente) um ou mais episódios depressivos maiores. O transtorno bipolar tipo II consiste em um ou mais episódios depressivos com episódios hipomaníacos intercorrentes.

Se tiver ocorrido um ou mais episódios maníacos, o diagnóstico dependerá de haver ou não um histórico de delírios ou alucinações. Se não houver esse histórico, o diagnóstico é transtorno bipolar tipo I. Se houver esse histórico e se os delírios e alucinações estiverem restritos aos episódios depressivos maiores ou maníacos, então o diagnóstico é transtorno bipolar tipo I com características psicóticas. Se os delírios e/ou alucinações ocorrerem fora dos limites dos episódios depressivos maiores e maníacos, então deverá ser diagnosticado um transtorno do espectro da esquizofrenia ou outros transtornos psicóticos considerando-se os sintomas psicóticos (ver os algoritmos para Delírios [2.5] ou Alucinações [2.6] para o diagnóstico do transtorno psicótico).

Se tiverem ocorrido episódios hipomaníacos (sem episódios maníacos) e houver histórico de pelo menos um episódio depressivo maior, o diagnóstico também dependeria de haver ou não um histórico de delírios ou alucinações. Se não houver esse histórico, o diagnóstico é transtorno bipolar tipo II. Se houver esse histórico e se os delírios e alucinações estiverem restritos aos episódios depressivos maiores, então o diagnóstico é transtorno bipolar tipo II com características psicóticas. Se os delírios e/ou alucinações ocorrerem fora dos limites dos episódios depressivos maiores, então deverá ser diagnosticado um transtorno do espectro da esquizofrenia ou outro transtorno psicótico considerando-se os sintomas psicóticos (ver os algoritmos para Delírios [2.5] ou Alucinações [2.6] para o diagnóstico do transtorno psicótico).

No transtorno ciclotímico, que é caracterizado por um padrão persistente de alternância entre períodos de sintomas de hipomania e depressão que não preenchem critérios para um episódio depressivo maior ou hipomaníaco, o humor irritável pode ocorrer durante os períodos de sintomas de hipomania.

Até este ponto, o Algoritmo de decisão para humor irritável se assemelha ao Algoritmo de decisão para humor elevado ou expansivo, mas como a irritabilidade também está comumente associada com transtornos depressivos, este algoritmo também deve questionar sobre a possibilidade de que um humor irritável seja indicativo de um transtorno depressivo em vez de um transtorno bipolar. De acordo com a definição original do DSM-III, o episódio depressivo maior era definido em termos de um "humor disfórico", que era caracterizado por sintomas como sentir-se deprimido, triste, melancólico, desanimado, desesperado *ou irritável*. Um resquício daquela definição do DSM-III que aparece nas edições subsequentes do DSM é que o humor irritável ainda é incluído como um Critério A1 para sintomas de humor em crianças e adolescentes. Portanto, os próximos passos no algoritmo de decisão envolvem a consideração sobre se o humor irritável ocorre no contexto de um episódio depressivo maior, um transtorno depressivo persistente ou um transtorno disfórico pré-menstrual. Nos casos em que forem preenchidos critérios para um episódio depressivo maior, o diagnóstico final depende de haver ou não um histórico de delírios ou alucinações e se o transtorno depressivo é "persistente" (i.e., duração de dois anos ou mais). Se não houver histórico de delírios ou alucinações e se o transtorno depressivo não for persistente, o diagnóstico é simplesmente transtorno depressivo maior. No entanto, se houver um período de humor deprimido na maior parte do dia, na maioria dos dias, por pelo menos dois anos, um diagnóstico adicional de transtorno depressivo persistente com episódio depressivo maior persistente é feito se forem preenchidos os critérios para um episódio depressivo maior por todo o período de dois anos; de modo alternativo, seria feito um diagnóstico de transtorno depressivo persistente com episódios depressivos maiores intermitentes para indicar a cronicidade da depressão. Se houver um histórico de delírios ou alucinações ocorrendo exclusivamente durante os episódios depressivos maiores, é diagnosticado um transtorno depressivo maior com características psicóticas em lugar de um transtorno depressivo maior (i.e., transtorno depressivo maior com características psicóticas mais transtorno depressivo persistente com episódio depressivo maior persistente; transtorno depressivo maior mais transtorno depressivo persistente com episódios depressivos maiores intermitentes; ou transtorno depressivo maior com características psicóticas). Se os delírios ou alucinações ocorrerem fora dos episódios depressivos maiores, ver o Algoritmo de decisão para delírios (2.5) ou o Algoritmo de decisão para alucinações (2.6) a fim de determinar o diagnóstico diferencial, no qual o transtorno do espectro da esquizofrenia ou outro transtorno psicótico é o mais aplicável.

Um diagnóstico de transtorno depressivo persistente com transtorno distímico puro, por si só, é justificado por apresentações caracterizadas por depressão crônica persistente, por pelo menos dois anos, que estejam consistentemente abaixo do limiar para um episódio depressivo maior. Períodos de humor deprimido que estão regularmente presentes na última semana antes do início da menstruação e que desaparecem na semana após ela ter ocorrido são diagnosticados como transtorno disfórico pré-menstrual.

Depois disso, no diagnóstico diferencial, estão dois transtornos com irritabilidade proeminente e que têm início na infância: o transtorno disruptivo da desregulação do humor, o qual é caracterizado por explosões de raiva graves e frequentes que são consideravelmente desproporcionais à situação, acompanhadas por humor irritável e raiva persistentes entre elas; e o transtorno de oposição desafiante, o qual também é caracterizado por um persistente padrão de raiva e humor irritável, acompanhado por questionamento, desafio e índole vingativa. Se a irritabilidade é uma parte fundamental do repertório característico de estados de humor da pessoa, então um diagnóstico de transtorno da personalidade pode ser mais apropriado. Além disso, dois dos transtornos da personalidade do DSM-5-TR, o transtorno da personalidade antissocial e o transtorno da personalidade *borderline*, incluem a irritabilidade crônica entre seus aspectos característicos.

Por fim, a irritabilidade clinicamente significativa que não foi abordada até aqui pode ser qualificada por um diagnóstico de transtorno de adaptação caso a irritabilidade tenha ocorrido como uma resposta mal adaptativa a um estressor psicossocial. Do contrário, tal irritabilidade que não atenda aos critérios de nenhum outro transtorno mental e que é considerada uma disfunção psicológica ou biológica do indivíduo poderia ser enquadrada em uma das várias categorias residuais não especificadas. Como o humor irritável pode ser característico tanto de transtorno bipolar e transtornos relacionados como de transtornos depressivos, a escolha específica é questão de julgamento clínico. Se a apresentação for considerada mais consistente com transtorno bipolar e transtornos relacionados, deve-se diagnosticar como transtorno bipolar e transtornos relacionados não especificado. Se ela for mais consistente com um transtorno depressivo, deve-se diagnosticar como transtorno depressivo não especificado. Se a apresentação não for claramente sugestiva de um quadro bipolar ou depressivo, pode-se diagnosticar um transtorno de humor não especificado até que se obtenha alguma informação adicional esclarecedora.

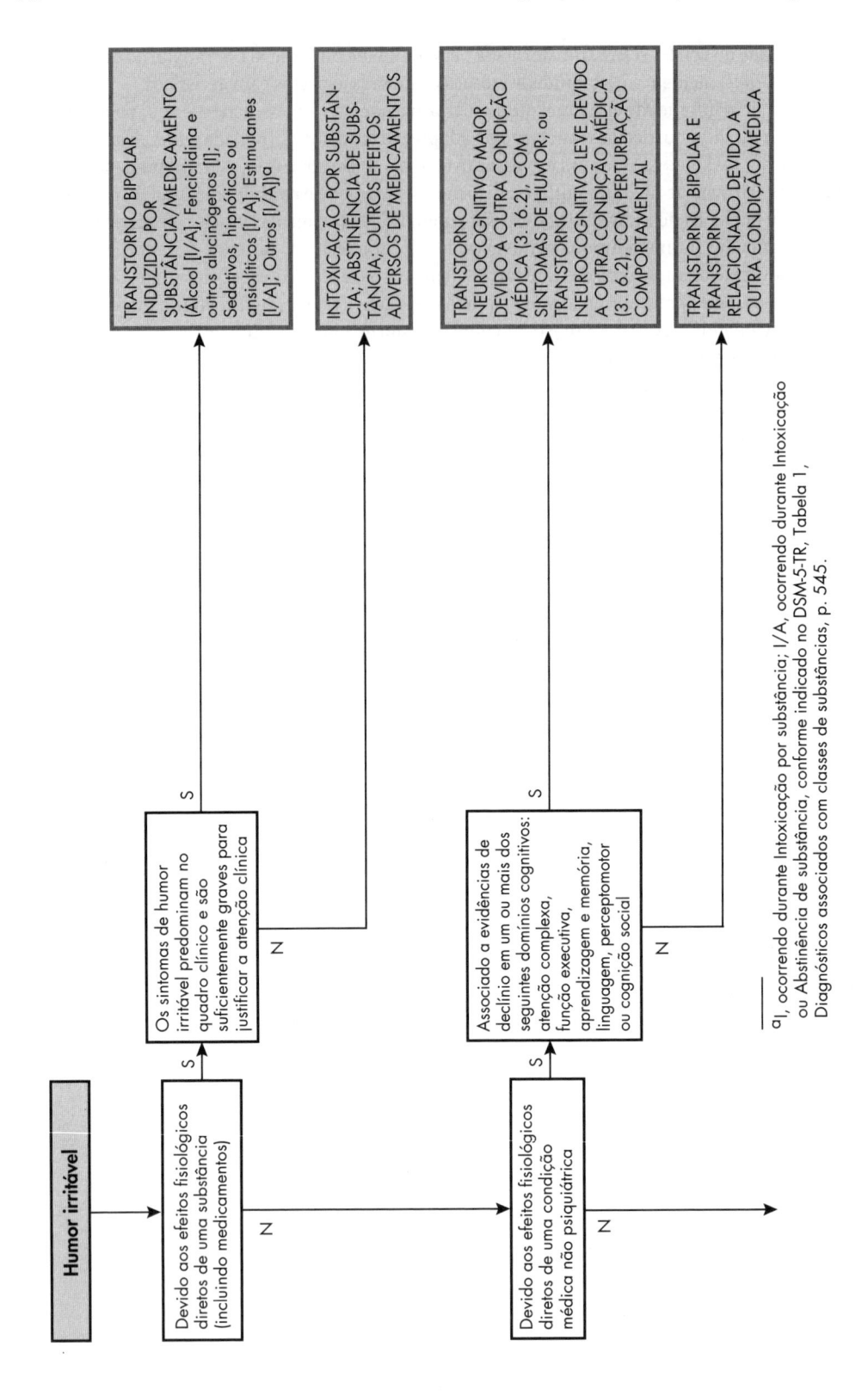

Humor irritável

Devido aos efeitos fisiológicos diretos de uma substância (incluindo medicamentos)
- N → (continua)
- S → **Os sintomas de humor irritável predominam no quadro clínico e são suficientemente graves para justificar a atenção clínica**
  - S → **TRANSTORNO BIPOLAR INDUZIDO POR SUBSTÂNCIA/MEDICAMENTO** (Álcool [I/A]; Fenciclidina e outros alucinógenos [I]; Sedativos, hipnóticos ou ansiolíticos [I/A]; Estimulantes [I/A]; Outros [I/A])[a]
  - N → **INTOXICAÇÃO POR SUBSTÂNCIA; ABSTINÊNCIA DE SUBSTÂNCIA; OUTROS EFEITOS ADVERSOS DE MEDICAMENTOS**

Devido aos efeitos fisiológicos diretos de uma condição médica não psiquiátrica
- N → (continua)
- S → **Associado a evidências de declínio em um ou mais dos seguintes domínios cognitivos: atenção complexa, função executiva, aprendizagem e memória, linguagem, perceptomotor ou cognição social**
  - S → **TRANSTORNO NEUROCOGNITIVO MAIOR DEVIDO A OUTRA CONDIÇÃO MÉDICA (3.16.2), COM SINTOMAS DE HUMOR;** ou **TRANSTORNO NEUROCOGNITIVO LEVE DEVIDO A OUTRA CONDIÇÃO MÉDICA (3.16.2), COM PERTURBAÇÃO COMPORTAMENTAL**
  - N → **TRANSTORNO BIPOLAR E TRANSTORNO RELACIONADO DEVIDO A OUTRA CONDIÇÃO MÉDICA**

---

[a] I, ocorrendo durante Intoxicação por substância; I/A, ocorrendo durante Intoxicação ou Abstinência de substância, conforme indicado no DSM-5-TR, Tabela 1, Diagnósticos associados com classes de substâncias, p. 545.

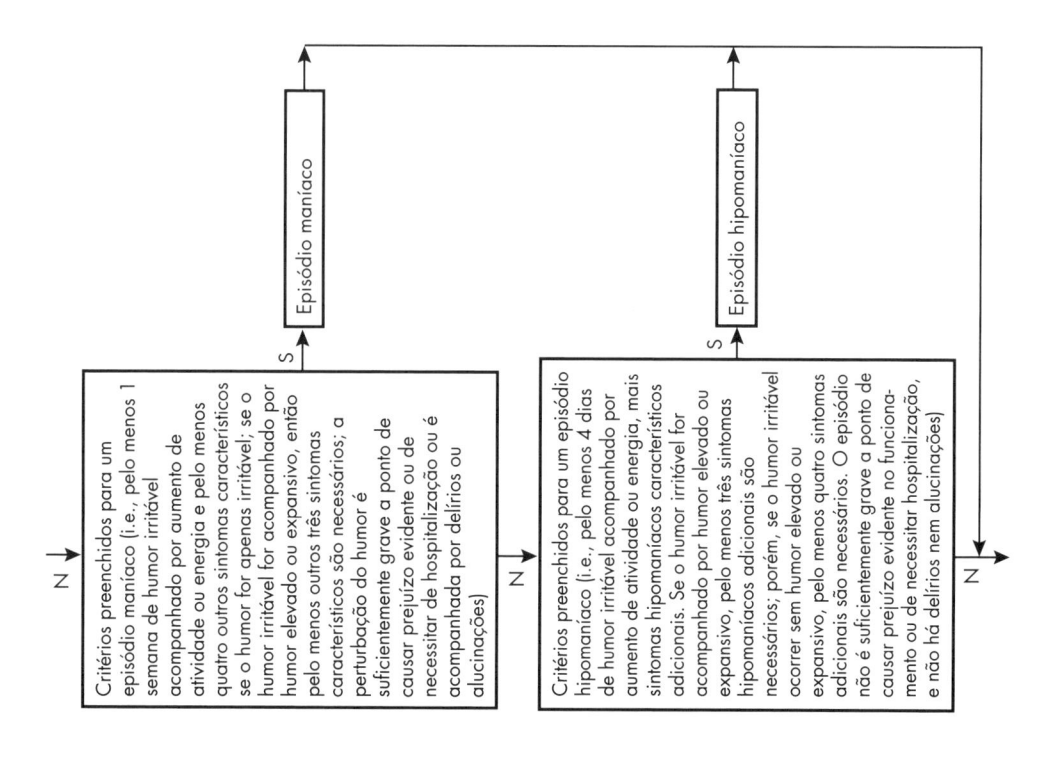

Diagnóstico diferencial por meio de algoritmos

```
                                                    ┌─────────────────────┐
                                             S      │                     │
                                         ┌─────────▶│ Episódio maníaco    │────────┐
                                         │          │                     │        │
                                         │          └─────────────────────┘        │
    N ↓                                  │                                         │
┌──────────────────────────────────┐     │                                         │
│ Critérios preenchidos para um    │─────┘                                         │
│ episódio maníaco (i.e., pelo     │                                               │
│ menos 1 semana de humor          │                                               │
│ irritável acompanhado por        │                                               │
│ aumento de atividade ou energia  │                                               │
│ e pelo menos quatro outros       │                                               │
│ sintomas característicos se o    │                                               │
│ humor for apenas irritável; se   │                                               │
│ o humor irritável for            │                                               │
│ acompanhado por humor elevado    │                                               │
│ ou expansivo, então pelo menos   │                                               │
│ três sintomas característicos    │                                               │
│ são necessários; a perturbação   │                                               │
│ do humor é suficientemente       │                                               │
│ grave a ponto de causar          │                                               │
│ prejuízo evidente ou de          │                                               │
│ necessitar de hospitalização ou  │                                               │
│ é acompanhada por delírios ou    │                                               │
│ alucinações)                     │                                               │
└──────────────────────────────────┘                                               │
    N ↓                                                                            │
┌──────────────────────────────────┐                ┌─────────────────────┐        │
│ Critérios preenchidos para um    │      S         │                     │        │
│ episódio hipomaníaco (i.e.,      │───────────────▶│ Episódio hipomaníaco│────────┤
│ pelo menos 4 dias de humor       │                │                     │        │
│ irritável acompanhado por        │                └─────────────────────┘        │
│ aumento de atividade ou energia, │                                               │
│ mais sintomas hipomaníacos       │                                               │
│ característicos adicionais. Se o │                                               │
│ humor irritável for acompanhado  │                                               │
│ por humor elevado ou expansivo,  │                                               │
│ pelo menos três sintomas         │                                               │
│ hipomaníacos adicionais são      │                                               │
│ necessários; porém, se o humor   │                                               │
│ irritável ocorrer sem humor      │                                               │
│ elevado ou expansivo, pelo       │                                               │
│ menos quatro sintomas            │                                               │
│ adicionais são necessários. O    │                                               │
│ episódio não é suficientemente   │                                               │
│ grave a ponto de causar prejuízo │                                               │
│ evidente no funcionamento ou de  │                                               │
│ necessitar hospitalização, e não │                                               │
│ há delírios nem alucinações)     │                                               │
└──────────────────────────────────┘                                               │
    N ↓                                                                            │
```

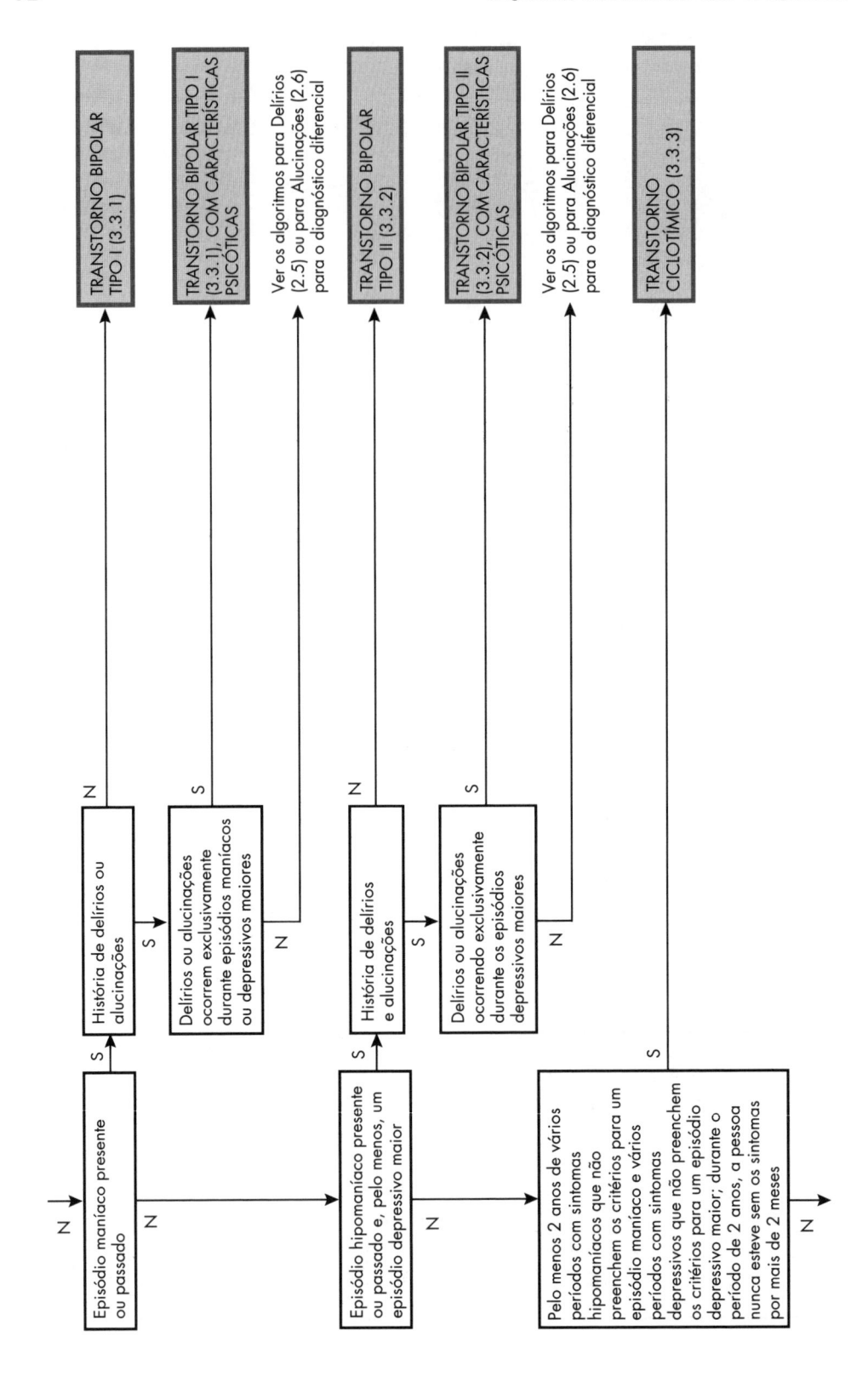

Diagnóstico diferencial por meio de algoritmos

```
                                    ┌─────────────────┐
                              N     │ TRANSTORNO      │
                         ┌────────→ │ BIPOLAR         │
                         │          │ TIPO I (3.3.1)  │
                         │          └─────────────────┘
              ┌──────────────────┐
              │ História de      │
         ┌─S→ │ delírios ou      │
         │    │ alucinações      │
         │    └──────────────────┘
         │             │ S
         │             ↓
         │    ┌──────────────────┐        ┌──────────────────────┐
         │    │ Delírios ou      │   S    │ TRANSTORNO BIPOLAR   │
         │    │ alucinações      │ ─────→ │ TIPO I (3.3.1), COM  │
         │    │ ocorrem          │        │ CARACTERÍSTICAS      │
         │    │ exclusivamente   │        │ PSICÓTICAS           │
         │    │ durante          │        └──────────────────────┘
         │    │ episódios        │
         │    │ maníacos ou      │        Ver os algoritmos para Delírios
         │    │ depressivos      │        (2.5) ou para Alucinações (2.6)
         │    │ maiores          │        para o diagnóstico diferencial
         │    └──────────────────┘
         │             │ N
         │             ↓
┌────────────────┐
│ Episódio       │
│ maníaco        │
│ presente ou    │
│ passado        │
└────────────────┘
         │ N
         ↓                                ┌─────────────────┐
                                    N     │ TRANSTORNO      │
                         ┌────────────→   │ BIPOLAR         │
                         │                │ TIPO II (3.3.2) │
                         │                └─────────────────┘
              ┌──────────────────┐
              │ História de      │
         ┌─S→ │ delírios e       │
         │    │ alucinações      │
         │    └──────────────────┘
         │             │ S
         │             ↓
         │    ┌──────────────────┐        ┌──────────────────────┐
         │    │ Delírios ou      │   S    │ TRANSTORNO BIPOLAR   │
         │    │ alucinações      │ ─────→ │ TIPO II (3.3.2), COM │
         │    │ ocorrendo        │        │ CARACTERÍSTICAS      │
         │    │ exclusivamente   │        │ PSICÓTICAS           │
         │    │ durante os       │        └──────────────────────┘
         │    │ episódios        │
         │    │ depressivos      │        Ver os algoritmos para Delírios
         │    │ maiores          │        (2.5) ou para Alucinações (2.6)
         │    └──────────────────┘        para o diagnóstico diferencial
         │             │ N
┌────────────────┐
│ Episódio       │
│ hipomaníaco    │
│ presente ou    │
│ passado e, pelo│
│ menos, um      │
│ episódio       │
│ depressivo     │
│ maior          │
└────────────────┘
         │ N
         ↓
┌────────────────────────────┐
│ Pelo menos 2 anos de       │        ┌─────────────────┐
│ vários períodos com        │   S    │ TRANSTORNO      │
│ sintomas hipomaníacos que  │ ─────→ │ CICLOTÍMICO     │
│ não preenchem os critérios │        │ (3.3.3)         │
│ para um episódio maníaco e │        └─────────────────┘
│ vários períodos com        │
│ sintomas depressivos que   │
│ não preenchem os critérios │
│ para um episódio           │
│ depressivo maior; durante  │
│ o período de 2 anos, a     │
│ pessoa nunca esteve sem os │
│ sintomas por mais de 2     │
│ meses                      │
└────────────────────────────┘
         │ N
         ↓
```

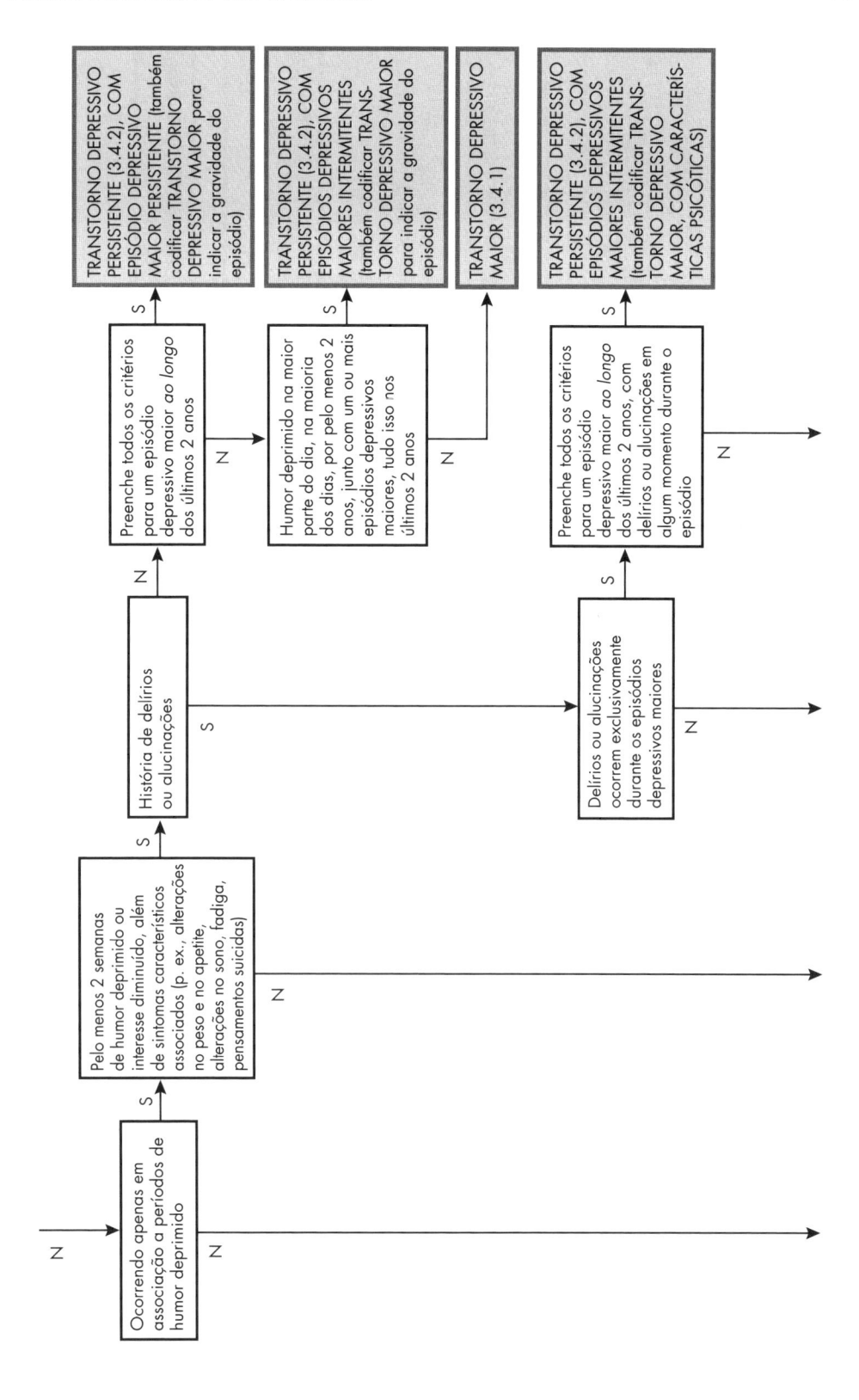

Diagnóstico diferencial por meio de algoritmos

```
[N]→ Ocorrendo apenas em associação a períodos de humor deprimido
      │S
      ↓
      Pelo menos 2 semanas de humor deprimido ou interesse diminuído, além de sintomas característicos associados (p. ex., alterações no peso e no apetite, alterações no sono, fadiga, pensamentos suicidas)
      │S
      ↓
      História de delírios ou alucinações ──S──→ Delírios ou alucinações ocorrem exclusivamente durante os episódios depressivos maiores
      │N                                          │S                                   │N
      ↓                                          ↓                                   →
      Preenche todos os critérios para um episódio depressivo maior ao longo dos últimos 2 anos    Preenche todos os critérios para um episódio depressivo maior ao longo dos últimos 2 anos, com delírios ou alucinações em algum momento durante o episódio
      │S → TRANSTORNO DEPRESSIVO PERSISTENTE (3.4.2), COM EPISÓDIO DEPRESSIVO MAIOR PERSISTENTE (também codificar TRANSTORNO DEPRESSIVO MAIOR para indicar a gravidade do episódio)
      │N
      ↓
      Humor deprimido na maior parte do dia, na maioria dos dias, por pelo menos 2 anos, junto com um ou mais episódios depressivos maiores, tudo isso nos últimos 2 anos
      │S → TRANSTORNO DEPRESSIVO PERSISTENTE (3.4.2), COM EPISÓDIOS DEPRESSIVOS MAIORES INTERMITENTES (também codificar TRANSTORNO DEPRESSIVO MAIOR para indicar a gravidade do episódio)
      │N → TRANSTORNO DEPRESSIVO MAIOR (3.4.1)

      (ramo direito): │S → TRANSTORNO DEPRESSIVO PERSISTENTE (3.4.2), COM EPISÓDIOS DEPRESSIVOS MAIORES INTERMITENTES (também codificar TRANSTORNO DEPRESSIVO MAIOR, COM CARACTERÍSTICAS PSICÓTICAS)
```

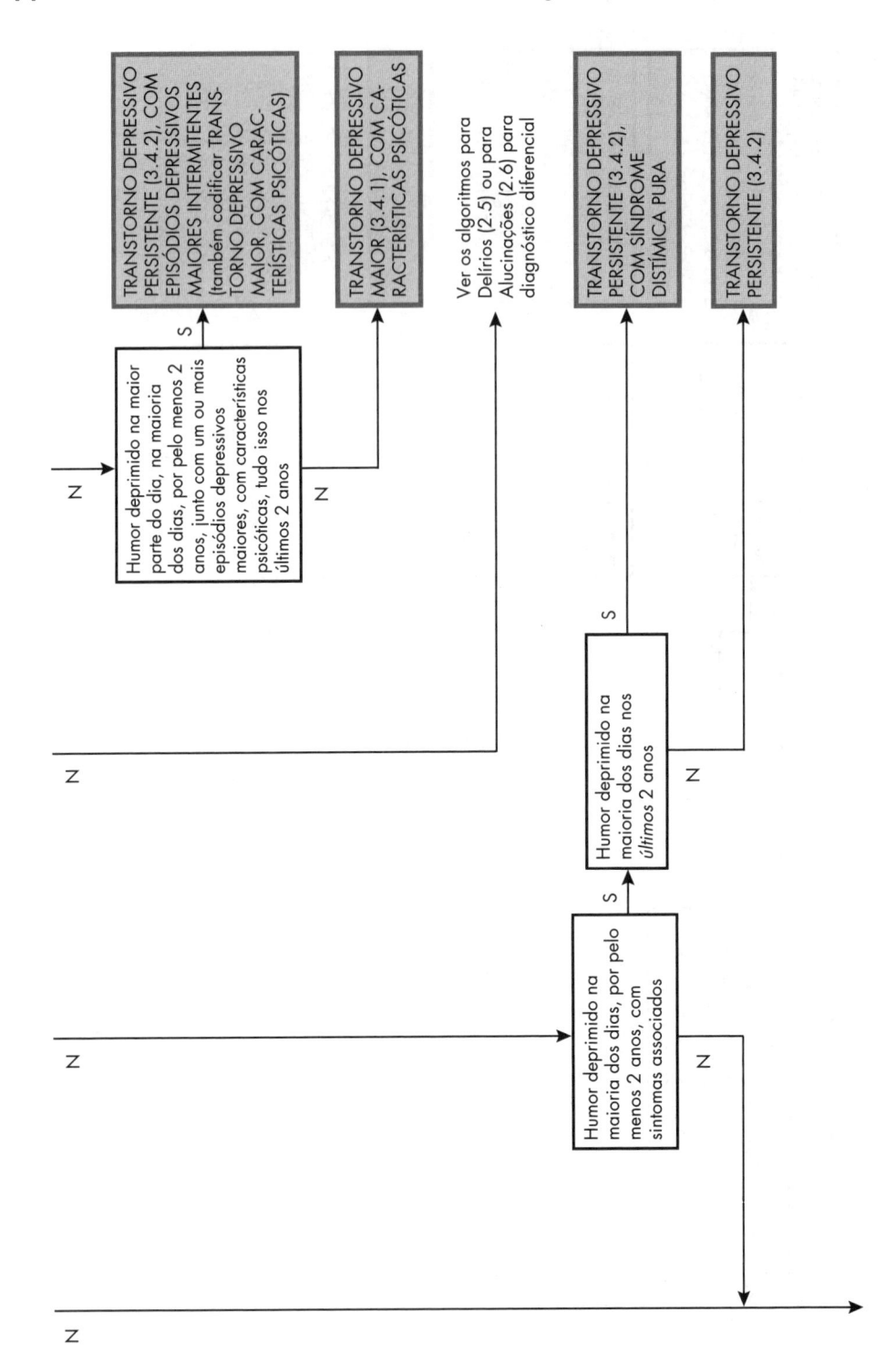

Diagnóstico diferencial por meio de algoritmos

```
                                                                    TRANSTORNO DEPRESSIVO
                                                                    PERSISTENTE (3.4.2), COM
                                                                    EPISÓDIOS DEPRESSIVOS
                                                                    MAIORES INTERMITENTES
                                                                    (também codificar TRANS-
                                                                    TORNO DEPRESSIVO
                                                                    MAIOR, COM CARAC-
                                                                    TERÍSTICAS PSICÓTICAS)

                                                                    TRANSTORNO DEPRESSIVO
                                                                    MAIOR (3.4.1), COM CA-
                                                                    RACTERÍSTICAS PSICÓTICAS

                                                                    Ver os algoritmos para
                                                                    Delírios (2.5) ou para
                                                                    Alucinações (2.6) para
                                                                    diagnóstico diferencial

                                                                    TRANSTORNO DEPRESSIVO
                                                                    PERSISTENTE (3.4.2),
                                                                    COM SÍNDROME
                                                                    DISTÍMICA PURA

                                                                    TRANSTORNO DEPRESSIVO
                                                                    PERSISTENTE (3.4.2)
```

Caixa de decisão (intermediária): Humor deprimido na maior parte do dia, na maioria dos dias, por pelo menos 2 anos, junto com um ou mais episódios depressivos maiores, com características psicóticas, tudo isso nos últimos 2 anos

Caixa de decisão: Humor deprimido na maioria dos dias nos *últimos 2 anos*

Caixa de decisão: Humor deprimido na maioria dos dias, por pelo menos 2 anos, com sintomas associados

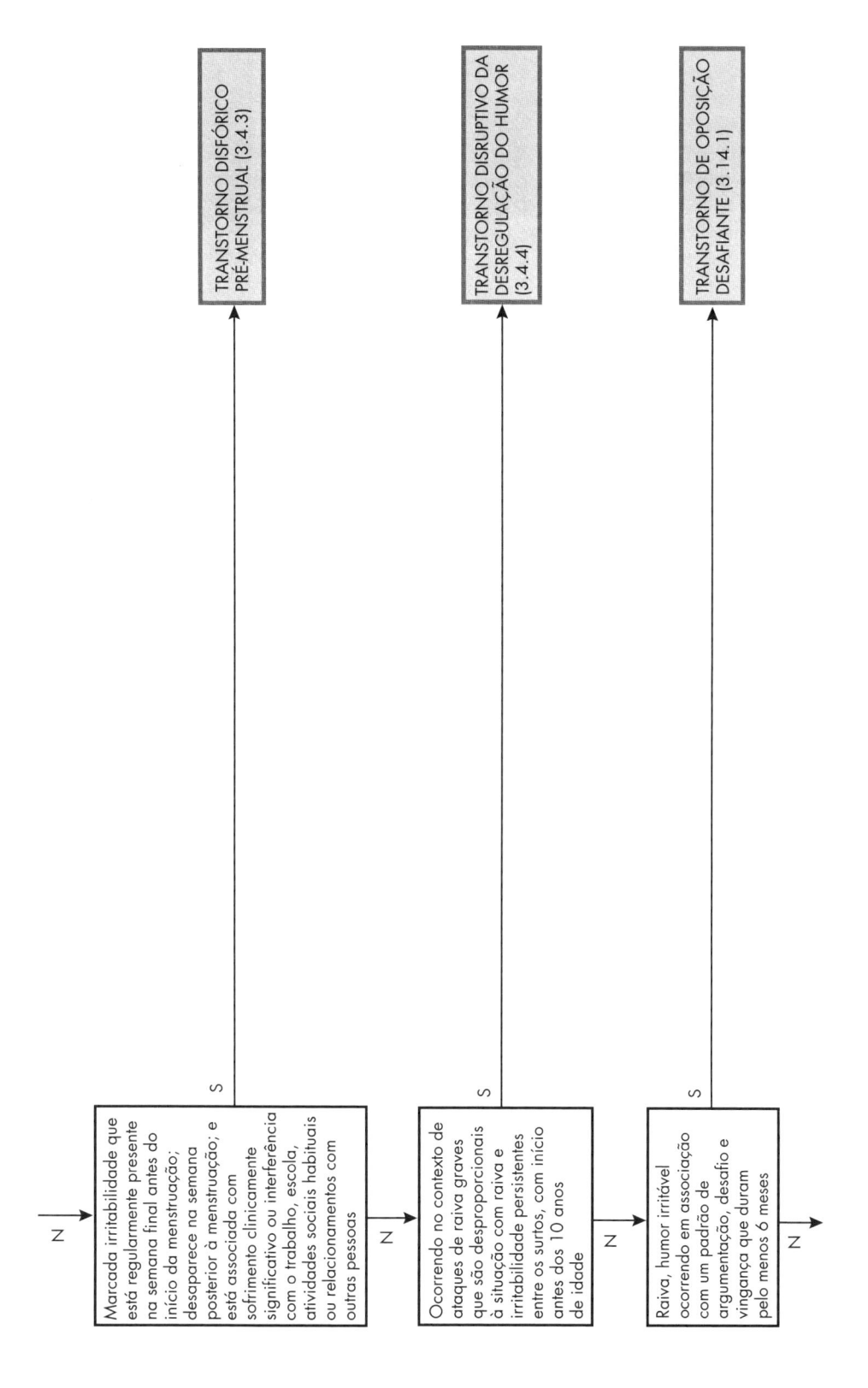

Diagnóstico diferencial por meio de algoritmos

```
                    ┌─────────────────────────┐
                    │ Marcada irritabilidade que │
                    │ está regularmente presente │
                    │ na semana final antes do   │
                    │ início da menstruação;     │
                    │ desaparece na semana       │    S    ┌──────────────────┐
N →─────────────────│ posterior à menstruação; e │────────→│ TRANSTORNO DISFÓRICO │
                    │ está associada com         │         │ PRÉ-MENSTRUAL [3.4.3] │
                    │ sofrimento clinicamente    │         └──────────────────┘
                    │ significativo ou interferência │
                    │ com o trabalho, escola,    │
                    │ atividades sociais habituais │
                    │ ou relacionamentos com     │
                    │ outras pessoas             │
                    └─────────────────────────┘
                              │ N
                              ↓
                    ┌─────────────────────────┐
                    │ Ocorrendo no contexto de   │
                    │ ataques de raiva graves    │
                    │ que são desproporcionais   │    S    ┌──────────────────────┐
                    │ à situação com raiva e     │────────→│ TRANSTORNO DISRUPTIVO DA │
                    │ irritabilidade persistentes │         │ DESREGULAÇÃO DO HUMOR │
                    │ entre os surtos, com início │         │ [3.4.4]              │
                    │ antes dos 10 anos          │         └──────────────────────┘
                    │ de idade                   │
                    └─────────────────────────┘
                              │ N
                              ↓
                    ┌─────────────────────────┐
                    │ Raiva, humor irritável     │
                    │ ocorrendo em associação    │    S    ┌──────────────────┐
                    │ com um padrão de           │────────→│ TRANSTORNO DE OPOSIÇÃO │
                    │ argumentação, desafio e    │         │ DESAFIANTE [3.14.1]  │
                    │ vingança que duram         │         └──────────────────┘
                    │ pelo menos 6 meses         │
                    └─────────────────────────┘
                              │ N
                              ↓
```

```
                                                                    ┌─ TRANSTORNO DA
                                                                    │  PERSONALIDADE
                                                                    │  BORDERLINE (3.17.5)
                                                                    │
                                          ┌─ TRANSTORNO DA           │
                                          │  PERSONALIDADE           │
                                          │  ANTISSOCIAL (3.17.4)    │
                                          │                          │
                    ┌─ TRANSTORNO DE      │                          │
                    │  ADAPTAÇÃO (3.7.2)  │                          │
                    │                     │                          │
  TRANSTORNO        │                     │                          │
  BIPOLAR E         │                     │                          │
  TRANSTORNO        │                     │                          │
  RELACIONADO       │                     │                          │
  NÃO ESPECIFICADO  │                     │                          │
  ou TRANSTORNO     │                     │                          │
  DEPRESSIVO NÃO    │                     │                          │
  ESPECIFICADO ou   │                     │                          │
  TRANSTORNO DE     │                     │                          │
  HUMOR NÃO         │                     │                          │
  ESPECIFICADO      │                     │                          │
```

Fluxograma:

→ N → **Ocorrendo como parte de um padrão persistente e difuso de instabilidade das relações interpessoais, da autoimagem e dos afetos e de impulsividade acentuada, que surge no início da vida adulta** — S → TRANSTORNO DA PERSONALIDADE BORDERLINE (3.17.5)

↓ N

Ocorrendo como parte de um padrão persistente e difuso de desconsideração e violação dos direitos das outras pessoas, que ocorre a partir dos 15 anos — S → TRANSTORNO DA PERSONALIDADE ANTISSOCIAL (3.17.4)

↓ N

Irritabilidade clinicamente significativa não abordada acima que representa uma disfunção psicológica ou biológica no indivíduo — S → **Irritabilidade em resposta a um estressor psicossocial identificável que é desproporcional à gravidade do estressor ou que causa prejuízo significativo no funcionamento**

- S → TRANSTORNO DE ADAPTAÇÃO (3.7.2)
- N → TRANSTORNO BIPOLAR E TRANSTORNO RELACIONADO NÃO ESPECIFICADO ou TRANSTORNO DEPRESSIVO NÃO ESPECIFICADO ou TRANSTORNO DE HUMOR NÃO ESPECIFICADO

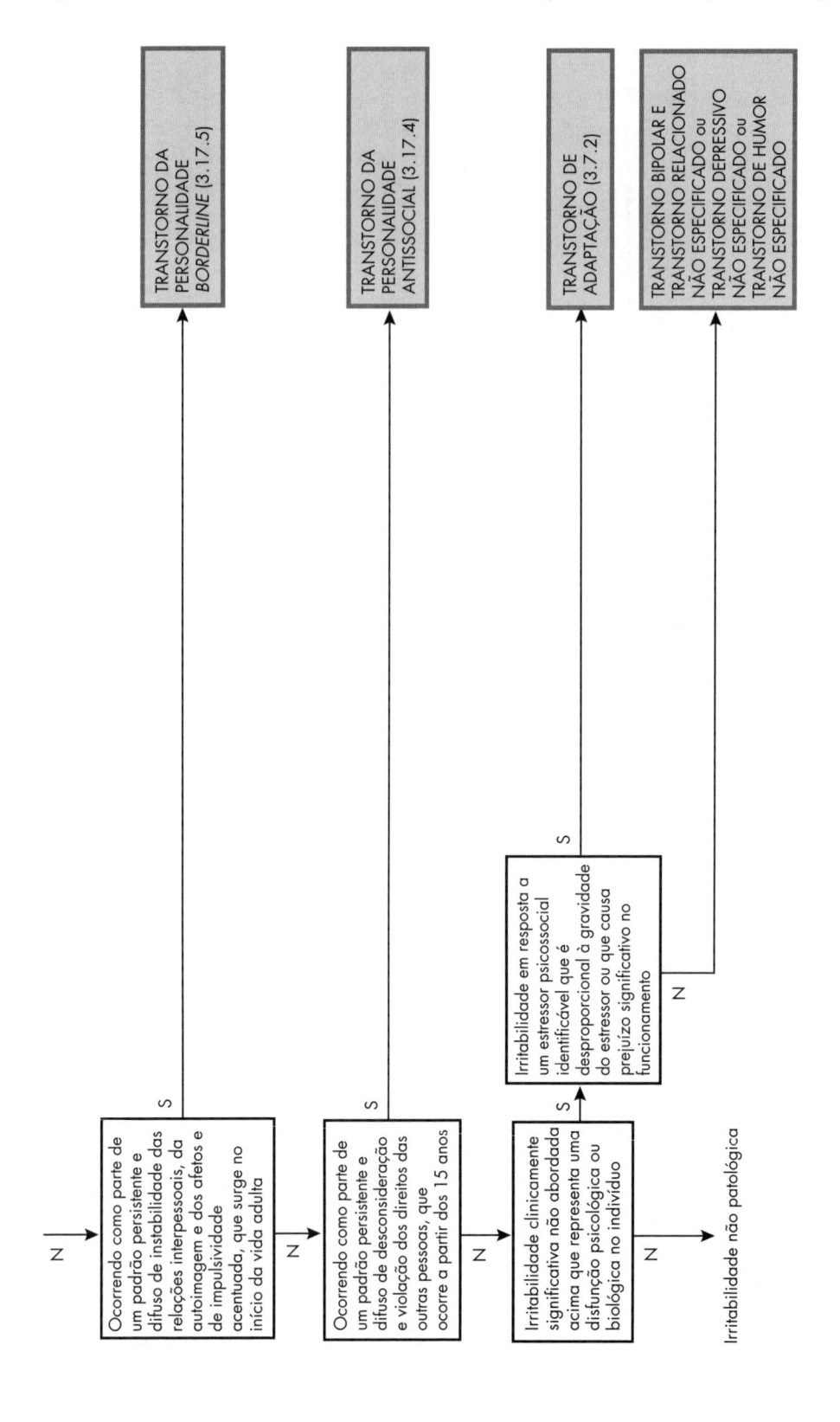

↓ N → Irritabilidade não patológica

2.10 Algoritmo de decisão para humor deprimido

O humor deprimido é um dos sintomas de apresentação mais comuns em contextos de saúde mental e é um componente de muitas condições psiquiátricas. Seu diagnóstico diferencial requer uma consideração sobre o contexto em que a depressão ocorre, bem como o agrupamento e a duração dos sintomas.

Em primeiro lugar, se deve descartar o uso de substâncias (incluindo drogas de abuso e efeitos colaterais de medicamentos) como a causa do humor deprimido. A depressão pode surgir no contexto de intoxicação por substância (p. ex., com o uso de maconha), resultar da ingestão ou abstinência de um medicamento ou ser parte da abstinência de uma substância (p. ex., cocaína). Visto que o humor deprimido é um concomitante frequente de intoxicação por substância e abstinência de substância, geralmente não requer um diagnóstico separado. Contudo, se os sintomas depressivos predominam na apresentação clínica e são suficientemente graves para justificar a atenção clínica, um diagnóstico de transtorno depressivo induzido por substância/medicamento pode ser mais apropriado do que simplesmente atribuir o diagnóstico de intoxicação por substância ou abstinência de substância. O diagnóstico diferencial entre um transtorno depressivo induzido por substância/medicamento e um não induzido por substância pode ser feito historicamente pela documentação de que o humor deprimido ocorre apenas em relação ao uso de substância/medicamento. Quando essa história não é clara, um período de abstinência costuma ser necessário para determinar se o humor deprimido desaparece após os efeitos da substância passarem. O DSM-5-TR sugere que se espere por "cerca de um mês" após a interrupção do uso de substância para ver se os sintomas de humor desaparecem espontaneamente, embora o intervalo de tempo real varie dependendo da droga e da situação clínica. Outros fatores que devem ser considerados incluem a história anterior de episódios depressivos maiores, a história familiar e a probabilidade de que esse tipo de substância, na quantidade utilizada, possa ter causado sintomas depressivos. Ver o Passo 2 Excluir etiologia ligada ao uso de substâncias (incluindo drogas de abuso, medicamentos) no Capítulo 1, Diagnóstico diferencial passo a passo. Caso os sintomas de humor persistam após um período de espera razoável, então um transtorno depressivo induzido por substância/medicamento é improvável, e o diagnóstico deve ser de transtorno depressivo não induzido por substância/medicamento.

Uma das determinações diagnósticas diferenciais mais difíceis em psiquiatria é distinguir entre os transtornos depressivos independentes e aqueles que são consequências fisiológicas diretas de uma condição médica não psiquiátrica. Sabe-se que vários distúrbios médicos não psiquiátricos causam depressão por meio de seu efeito direto sobre o cérebro. Se um comprometimento cognitivo também estiver presente, o transtorno neurocognitivo maior devido a outra condição médica deve ser considerado. É importante, contudo, não supor que o comprometimento cognitivo grave indica, necessariamente, um diagnóstico de transtorno neurocognitivo devido a outra condição médica. É possível que o comprometimento cognitivo decorrente de um episódio depressivo maior seja grave a ponto de se assemelhar a um transtorno neurocognitivo maior. Muitas vezes, apenas tempo, avaliações em série e testes terapêuticos sequenciais com antidepressivos vão confirmar se uma apresentação em particular é mais bem explicada por um transtorno neurocognitivo maior ou um episódio depressivo maior com sintomas cognitivos graves.

O próximo passo é determinar se houve algum episódio depressivo maior, maníaco ou hipomaníaco, pois o diagnóstico de um transtorno de humor episódico no DSM-5-TR depende da combinação desses episódios: o transtorno depressivo maior exige pelo menos um episódio depressivo maior e a inexistência de qualquer episódio maníaco ou hipomaníaco; o transtorno bipolar tipo I exige ao menos um episódio maníaco (com ou sem episódios depressivos maiores); e o transtorno bipolar tipo II exige ao menos um episódio hipomaníaco e ao menos um episódio depressivo maior, mas sem episódios maníacos. Primeiro, o Algoritmo 2.10 verifica a presença (ou história) de um episódio depressivo maior (i.e., um período de humor deprimido presente na maior parte do dia, quase todos os dias por pelo menos duas semanas, acompanhado por pelo menos quatro sintomas característicos como interesse diminuído, alterações do apetite e do sono, sentimentos de desvalia ou culpa e pensamentos ou comportamento suicida). No entanto, se também forem preenchidos ao mesmo tempo critérios para um episódio maníaco, o episódio é, na verdade, um episódio maníaco com características mistas em vez de um episódio depressivo maior.

A próxima questão sobre sintomas maníacos ou hipomaníacos visa determinar se o diagnóstico final será transtorno bipolar e transtornos relacionados (transtorno bipolar tipo I, transtorno bipolar tipo II ou outro transtorno bipolar e transtornos relacionados especificados/não especificados) ou um transtorno depressivo. Se em algum momento forem preenchidos critérios para um episódio maníaco, o diagnóstico final depende de haver ou não um histórico de delírios ou alucinações. Se não houver esse histórico, o diagnóstico é transtorno bipolar tipo I. Se os delírios e/ou alucinações ocorrerem exclusivamente durante os episódios maníacos, o diagnóstico é transtorno bipolar tipo I, maníaco, com características psicóticas; no entanto, se os delírios e/ou alucinações ocorrerem fora dos episódios maníacos, o diagnóstico é um dos transtornos do espectro da esquizofrenia e outros transtornos psicóticos. Se forem preenchidos critérios para um episódio hipomaníaco além do episódio depressivo maior, o diagnóstico final também depende de haver ou não um histórico de delírios ou alucinações durante os episódios depressivos maiores. Se não houver esse histórico, o diagnóstico é transtorno bipolar tipo II. Se os delírios e/ou alucinações ocorrerem exclusivamente durante os episódios depressivos maiores, o diagnóstico é transtorno bipolar tipo II, deprimido, com características psicóticas; entretanto, se os delírios e/ou alucinações ocorrerem fora dos episódios depressivos maiores, o diagnóstico final é um dos transtornos do espectro da esquizofrenia e outros transtornos psicóticos. Nos casos em que há um episódio depressivo maior com sintomas maníacos ou hipomaníacos clinicamente significativos que não preenchem os critérios para um episódio maníaco ou hipomaníaco, o diagnóstico final também depende de haver ou não um histórico de delírios ou alucinações. Se não houver, o diagnóstico é outro transtorno bipolar e transtornos relacionados especificados/não especificados mais transtorno depressivo maior. Se os delírios e/ou alucinações ocorrerem exclusivamente durante episódios depressivos maiores, o diagnóstico é outro transtorno bipolar e transtornos relacionados especificados/não especificados mais transtorno depressivo maior com características psicóticas; e se este não for o caso, o diagnóstico é um dos transtornos do espectro da esquizofrenia e outros transtornos psicóticos. Por fim, se houver dois anos ou mais de vários períodos de sintomas hipomaníacos e numerosos períodos de sintomas depressivos (sem histórico de episódios depressivos maiores, maníacos ou hipomaníacos), o diagnóstico é transtorno ciclotímico.

Uma vez que a presença de sintomas maníacos e hipomaníacos durante a vida tenha sido eliminada, os pontos de decisão restantes no algoritmo determinam qual transtorno depressivo explica melhor a apresentação sintomática. Naqueles casos em que foram preenchidos critérios para um episódio depressivo maior, o diagnóstico final depende de haver ou não um histórico de delírios ou alucinações e se o transtorno depressivo é "persistente" (i.e., duração de dois anos ou mais). Se não houver histórico de delírios ou alucinações e se o transtorno depressivo não for persistente, o diagnóstico é simplesmente transtorno depressivo maior. No entanto, se houver um período de humor deprimido na maior parte do dia, na maioria dos dias, por pelo menos dois anos, é feito um diagnóstico adicional de transtorno depressivo persistente com episódio depressivo maior persistente se forem preenchidos critérios para um episódio depressivo maior por todo o período de dois anos; de modo alternativo, seria feito um diagnóstico de transtorno depressivo persistente com episódios depressivos maiores intermitentes para indicar a cronicidade da depressão. Se houver um histórico de delírios ou alucinações ocorrendo exclusivamente durante os episódios depressivos maiores, é diagnosticado um transtorno depressivo maior com características psicóticas em lugar de um transtorno depressivo maior (i.e., transtorno depressivo maior com características psicóticas mais transtorno depressivo persistente, com episódio depressivo maior persistente; transtorno depressivo maior mais transtorno depressivo persistente, com episódios depressivos maiores intermitentes; ou transtorno depressivo maior com características psicóticas). Se os delírios ou alucinações ocorrerem fora dos episódios depressivos maiores, ver o Algoritmo de decisão para delírios (2.5) ou o Algoritmo de decisão para alucinações (2.6) a fim de determinar o diagnóstico diferencial, cujo transtorno mais aplicável é o transtorno do espectro da esquizofrenia e outros transtornos psicóticos.

Um diagnóstico de transtorno depressivo persistente, com síndrome distímica pura, por si só é justificado por apresentações caracterizadas por depressão crônica persistente, por pelo menos dois anos, que estejam consistentemente abaixo do limiar para um episódio depressivo maior (chamado, na edição anterior do DSM, de "distimia"). Períodos de humor deprimido que estão regularmente presentes na última semana antes do início da menstruação e que desaparecem na semana após ela ter ocorrido são diagnosticados como transtorno disfórico pré-menstrual.

Por fim, se a depressão não for adequadamente explicada por nenhum dos pontos de decisão do algoritmo até esse ponto, ainda se pode justificar um diagnóstico do DSM-5-TR. Se a depressão for uma manifestação sintomática de uma resposta mal adaptativa a um estressor psicossocial identificável, um diagnóstico de transtorno de adaptação com humor deprimido pode se aplicar. Caso contrário, e se a depressão for clinicamente significativa e representar uma disfunção psicológica ou biológica no indivíduo (sendo, assim, considerada como um transtorno mental), a categoria residual de outro transtorno depressivo especificado/não especificado pode se aplicar. Do contrário, a depressão deve ser considerada parte da melancolia cotidiana "normal", e não um indicativo de transtorno mental.

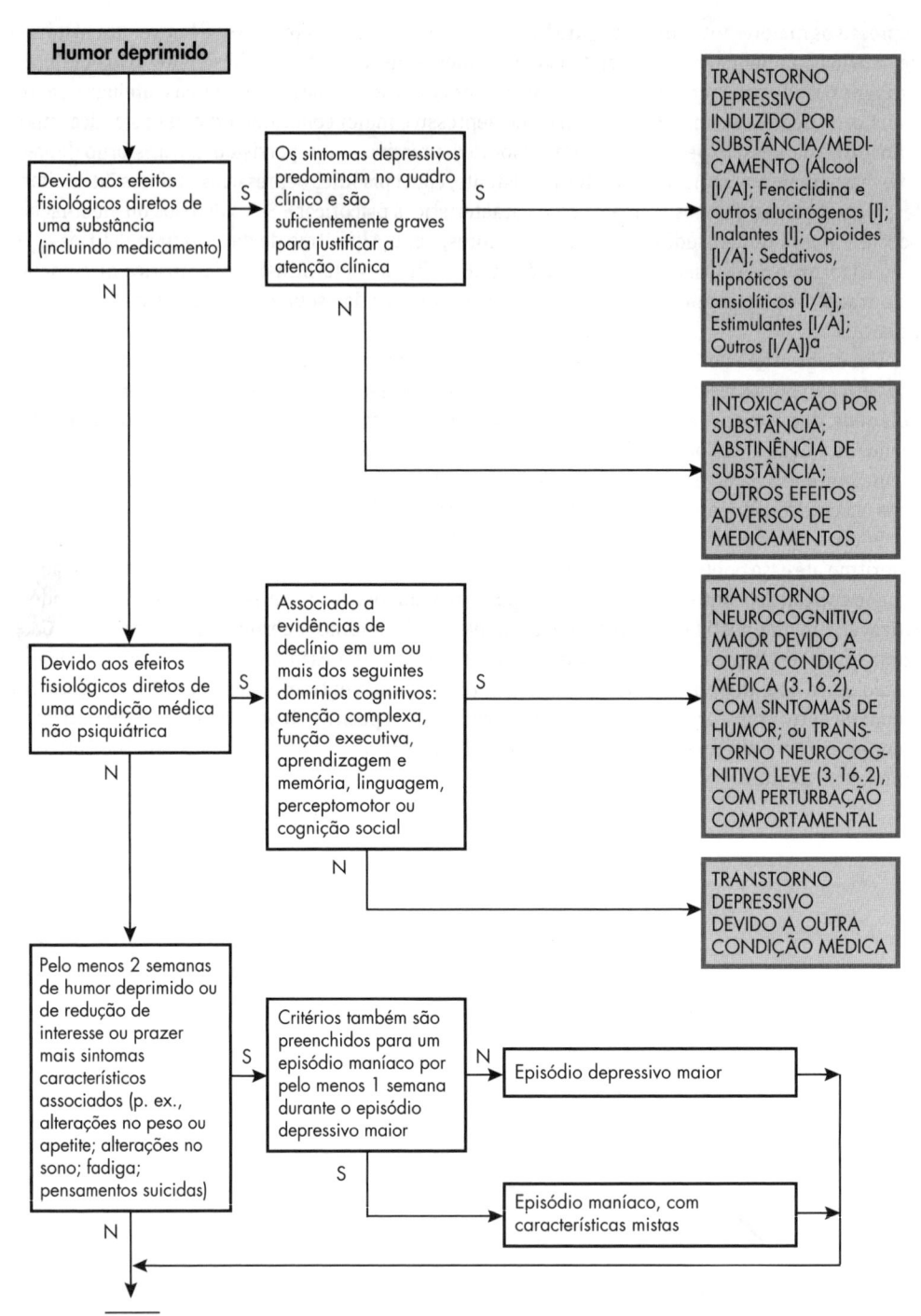

Diagnóstico diferencial por meio de algoritmos

Humor deprimido

→ Devido aos efeitos fisiológicos diretos de uma substância (incluindo medicamento) —S→ Os sintomas depressivos predominam no quadro clínico e são suficientemente graves para justificar a atenção clínica —S→ **TRANSTORNO DEPRESSIVO INDUZIDO POR SUBSTÂNCIA/MEDICAMENTO** (Álcool [I/A]; Fenciclidina e outros alucinógenos [I]; Inalantes [I]; Opioides [I/A]; Sedativos, hipnóticos ou ansiolíticos [I/A]; Estimulantes [I/A]; Outros [I/A])[a]

↓ N (do segundo bloco) → **INTOXICAÇÃO POR SUBSTÂNCIA; ABSTINÊNCIA DE SUBSTÂNCIA; OUTROS EFEITOS ADVERSOS DE MEDICAMENTOS**

↓ N

Devido aos efeitos fisiológicos diretos de uma condição médica não psiquiátrica —S→ Associado a evidências de declínio em um ou mais dos seguintes domínios cognitivos: atenção complexa, função executiva, aprendizagem e memória, linguagem, perceptomotor ou cognição social —S→ **TRANSTORNO NEUROCOGNITIVO MAIOR DEVIDO A OUTRA CONDIÇÃO MÉDICA (3.16.2), COM SINTOMAS DE HUMOR; ou TRANSTORNO NEUROCOGNITIVO LEVE (3.16.2), COM PERTURBAÇÃO COMPORTAMENTAL**

↓ N → **TRANSTORNO DEPRESSIVO DEVIDO A OUTRA CONDIÇÃO MÉDICA**

↓ N

Pelo menos 2 semanas de humor deprimido ou de redução de interesse ou prazer mais sintomas característicos associados (p. ex., alterações no peso ou apetite; alterações no sono; fadiga; pensamentos suicidas) —S→ Critérios também são preenchidos para um episódio maníaco por pelo menos 1 semana durante o episódio depressivo maior —N→ **Episódio depressivo maior**

↓ S → **Episódio maníaco, com características mistas**

↓ N

---

[a] I, ocorrendo durante Intoxicação por substância; I/A, ocorrendo durante Intoxicação ou Abstinência de substância, conforme indicado no DSM-5-TR, Tabela 1, Diagnósticos associados com classes de substâncias, p. 545.

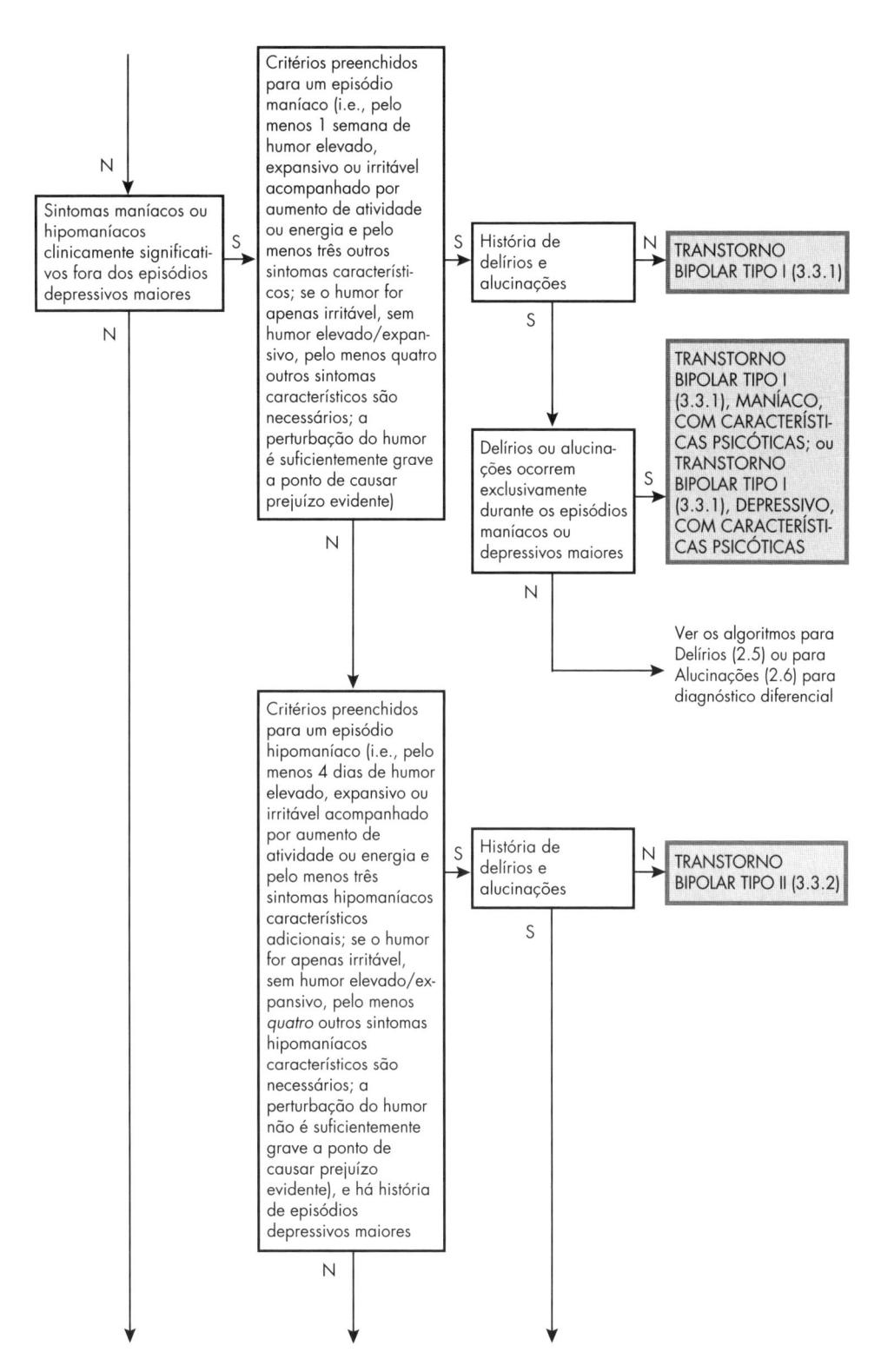

Diagnóstico diferencial por meio de algoritmos

```
                    ↓ N
┌──────────────────────┐      ┌──────────────────────────┐
│ Sintomas maníacos ou │      │ Critérios preenchidos     │
│ hipomaníacos         │      │ para um episódio          │
│ clinicamente signifi-│──S──→│ maníaco (i.e., pelo       │
│ cativos fora dos     │      │ menos 1 semana de         │      ┌──────────────┐      ┌──────────────────┐
│ episódios            │      │ humor elevado,            │      │ História de  │      │ TRANSTORNO       │
│ depressivos maiores  │      │ expansivo ou irritável    │──S──→│ delírios e   │──N──→│ BIPOLAR TIPO I   │
└──────────────────────┘      │ acompanhado por           │      │ alucinações  │      │ (3.3.1)          │
         │ N                  │ aumento de atividade      │      └──────────────┘      └──────────────────┘
         │                    │ ou energia e pelo          │             │ S
         │                    │ menos três outros          │             ↓
         │                    │ sintomas característi-     │                                   ┌──────────────────┐
         │                    │ cos; se o humor for        │      ┌──────────────────┐         │ TRANSTORNO       │
         │                    │ apenas irritável, sem      │      │ Delírios ou alucina-│       │ BIPOLAR TIPO I   │
         │                    │ humor elevado/expan-       │      │ ções ocorrem      │         │ (3.3.1), MANÍACO,│
         │                    │ sivo, pelo menos quatro    │      │ exclusivamente    │         │ COM CARACTERÍSTI-│
         │                    │ outros sintomas            │      │ durante os episódios│──S──→ │ CAS PSICÓTICAS; ou│
         │                    │ característicos são        │      │ maníacos ou       │         │ TRANSTORNO       │
         │                    │ necessários; a             │      │ depressivos maiores│        │ BIPOLAR TIPO I   │
         │                    │ perturbação do humor       │      └──────────────────┘         │ (3.3.1), DEPRESSIVO,│
         │                    │ é suficientemente grave    │             │ N                    │ COM CARACTERÍSTI-│
         │                    │ a ponto de causar          │             ↓                      │ CAS PSICÓTICAS   │
         │                    │ prejuízo evidente)         │                                   └──────────────────┘
         │                    └──────────────────────┘
         │                             │ N                                                  Ver os algoritmos para
         │                             ↓                                                    Delírios (2.5) ou para
         │                                                                              ──→ Alucinações (2.6) para
         │                    ┌──────────────────────┐                                     diagnóstico diferencial
         │                    │ Critérios preenchidos │
         │                    │ para um episódio      │
         │                    │ hipomaníaco (i.e., pelo│
         │                    │ menos 4 dias de humor │
         │                    │ elevado, expansivo ou │
         │                    │ irritável acompanhado │
         │                    │ por aumento de         │
         │                    │ atividade ou energia e │      ┌──────────────┐      ┌──────────────────┐
         │                    │ pelo menos três        │      │ História de  │      │ TRANSTORNO       │
         │                    │ sintomas hipomaníacos  │──S──→│ delírios e   │──N──→│ BIPOLAR TIPO II  │
         │                    │ característicos        │      │ alucinações  │      │ (3.3.2)          │
         │                    │ adicionais; se o humor │      └──────────────┘      └──────────────────┘
         │                    │ for apenas irritável,  │             │ S
         │                    │ sem humor elevado/ex-  │             ↓
         │                    │ pansivo, pelo menos    │
         │                    │ quatro outros sintomas │
         │                    │ hipomaníacos           │
         │                    │ característicos são    │
         │                    │ necessários; a         │
         │                    │ perturbação do humor   │
         │                    │ não é suficientemente  │
         │                    │ grave a ponto de       │
         │                    │ causar prejuízo        │
         │                    │ evidente), e há história│
         │                    │ de episódios           │
         │                    │ depressivos maiores    │
         │                    └──────────────────────┘
         │                             │ N
         ↓                             ↓                         ↓
```

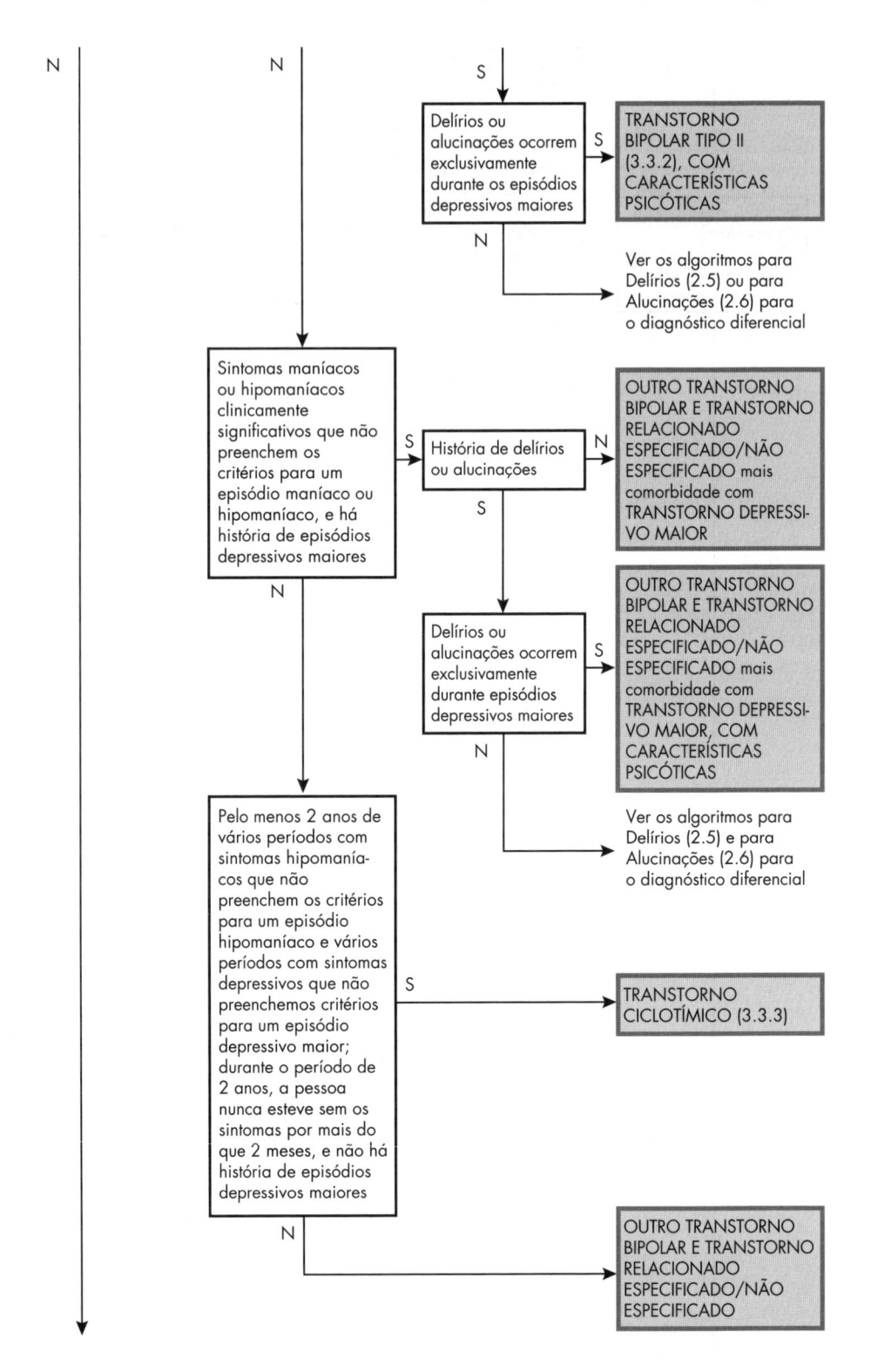

```
         N                   N              S
         │                   │              ▼
         │                   │      ┌──────────────┐
         │                   │      │ Delírios ou  │      ┌────────────────┐
         │                   │      │ alucinações  │  S   │ TRANSTORNO     │
         │                   │      │ ocorrem      │─────▶│ BIPOLAR TIPO II│
         │                   │      │ exclusivamente      │ (3.3.2), COM   │
         │                   │      │ durante os   │      │ CARACTERÍSTICAS│
         │                   │      │ episódios    │      │ PSICÓTICAS     │
         │                   │      │ depressivos  │      └────────────────┘
         │                   │      │ maiores      │
         │                   │      └──────┬───────┘
         │                   │             │ N          Ver os algoritmos para
         │                   │             │            Delírios (2.5) ou para
         │                   │             │            Alucinações (2.6) para
         │                   │             ▼            o diagnóstico diferencial
         │                   │
         │           ┌──────────────┐
         │           │ Sintomas maníacos │
         │           │ ou hipomaníacos   │
         │           │ clinicamente      │                  ┌──────────────────┐
         │           │ significativos que não │             │ OUTRO TRANSTORNO │
         │           │ preenchem os      │ S ┌────────────┐ N│ BIPOLAR E TRANSTORNO│
         │           │ critérios para um │──▶│ História de│──▶│ RELACIONADO    │
         │           │ episódio maníaco ou│  │ delírios   │  │ ESPECIFICADO/NÃO│
         │           │ hipomaníaco, e há │   │ ou alucinações│ ESPECIFICADO mais│
         │           │ história de episódios │ └─────┬──────┘  │ comorbidade com │
         │           │ depressivos maiores │       │ S         │ TRANSTORNO DEPRESSI-│
         │           └──────┬──────────────┘       │           │ VO MAIOR         │
         │                  │ N                    │           └──────────────────┘
         │                  │                      ▼
         │                  │            ┌──────────────┐     ┌──────────────────┐
         │                  │            │ Delírios ou  │     │ OUTRO TRANSTORNO │
         │                  │            │ alucinações  │  S  │ BIPOLAR E TRANSTORNO│
         │                  │            │ ocorrem      │────▶│ RELACIONADO      │
         │                  │            │ exclusivamente│    │ ESPECIFICADO/NÃO │
         │                  │            │ durante episódios│ │ ESPECIFICADO mais│
         │                  │            │ depressivos  │     │ comorbidade com  │
         │                  │            │ maiores      │     │ TRANSTORNO DEPRESSI-│
         │                  │            └──────┬───────┘     │ VO MAIOR, COM    │
         │                  │                   │ N           │ CARACTERÍSTICAS  │
         │                  │                   │             │ PSICÓTICAS       │
         │                  │                   │             └──────────────────┘
         │                  │                   │
         │                  │                   │             Ver os algoritmos para
         │                  │                   │             Delírios (2.5) e para
         │                  │                   │             Alucinações (2.6) para
         │                  │                   ▼             o diagnóstico diferencial
         │           ┌──────────────────┐
         │           │ Pelo menos 2 anos de │
         │           │ vários períodos com  │
         │           │ sintomas hipomanía-  │
         │           │ cos que não          │
         │           │ preenchem os critérios│
         │           │ para um episódio     │
         │           │ hipomaníaco e vários │
         │           │ períodos com sintomas│
         │           │ depressivos que não  │ S    ┌────────────────────┐
         │           │ preenchemos critérios│─────▶│ TRANSTORNO         │
         │           │ para um episódio     │      │ CICLOTÍMICO (3.3.3)│
         │           │ depressivo maior;    │      └────────────────────┘
         │           │ durante o período de │
         │           │ 2 anos, a pessoa     │
         │           │ nunca esteve sem os  │
         │           │ sintomas por mais do │
         │           │ que 2 meses, e não há│
         │           │ história de episódios│
         │           │ depressivos maiores  │
         │           └──────┬───────────────┘
         │                  │ N                       ┌──────────────────┐
         │                  │                         │ OUTRO TRANSTORNO │
         │                  └────────────────────────▶│ BIPOLAR E TRANSTORNO│
         │                                            │ RELACIONADO      │
         │                                            │ ESPECIFICADO/NÃO │
         │                                            │ ESPECIFICADO     │
         ▼                                            └──────────────────┘
```

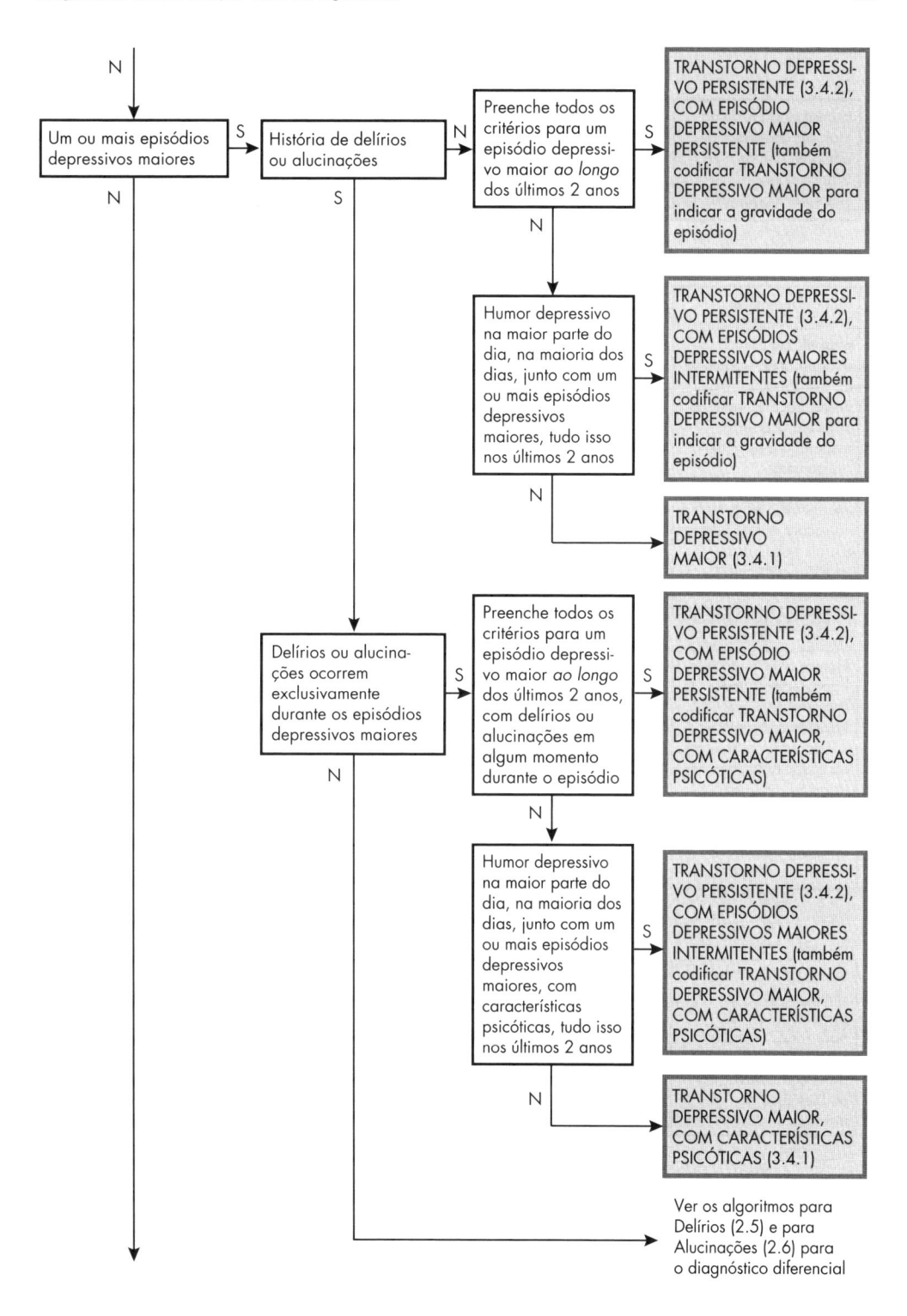

Diagnóstico diferencial por meio de algoritmos

```
              N
              ↓
┌──────────────┐  S   ┌──────────────┐  N   ┌──────────────┐  S   ┌────────────────────────┐
│ Um ou mais   │────▶│ História de  │────▶│ Preenche todos│────▶│ TRANSTORNO DEPRESSI-   │
│ episódios    │     │ delírios ou  │     │ os critérios  │     │ VO PERSISTENTE (3.4.2),│
│ depressivos  │     │ alucinações  │     │ para um       │     │ COM EPISÓDIO           │
│ maiores      │     └──────────────┘     │ episódio      │     │ DEPRESSIVO MAIOR       │
└──────────────┘            │ S           │ depressivo    │     │ PERSISTENTE (também    │
        │ N                 │             │ maior ao longo│     │ codificar TRANSTORNO   │
        ↓                   │             │ dos últimos   │     │ DEPRESSIVO MAIOR para  │
                            │             │ 2 anos        │     │ indicar a gravidade do │
                            │             └──────────────┘      │ episódio)              │
                            │                    │ N            └────────────────────────┘
                            │                    ↓
                            │             ┌──────────────┐  S   ┌────────────────────────┐
                            │             │ Humor depres-│────▶│ TRANSTORNO DEPRESSI-   │
                            │             │ sivo na maior│     │ VO PERSISTENTE (3.4.2),│
                            │             │ parte do dia,│     │ COM EPISÓDIOS          │
                            │             │ na maioria   │     │ DEPRESSIVOS MAIORES    │
                            │             │ dos dias,    │     │ INTERMITENTES (também  │
                            │             │ junto com um │     │ codificar TRANSTORNO   │
                            │             │ ou mais      │     │ DEPRESSIVO MAIOR para  │
                            │             │ episódios    │     │ indicar a gravidade do │
                            │             │ depressivos  │     │ episódio)              │
                            │             │ maiores,     │     └────────────────────────┘
                            │             │ tudo isso    │
                            │             │ nos últimos  │
                            │             │ 2 anos       │
                            │             └──────────────┘
                            │                    │ N
                            │                    ↓      ┌────────────────────────┐
                            │                    └────▶│ TRANSTORNO             │
                            │                          │ DEPRESSIVO             │
                            │                          │ MAIOR (3.4.1)          │
                            │                          └────────────────────────┘
                            ↓
                     ┌──────────────┐  S   ┌──────────────┐  S   ┌────────────────────────┐
                     │ Delírios ou  │────▶│ Preenche todos│────▶│ TRANSTORNO DEPRESSI-   │
                     │ alucinações  │     │ os critérios  │     │ VO PERSISTENTE (3.4.2),│
                     │ ocorrem      │     │ para um       │     │ COM EPISÓDIO           │
                     │ exclusivamen-│     │ episódio      │     │ DEPRESSIVO MAIOR       │
                     │ te durante os│     │ depressivo    │     │ PERSISTENTE (também    │
                     │ episódios    │     │ maior ao longo│     │ codificar TRANSTORNO   │
                     │ depressivos  │     │ dos últimos   │     │ DEPRESSIVO MAIOR,      │
                     │ maiores      │     │ 2 anos, com   │     │ COM CARACTERÍSTICAS    │
                     └──────────────┘     │ delírios ou   │     │ PSICÓTICAS)            │
                            │ N           │ alucinações   │     └────────────────────────┘
                            │             │ em algum      │
                            │             │ momento       │
                            │             │ durante o     │
                            │             │ episódio      │
                            │             └──────────────┘
                            │                    │ N
                            │                    ↓
                            │             ┌──────────────┐  S   ┌────────────────────────┐
                            │             │ Humor depres-│────▶│ TRANSTORNO DEPRESSI-   │
                            │             │ sivo na maior│     │ VO PERSISTENTE (3.4.2),│
                            │             │ parte do dia,│     │ COM EPISÓDIOS          │
                            │             │ na maioria   │     │ DEPRESSIVOS MAIORES    │
                            │             │ dos dias,    │     │ INTERMITENTES (também  │
                            │             │ junto com um │     │ codificar TRANSTORNO   │
                            │             │ ou mais      │     │ DEPRESSIVO MAIOR,      │
                            │             │ episódios    │     │ COM CARACTERÍSTICAS    │
                            │             │ depressivos  │     │ PSICÓTICAS)            │
                            │             │ maiores, com │     └────────────────────────┘
                            │             │ característi-│
                            │             │ cas psicóti- │
                            │             │ cas, tudo    │
                            │             │ isso nos     │
                            │             │ últimos 2    │
                            │             │ anos         │
                            │             └──────────────┘
                            │                    │ N
                            │                    ↓      ┌────────────────────────┐
                            │                    └────▶│ TRANSTORNO             │
                            │                          │ DEPRESSIVO MAIOR,      │
                            │                          │ COM CARACTERÍSTICAS    │
                            │                          │ PSICÓTICAS (3.4.1)     │
                            │                          └────────────────────────┘
                            │
                            │                          Ver os algoritmos para
                            └────────────────────────▶ Delírios (2.5) e para
                            ↓                          Alucinações (2.6) para
                                                       o diagnóstico diferencial
```

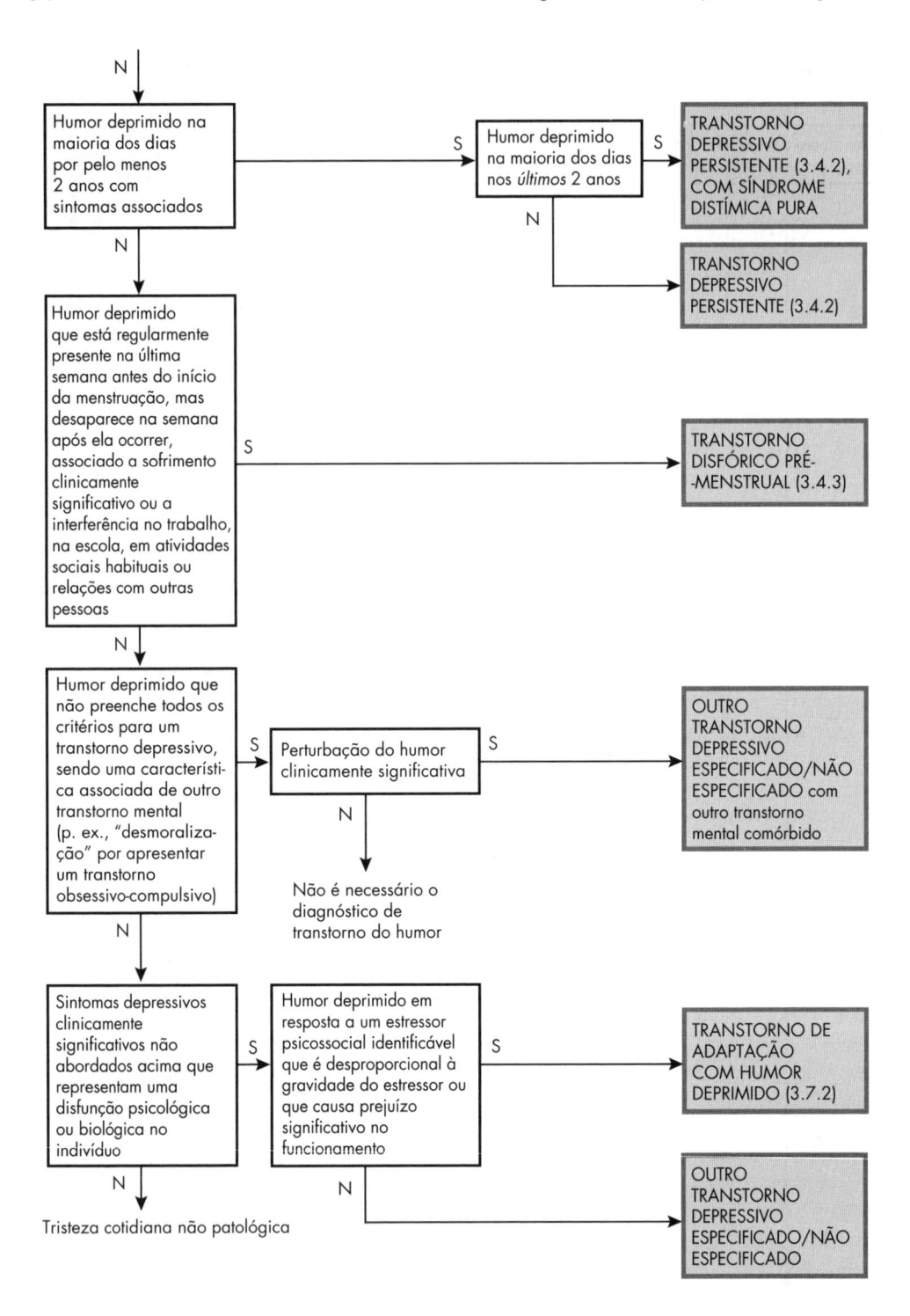

```
                    N │
                      ▼
        ┌─────────────────────┐                    ┌─────────────────┐          ┌──────────────────┐
        │ Humor deprimido na  │                    │ Humor deprimido │    S     │ TRANSTORNO       │
        │ maioria dos dias    │         S          │ na maioria dos  │─────────▶│ DEPRESSIVO       │
        │ por pelo menos      │──────────────────▶ │ dias nos        │          │ PERSISTENTE      │
        │ 2 anos com          │                    │ últimos 2 anos  │          │ (3.4.2), COM     │
        │ sintomas associados │                    └─────────────────┘          │ SÍNDROME         │
        └─────────────────────┘                           │ N                   │ DISTÍMICA PURA   │
                    │ N                                   │                     └──────────────────┘
                    ▼                                     │                     ┌──────────────────┐
                                                          │                     │ TRANSTORNO       │
                                                          └────────────────────▶│ DEPRESSIVO       │
                                                                                │ PERSISTENTE      │
                                                                                │ (3.4.2)          │
                                                                                └──────────────────┘
```

┌─────────────────────────┐
│ Humor deprimido   │
│ que está regularmente   │
│ presente na última   │
│ semana antes do início │
│ da menstruação, mas   │
│ desaparece na semana   │
│ após ela ocorrer,   │
│ associado a sofrimento │   S   ┌──────────────────┐
│ clinicamente   │──▶│ TRANSTORNO   │
│ significativo ou a   │   │ DISFÓRICO PRÉ-   │
│ interferência no   │   │ -MENSTRUAL   │
│ trabalho, na escola,   │   │ (3.4.3)   │
│ em atividades sociais   │   └──────────────────┘
│ habituais ou relações   │
│ com outras pessoas   │
└─────────────────────────┘
            │ N
            ▼

┌──────────────────────┐   ┌──────────────────┐
│ Humor deprimido que │   │ OUTRO   │
│ não preenche todos   │   ┌──────────────────┐   │ TRANSTORNO   │
│ os critérios para um │   S   │ Perturbação do   │   S   │ DEPRESSIVO   │
│ transtorno depressivo│──────────▶│ humor clinica-   │──────────────────────▶│ ESPECIFICADO/NÃO │
│ sendo uma caracterís-│   │ mente   │   │ ESPECIFICADO com │
│ tica associada de   │   │ significativa   │   │ outro transtorno │
│ outro transtorno   │   └──────────────────┘   │ mental comórbido │
│ mental (p. ex.,   │   │ N   └──────────────────┘
│ "desmoralização"   │   ▼
│ por apresentar um   │   Não é necessário o
│ transtorno   │   diagnóstico de
│ obsessivo-compulsivo)│   transtorno do humor
└──────────────────────┘
            │ N
            ▼

┌──────────────────────┐   ┌──────────────────────┐   ┌──────────────────┐
│ Sintomas depressivos │   │ Humor deprimido em   │   │ TRANSTORNO DE   │
│ clinicamente   │   │ resposta a um   │   │ ADAPTAÇÃO   │
│ significativos não   │ S │ estressor psicos-   │   S   │ COM HUMOR   │
│ abordados acima que │──▶│ social identificável │──────────────────────────▶│ DEPRIMIDO   │
│ representam uma   │   │ que é desproporcional│   │ (3.7.2)   │
│ disfunção psicológica│   │ à gravidade do   │   └──────────────────┘
│ ou biológica no   │   │ estressor ou que   │
│ indivíduo   │   │ causa prejuízo   │
└──────────────────────┘   │ significativo no   │
            │ N   │ funcionamento   │
            ▼   └──────────────────────┘   ┌──────────────────┐
  Tristeza cotidiana   │ N   │ OUTRO   │
  não patológica   │   │ TRANSTORNO   │
                                      └──────────────────────────────────────▶│ DEPRESSIVO   │
                                                                                │ ESPECIFICADO/NÃO │
                                                                                │ ESPECIFICADO   │
                                                                                └──────────────────┘

2.11 Algoritmo de decisão para ideação ou comportamento suicida

Quando o clínico está avaliando a suicidalidade, é importante determinar a urgência dos pensamentos suicidas atuais, o grau no qual planos definidos foram formulados e executados, a disponibilidade de um meio para sua execução, a letalidade do método, a urgência do impulso, a presença de sintomas psicóticos, a história de pensamentos e tentativas suicidas anteriores, a história familiar de comportamento suicida e o uso presente e prévio de substâncias. O grau de suicidalidade apresenta um contínuo, indo de desejos recorrentes de morrer, passando por sentimentos de que os outros ficariam melhores caso a pessoa estivesse morta ("pensamentos suicidas passivos") e pela formulação de planos suicidas, chegando a comportamentos suicidas evidentes.

O comportamento suicida é explicitamente mencionado nos critérios diagnósticos de apenas quatro condições (transtorno bipolar tipo I, transtorno bipolar tipo II e transtorno depressivo maior [no Critério A9 do componente de episódio depressivo maior] e Critério 5 no transtorno da personalidade *borderline*), potencialmente gerando a impressão errada de que o comportamento suicida não é uma preocupação central em outras condições como esquizofrenia, transtornos por uso de substâncias e transtorno de estresse pós-traumático, cada uma delas estando associada a taxas elevadas de comportamento suicida. Aproveitando o fato de que a classificação CID-10-MC inclui códigos para registrar a presença de sintomas psiquiátricos, o Capítulo Outras Condições que Podem Ser Foco da Atenção Clínica no DSM-5-TR fornece códigos da CID-10-MC para indicar comportamento suicida atual, além de uma história de comportamento suicida. Esses códigos de sintomas podem ser usados além dos códigos para o transtorno mental em particular que se considera estar associado ao comportamento suicida, ou podem ser usados como códigos isolados se não houver transtorno mental associado. Por consequência, este algoritmo começa atribuindo o código para o comportamento suicida atual se houver comportamento potencialmente autolesivo com ao menos alguma intenção de morrer (i.e., a definição de comportamento suicida) e depois continua o diagnóstico diferencial entre os transtornos mais comumente associados ao comportamento suicida.

Como o comportamento suicida é parte dos critérios diagnósticos para um episódio depressivo maior, a maioria das pessoas associa o suicídio mais intimamente aos transtornos do humor. Por essa razão, o quarto e o quinto ramos do algoritmo oferecem "mini diagnósticos diferenciais" dessas condições do DSM-5-TR associadas ao humor deprimido e à ideação/comportamento suicida e daquelas associadas a uma mistura concomitante de sintomas depressivos e maníacos (os chamados estados mistos). Conforme este algoritmo de decisão ilustra, embora a ideação suicida seja um aspecto característico dos transtornos do humor, ela deve ser considerada no manejo de um gama de transtornos do DSM-5-TR. Além disso, o risco de suicídio aumenta drasticamente quando o indivíduo apresenta mais do que um transtorno, pois cada condição pode contribuir independentemente para o risco (p. ex., uma combinação bastante comum e perigosa é transtorno depressivo maior, transtorno por uso de álcool e transtorno da personalidade *borderline*).

O comportamento suicida pode estar associado a sintomas que não sejam o humor deprimido. Por exemplo, o comportamento suicida pode ocorrer sob a direção de delírios ou de alucinações de comando (p. ex., na esquizofrenia, no transtorno bipolar com características psicóticas ou no transtorno depressivo maior com características psicóticas), estar relacionado à confusão ou a outro prejuízo cognitivo (p. ex., no *delirium*, no transtorno neurocognitivo maior, na intoxicação por substância ou na abstinência de substância) ou resultar de uma desinibição (p. ex., em um episódio maníaco ou em uma intoxicação por substância). As pessoas com transtornos da personalidade antissocial ou *borderline* apresentam um risco de 5–10% de suicídio bem-sucedido, talvez resultando de impulsividade, humores lábeis, baixa tolerância à frustração e altas taxas de uso de substância, características de indivíduos com esses transtornos. De forma semelhante, o transtorno da conduta é um preditor importante do suicídio em adolescentes, particularmente quando acompanhado por uso de substâncias e sintomas de humor.

A avaliação da ideação ou do comportamento suicida deve levar em consideração o fato de que tais sintomas são, às vezes, simulados como forma de obter internação hospitalar ou de "resolver" outros problemas. Os pacientes aprendem rapidamente o poder de dizer a frase "Eu quero me matar" como uma forma de influenciar clínicos, familiares e outros indivíduos importantes em suas vidas. Na simulação, a motivação do paciente é alguma recompensa externa óbvia (p. ex., conseguir ser transferido da prisão para o hospital, conseguir um lugar para passar a noite). Por outro lado, embora a motivação presumida no transtorno factício seja uma necessidade psicológica de adotar o papel de doente, não é necessário determinar a motivação da pessoa para fazer o diagnóstico, desde que seu comportamento seja evidente mesmo na ausência de recompensas externas. O transtorno de adaptação se aplica àqueles indivíduos que desenvolvem ideação ou comportamento suicida em resposta a estressores psicossociais identificáveis e na ausência de outros sintomas que atendam os critérios para um transtorno específico do DSM-5-TR que explicaria a ideação ou comportamento suicida. Esse diagnóstico é mais comumente usado para descrever o comportamento suicida em adolescentes.

Outra possibilidade é a de que, em certas circunstâncias extremas (p. ex., uma doença terminal intratável), o desejo de se matar pode não representar necessariamente um transtorno mental. Contudo, antes que um clínico chegue a essa conclusão, uma avaliação completa é necessária para eliminar todas as outras causas mais tratáveis da ideação suicida (p. ex., depressão, dor, insônia, psicose, *delirium*).

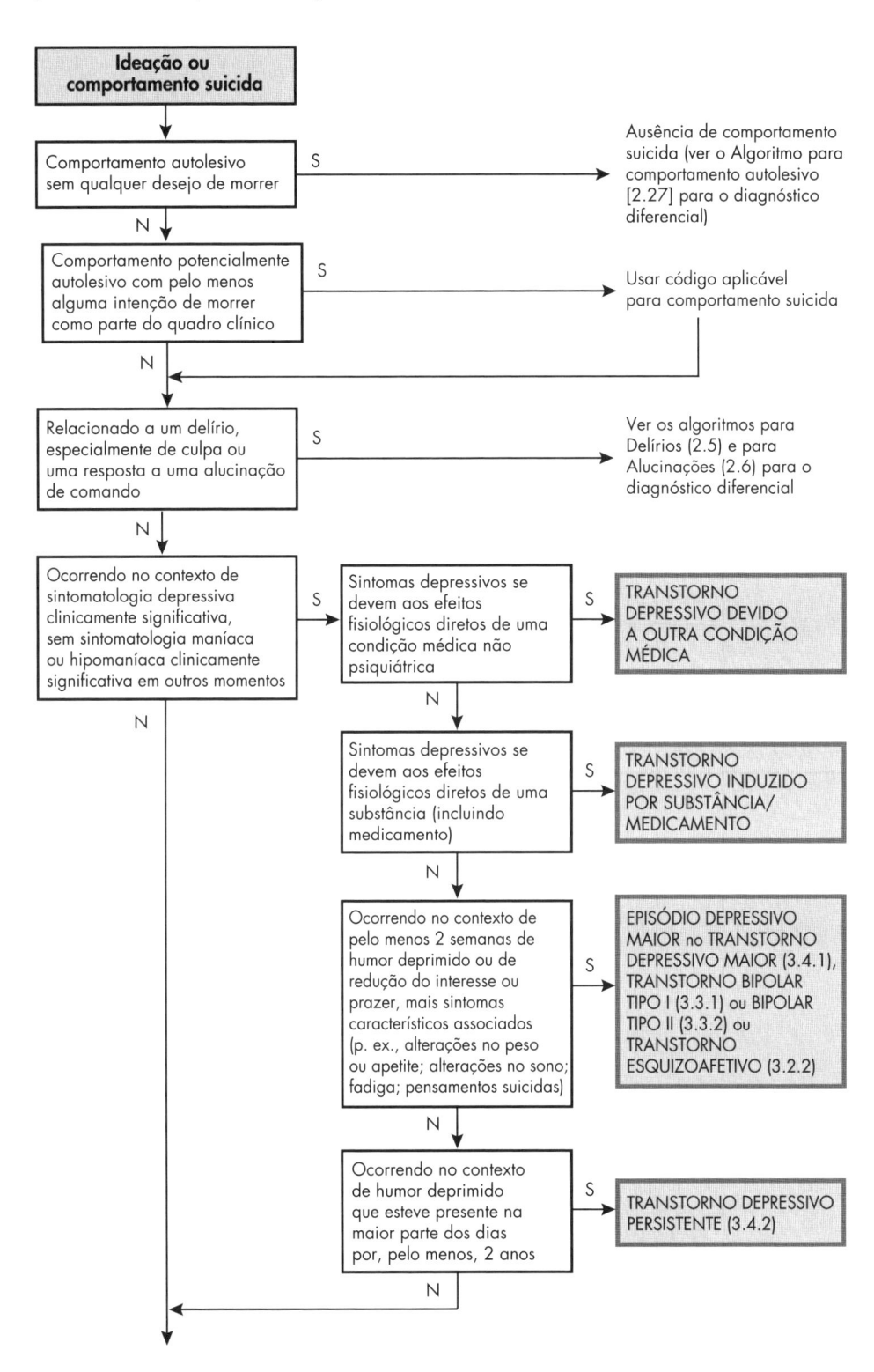

Diagnóstico diferencial por meio de algoritmos

```
┌─────────────────────────┐
│      Ideação ou         │
│ comportamento suicida   │
└───────────┬─────────────┘
            │
            ▼
┌─────────────────────────┐   S    Ausência de comportamento
│ Comportamento autolesivo├──────► suicida (ver o Algoritmo para
│ sem qualquer desejo de  │        comportamento autolesivo
│ morrer                  │        [2.27] para o diagnóstico
└───────────┬─────────────┘        diferencial)
            │ N
            ▼
┌─────────────────────────┐   S
│ Comportamento potencial-│──────► Usar código aplicável
│ mente autolesivo com pelo│       para comportamento suicida
│ menos alguma intenção de │
│ morrer como parte do     │
│ quadro clínico           │
└───────────┬─────────────┘
            │ N
            ▼
┌─────────────────────────┐   S    Ver os algoritmos para
│ Relacionado a um delírio,│─────► Delírios (2.5) e para
│ especialmente de culpa ou│       Alucinações (2.6) para o
│ uma resposta a uma      │        diagnóstico diferencial
│ alucinação de comando   │
└───────────┬─────────────┘
            │ N
            ▼
┌─────────────────────────┐        ┌─────────────────────┐   S    ┌──────────────────────┐
│ Ocorrendo no contexto de │   S   │ Sintomas depressivos │──────► │ TRANSTORNO           │
│ sintomatologia depressiva├──────►│ se devem aos efeitos │        │ DEPRESSIVO DEVIDO    │
│ clinicamente significativa,│     │ fisiológicos diretos │        │ A OUTRA CONDIÇÃO     │
│ sem sintomatologia maníaca│      │ de uma condição médica│       │ MÉDICA               │
│ ou hipomaníaca clinicamente│     │ não psiquiátrica     │        └──────────────────────┘
│ significativa em outros   │     └──────────┬──────────┘
│ momentos                  │                │ N
└───────────┬─────────────┘                  ▼
            │ N                  ┌─────────────────────┐   S    ┌──────────────────────┐
                                 │ Sintomas depressivos │──────► │ TRANSTORNO           │
                                 │ se devem aos efeitos │        │ DEPRESSIVO INDUZIDO  │
                                 │ fisiológicos diretos │        │ POR SUBSTÂNCIA/      │
                                 │ de uma substância    │        │ MEDICAMENTO          │
                                 │ (incluindo medicamento)│      └──────────────────────┘
                                 └──────────┬──────────┘
                                            │ N
                                            ▼
                                 ┌─────────────────────┐          ┌──────────────────────┐
                                 │ Ocorrendo no contexto│         │ EPISÓDIO DEPRESSIVO  │
                                 │ de pelo menos 2      │         │ MAIOR no TRANSTORNO  │
                                 │ semanas de humor     │   S     │ DEPRESSIVO MAIOR     │
                                 │ deprimido ou de      │────────►│ (3.4.1), TRANSTORNO  │
                                 │ redução do interesse │         │ BIPOLAR TIPO I       │
                                 │ ou prazer, mais      │         │ (3.3.1) ou BIPOLAR   │
                                 │ sintomas característi-│        │ TIPO II (3.3.2) ou   │
                                 │ cos associados       │         │ TRANSTORNO           │
                                 │ (p. ex., alterações  │         │ ESQUIZOAFETIVO       │
                                 │ no peso ou apetite;  │         │ (3.2.2)              │
                                 │ alterações no sono;  │         └──────────────────────┘
                                 │ fadiga; pensamentos  │
                                 │ suicidas)            │
                                 └──────────┬──────────┘
                                            │ N
                                            ▼
                                 ┌─────────────────────┐   S    ┌──────────────────────┐
                                 │ Ocorrendo no contexto│──────► │ TRANSTORNO           │
                                 │ de humor deprimido   │        │ DEPRESSIVO           │
                                 │ que esteve presente  │        │ PERSISTENTE (3.4.2)  │
                                 │ na maior parte dos   │        └──────────────────────┘
                                 │ dias por, pelo menos,│
                                 │ 2 anos               │
                                 └──────────┬──────────┘
                                            │ N
                                            ▼
```

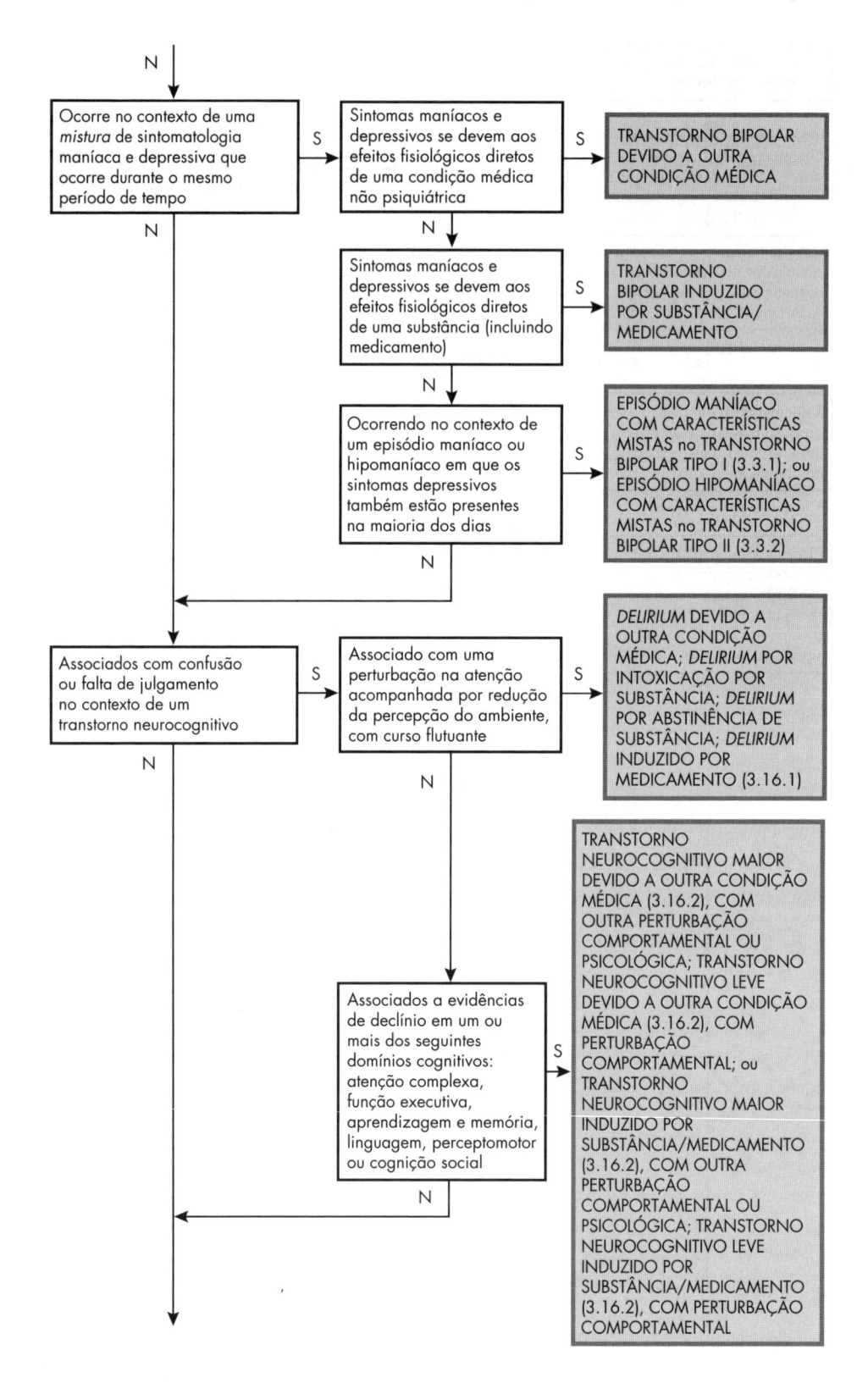

```
                N
                ↓
┌─────────────────────┐      ┌──────────────────────┐           ┌──────────────────┐
│ Ocorre no contexto  │      │ Sintomas maníacos e  │           │ TRANSTORNO BIPOLAR│
│ de uma mistura de   │  S   │ depressivos se devem │    S      │ DEVIDO A OUTRA   │
│ sintomatologia      │ ───→ │ aos efeitos          │  ───→     │ CONDIÇÃO MÉDICA  │
│ maníaca e depressiva│      │ fisiológicos diretos │           └──────────────────┘
│ que ocorre durante o│      │ de uma condição      │
│ mesmo período de    │      │ médica não           │
│ tempo               │      │ psiquiátrica         │
└─────────────────────┘      └──────────────────────┘
          N                           N
          ↓                           ↓
                              ┌──────────────────────┐           ┌──────────────────┐
                              │ Sintomas maníacos e  │           │ TRANSTORNO       │
                              │ depressivos se devem │    S      │ BIPOLAR INDUZIDO │
                              │ aos efeitos          │  ───→     │ POR SUBSTÂNCIA/  │
                              │ fisiológicos diretos │           │ MEDICAMENTO      │
                              │ de uma substância    │           └──────────────────┘
                              │ (incluindo           │
                              │ medicamento)         │
                              └──────────────────────┘
                                        N
                                        ↓
                              ┌──────────────────────┐           ┌──────────────────┐
                              │ Ocorrendo no contexto│           │ EPISÓDIO MANÍACO │
                              │ de um episódio       │           │ COM CARACTERÍS-  │
                              │ maníaco ou           │    S      │ TICAS MISTAS no  │
                              │ hipomaníaco em que os│  ───→     │ TRANSTORNO       │
                              │ sintomas depressivos │           │ BIPOLAR TIPO I   │
                              │ também estão         │           │ (3.3.1); ou      │
                              │ presentes na maioria │           │ EPISÓDIO         │
                              │ dos dias             │           │ HIPOMANÍACO COM  │
                              └──────────────────────┘           │ CARACTERÍSTICAS  │
                                        N                        │ MISTAS no        │
                                        ↓                        │ TRANSTORNO       │
         ←──────────────────────────────                         │ BIPOLAR TIPO II  │
         ↓                                                       │ (3.3.2)          │
┌─────────────────────┐      ┌──────────────────────┐            └──────────────────┘
│ Associados com      │      │ Associado com uma    │           ┌──────────────────┐
│ confusão ou falta de│  S   │ perturbação na       │    S      │ DELIRIUM DEVIDO A│
│ julgamento no       │ ───→ │ atenção acompanhada  │  ───→     │ OUTRA CONDIÇÃO   │
│ contexto de um      │      │ por redução da       │           │ MÉDICA; DELIRIUM │
│ transtorno          │      │ percepção do         │           │ POR INTOXICAÇÃO  │
│ neurocognitivo      │      │ ambiente, com curso  │           │ POR SUBSTÂNCIA;  │
└─────────────────────┘      │ flutuante            │           │ DELIRIUM POR     │
          N                  └──────────────────────┘           │ ABSTINÊNCIA DE   │
          ↓                            N                        │ SUBSTÂNCIA;      │
                                       ↓                        │ DELIRIUM INDUZIDO│
                                                                │ POR MEDICAMENTO  │
                                                                │ (3.16.1)         │
                                                                └──────────────────┘

                              ┌──────────────────────┐           ┌──────────────────┐
                              │ Associados a         │           │ TRANSTORNO       │
                              │ evidências de        │           │ NEUROCOGNITIVO   │
                              │ declínio em um ou    │           │ MAIOR DEVIDO A   │
                              │ mais dos seguintes   │           │ OUTRA CONDIÇÃO   │
                              │ domínios cognitivos: │    S      │ MÉDICA (3.16.2), │
                              │ atenção complexa,    │  ───→     │ COM OUTRA        │
                              │ função executiva,    │           │ PERTURBAÇÃO      │
                              │ aprendizagem e       │           │ COMPORTAMENTAL OU│
                              │ memória, linguagem,  │           │ PSICOLÓGICA;     │
                              │ perceptomotor ou     │           │ TRANSTORNO       │
                              │ cognição social      │           │ NEUROCOGNITIVO   │
                              └──────────────────────┘           │ LEVE DEVIDO A    │
                                       N                        │ OUTRA CONDIÇÃO   │
                                       ↓                        │ MÉDICA (3.16.2), │
         ←──────────────────────────────                         │ COM PERTURBAÇÃO  │
         ↓                                                       │ COMPORTAMENTAL;  │
                                                                 │ ou TRANSTORNO    │
                                                                 │ NEUROCOGNITIVO   │
                                                                 │ MAIOR INDUZIDO   │
                                                                 │ POR SUBSTÂNCIA/  │
                                                                 │ MEDICAMENTO      │
                                                                 │ (3.16.2), COM    │
                                                                 │ OUTRA            │
                                                                 │ PERTURBAÇÃO      │
                                                                 │ COMPORTAMENTAL OU│
                                                                 │ PSICOLÓGICA;     │
                                                                 │ TRANSTORNO       │
                                                                 │ NEUROCOGNITIVO   │
                                                                 │ LEVE INDUZIDO POR│
                                                                 │ SUBSTÂNCIA/      │
                                                                 │ MEDICAMENTO      │
                                                                 │ (3.16.2), COM    │
                                                                 │ PERTURBAÇÃO      │
                                                                 │ COMPORTAMENTAL   │
                                                                 └──────────────────┘
```

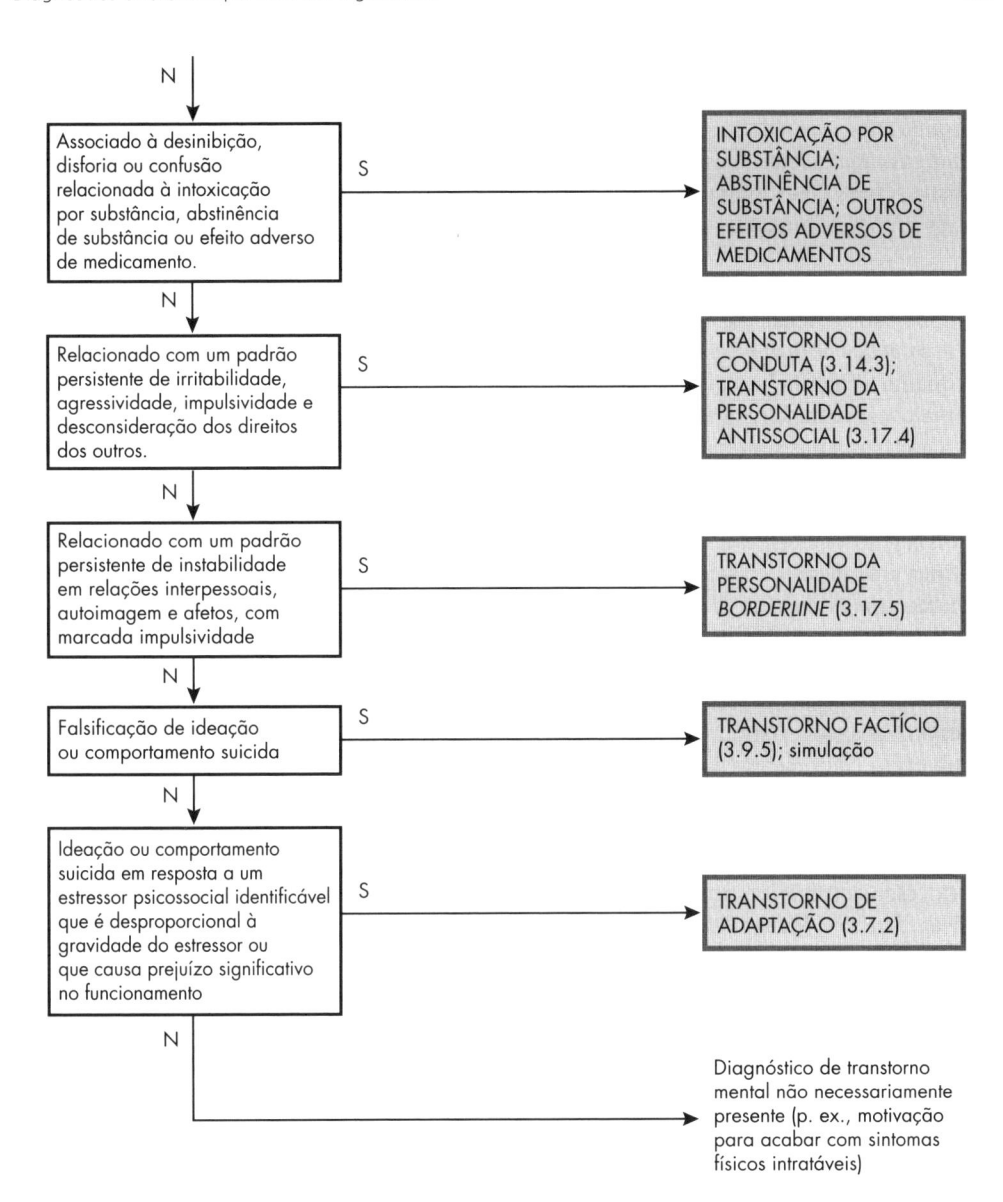

Diagnóstico diferencial por meio de algoritmos

```
              N │
                ▼
  ┌──────────────────────────┐
  │ Associado à desinibição, │              ┌──────────────────────┐
  │ disforia ou confusão     │   S          │ INTOXICAÇÃO POR      │
  │ relacionada à intoxicação├─────────────▶│ SUBSTÂNCIA;          │
  │ por substância, abstinência│            │ ABSTINÊNCIA DE       │
  │ de substância ou efeito adverso│        │ SUBSTÂNCIA; OUTROS   │
  │ de medicamento.          │              │ EFEITOS ADVERSOS DE  │
  └──────────────────────────┘              │ MEDICAMENTOS         │
              N │                           └──────────────────────┘
                ▼
  ┌──────────────────────────┐
  │ Relacionado com um padrão│              ┌──────────────────────┐
  │ persistente de irritabilidade,│  S      │ TRANSTORNO DA        │
  │ agressividade, impulsividade e├────────▶│ CONDUTA (3.14.3);    │
  │ desconsideração dos direitos│           │ TRANSTORNO DA        │
  │ dos outros.              │              │ PERSONALIDADE        │
  └──────────────────────────┘              │ ANTISSOCIAL (3.17.4) │
              N │                           └──────────────────────┘
                ▼
  ┌──────────────────────────┐
  │ Relacionado com um padrão│
  │ persistente de instabilidade│  S        ┌──────────────────────┐
  │ em relações interpessoais,├────────────▶│ TRANSTORNO DA        │
  │ autoimagem e afetos, com │              │ PERSONALIDADE        │
  │ marcada impulsividade    │              │ BORDERLINE (3.17.5)  │
  └──────────────────────────┘              └──────────────────────┘
              N │
                ▼
  ┌──────────────────────────┐   S          ┌──────────────────────┐
  │ Falsificação de ideação  ├─────────────▶│ TRANSTORNO FACTÍCIO  │
  │ ou comportamento suicida │              │ (3.9.5); simulação   │
  └──────────────────────────┘              └──────────────────────┘
              N │
                ▼
  ┌──────────────────────────┐
  │ Ideação ou comportamento │
  │ suicida em resposta a um │
  │ estressor psicossocial identificável│ S  ┌──────────────────────┐
  │ que é desproporcional à  ├─────────────▶│ TRANSTORNO DE        │
  │ gravidade do estressor ou│              │ ADAPTAÇÃO (3.7.2)    │
  │ que causa prejuízo significativo│       └──────────────────────┘
  │ no funcionamento         │
  └──────────────────────────┘
              N │
                │              Diagnóstico de transtorno
                │              mental não necessariamente
                └─────────────▶ presente (p. ex., motivação
                               para acabar com sintomas
                               físicos intratáveis)
```

2.12 Algoritmo de decisão para retardo psicomotor

O *retardo psicomotor* é definido como lentificação generalizada dos movimentos e da fala. Em sua forma extrema, o retardo psicomotor pode ser caracterizado por ausência de resposta e mutismo indistinguíveis do estupor catatônico. O sintoma do retardo psicomotor deve ser distinguido de outros sintomas similares:

- A *fadiga* é uma sensação de se ter energia diminuída ou de se estar cansado o tempo todo, mas não é caracterizada por evidência visível de movimentos mais lentos.
- A *paralisia "de chumbo"* é a sensação subjetiva de que os braços e as pernas estão "tão pesados quanto o chumbo" e é uma parte do padrão "atípico" de sintomas em um episódio depressivo maior com características atípicas.
- A *avolia* (um dos sintomas negativos da esquizofrenia) é caracterizada por falta de motivação para realizar comportamentos em vez de lentidão física.

As condições médicas não psiquiátricas podem causar retardo psicomotor que comumente não justifica um diagnóstico separado de transtorno mental. É importante lembrar que as alterações psicomotoras associadas ao *delirium* acontecem em ambas as direções (agitação ou retardo). Pouquíssimos clínicos deixam passar as apresentações dramáticas de *delirium* associadas à agitação psicomotora (p. ex., o paciente arrancando um tubo intravenoso). Por outro lado, os casos "calmos" de *delirium* associados a retardo psicomotor têm muito mais chances de passarem despercebidos; esses cenários são registrados especificando-se o nível de atividade psicomotora como "hipoativa". Outra causa comumente "despercebida" de movimentos lentos é o parkinsonismo induzido por medicamentos antipsicóticos e outros agentes bloqueadores do receptor de dopamina. Essa diferenciação é complicada pelo fato de que uma variedade de transtornos para os quais os medicamentos antipsicóticos são administrados pode também se apresentar com retardo psicomotor (p. ex., esquizofrenia, transtorno bipolar ou transtorno depressivo maior com características psicóticas, *delirium*). Muitas vezes, uma mudança na medicação (p. ex., redução na dosagem de medicamentos antipsicóticos ou a administração de medicamento anticolinérgico) pode ser útil para se fazer a distinção.

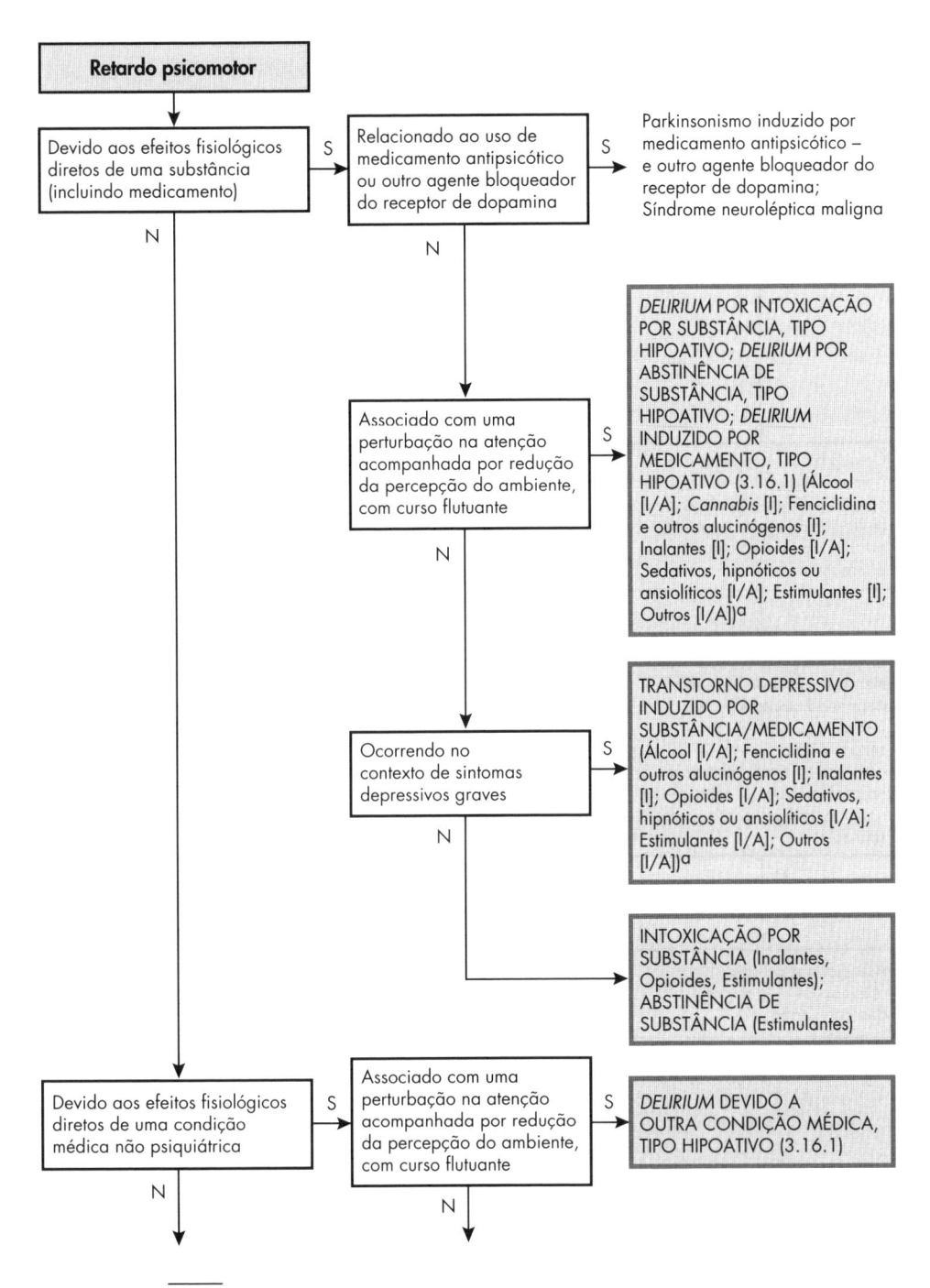

Diagnóstico diferencial por meio de algoritmos

Retardo psicomotor

→ Devido aos efeitos fisiológicos diretos de uma substância (incluindo medicamento) —S→ Relacionado ao uso de medicamento antipsicótico ou outro agente bloqueador do receptor de dopamina —S→ Parkinsonismo induzido por medicamento antipsicótico – e outro agente bloqueador do receptor de dopamina; Síndrome neuroléptica maligna

N ↓ (do primeiro bloco)

N ↓ (do segundo bloco)

Associado com uma perturbação na atenção acompanhada por redução da percepção do ambiente, com curso flutuante —S→ *DELIRIUM* POR INTOXICAÇÃO POR SUBSTÂNCIA, TIPO HIPOATIVO; *DELIRIUM* POR ABSTINÊNCIA DE SUBSTÂNCIA, TIPO HIPOATIVO; *DELIRIUM* INDUZIDO POR MEDICAMENTO, TIPO HIPOATIVO (3.16.1) (Álcool [I/A]; *Cannabis* [I]; Fenciclidina e outros alucinógenos [I]; Inalantes [I]; Opioides [I/A]; Sedativos, hipnóticos ou ansiolíticos [I/A]; Estimulantes [I]; Outros [I/A])ª

N ↓

Ocorrendo no contexto de sintomas depressivos graves —S→ TRANSTORNO DEPRESSIVO INDUZIDO POR SUBSTÂNCIA/MEDICAMENTO (Álcool [I/A]; Fenciclidina e outros alucinógenos [I]; Inalantes [I]; Opioides [I/A]; Sedativos, hipnóticos ou ansiolíticos [I/A]; Estimulantes [I/A]; Outros [I/A])ª

N ↓

→ INTOXICAÇÃO POR SUBSTÂNCIA (Inalantes, Opioides, Estimulantes); ABSTINÊNCIA DE SUBSTÂNCIA (Estimulantes)

Devido aos efeitos fisiológicos diretos de uma condição médica não psiquiátrica —S→ Associado com uma perturbação na atenção acompanhada por redução da percepção do ambiente, com curso flutuante —S→ *DELIRIUM* DEVIDO A OUTRA CONDIÇÃO MÉDICA, TIPO HIPOATIVO (3.16.1)

N ↓   N ↓

ªI, ocorrendo durante Intoxicação por substância; I/A, ocorrendo durante Intoxicação ou Abstinência de substância, conforme indicado no DSM-5-TR, Tabela 1, Diagnósticos associados com classes de substâncias, p. 545

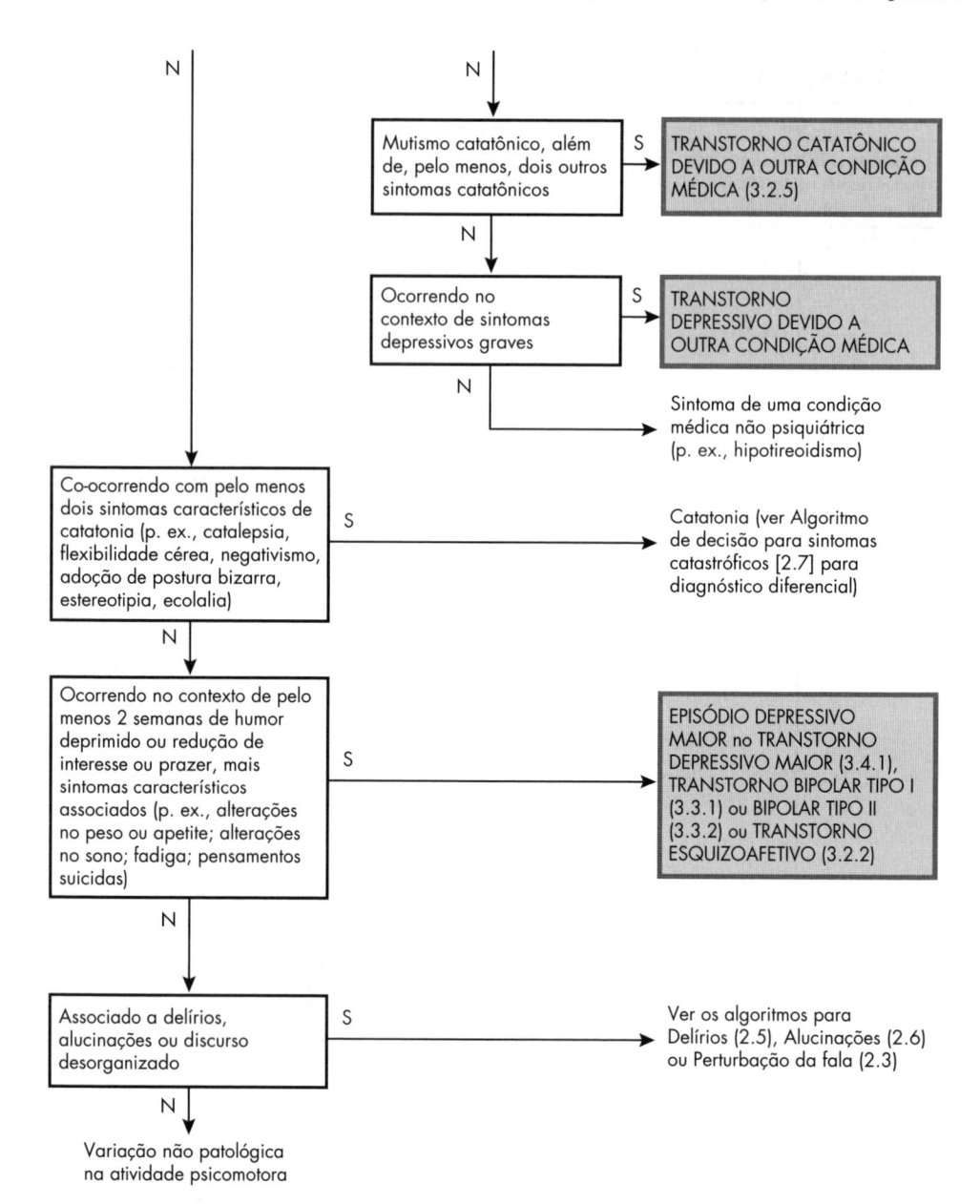

```
         N                           N
         │                           │
         │                           ▼
         │              ┌──────────────────────┐     ┌─────────────────────────┐
         │              │ Mutismo catatônico,  │  S  │ TRANSTORNO CATATÔNICO   │
         │              │ além de, pelo menos, │────▶│ DEVIDO A OUTRA CONDIÇÃO │
         │              │ dois outros sintomas │     │ MÉDICA (3.2.5)          │
         │              │ catatônicos          │     └─────────────────────────┘
         │              └──────────────────────┘
         │                           │ N
         │                           ▼
         │              ┌──────────────────────┐     ┌─────────────────────────┐
         │              │ Ocorrendo no         │  S  │ TRANSTORNO              │
         │              │ contexto de sintomas │────▶│ DEPRESSIVO DEVIDO A     │
         │              │ depressivos graves   │     │ OUTRA CONDIÇÃO MÉDICA   │
         │              └──────────────────────┘     └─────────────────────────┘
         │                           │ N
         │                           └──────▶  Sintoma de uma condição
         │                                     médica não psiquiátrica
         │                                     (p. ex., hipotireoidismo)
         ▼
┌──────────────────────────┐
│ Co-ocorrendo com pelo    │
│ menos dois sintomas      │
│ característicos de       │  S       Catatonia (ver Algoritmo
│ catatonia (p. ex.,       │────▶     de decisão para sintomas
│ catalepsia, flexibilidade│          catastróficos [2.7] para
│ cérea, negativismo,      │          diagnóstico diferencial)
│ adoção de postura bizarra│
│ estereotipia, ecolalia)  │
└──────────────────────────┘
         │ N
         ▼
┌──────────────────────────┐
│ Ocorrendo no contexto de │          ┌─────────────────────────┐
│ pelo menos 2 semanas de  │          │ EPISÓDIO DEPRESSIVO     │
│ humor deprimido ou       │          │ MAIOR no TRANSTORNO     │
│ redução de interesse ou  │  S       │ DEPRESSIVO MAIOR (3.4.1)│
│ prazer, mais sintomas    │────────▶ │ TRANSTORNO BIPOLAR TIPO │
│ característicos          │          │ I (3.3.1) ou BIPOLAR    │
│ associados (p. ex.,      │          │ TIPO II (3.3.2) ou      │
│ alterações no peso ou    │          │ TRANSTORNO              │
│ apetite; alterações no   │          │ ESQUIZOAFETIVO (3.2.2)  │
│ sono; fadiga; pensamentos│          └─────────────────────────┘
│ suicidas)                │
└──────────────────────────┘
         │ N
         ▼
┌──────────────────────────┐
│ Associado a delírios,    │  S       Ver os algoritmos para
│ alucinações ou discurso  │────▶     Delírios (2.5), Alucinações (2.6)
│ desorganizado            │          ou Perturbação da fala (2.3)
└──────────────────────────┘
         │ N
         ▼
   Variação não patológica
   na atividade psicomotora
```

2.13 Algoritmo de decisão para ansiedade

Como sempre, o primeiro passo no diagnóstico diferencial é descartar o uso de substância/medicamento ou uma condição médica não psiquiátrica como a causa fisiológica direta da ansiedade de um paciente. Visto que a ansiedade pode ser uma característica associada de *delirium* e transtorno neurocognitivo maior ou leve, essas condições mais específicas também são consideradas nesta seção do algoritmo de decisão.

Quando a ansiedade ocorre em episódios distintos, com um início súbito, e é acompanhada por uma variedade de sintomas somáticos (p. ex., palpitações, falta de ar, tontura) e sintomas cognitivos (p. ex., medo de enlouquecer ou de ter um ataque cardíaco), ela é considerada como um ataque de pânico (ou, se o número de sintomas característicos não se encaixar no limiar mínimo de quatro, um "ataque com sintomas limitados"). Em razão das implicações do tratamento específico dos ataques de pânico, um algoritmo de decisão separado (2.14) é fornecido para eles.

Os pontos de decisão restantes no Algoritmo de decisão para ansiedade diferenciam entre os transtornos de ansiedade ao determinar o que o indivíduo teme, quais situações são evitadas e se a ansiedade é uma resposta a um estressor psicossocial identificável. No transtorno de pânico, a ansiedade está relacionada ao medo de ter ataques de pânico adicionais e a suas possíveis consequências. A agorafobia é semelhante, pois a pessoa tem medo de situações ou lugares que seriam embaraçosos ou difíceis de sair no caso de um ataque de pânico ou de sintomas do tipo pânico, mas o foco está no medo e na evitação de lugares e situações que possam desencadear um ataque de pânico, e não no ataque de pânico em si. Refletindo a natureza mais generalizada da evitação na agorafobia (comparada à natureza mais limitada das situações evitadas em condições como a fobia específica), esse diagnóstico requer que o indivíduo tema situações de, pelo menos, dois "grupos agorafóbicos": transportes públicos, espaços abertos, espaços fechados, permanecer em uma fila ou ficar em meio a uma multidão ou estar fora de casa sozinho. O transtorno de ansiedade de separação, o transtorno de ansiedade social e a fobia específica têm um foco específico de medo e evitação (i.e., sobre a separação de figuras importantes de apego, situações em que a pessoa pode ser exposta ao escrutínio de outros, exposição a um objeto temido [p. ex., aranha] ou a uma situação assustadora [p. ex., voar de avião], respectivamente). As pessoas cuja ansiedade está relacionada com a saúde ou com ter ou adquirir uma doença grave podem ser diagnosticadas como apresentando um transtorno de sintomas somáticos ou transtorno de ansiedade de doença, dependendo de sua ansiedade estar acompanhada ou não por sintomas somáticos perturbadores (transtorno de sintomas somáticos) ou de se concentrar em ter ou adquirir uma doença grave (transtorno de ansiedade de doença). Tanto o transtorno de acumulação como o transtorno dismórfico corporal podem estar associados à ansiedade clinicamente significativa (p. ex., ansiedade associada com a pessoa ser forçada a descartar itens pessoais; ansiedade e constrangimento em relação aos outros observarem defeitos imaginados ou falhas na aparência física).

A ansiedade que se desenvolve em resposta à exposição a um estressor traumático pode ser indicativa de transtorno de estresse pós-traumático ou transtorno de estresse agudo, caso os outros aspectos característicos desses transtornos também estejam presentes (ou seja, sintomas de intrusão e evitação relacionados ao estressor traumático ou suas circunstâncias, alterações negativas nas cognições e no humor e alterações na excitação e na reatividade); a diferenciação é baseada na duração (ou seja, um mês ou menos para o transtorno de estresse agudo, mais de um mês para o transtorno de estresse pós-traumático). A ansiedade marcada também é comum no transtorno obsessivo-compulsivo, em especial quando a pessoa é confrontada com situações que desencadeiam suas obsessões ou compulsões (p. ex., uma pessoa com obsessão por contaminação e com compulsão por lavar as mãos que acidentalmente toca um objeto sujo).

A ansiedade ocorre de forma tão comum nos episódios depressivos maiores, maníacos e hipomaníacos que sua coocorrência é mais a regra do que a exceção. O clínico pode indicar a presença de ansiedade por meio do especificador "com sintomas ansiosos", incluindo a gravidade da ansiedade (variando de leve a grave), quando ocorre o seguinte: se os sintomas de ansiedade estiverem presentes na maioria dos dias do episódio depressivo maior atual ou mais recente em transtorno depressivo maior, transtorno bipolar tipo I ou transtorno bipolar tipo II; do episódio maníaco atual ou mais recente no transtorno bipolar tipo I; ou do episódio hipomaníaco atual ou mais recente no transtorno bipolar tipo I ou transtorno bipolar tipo II.

Por fim, se a ansiedade não for adequadamente explicada por nenhum dos pontos de decisão do algoritmo até esse ponto, um diagnóstico do DSM-5-TR ainda pode ser justificado. Se a ansiedade for uma manifestação sintomática de uma resposta mal adaptativa a um estressor psicossocial identificável, o diagnóstico é de transtorno de adaptação com ansiedade. Se a ansiedade não ocorrer nesse contexto ainda que seja clinicamente significativa e represente uma disfunção psicológica ou biológica no indivíduo (sendo considerada, assim, como um transtorno mental), uma categoria residual pode se aplicar. A escolha do diagnóstico depende da vontade do clínico de registrar a apresentação sintomática no prontuário (nesse caso, outro transtorno de ansiedade especificado seria usado, seguido pela razão específica) ou não (já nesse caso, seria usado transtorno de ansiedade não especificado). Do contrário, a ansiedade deve ser considerada parte do repertório normal da expressão emocional, e não um indicativo de transtorno mental.

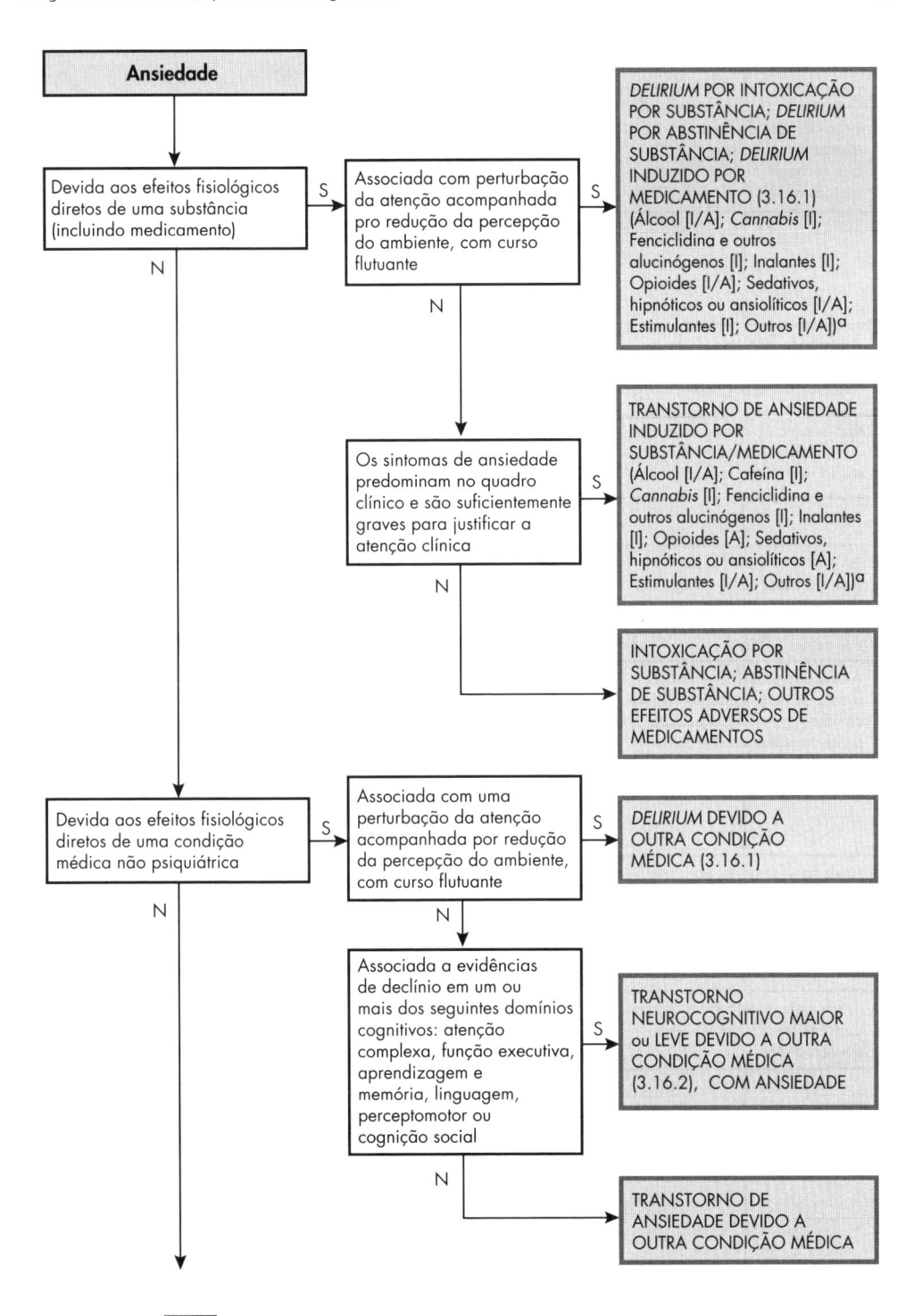

Diagnóstico diferencial por meio de algoritmos

Ansiedade

↓

Devida aos efeitos fisiológicos diretos de uma substância (incluindo medicamento) —S→ Associada com perturbação da atenção acompanhada pro redução da percepção do ambiente, com curso flutuante —S→ *DELIRIUM* POR INTOXICAÇÃO POR SUBSTÂNCIA; *DELIRIUM* POR ABSTINÊNCIA DE SUBSTÂNCIA; *DELIRIUM* INDUZIDO POR MEDICAMENTO (3.16.1) (Álcool [I/A]; *Cannabis* [I]; Fenciclidina e outros alucinógenos [I]; Inalantes [I]; Opioides [I/A]; Sedativos, hipnóticos ou ansiolíticos [I/A]; Estimulantes [I]; Outros [I/A])[a]

↓N

Os sintomas de ansiedade predominam no quadro clínico e são suficientemente graves para justificar a atenção clínica —S→ TRANSTORNO DE ANSIEDADE INDUZIDO POR SUBSTÂNCIA/MEDICAMENTO (Álcool [I/A]; Cafeína [I]; *Cannabis* [I]; Fenciclidina e outros alucinógenos [I]; Inalantes [I]; Opioides [A]; Sedativos, hipnóticos ou ansiolíticos [A]; Estimulantes [I/A]; Outros [I/A])[a]

↓N

INTOXICAÇÃO POR SUBSTÂNCIA; ABSTINÊNCIA DE SUBSTÂNCIA; OUTROS EFEITOS ADVERSOS DE MEDICAMENTOS

↓N (do primeiro bloco)

Devida aos efeitos fisiológicos diretos de uma condição médica não psiquiátrica —S→ Associada com uma perturbação da atenção acompanhada por redução da percepção do ambiente, com curso flutuante —S→ *DELIRIUM* DEVIDO A OUTRA CONDIÇÃO MÉDICA (3.16.1)

↓N

Associada a evidências de declínio em um ou mais dos seguintes domínios cognitivos: atenção complexa, função executiva, aprendizagem e memória, linguagem, perceptomotor ou cognição social —S→ TRANSTORNO NEUROCOGNITIVO MAIOR ou LEVE DEVIDO A OUTRA CONDIÇÃO MÉDICA (3.16.2), COM ANSIEDADE

↓N

TRANSTORNO DE ANSIEDADE DEVIDO A OUTRA CONDIÇÃO MÉDICA

↓N

---

[a] I, ocorrendo durante Intoxicação por substância; I/A, ocorrendo durante Intoxicação ou Abstinência de substância, conforme indicado no DSM-5-TR, Tabela 1, Diagnósticos associados com classes de substâncias, p. 545.

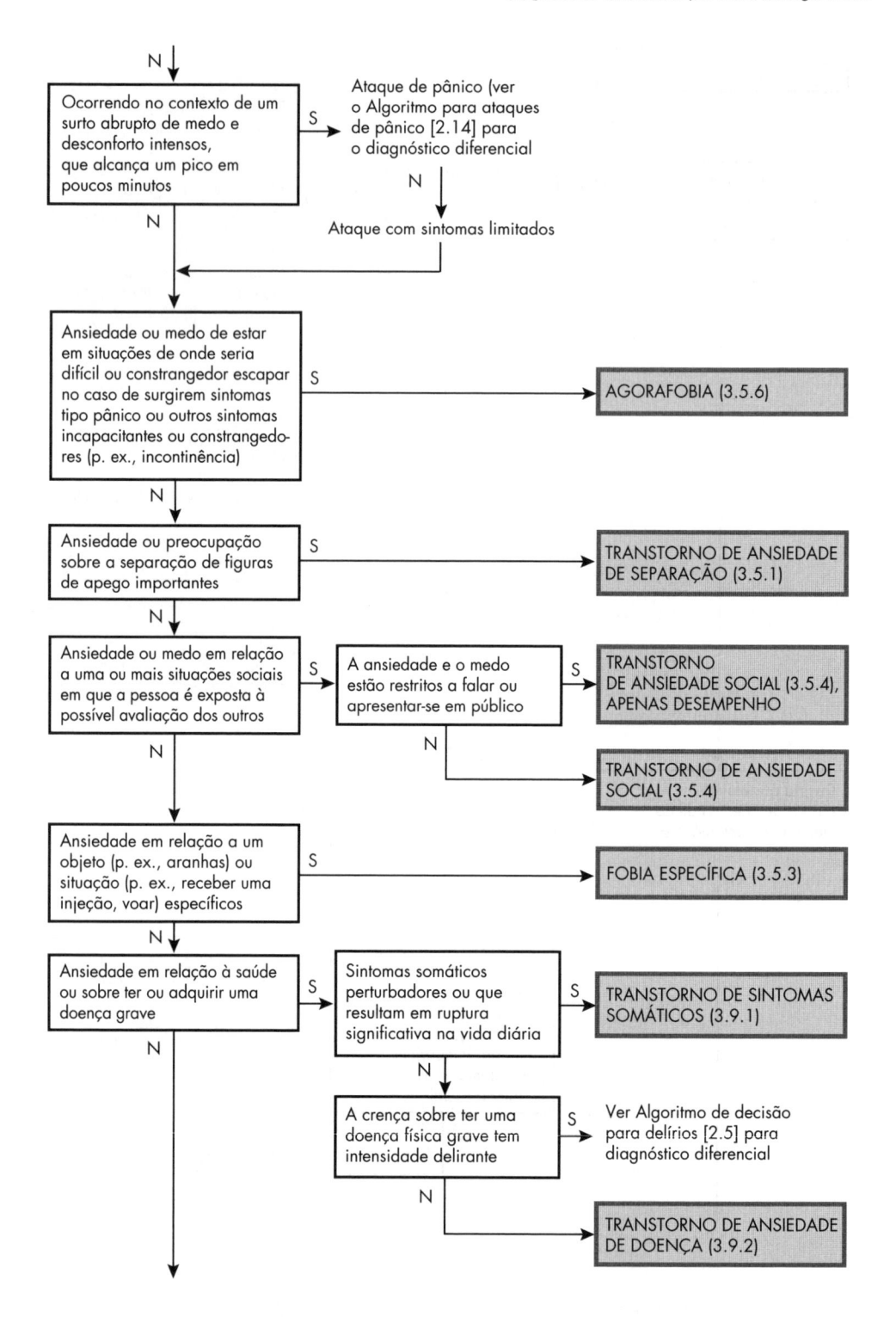

```
                    N ↓
  ┌─────────────────────────┐        Ataque de pânico (ver
  │ Ocorrendo no contexto   │        o Algoritmo para ataques
  │ de um surto abrupto de  │── S ──▶ de pânico [2.14] para
  │ medo e desconforto      │        o diagnóstico diferencial
  │ intensos, que alcança   │
  │ um pico em poucos       │                N ↓
  │ minutos                 │
  └─────────────────────────┘        Ataque com sintomas limitados
           N ↓
```

- **Ocorrendo no contexto de um surto abrupto de medo e desconforto intensos, que alcança um pico em poucos minutos** — S → Ataque de pânico (ver o Algoritmo para ataques de pânico [2.14] para o diagnóstico diferencial); N → Ataque com sintomas limitados

- **Ansiedade ou medo de estar em situações de onde seria difícil ou constrangedor escapar no caso de surgirem sintomas tipo pânico ou outros sintomas incapacitantes ou constrangedores (p. ex., incontinência)** — S → **AGORAFOBIA (3.5.6)**

- **Ansiedade ou preocupação sobre a separação de figuras de apego importantes** — S → **TRANSTORNO DE ANSIEDADE DE SEPARAÇÃO (3.5.1)**

- **Ansiedade ou medo em relação a uma ou mais situações sociais em que a pessoa é exposta à possível avaliação dos outros** — S → A ansiedade e o medo estão restritos a falar ou apresentar-se em público:
  - S → **TRANSTORNO DE ANSIEDADE SOCIAL (3.5.4), APENAS DESEMPENHO**
  - N → **TRANSTORNO DE ANSIEDADE SOCIAL (3.5.4)**

- **Ansiedade em relação a um objeto (p. ex., aranhas) ou situação (p. ex., receber uma injeção, voar) específicos** — S → **FOBIA ESPECÍFICA (3.5.3)**

- **Ansiedade em relação à saúde ou sobre ter ou adquirir uma doença grave** — S → Sintomas somáticos perturbadores ou que resultam em ruptura significativa na vida diária:
  - S → **TRANSTORNO DE SINTOMAS SOMÁTICOS (3.9.1)**
  - N → A crença sobre ter uma doença física grave tem intensidade delirante:
    - S → Ver Algoritmo de decisão para delírios [2.5] para diagnóstico diferencial
    - N → **TRANSTORNO DE ANSIEDADE DE DOENÇA (3.9.2)**

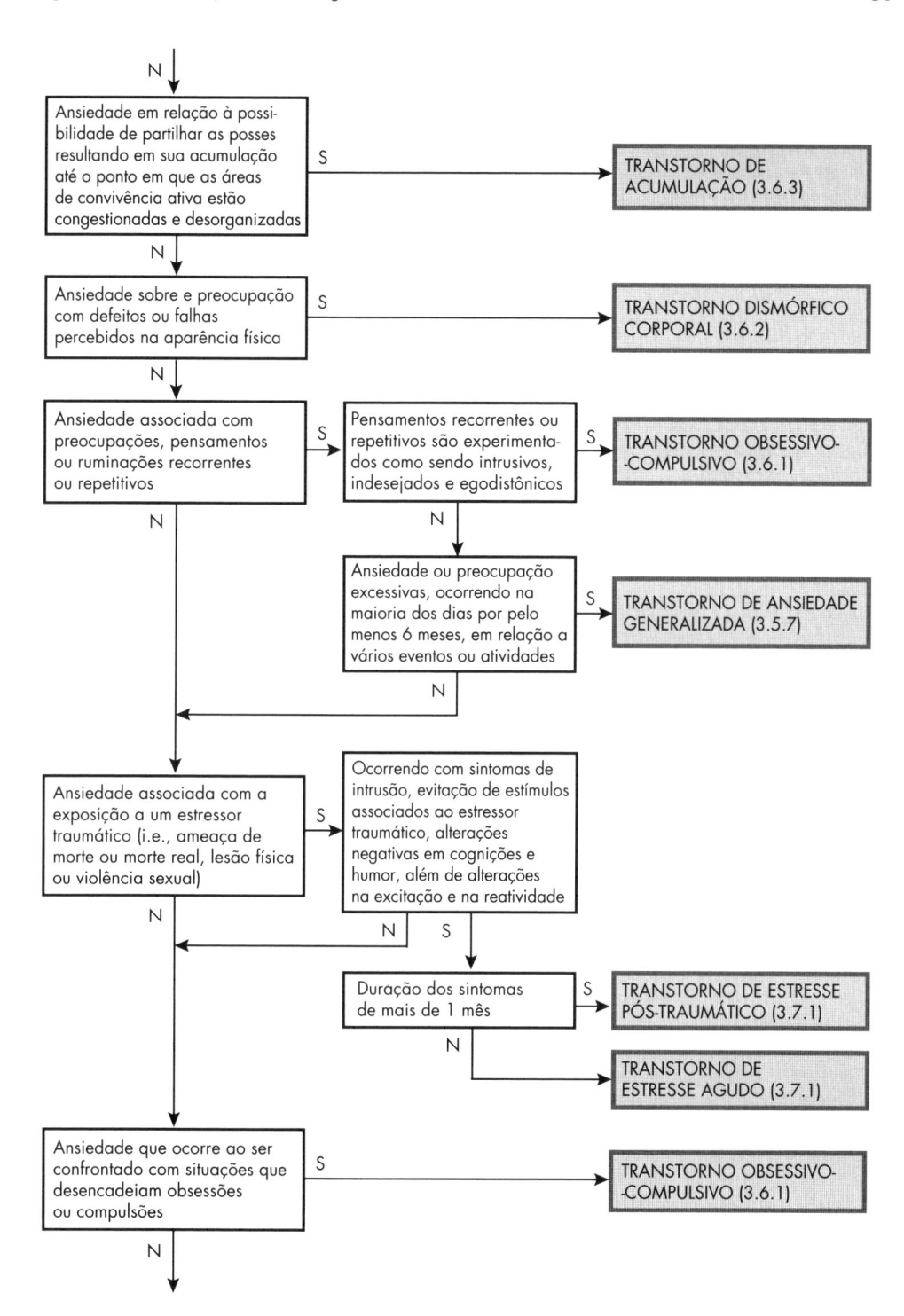

Diagnóstico diferencial por meio de algoritmos

```
                    N │
                      ▼
        ┌──────────────────────────┐
        │ Ansiedade em relação à   │
        │ possibilidade de         │
        │ partilhar as posses      │    S    ┌──────────────────────┐
        │ resultando em sua        ├────────▶│ TRANSTORNO DE        │
        │ acumulação até o ponto   │         │ ACUMULAÇÃO (3.6.3)   │
        │ em que as áreas de       │         └──────────────────────┘
        │ convivência ativa estão  │
        │ congestionadas e         │
        │ desorganizadas           │
        └──────────────────────────┘
                    N │
                      ▼
        ┌──────────────────────────┐
        │ Ansiedade sobre e        │    S    ┌──────────────────────┐
        │ preocupação com defeitos ├────────▶│ TRANSTORNO DISMÓRFICO│
        │ ou falhas percebidos na  │         │ CORPORAL (3.6.2)     │
        │ aparência física         │         └──────────────────────┘
        └──────────────────────────┘
                    N │
                      ▼
```

N → Ansiedade associada com preocupações, pensamentos ou ruminações recorrentes ou repetitivos — **S** → Pensamentos recorrentes ou repetitivos são experimentados como sendo intrusivos, indesejados e egodistônicos — **S** → **TRANSTORNO OBSESSIVO-COMPULSIVO (3.6.1)**

N → Ansiedade ou preocupação excessivas, ocorrendo na maioria dos dias por pelo menos 6 meses, em relação a vários eventos ou atividades — **S** → **TRANSTORNO DE ANSIEDADE GENERALIZADA (3.5.7)**

N ↓

Ansiedade associada com a exposição a um estressor traumático (i.e., ameaça de morte ou morte real, lesão física ou violência sexual) — **S** → Ocorrendo com sintomas de intrusão, evitação de estímulos associados ao estressor traumático, alterações negativas em cognições e humor, além de alterações na excitação e na reatividade

S → Duração dos sintomas de mais de 1 mês — **S** → **TRANSTORNO DE ESTRESSE PÓS-TRAUMÁTICO (3.7.1)**

N → **TRANSTORNO DE ESTRESSE AGUDO (3.7.1)**

N ↓

Ansiedade que ocorre ao ser confrontado com situações que desencadeiam obsessões ou compulsões — **S** → **TRANSTORNO OBSESSIVO-COMPULSIVO (3.6.1)**

N ↓

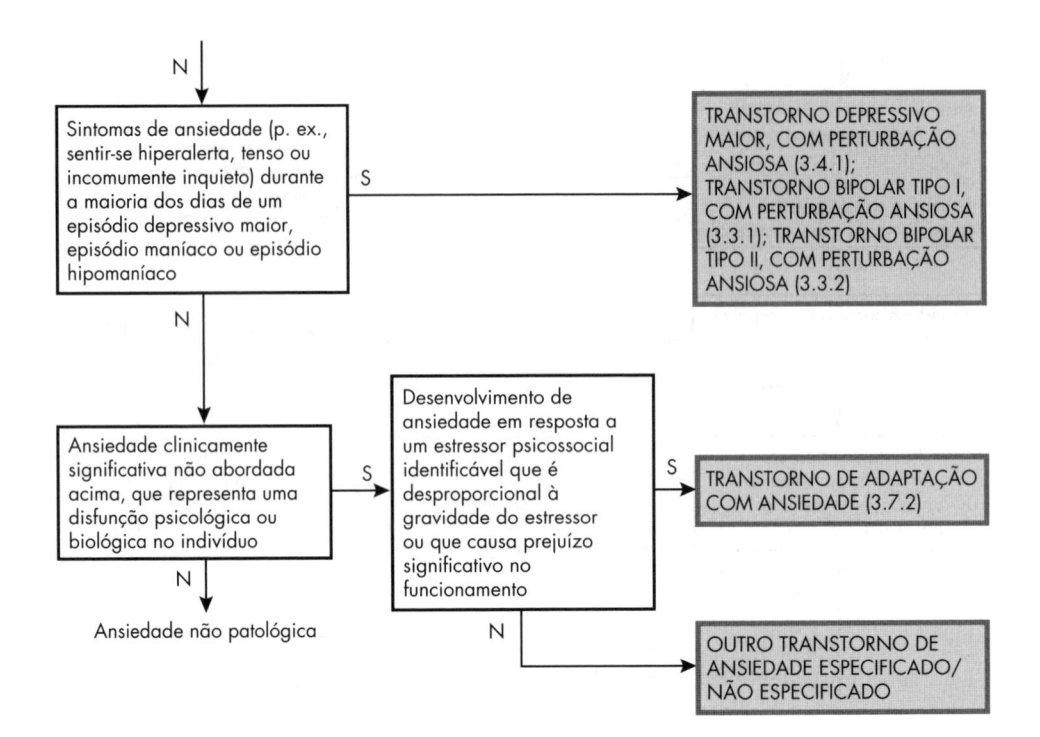

```
                    N ↓
    ┌─────────────────────────┐
    │ Sintomas de ansiedade (p. ex.,              TRANSTORNO DEPRESSIVO
    │ sentir-se hiperalerta, tenso ou             MAIOR, COM PERTURBAÇÃO
    │ incomumente inquieto) durante    S          ANSIOSA (3.4.1);
    │ a maioria dos dias de um      ─────────→    TRANSTORNO BIPOLAR TIPO I,
    │ episódio depressivo maior,                  COM PERTURBAÇÃO ANSIOSA
    │ episódio maníaco ou episódio                (3.3.1); TRANSTORNO BIPOLAR
    │ hipomaníaco                                 TIPO II, COM PERTURBAÇÃO
    └─────────────────────────┘                   ANSIOSA (3.3.2)
                    N ↓
```

```
    ┌──────────────────┐    ┌──────────────────┐
    │ Ansiedade clinicamente │    │ Desenvolvimento de │
    │ significativa não abordada │  │ ansiedade em resposta a │
    │ acima, que representa uma │ S │ um estressor psicossocial │  S   TRANSTORNO DE ADAPTAÇÃO
    │ disfunção psicológica ou │──→ │ identificável que é      │ ──→   COM ANSIEDADE (3.7.2)
    │ biológica no indivíduo │    │ desproporcional à        │
    └──────────────────┘    │ gravidade do estressor │
             N ↓            │ ou que causa prejuízo │
                            │ significativo no      │
    Ansiedade não patológica │ funcionamento         │
                            └──────────────────┘
                                     N ↓
                                                    OUTRO TRANSTORNO DE
                                              ────→ ANSIEDADE ESPECIFICADO/
                                                    NÃO ESPECIFICADO
```

2.14 Algoritmo de decisão para ataques de pânico

Os ataques de pânico são episódios distintos de medo ou desconforto intensos, acompanhados por sintomas como palpitações, falta de ar, sudorese, tremores, desrealização e um medo de perder o controle ou de morrer. Embora tais ataques sejam exigidos para um diagnóstico de transtorno de pânico, eles também ocorrem em associação a uma variedade de outros transtornos do DSM-5-TR listados no algoritmo. Por exemplo, se um paciente com fobia de cobras vai fazer trilha e pisa em uma cobra, essa experiência poderia facilmente resultar em um ataque de pânico que seria indicativo de uma fobia específica, em vez de transtorno de pânico.

O primeiro passo no diagnóstico diferencial de um ataque de pânico é descartar a presença de uso etiológico de substância/medicamento. Em doses suficientemente altas ou em caso de abstinência, uma variedade de substâncias e medicamentos pode levar a um ataque de pânico. Visto que, nesta matéria, a cafeína é uma responsável comum, embora não evidente, fazer um levantamento cuidadoso da história do consumo de substâncias que a contêm é importante. Se ataques de pânico relacionados a substâncias/medicamentos justificam a atenção clínica, o transtorno de ansiedade induzido por substância/medicamento deve ser diagnosticado; caso contrário, um diagnóstico de intoxicação ou abstinência de substância será suficiente. Às vezes, os indivíduos têm seu primeiro ataque de pânico ao ingerir uma substância ou medicamento e, então, seguem tendo ataques adicionais mesmo quando não os ingerem. Esses ataques subsequentes não devem ser considerados ataques de pânico induzidos por substâncias/medicamentos, mas, em vez disso, podem justificar um diagnóstico de transtorno de pânico.

Em seguida, devem ser consideradas possíveis condições médicas não psiquiátricas e etiológicas, como o hipertireoidismo ou um feocromocitoma. Caso as evidências indiquem que uma condição médica geral é a causa direta do ataque de pânico (p. ex., o início dos ataques aconteceu em paralelo ao início da condição médica não psiquiátrica, e eles remitiram após o início de tratamento bem-sucedido da condição), isso sugeriria o diagnóstico de transtorno de ansiedade devido a outra condição médica.

Uma vez claro que os ataques de pânico não são a consequência fisiológica direta de uma substância ou de uma condição médica não psiquiátrica, o próximo passo é determinar a relação entre eles e um possível desencadeante situacional. Por definição, pelo menos dois dos ataques no transtorno de pânico devem ser inesperados – isto é, não há relação entre os ataques e um fator situacional (ou seja, eles surgem "do nada"). Em contrapartida, os ataques de pânico que ocorrem em pacientes com transtorno de ansiedade social, fobia específica, transtorno de ansiedade de separação, transtorno de estresse pós-traumático ou transtorno de estresse agudo, transtorno de ansiedade de doença, transtorno obsessivo-compulsivo e transtorno de ansiedade generalizada estão intimamente relacionados ao desencadeante situacional pertinente (p. ex., situações sociais como falar em público, uma situação específica como lugares fechados, estar separado de figuras importantes de apego, estar exposto a recordações de trauma, a possibilidade de se ter uma doença séria, preocupações obsessivas como medos de contaminação e preocupações com relação a uma variedade de eventos ou situações, respectivamente). Se os ataques de pânico não são uma característica associada de um transtorno específico do DSM-5-TR, mas são considerados clinicamente significativos, os diagnósticos de transtorno de adaptação (se os ataques forem uma resposta a um estressor psicossocial identificável) ou de alguma categoria residual (outro transtorno de ansiedade especificado ou transtorno de ansiedade não especificado) podem ser apropriados. Por fim, os ataques desencadeados por uma ameaça realista (p. ex., ser mantido sob a mira de uma arma) ou a experiência de um único ataque isolado (ou, ainda, ataques raros) não justifica um diagnóstico de transtorno mental.

Ataques de pânico

↓

Devidos aos efeitos fisiológicos diretos de uma substância (incluindo medicamento) —S→ Os ataques de pânico predominam no quadro clínico e são suficientemente graves para justificar a atenção clínica —S→ **TRANSTORNO DE ANSIEDADE INDUZIDO POR SUBSTÂNCIA/MEDICAMENTO** (Álcool [I/A]; Cafeína [I]; *Cannabis* [I]; Fenciclidina e outros alucinógenos [I]; Inalantes [I]; Opioides [A]; Sedativos, hipnóticos ou ansiolíticos [A]; Estimulantes [I/A]; Outros [I/A])[a]

N↓ .... N↓

→ **INTOXICAÇÃO POR SUBSTÂNCIA; ABSTINÊNCIA DE SUBSTÂNCIA; OUTROS EFEITOS ADVERSOS DE MEDICAMENTOS**

Devidos aos efeitos fisiológicos diretos de uma condição médica não psiquiátrica —S→ **TRANSTORNO DE ANSIEDADE DEVIDO A OUTRA CONDIÇÃO MÉDICA**

N↓

Ataques de pânico recorrentes acompanhados por pelo menos 1 mês de a) preocupação com ataques adicionais ou suas consequências ou b) alterações maladaptativas no comportamento —S→ **TRANSTORNO DE PÂNICO (3.5.5)**

N↓

O gatilho para o ataque de pânico é o medo do constrangimento em situações sociais ou de falar ou apresentar-se em público —S→ **TRANSTORNO DE ANSIEDADE SOCIAL (3.5.4) COM ATAQUES DE PÂNICO**

N↓

O desencadeante para o ataque de pânico é o medo de um objeto específico (p. ex., aranhas) ou situação (p. ex., alturas, ver sangue) —S→ **FOBIA ESPECÍFICA (3.5.3) COM ATAQUES DE PÂNICO**

N↓

O desencadeante para o ataque de pânico é o medo de separação das figuras importantes de apego —S→ **TRANSTORNO DE ANSIEDADE DE SEPARAÇÃO (3.5.1) COM ATAQUES DE PÂNICO**

N↓

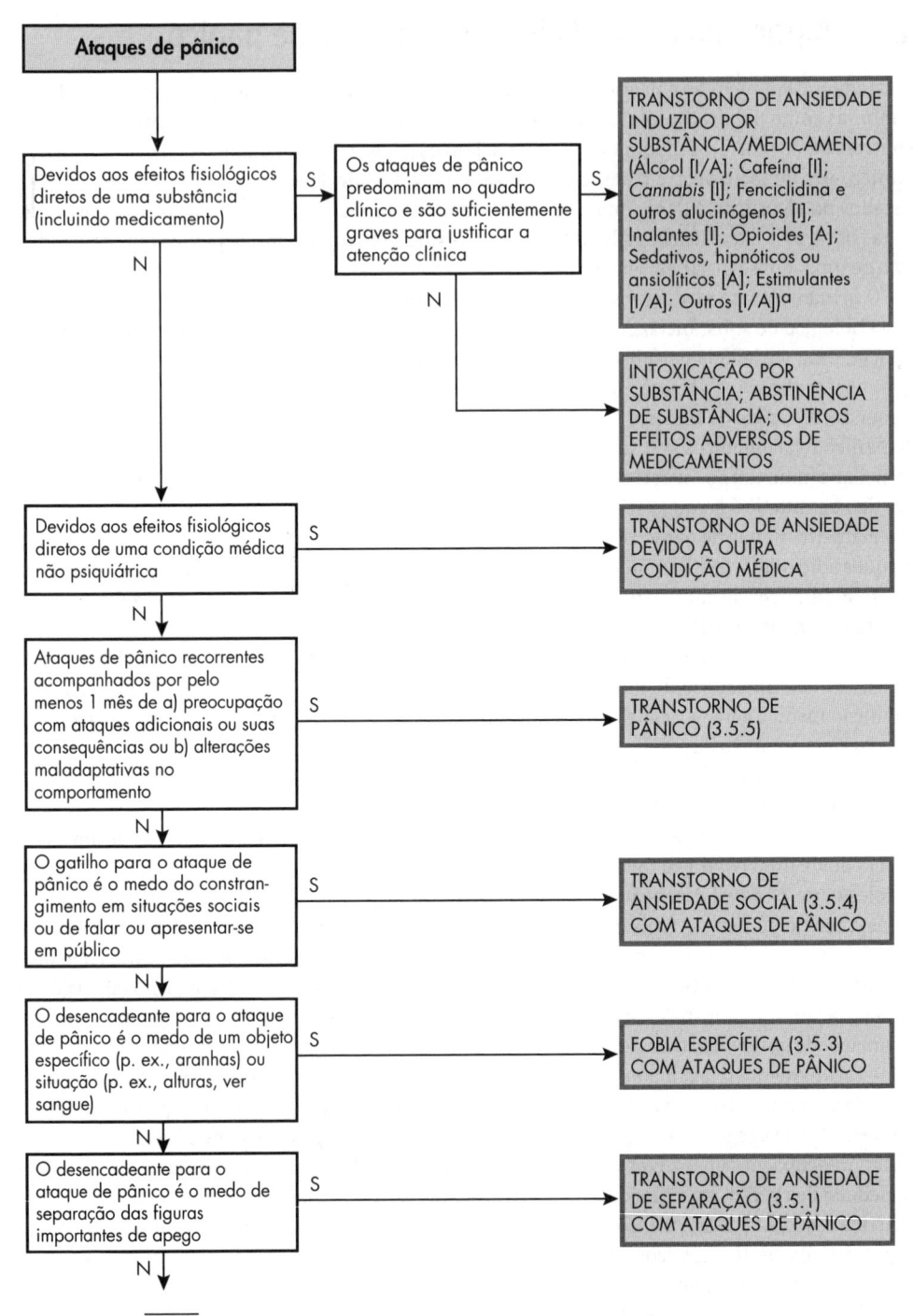

[a] I, ocorrendo durante Intoxicação por substância; I/A, ocorrendo durante Intoxicação ou Abstinência de substância; A, ocorrendo durante Abstinência de substância, conforme indicado no DSM-5-TR, Tabela 1, Diagnósticos associados com classes de substâncias, p. 545.

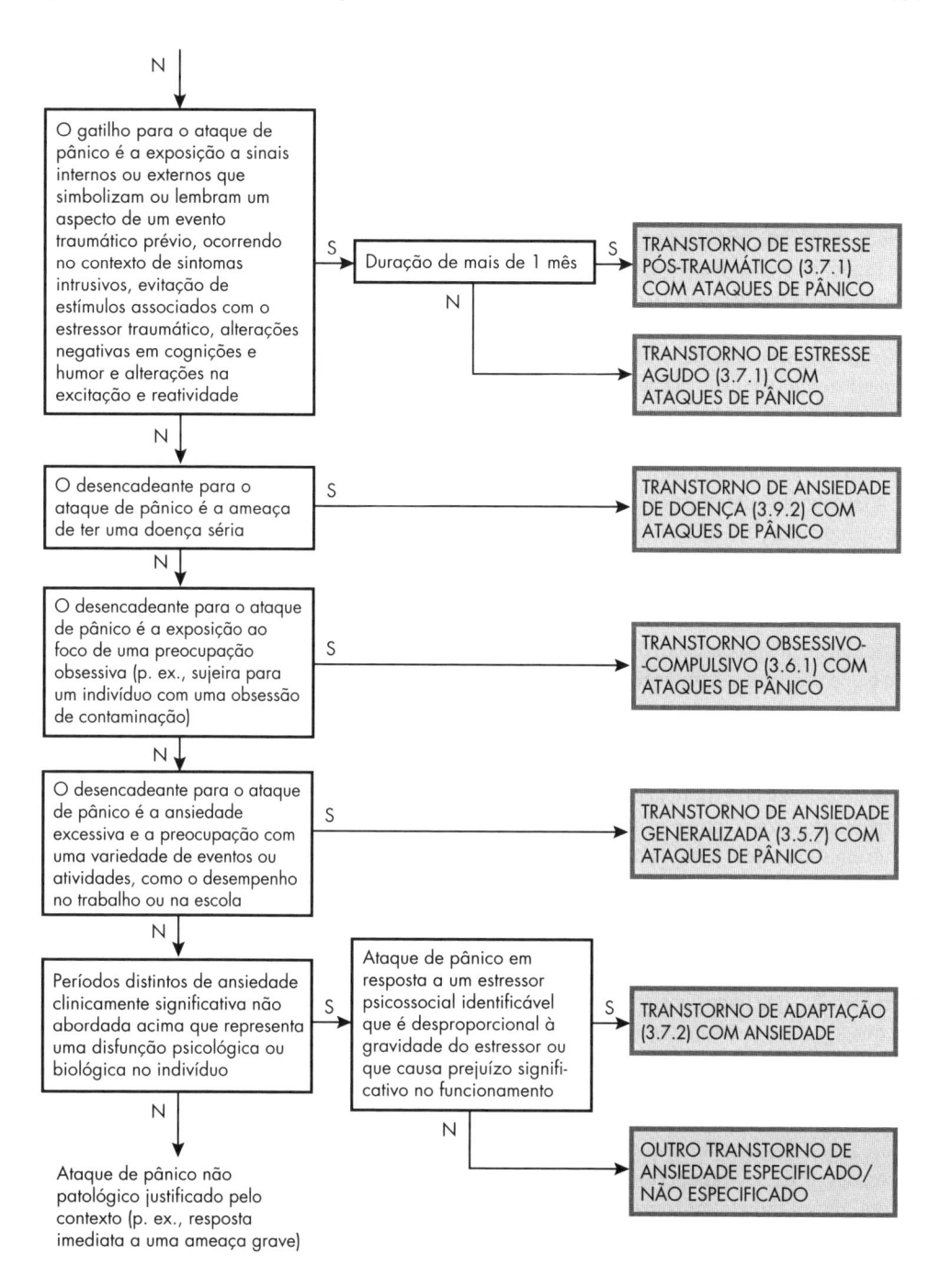

Diagnóstico diferencial por meio de algoritmos **101**

```
                    │ N
                    ▼
┌─────────────────────────────┐
│ O gatilho para o ataque de  │
│ pânico é a exposição a sinais│
│ internos ou externos que    │
│ simbolizam ou lembram um    │
│ aspecto de um evento        │                                    ┌──────────────────────────┐
│ traumático prévio, ocorrendo│   S  ┌──────────────────┐   S     │ TRANSTORNO DE ESTRESSE   │
│ no contexto de sintomas     │─────▶│ Duração de mais  │────────▶│ PÓS-TRAUMÁTICO (3.7.1)   │
│ intrusivos, evitação de     │      │ de 1 mês         │         │ COM ATAQUES DE PÂNICO    │
│ estímulos associados com o  │      └──────────────────┘         └──────────────────────────┘
│ estressor traumático,       │              │ N
│ alterações negativas em     │              │                    ┌──────────────────────────┐
│ cognições e humor e         │              │                    │ TRANSTORNO DE ESTRESSE   │
│ alterações na excitação e   │              └───────────────────▶│ AGUDO (3.7.1) COM        │
│ reatividade                 │                                    │ ATAQUES DE PÂNICO        │
└─────────────────────────────┘                                    └──────────────────────────┘
            │ N
            ▼
┌─────────────────────────────┐                                    ┌──────────────────────────┐
│ O desencadeante para o      │   S                                │ TRANSTORNO DE ANSIEDADE  │
│ ataque de pânico é a ameaça │───────────────────────────────────▶│ DE DOENÇA (3.9.2) COM    │
│ de ter uma doença séria     │                                    │ ATAQUES DE PÂNICO        │
└─────────────────────────────┘                                    └──────────────────────────┘
            │ N
            ▼
┌─────────────────────────────┐
│ O desencadeante para o ataque│                                   ┌──────────────────────────┐
│ de pânico é a exposição ao  │                                    │ TRANSTORNO OBSESSIVO-    │
│ foco de uma preocupação     │   S                                │ -COMPULSIVO (3.6.1) COM  │
│ obsessiva (p. ex., sujeira  │───────────────────────────────────▶│ ATAQUES DE PÂNICO        │
│ para um indivíduo com uma   │                                    └──────────────────────────┘
│ obsessão de contaminação)   │
└─────────────────────────────┘
            │ N
            ▼
┌─────────────────────────────┐
│ O desencadeante para o ataque│                                   ┌──────────────────────────┐
│ de pânico é a ansiedade     │                                    │ TRANSTORNO DE ANSIEDADE  │
│ excessiva e a preocupação   │   S                                │ GENERALIZADA (3.5.7) COM │
│ com uma variedade de eventos│───────────────────────────────────▶│ ATAQUES DE PÂNICO        │
│ ou atividades, como o       │                                    └──────────────────────────┘
│ desempenho no trabalho ou   │
│ na escola                   │
└─────────────────────────────┘
            │ N
            ▼
┌─────────────────────────────┐      ┌──────────────────────┐
│ Períodos distintos de       │      │ Ataque de pânico em  │
│ ansiedade clinicamente      │      │ resposta a um        │
│ significativa não abordada  │   S  │ estressor psicossocial│  S  ┌──────────────────────────┐
│ acima que representa uma    │─────▶│ identificável que é  │────▶│ TRANSTORNO DE ADAPTAÇÃO  │
│ disfunção psicológica ou    │      │ desproporcional à    │     │ (3.7.2) COM ANSIEDADE    │
│ biológica no indivíduo      │      │ gravidade do estressor│    └──────────────────────────┘
└─────────────────────────────┘      │ ou que causa prejuízo │
            │ N                      │ significativo no      │
            ▼                        │ funcionamento         │
┌─────────────────────────────┐      └──────────────────────┘
│ Ataque de pânico não        │              │ N               ┌──────────────────────────┐
│ patológico justificado pelo │              │                 │ OUTRO TRANSTORNO DE      │
│ contexto (p. ex., resposta  │              └────────────────▶│ ANSIEDADE ESPECIFICADO/  │
│ imediata a uma ameaça grave)│                                │ NÃO ESPECIFICADO         │
└─────────────────────────────┘                                └──────────────────────────┘
```

2.15 Algoritmo de decisão para comportamento evitativo

O comportamento evitativo (em especial, de situações realisticamente nocivas) é, muitas vezes, adaptativo. Esse algoritmo de decisão é aplicado apenas quando a evitação é baseada em medos excessivos ou irreais e provoca sofrimento e prejuízo significativos do ponto de vista clínico. A evitação é um sintoma não específico e razoavelmente onipresente, bem como uma característica associada de muitos transtornos. A avaliação desse sintoma requer a determinação das circunstâncias específicas que o desencadeiam. Este é um dos poucos algoritmos de decisão neste manual que não inclui um ponto de decisão para excluir o uso de substância/medicamento ou uma condição médica não psiquiátrica como um fator etiológico. A razão para o comportamento evitativo é quase invariavelmente uma reação psicológica a uma ansiedade ou a um medo subjacente. Embora o uso de medicamento/substância ou uma condição médica não psiquiátrica possam causar ansiedade, a falta de associações contextuais faz o desenvolvimento do comportamento de evitação relacionado ao transtorno de ansiedade induzido por substância/medicamento ou ao transtorno de ansiedade devido a outra condição médica ser improvável.

A prioridade é determinar se o comportamento evitativo envolve situações e lugares múltiplos. Se esse for o caso, e se as situações são evitadas devido aos pensamentos de que pode ser difícil escapar ou não haver auxílio disponível caso se desenvolvam sintomas do tipo pânico, o diagnóstico de agorafobia pode ser aplicado. Os indivíduos associam o risco de ter um ataque de pânico ou sintomas tipo pânico a situações ou locais particulares que, então, se tornam estímulos condicionados particularmente propensos a desencadear ataques adicionais. Os indivíduos, em razão disso, evitam o que parecem ser situações "desencadeantes" em um esforço para minimizar a chance de ter ataques de pânico ou sintomas do tipo pânico.

A evitação no transtorno de ansiedade social está relacionada ao medo do constrangimento social. Essa evitação aparece de duas formas: a forma da ansiedade de desempenho do transtorno de ansiedade social está relacionada à evitação de atividades em público (p. ex., falar, tocar um instrumento, atuar, comer, urinar, escrever) que podem ser facilmente desempenhadas pelo indivíduo em sua própria casa, e pode ser indicada pelo especificador "somente desempenho"; a forma generalizada inclui, praticamente, qualquer situação que envolva interação social e, em muitos casos, pode ser quase idêntica ao transtorno da personalidade evitativa. Provavelmente, as fobias específicas envolvem alguma interação entre temores inatos predeterminados, de natureza evolutiva, e a ocorrência de experiências aversivas precoces que os reforçam. No transtorno de ansiedade de separação, que pode ocorrer tanto na infância quanto na vida adulta, são evitadas as situações em que a pessoa está separada das figuras importantes de apego. No transtorno de estresse pós-traumático e no transtorno de estresse agudo, os indivíduos evitam situações que relembrem o estressor traumático (p. ex., alguém que se pareça com o agressor, sons altos que lembrem a época da guerra, tremores que lembrem um grande terremoto). Alguns indivíduos com transtorno obsessivo-compulsivo aprendem que a evitação de certas situações desencadeadoras evitará o início de obsessões (p. ex., evitar apertos de mão ajudará a reduzir as obsessões de contaminação). Similarmente, alguns indivíduos com transtorno de ansiedade de doença evitarão situações que, para eles, são um risco à sua saúde (p. ex., visitar familiares doentes), a fim de impedir o desencadeamento de ruminações sobre ter contraído uma doença grave.

Muitos outros transtornos psiquiátricos podem ter a evitação como uma característica associada. Por exemplo, nos transtornos psicóticos, o comportamento evitativo pode ocorrer no contexto de um delírio em particular, como quando um paciente delirante evita sair de casa por temer que a polícia esteja em seu encalço. A baixa motivação, que pode ser causada pela anedonia de um episódio depressivo maior ou como parte dos sintomas negativos da esquizofrenia, pode levar a uma evitação generalizada de sair de casa. Em razão de uma disfunção sexual, as situações sexuais podem ser evitadas por conta da ansiedade em relação ao desempenho sexual ruim. Os indivíduos com anorexia nervosa e transtorno alimentar restritivo/evitativo evitam certos alimentos (p. ex., alimentos calóricos na anorexia nervosa, alimentos aversivos no transtorno alimentar restritivo/evitativo), levando à perda de peso clinicamente significativa e à potencial desnutrição. Um padrão generalizado de evitação caracteriza o transtorno da personalidade evitativa, que, por definição, tem seu princípio no início da vida adulta e tende a ser relativamente persistente e estável ao longo do curso da vida do indivíduo.

Por fim, se o comportamento evitativo não for adequadamente explicado por nenhum dos pontos de decisão do algoritmo até esse ponto, um diagnóstico do DSM-5-TR ainda pode ser justificado. Se o comportamento evitativo ocorrer em resposta a um estressor psicossocial identificável que seja desproporcional à gravidade do estressor ou causar prejuízo significativo no funcionamento, pode se aplicar um diagnóstico de transtorno de adaptação. Se o comportamento evitativo não ocorrer em resposta a um estressor, mas representar uma disfunção psicológica ou biológica no indivíduo que seja considerada clinicamente significativa (sendo, assim, considerado como um transtorno mental), se aplicaria uma categoria residual. O DSM-5-TR não inclui uma categoria residual só para o comportamento evitativo. A categoria residual mais próxima seria outro transtorno de ansiedade especificado/não especificado, porque a evitação, muito provavelmente, está servindo para prevenir algum tipo de ansiedade. A escolha da categoria residual depende da vontade do clínico de registrar a apresentação sintomática no prontuário (nesse caso, seria usado outro transtorno de ansiedade especificado, seguido pela razão específica) ou não (nesse caso, seria usado transtorno de ansiedade não especificado). Do contrário, a evitação deve ser considerada parte do repertório normal do comportamento humano, e não um indicativo de transtorno mental.

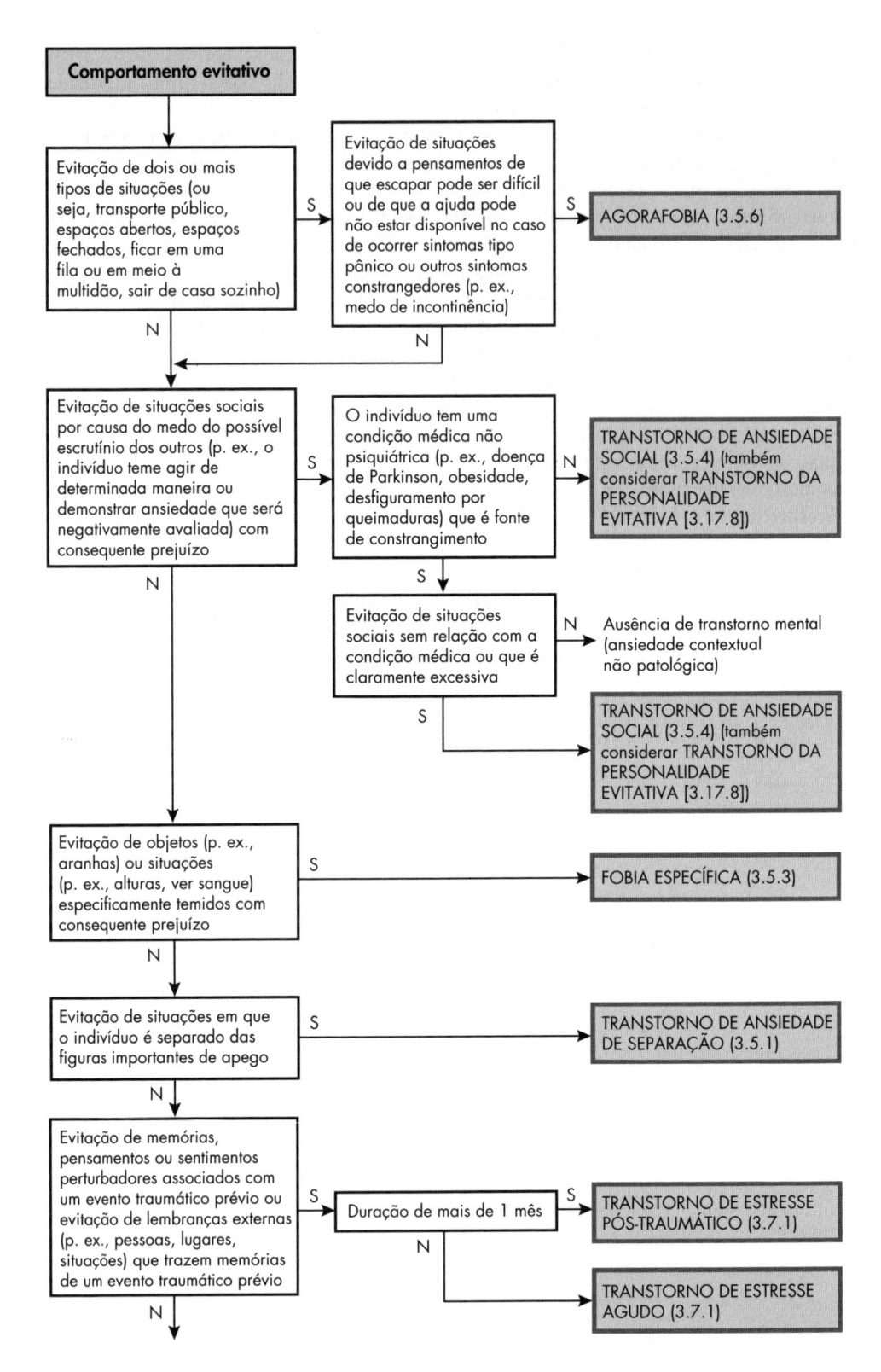

```
                    ┌──────────────────────────┐
                    │ Comportamento evitativo  │
                    └────────────┬─────────────┘
                                 ▼
```

- Evitação de dois ou mais tipos de situações (ou seja, transporte público, espaços abertos, espaços fechados, ficar em uma fila ou em meio à multidão, sair de casa sozinho) — **S** → Evitação de situações devido a pensamentos de que escapar pode ser difícil ou de que a ajuda pode não estar disponível no caso de ocorrer sintomas tipo pânico ou outros sintomas constrangedores (p. ex., medo de incontinência) — **S** → **AGORAFOBIA (3.5.6)**

  - **N** ↓ (do primeiro bloco); **N** → retorna ao fluxo principal

- Evitação de situações sociais por causa do medo do possível escrutínio dos outros (p. ex., o indivíduo teme agir de determinada maneira ou demonstrar ansiedade que será negativamente avaliada) com consequente prejuízo — **S** → O indivíduo tem uma condição médica não psiquiátrica (p. ex., doença de Parkinson, obesidade, desfiguramento por queimaduras) que é fonte de constrangimento — **N** → **TRANSTORNO DE ANSIEDADE SOCIAL (3.5.4)** (também considerar **TRANSTORNO DA PERSONALIDADE EVITATIVA [3.17.8]**)

  - **S** ↓ Evitação de situações sociais sem relação com a condição médica ou que é claramente excessiva — **N** → Ausência de transtorno mental (ansiedade contextual não patológica)
  - **S** → **TRANSTORNO DE ANSIEDADE SOCIAL (3.5.4)** (também considerar **TRANSTORNO DA PERSONALIDADE EVITATIVA [3.17.8]**)

- **N** ↓

- Evitação de objetos (p. ex., aranhas) ou situações (p. ex., alturas, ver sangue) especificamente temidos com consequente prejuízo — **S** → **FOBIA ESPECÍFICA (3.5.3)**

- **N** ↓

- Evitação de situações em que o indivíduo é separado das figuras importantes de apego — **S** → **TRANSTORNO DE ANSIEDADE DE SEPARAÇÃO (3.5.1)**

- **N** ↓

- Evitação de memórias, pensamentos ou sentimentos perturbadores associados com um evento traumático prévio ou evitação de lembranças externas (p. ex., pessoas, lugares, situações) que trazem memórias de um evento traumático prévio — **S** → Duração de mais de 1 mês — **S** → **TRANSTORNO DE ESTRESSE PÓS-TRAUMÁTICO (3.7.1)**
  - **N** → **TRANSTORNO DE ESTRESSE AGUDO (3.7.1)**

- **N** ↓

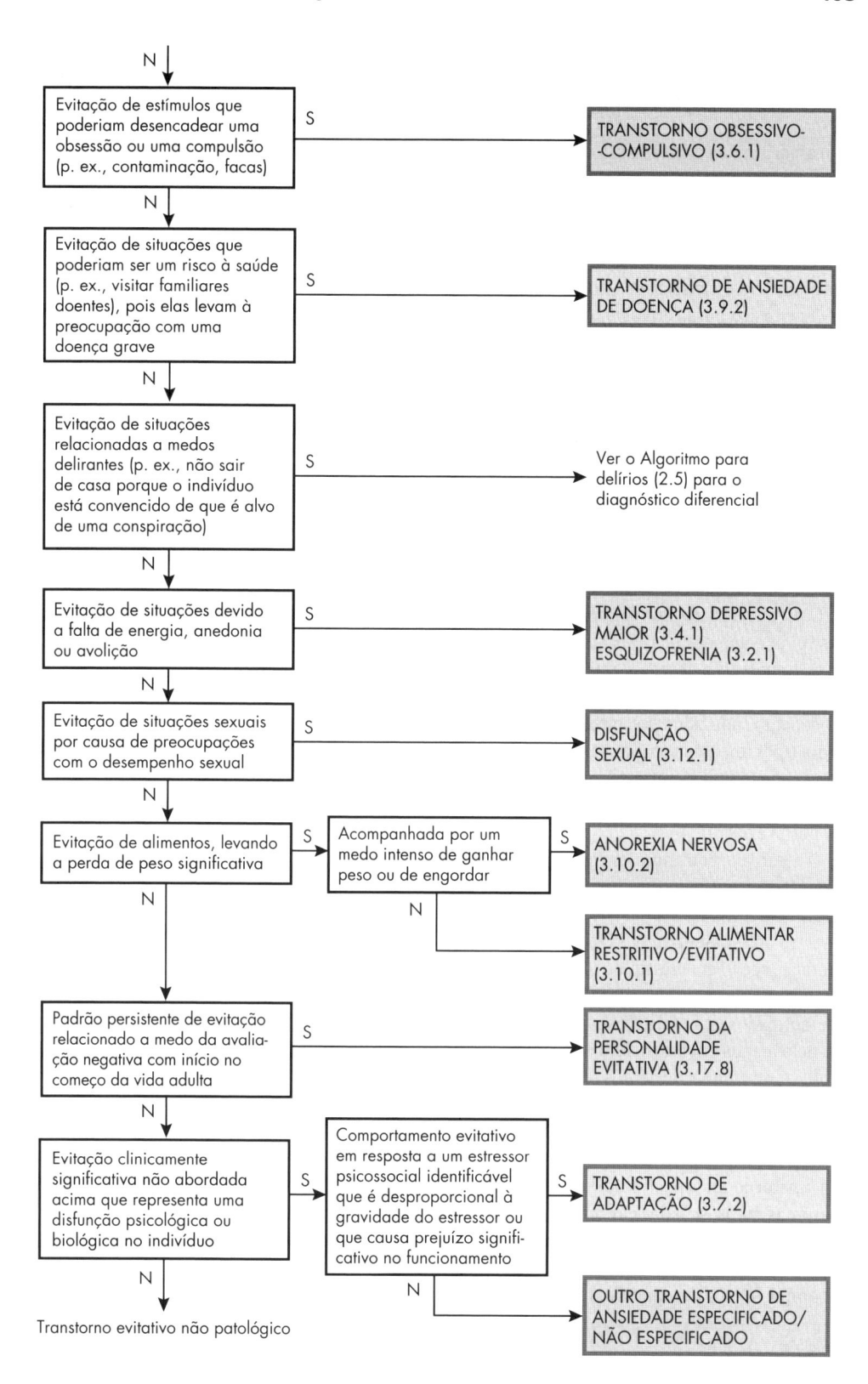

Diagnóstico diferencial por meio de algoritmos **105**

```
                    N │
                      ▼
        ┌─────────────────────────┐
        │ Evitação de estímulos que│   S        ┌──────────────────────────┐
        │ poderiam desencadear uma ├──────────► │ TRANSTORNO OBSESSIVO-    │
        │ obsessão ou uma compulsão│            │ -COMPULSIVO (3.6.1)      │
        │ (p. ex., contaminação,    │            └──────────────────────────┘
        │ facas)                   │
        └─────────────┬───────────┘
                    N │
                      ▼
        ┌─────────────────────────┐
        │ Evitação de situações que│
        │ poderiam ser um risco à  │   S        ┌──────────────────────────┐
        │ saúde (p. ex., visitar   ├──────────► │ TRANSTORNO DE ANSIEDADE  │
        │ familiares doentes), pois│            │ DE DOENÇA (3.9.2)        │
        │ elas levam à preocupação │            └──────────────────────────┘
        │ com uma doença grave     │
        └─────────────┬───────────┘
                    N │
                      ▼
        ┌─────────────────────────┐
        │ Evitação de situações    │
        │ relacionadas a medos     │   S           Ver o Algoritmo para
        │ delirantes (p. ex., não  ├──────────►    delírios (2.5) para o
        │ sair de casa porque o    │               diagnóstico diferencial
        │ indivíduo está convencido│
        │ de que é alvo de uma     │
        │ conspiração)             │
        └─────────────┬───────────┘
                    N │
                      ▼
        ┌─────────────────────────┐   S        ┌──────────────────────────┐
        │ Evitação de situações    ├──────────► │ TRANSTORNO DEPRESSIVO    │
        │ devido a falta de energia,│           │ MAIOR (3.4.1)            │
        │ anedonia ou avolição     │            │ ESQUIZOFRENIA (3.2.1)    │
        └─────────────┬───────────┘            └──────────────────────────┘
                    N │
                      ▼
        ┌─────────────────────────┐   S        ┌──────────────────────────┐
        │ Evitação de situações    ├──────────► │ DISFUNÇÃO                │
        │ sexuais por causa de     │            │ SEXUAL (3.12.1)          │
        │ preocupações com o       │            └──────────────────────────┘
        │ desempenho sexual        │
        └─────────────┬───────────┘
                    N │
                      ▼
        ┌─────────────────────────┐ S  ┌──────────────────┐ S  ┌──────────────────────────┐
        │ Evitação de alimentos,   ├──► │ Acompanhada por  ├──► │ ANOREXIA NERVOSA         │
        │ levando a perda de peso  │    │ um medo intenso  │    │ (3.10.2)                 │
        │ significativa            │    │ de ganhar peso ou│    └──────────────────────────┘
        └─────────────┬───────────┘    │ de engordar      │
                    N │                └────────┬─────────┘
                      │                       N │
                      │                         ▼
                      │                ┌──────────────────────────┐
                      │                │ TRANSTORNO ALIMENTAR     │
                      │                │ RESTRITIVO/EVITATIVO     │
                      │                │ (3.10.1)                 │
                      │                └──────────────────────────┘
                      ▼
        ┌─────────────────────────┐   S        ┌──────────────────────────┐
        │ Padrão persistente de    ├──────────► │ TRANSTORNO DA            │
        │ evitação relacionado a   │            │ PERSONALIDADE            │
        │ medo da avaliação        │            │ EVITATIVA (3.17.8)       │
        │ negativa com início no   │            └──────────────────────────┘
        │ começo da vida adulta    │
        └─────────────┬───────────┘
                    N │
                      ▼
        ┌─────────────────────────┐ S  ┌──────────────────┐ S  ┌──────────────────────────┐
        │ Evitação clinicamente    ├──► │ Comportamento    ├──► │ TRANSTORNO DE            │
        │ significativa não        │    │ evitativo em     │    │ ADAPTAÇÃO (3.7.2)        │
        │ abordada acima que       │    │ resposta a um    │    └──────────────────────────┘
        │ representa uma disfunção │    │ estressor psico- │
        │ psicológica ou biológica │    │ social identifi- │
        │ no indivíduo             │    │ cável que é      │
        └─────────────┬───────────┘    │ desproporcional  │
                    N │                │ à gravidade do   │
                      │                │ estressor ou que │
                      │                │ causa prejuízo   │
                      │                │ significativo no │
                      │                │ funcionamento    │
                      │                └────────┬─────────┘
                      │                       N │
                      │                         ▼
                      │                ┌──────────────────────────┐
                      │                │ OUTRO TRANSTORNO DE      │
                      │                │ ANSIEDADE ESPECIFICADO/  │
                      │                │ NÃO ESPECIFICADO         │
                      │                └──────────────────────────┘
                      ▼
        Transtorno evitativo não patológico
```

2.16 Algoritmo de decisão para comportamentos patológicos repetitivos

Este algoritmo de decisão abrange uma gama de comportamentos repetitivos que podem ser indicativos de psicopatologia em razão de sua natureza perturbadora ou de seu impacto negativo sobre o funcionamento. Para os propósitos deste algoritmo, comportamentos repetitivos se referem a comportamentos que são repetidos várias vezes em intervalos curtos de maneira sucessiva (p. ex., movimentos motores estereotipados, tiques, compulsões, arrancamento de cabelos) e que o indivíduo considera difíceis de controlar.

O primeiro passo envolve determinar se os comportamentos repetitivos se devem aos efeitos fisiológicos diretos de uma condição médica não psiquiátrica (p. ex., insuficiência hepática causando escoriações repetitivas na pele). Alguns distúrbios do sono, como a síndrome das pernas inquietas e o transtorno dos movimentos periódicos dos membros, também causam movimentos repetitivos, particularmente das extremidades inferiores durante a noite. Ambas essas condições devem ser consideradas como exemplos de etiologia relacionada a condições médicas não psiquiátricas e, assim, merecem a seleção do ramo "Sim" nesse ponto de decisão. Embora os movimentos periódicos das pernas não sejam parte dos critérios diagnósticos para a síndrome das pernas inquietas, se os movimentos periódicos dos membros ocorrerem no contexto da síndrome das pernas inquietas, um diagnóstico em separado de transtorno dos movimentos periódicos dos membros não é feito.

O próximo passo envolve considerar se os movimentos repetitivos se devem ao uso de substâncias (p. ex., uso de cocaína causando comportamento de verificação repetitivo) ou medicamentos. É importante observar que, em seu Capítulo Transtornos do Movimento Induzidos por Medicamentos e Outros Efeitos Adversos de Medicamentos, o DSM-5-TR inclui dois transtornos do movimento induzidos por medicamentos caracterizados por movimentos repetitivos: discinesia tardia (movimentos voluntários repetitivos da língua, mandíbula, tronco ou extremidades) e acatisia aguda induzida por medicamentos (p. ex., intensa sensação de desconforto acompanhada por movimentos repetitivos das extremidades inferiores, como ficar alternando o apoio do corpo entre um perna e outra).

O algoritmo continua com o diagnóstico diferencial de transtornos caracterizados por comportamentos repetitivos com início durante o período de neurodesenvolvimento (i.e., transtorno do espectro autista, transtorno do movimento estereotipado e transtornos de tique). O transtorno do espectro autista tem duas exigências principais: déficits persistentes na comunicação social e na interação social em múltiplos contextos (Critério A); e padrões de comportamentos repetitivos, atividades ou interesses restritos (Critério B), um dos quais (Critério B1) envolve movimentos motores estereotipados ou repetitivos. Assim, se os comportamentos repetitivos estiverem acompanhados por pelo menos um outro item do Critério B (i.e., insistência em fazer a mesma coisa; adesão rígida a rotinas ou comportamentos ritualizados; interesses fixos restritos; ou percepção (*input*) sensorial hiper- ou hiporreativa) mais todos os três itens do Critério A (déficits na reciprocidade social-emocional; déficits em comportamentos de comunicação não verbal usados para a interação social; e déficits no desenvolvimento, na manutenção e compreensão das relações), então um diagnóstico de transtorno do espectro autista se aplicaria. O comportamento estereotipado repetitivo (como abanar as mãos, se balançar ou bater a cabeça) com início durante o período de neurodesenvolvimento na ausência de outros sintomas suficientes para preencher os critérios para o transtorno do espectro autista justificaria um diagnóstico de transtorno do movimento estereotipado. Por fim, se os comportamentos repetitivos estiverem caracterizados por movimentos motores ou vocalizações súbitas, rápidas e não rítmicas, seria aplicável um diagnóstico de um dos transtornos de tique do DSM-5-TR (i.e., transtorno de Tourette, transtorno de tique vocal ou motor persistente ou transtorno de tique provisório), dependendo de os tiques serem motores, vocais ou de ambos os tipos, e de sua duração total.

Depois disso, o algoritmo continua com o transtorno obsessivo-compulsivo e transtornos relacionados (excluindo o transtorno de acumulação), os quais se caracterizam, entre outros sintomas, por comportamentos repetitivos. No transtorno obsessivo-compulsivo (TOC), os comportamentos repetitivos (compulsões) costumam ser realizados em resposta a uma obsessão e visam a reduzir a ansiedade e o sofrimento trazidos pelas obsessões (p. ex., lavagem repetida das mãos em resposta a uma obsessão por contaminação). Nos casos de TOC sem obsessões (menos de 10%), os comportamentos repetitivos devem ser realizados conforme determinadas regras que precisam ser seguidas rigidamente. No transtorno dismórfico corporal, os comportamentos repetitivos tomam a forma de verificações no espelho, arrumação excessiva, escoriação da pele e procura de tranquilização em outras pessoas, cada um desses ajudando, ainda que temporariamente, a reduzir o sofrimento associado a falhas ou defeitos percebidos na aparência física. O transtorno de tricotilomania (transtorno de arrancar o cabelo) e de escoriação (*skin-picking*), coletivamente conhecidos como transtornos comportamentais repetitivos focados no corpo, se caracterizam por comportamentos repetitivos que têm como alvo o corpo (arrancar o cabelo e escoriar a pele) e que o indivíduo tenta repetidamente interromper.

Podem ocorrer comportamentos repetitivos (como verificar repetidamente o corpo quanto a evidências de doença, perder grande quantidade de tempo buscando informações sobre uma doença temida e buscar repetidamente a tranquilização de médicos) no transtorno de sintomas somáticos e no transtorno de ansiedade de doença. A principal diferença entre esses dois transtornos é se os comportamentos repetitivos ocorrem no contexto dos sintomas somáticos perturbadores que a pessoa teme que possam ser evidência de uma doença potencialmente fatal (transtorno de sintomas somáticos) ou se a apresentação está restrita à preocupação em ter uma doença grave (transtorno de ansiedade de doença).

Podem ocorrer estereotipias (movimentos repetitivos, anormais, frequentes e não direcionados a um objetivo) na esquizofrenia, na catatonia e em outros transtornos psicóticos. Se as estereotipias ocorrerem no contexto de outros sintomas psicóticos, deve-se considerar o diagnóstico diferencial dos sintomas psicóticos. Se as estereotipias estiverem acompanhadas por delírios, alucinações ou sintomas catatônicos, ver os Algoritmo de decisão para delírios (2.5), Algoritmo de decisão para alucinações (2.6) ou sintomas catatônicos (2.7), respectivamente, para o diagnóstico diferencial.

As vocalizações ou movimentos motores súbitos, rápidos, recorrentes e não rítmicos (i.e., tiques) com início após a idade de 18 anos são diagnosticados como outros transtornos de tique especificados/não especificados, os quais aparecem ao final deste algoritmo, pois o ramo anterior em que os transtornos de tique são diagnosticados começa com a exigência de que os comportamentos repetitivos tenham seu início durante o período de neurodesenvolvimento (i.e., antes dos 18 anos).

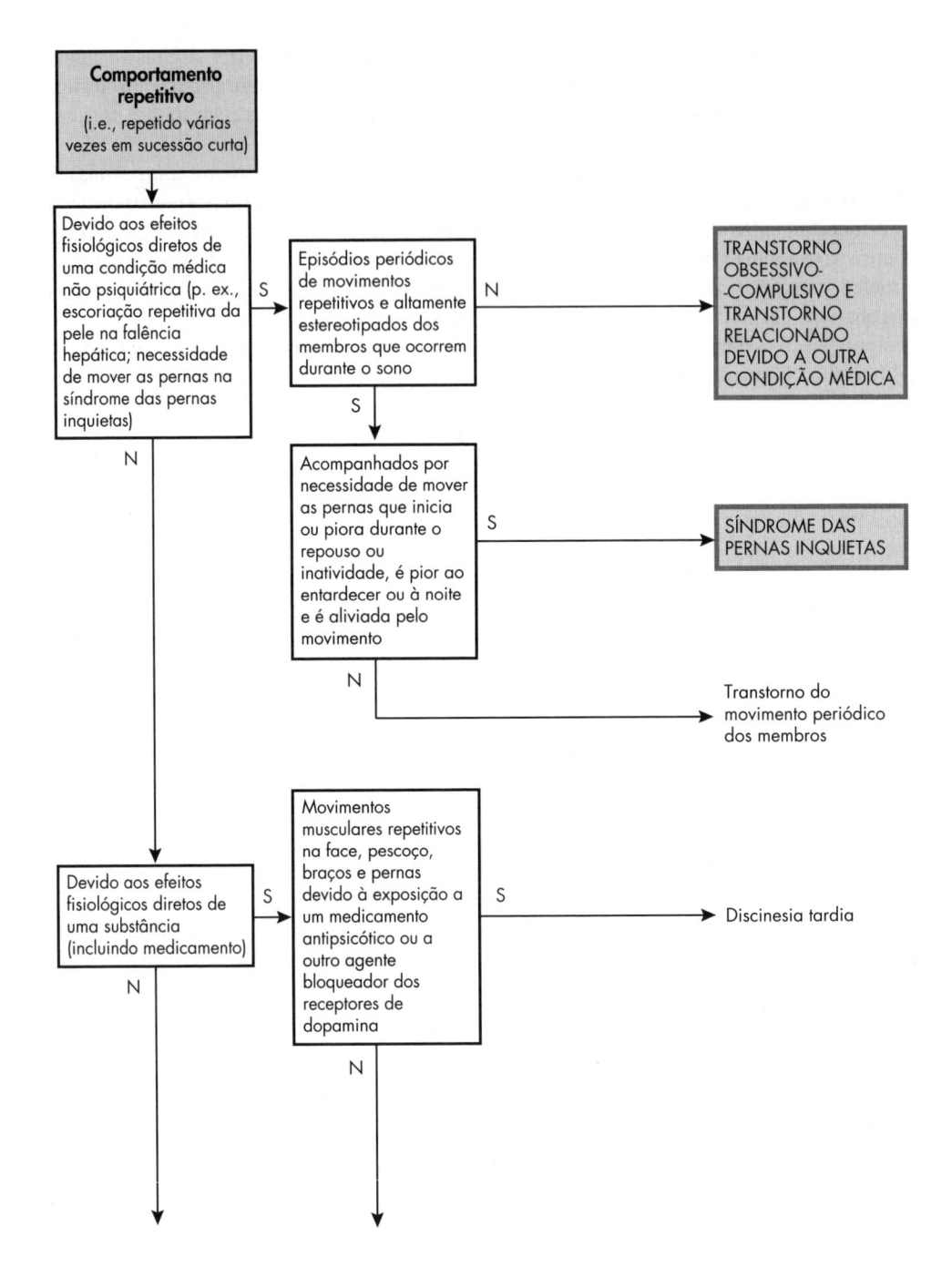

Comportamento repetitivo
(i.e., repetido várias vezes em sucessão curta)

↓

Devido aos efeitos fisiológicos diretos de uma condição médica não psiquiátrica (p. ex., escoriação repetitiva da pele na falência hepática; necessidade de mover as pernas na síndrome das pernas inquietas) —S→ **Episódios periódicos de movimentos repetitivos e altamente estereotipados dos membros que ocorrem durante o sono** —N→ **TRANSTORNO OBSESSIVO-COMPULSIVO E TRANSTORNO RELACIONADO DEVIDO A OUTRA CONDIÇÃO MÉDICA**

↓S

Acompanhados por necessidade de mover as pernas que inicia ou piora durante o repouso ou inatividade, é pior ao entardecer ou à noite e é aliviada pelo movimento —S→ **SÍNDROME DAS PERNAS INQUIETAS**

↓N

→ Transtorno do movimento periódico dos membros

(N da primeira caixa)
↓

Devido aos efeitos fisiológicos diretos de uma substância (incluindo medicamento) —S→ **Movimentos musculares repetitivos na face, pescoço, braços e pernas devido à exposição a um medicamento antipsicótico ou a outro agente bloqueador dos receptores de dopamina** —S→ Discinesia tardia

↓N

↓N

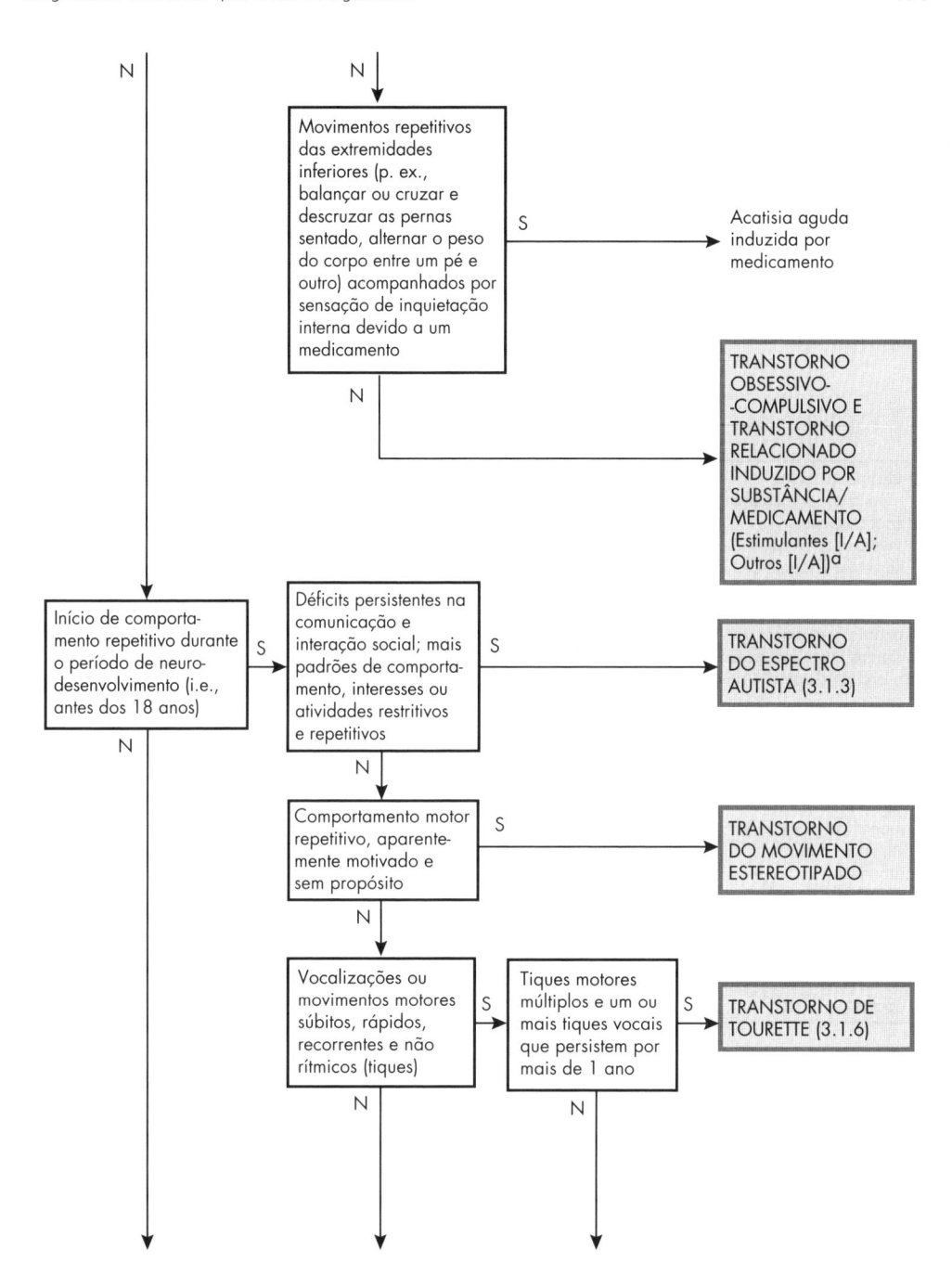

Diagnóstico diferencial por meio de algoritmos

```
     N                    N
     │                    ▼
     │          ┌──────────────────────┐
     │          │ Movimentos repetitivos│
     │          │ das extremidades      │
     │          │ inferiores (p. ex.,   │
     │          │ balançar ou cruzar e  │           Acatisia aguda
     │          │ descruzar as pernas   │──S──►    induzida por
     │          │ sentado, alternar o peso│        medicamento
     │          │ do corpo entre um pé e │
     │          │ outro) acompanhados por│
     │          │ sensação de inquietação│
     │          │ interna devido a um   │
     │          │ medicamento           │
     │          └──────────────────────┘
     │                    │                    ┌──────────────────┐
     │                    N                    │ TRANSTORNO       │
     │                    │                    │ OBSESSIVO-       │
     │                    │                    │ -COMPULSIVO E    │
     │                    │                    │ TRANSTORNO       │
     │                    │                    │ RELACIONADO      │
     │                    └───────────────────►│ INDUZIDO POR     │
     │                                         │ SUBSTÂNCIA/      │
     │                                         │ MEDICAMENTO      │
     │                                         │ (Estimulantes [I/A];│
     │                                         │ Outros [I/A])ᵃ   │
     │                                         └──────────────────┘
     ▼
┌─────────────┐    ┌────────────────┐
│ Início de   │    │ Déficits persistentes│
│ comporta-   │    │ na comunicação e │                ┌──────────────┐
│ mento repetitivo│─S─►│ interação social;│──S──►    │ TRANSTORNO   │
│ durante o período│  │ mais padrões de │            │ DO ESPECTRO  │
│ de neuro-   │    │ comportamento,  │                │ AUTISTA (3.1.3)│
│ desenvolvimento│  │ interesses ou   │                └──────────────┘
│ (i.e., antes│    │ atividades restritivos│
│ dos 18 anos)│    │ e repetitivos   │
└─────────────┘    └────────────────┘
     │                    │
     N                    N
     │                    ▼
     │          ┌──────────────────┐
     │          │ Comportamento motor│              ┌──────────────┐
     │          │ repetitivo, aparente-│─S──►      │ TRANSTORNO   │
     │          │ mente motivado e  │              │ DO MOVIMENTO │
     │          │ sem propósito     │              │ ESTEREOTIPADO│
     │          └──────────────────┘              └──────────────┘
     │                    │
     │                    N
     │                    ▼
     │          ┌───────────────┐   ┌──────────────┐
     │          │ Vocalizações ou│   │ Tiques motores│      ┌──────────────┐
     │          │ movimentos motores│   │ múltiplos e um ou│   │ TRANSTORNO DE│
     │          │ súbitos, rápidos,│─S─►│ mais tiques vocais│─S─►│ TOURETTE (3.1.6)│
     │          │ recorrentes e não│   │ que persistem por│   └──────────────┘
     │          │ rítmicos (tiques)│   │ mais de 1 ano  │
     │          └───────────────┘   └──────────────┘
     │                    │                  │
     ▼                    N                  N
                          ▼                  ▼
```

ᵃI/A = ocorrendo durante Intoxicação ou Abstinência de substância, conforme indicado no DSM-5-TR, Tabela 1,
Diagnósticos associados com classes de substâncias, p. 545.

Fluxograma

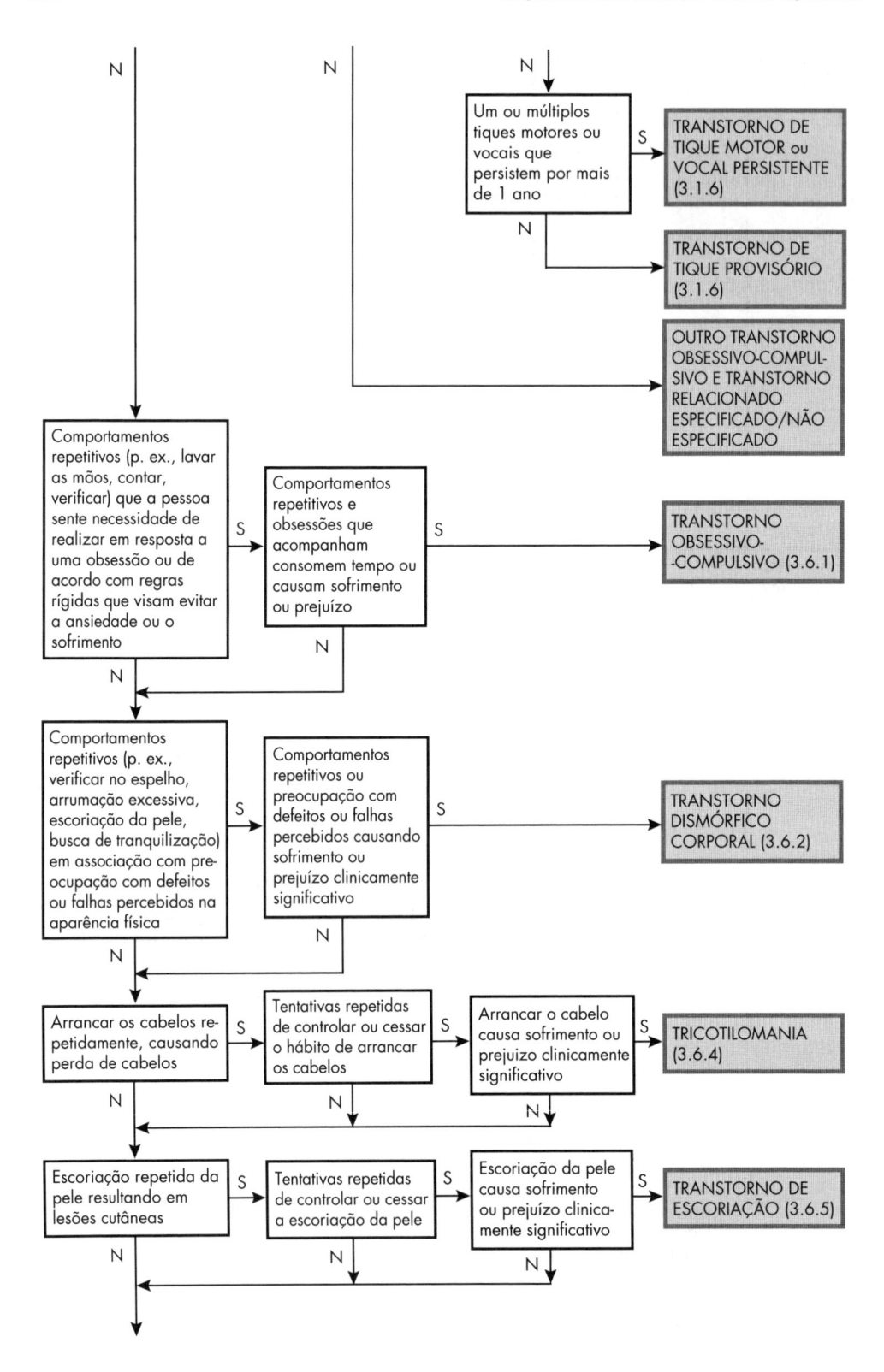

N → Um ou múltiplos tiques motores ou vocais que persistem por mais de 1 ano
- **S** → **TRANSTORNO DE TIQUE MOTOR ou VOCAL PERSISTENTE (3.1.6)**
- **N** → **TRANSTORNO DE TIQUE PROVISÓRIO (3.1.6)**

→ **OUTRO TRANSTORNO OBSESSIVO-COMPULSIVO E TRANSTORNO RELACIONADO ESPECIFICADO/NÃO ESPECIFICADO**

Comportamentos repetitivos (p. ex., lavar as mãos, contar, verificar) que a pessoa sente necessidade de realizar em resposta a uma obsessão ou de acordo com regras rígidas que visam evitar a ansiedade ou o sofrimento
- **S** → Comportamentos repetitivos e obsessões que acompanham consomem tempo ou causam sofrimento ou prejuízo
  - **S** → **TRANSTORNO OBSESSIVO-COMPULSIVO (3.6.1)**
  - **N** ↓
- **N** ↓

Comportamentos repetitivos (p. ex., verificar no espelho, arrumação excessiva, escoriação da pele, busca de tranquilização) em associação com preocupação com defeitos ou falhas percebidos na aparência física
- **S** → Comportamentos repetitivos ou preocupação com defeitos ou falhas percebidos causando sofrimento ou prejuízo clinicamente significativo
  - **S** → **TRANSTORNO DISMÓRFICO CORPORAL (3.6.2)**
  - **N** ↓
- **N** ↓

Arrancar os cabelos repetidamente, causando perda de cabelos
- **S** → Tentativas repetidas de controlar ou cessar o hábito de arrancar os cabelos
  - **S** → Arrancar o cabelo causa sofrimento ou prejuízo clinicamente significativo
    - **S** → **TRICOTILOMANIA (3.6.4)**
    - **N** ↓
  - **N** ↓
- **N** ↓

Escoriação repetida da pele resultando em lesões cutâneas
- **S** → Tentativas repetidas de controlar ou cessar a escoriação da pele
  - **S** → Escoriação da pele causa sofrimento ou prejuízo clinicamente significativo
    - **S** → **TRANSTORNO DE ESCORIAÇÃO (3.6.5)**
    - **N** ↓
  - **N** ↓
- **N** ↓

Diagnóstico diferencial por meio de algoritmos

```
                    N ↓
        ┌─────────────────────┐      ┌─────────────────────┐
        │ Comportamentos       │      │ Acompanhados por    │
        │ repetitivos e        │      │ um ou mais sintomas │
        │ excessivos           │      │ somáticos que       │           ┌──────────────────┐
        │ focados na saúde     │  S   │ causam sofrimento   │    S      │ TRANSTORNO       │
        │ relacionados com     │ ───→ │ ou resultam em      │  ──────→  │ DE SINTOMAS      │
        │ preocupação sobre ter│      │ perturbação         │           │ SOMÁTICOS (3.9.1)│
        │ ou adquirir uma      │      │ significativa da    │           └──────────────────┘
        │ doença grave ou      │      │ vida diária         │
        │ relacionados ao estado│     └─────────────────────┘
        │ de saúde pessoal     │              N ↓                       ┌──────────────────┐
        └─────────────────────┘                                         │ TRANSTORNO DE    │
                    N ↓                      └─────────────────────────→│ ANSIEDADE DE     │
                                                                        │ DOENÇA (3.9.2)   │
                                                                        └──────────────────┘
```

- Comportamentos repetitivos e excessivos focados na saúde relacionados com preocupação sobre ter ou adquirir uma doença grave ou relacionados ao estado de saúde pessoal
  - S → Acompanhados por um ou mais sintomas somáticos que causam sofrimento ou resultam em perturbação significativa da vida diária
    - S → **TRANSTORNO DE SINTOMAS SOMÁTICOS (3.9.1)**
    - N → **TRANSTORNO DE ANSIEDADE DE DOENÇA (3.9.2)**
  - N ↓

- Estereotipias (movimentos repetitivos, com frequência anormal e não dirigidos a um objetivo) acompanhadas por delírios, alucinações ou outros sintomas catatônicos
  - S → Ver os Algoritmos para delírios (2.5), alucinações (2.6) ou sintomas catatônicos (2.7) para o diagnóstico diferencial
  - N ↓

- Vocalizações ou movimentos motores não rítmicos, súbitos, rápidos e recorrentes (tiques) com início antes dos 18 anos de idade
  - S → **OUTRO TRANSTORNO DE TIQUE ESPECIFICADO/NÃO ESPECIFICADO**
  - N ↓

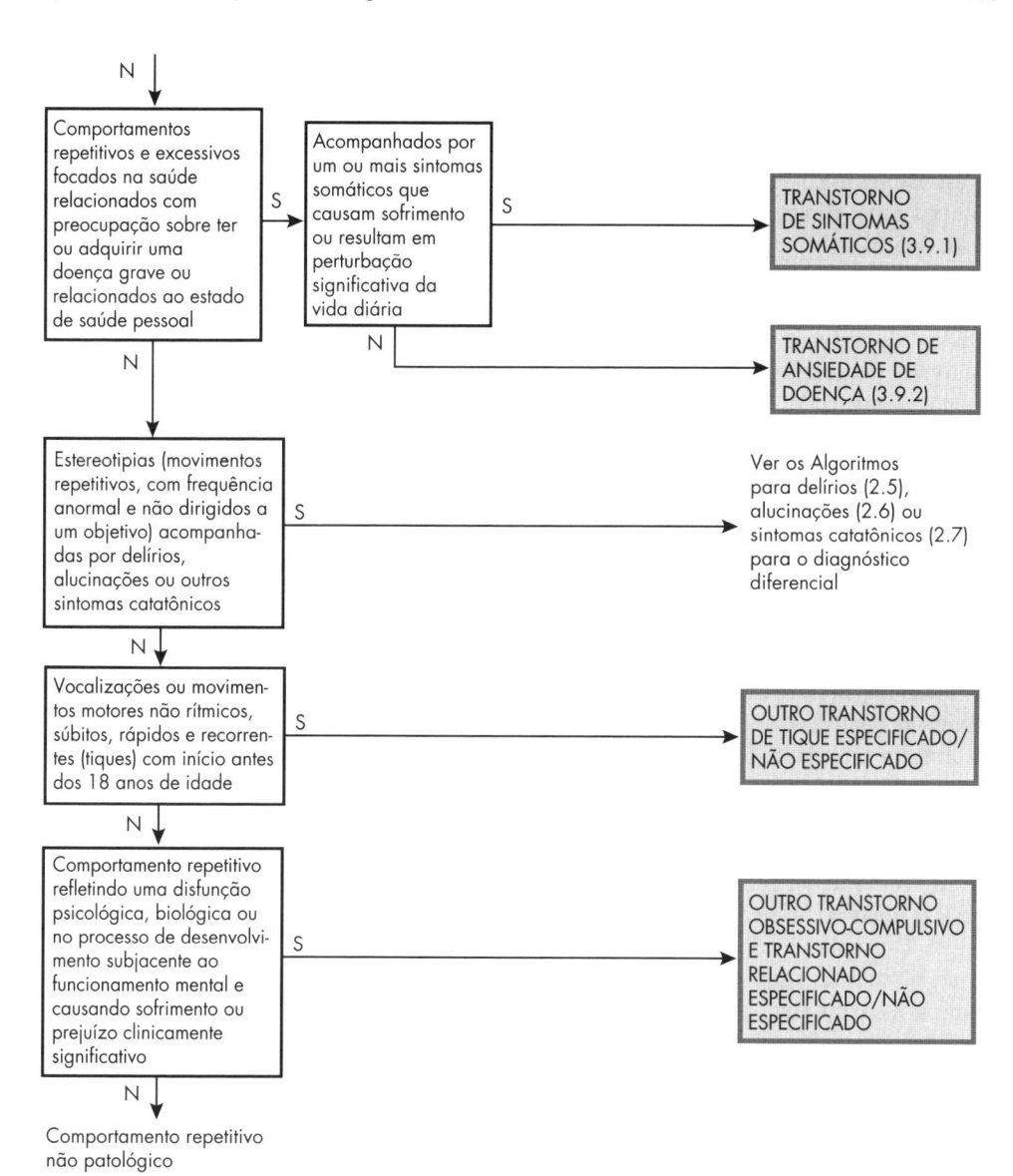

- Comportamento repetitivo refletindo uma disfunção psicológica, biológica ou no processo de desenvolvimento subjacente ao funcionamento mental e causando sofrimento ou prejuízo clinicamente significativo
  - S → **OUTRO TRANSTORNO OBSESSIVO-COMPULSIVO E TRANSTORNO RELACIONADO ESPECIFICADO/NÃO ESPECIFICADO**
  - N ↓

Comportamento repetitivo não patológico

2.17 Algoritmo de decisão para trauma ou estressores psicossociais envolvidos na etiologia

Os estressores psicossociais são importantes na patogênese de todos os transtornos do DSM-5-TR, mas seu papel etiológico específico serve como uma característica definidora para apenas alguns. Quatro transtornos no DSM-5-TR podem ser diagnosticados somente quando o indivíduo foi exposto a um estressor extremo: transtorno de estresse pós-traumático, transtorno de estresse agudo, transtorno de apego reativo e transtorno de interação social desinibida. O transtorno de estresse pós-traumático requer exposição a um episódio concreto de morte ou ameaça de morte, lesão grave ou violação sexual e é caracterizado por sintomas de intrusão persistente associados ao evento traumático (p. ex., memórias intrusivas do evento, sonhos perturbadores, *flashbacks*, sofrimento em razão de exposição a sinais reminiscentes do evento), evitação de estímulos associados ao evento, alterações negativas em cognições e humores associados ao evento (p. ex., crenças negativas do indivíduo sobre si mesmo ou o mundo, culpa a si mesmo ou aos outros de forma distorcida, sentimentos de distanciamento, estado negativo persistente, incapacidade para experimentar emoções positivas) e alterações acentuadas na reatividade e na excitação. O perfil sintomático do transtorno de estresse agudo se assemelha muito àquele do transtorno de estresse pós-traumático, a não ser pelo fato de que os sintomas duram menos de um mês. O transtorno de apego reativo e o transtorno de interação social desinibida requerem exposição prolongada a insuficiência extrema de cuidados quando se é uma criança pequena, como mudanças frequentes dos principais cuidadores ou ser criado em instituições com equipe despreparada.

Embora não seja exigido como parte da definição de transtorno, o transtorno psicótico breve, a amnésia dissociativa e o transtorno de sintomas neurológicos funcionais muitas vezes se desenvolvem em resposta a um estressor psicossocial grave. Um diagnóstico de transtorno psicótico breve se aplica caso a reação a um estressor extremo envolva o desenvolvimento de sintomas psicóticos com duração inferior a um mês. Se o indivíduo for incapaz de se lembrar de informações autobiográficas importantes relacionadas à experiência traumática, o diagnóstico de amnésia dissociativa pode ser aplicado. Se a pessoa desenvolve sintomas de alteração no funcionamento motor ou sensorial voluntário que sejam incompatíveis com qualquer condição neurológica reconhecida, em resposta a um estressor psicossocial, então um diagnóstico de transtorno de sintomas neurológicos funcionais seria aplicado. Embora o desenvolvimento de cada um desses transtornos esteja frequentemente relacionado à exposição a um estressor traumático, qualquer uma dessas três condições pode se desenvolver sem ela.

Nos casos em que o estressor psicossocial envolve a morte de um ente querido, podem ser aplicáveis múltiplos diagnósticos psiquiátricos, incluindo transtorno de luto prolongado, transtorno depressivo maior e transtorno de estresse pós-traumático. Um diagnóstico de transtorno de luto prolongado pode ser considerado se continuarem persistindo sintomas de luto que causem comprometimento grave após ao menos 12 meses terem se passado desde a morte de uma pessoa próxima ao indivíduo enlutado (ou após 6 meses, se o indivíduo enlutado for uma criança ou um adolescente). Deve-se observar que, a partir de uma perspectiva sintomática, os sintomas característicos de transtorno de luto prolongado, como um sentimento intenso de saudade da pessoa falecida com pensamentos e memórias do falecido, também são característicos de uma reação de luto normal. O que torna isso um transtorno é a persistência de sintomas de luto que causem comprometimento quase todos os dias para além do primeiro ano após a perda. Nos casos em que as circunstâncias da morte do ente querido sejam consideradas como um evento traumático para o indivíduo que seja um Critério A para o transtorno de estresse pós-traumático (p. ex., o indivíduo observa a pessoa amada sendo atingida por um tiro após um assalto; o indivíduo sobrevive a um acidente automobilístico que resultou na morte da pessoa amada), pode também ser aplicável um diagnóstico adicional de transtorno de estresse pós-traumático. Em alguns casos, uma reação de luto pode evoluir para um episódio depressivo maior plenamente manifesto, em cujo caso se poderia aplicar um diagnóstico de transtorno depressivo maior, transtorno bipolar tipo I ou transtorno bipolar tipo II. Por fim, se ocorrerem sintomas clinicamente significativos que não preencham os critérios para um episódio depressivo maior ou para qualquer outro transtorno específico em resposta à perda de um ente querido, então o diagnóstico mais apropriado seria o transtorno de adaptação.

Muitos clínicos ficam confusos com a relação entre os transtornos de adaptação e outras condições do DSM-5-TR que são, muitas vezes, precipitadas pela presença de um estressor psicossocial. O transtorno de adaptação é diagnosticado para aquelas apresentações em que a resposta mal-adaptativa ao estressor causa sofrimento ou prejuízo clinicamente significativo, mas que não atendem os requisitos mínimos para qualquer transtorno específico do DSM-5-TR. Já quando os critérios para um transtorno específico do DSM-5-TR são atendidos, esse transtorno é diagnosticado independentemente da presença ou ausência de estressores associados. Por exemplo, se uma reação depressiva ocorre em resposta à perda de um emprego ou à descoberta de uma doença grave, o diagnóstico é de transtorno depressivo maior se a reação atende a todos os critérios de um episódio depressivo maior. Em contrapartida, uma reação depressiva menos grave, mas clinicamente significativa, poderia ser diagnosticada como transtorno de adaptação com humor deprimido.

Algoritmo: Trauma ou estressores psicossociais envolvidos na etiologia

Trauma ou estressores psicossociais envolvidos na etiologia

↓

Exposição a ameaça de morte ou morte real, lesão grave ou violência sexual
- S → **Resposta caracterizada por sintomas de intrusão, evitação de estímulos associados ao evento, alterações negativas em cognições e humor, além de alterações na excitação e na reatividade**
  - S → **Duração de pelo menos 1 mês**
    - S → **TRANSTORNO DE ESTRESSE PÓS-TRAUMÁTICO (3.7.1)**
    - N → **TRANSTORNO DE ESTRESSE AGUDO (3.7.1)**
  - N → (retorna)
- N ↓

História de insuficiência extrema de cuidados, como negligência ou privação social, mudanças repetidas de cuidador primário ou ser criado em contextos que limitam gravemente as oportunidades de formar vínculos seletivos
- S → **Padrão de comportamento inibido e emocionalmente retraído em relação a cuidadores adultos e perturbação social e emocional persistente (p.ex., responsividade emocional mínima; irritabilidade, tristeza ou temor inexplicáveis)**
  - S → **TRANSTORNO DE APEGO REATIVO**
  - N → **Padrão de inibição reduzida ao abordar adultos desconhecidos, comportamento verbal ou físico excessivamente familiar e vontade de sair com adultos estranhos**
    - S → **TRANSTORNO DE INTERAÇÃO SOCIAL DESINIBIDA**
    - N → (retorna)
- N ↓

Delírios, alucinações ou discurso desorganizado com duração de menos de 1 mês, ocorrendo em resposta a um estressor evidente
- S → **TRANSTORNO PSICÓTICO BREVE (3.2.4) COM ESTRESSOR EVIDENTE**
- N ↓

Incapacidade de recordar informações autobiográficas importantes no contexto de estresse ou trauma
- S → **AMNÉSIA DISSOCIATIVA (3.8.1)**
- N ↓

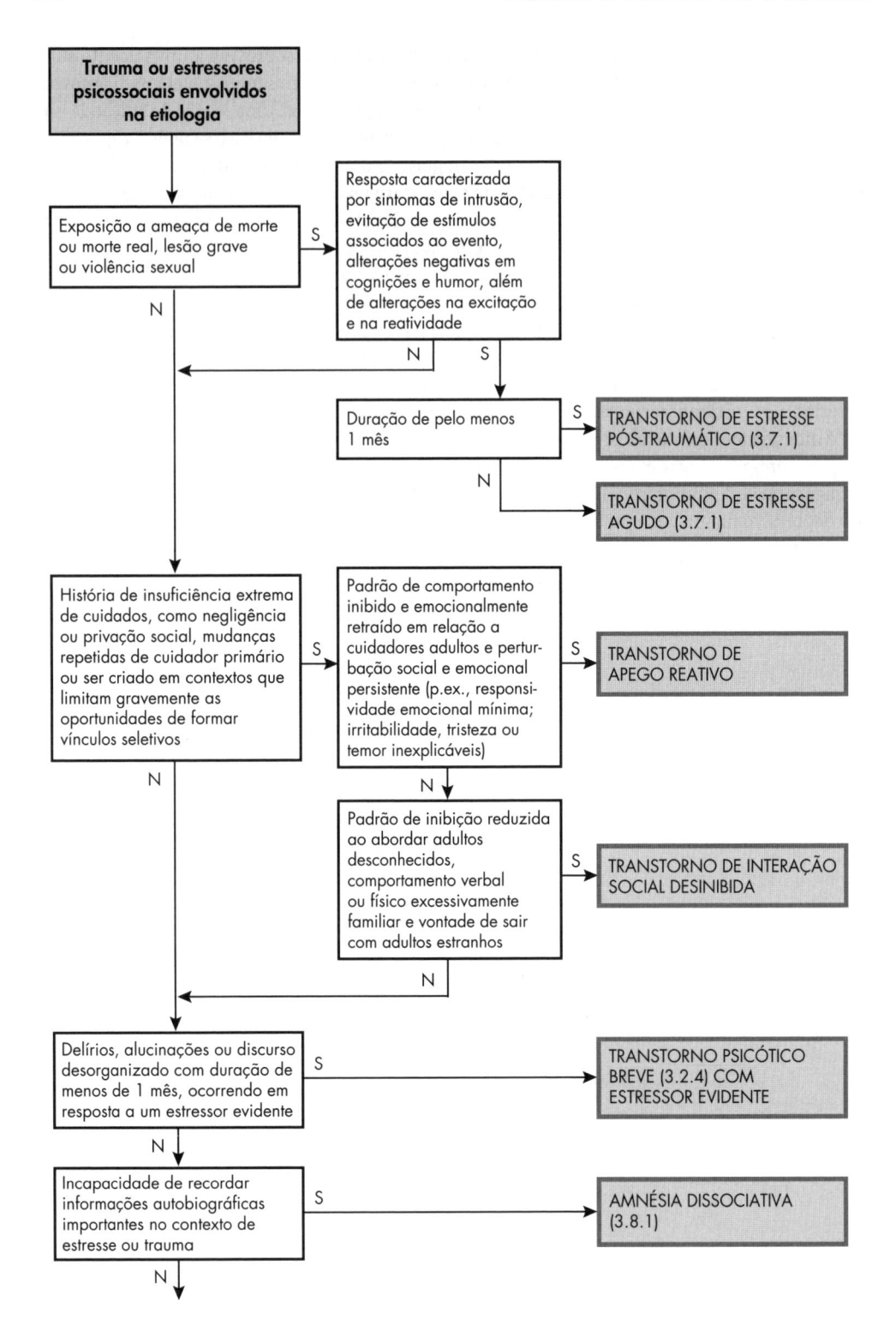

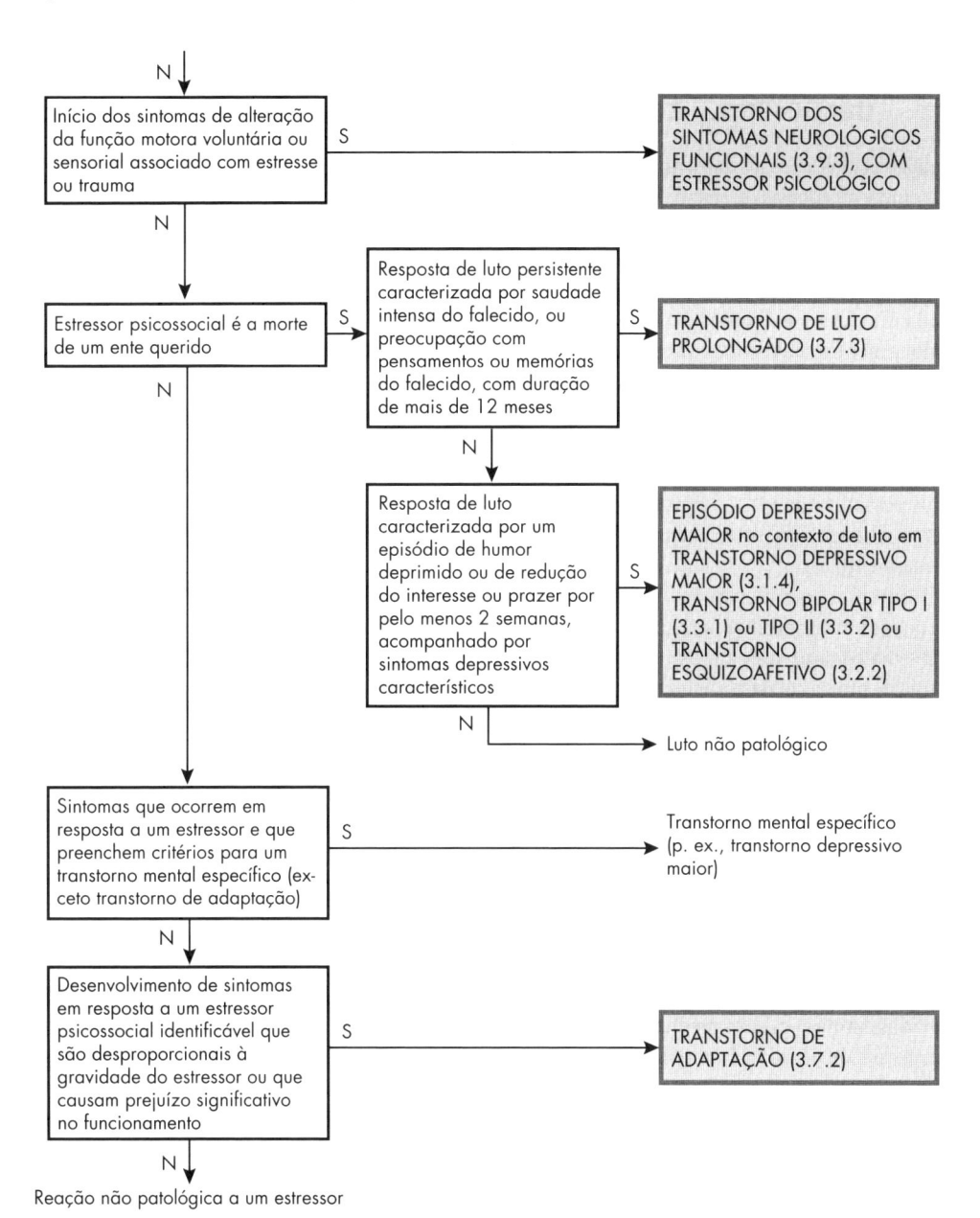

Diagnóstico diferencial por meio de algoritmos **115**

```
           N │
             ▼
┌─────────────────────────┐
│ Início dos sintomas de  │                    ┌──────────────────────────┐
│ alteração da função     │         S          │ TRANSTORNO DOS           │
│ motora voluntária ou    │───────────────────▶│ SINTOMAS NEUROLÓGICOS    │
│ sensorial associado com │                    │ FUNCIONAIS (3.9.3), COM  │
│ estresse ou trauma      │                    │ ESTRESSOR PSICOLÓGICO    │
└─────────────────────────┘                    └──────────────────────────┘
           N │
             ▼                      ┌──────────────────────────┐
┌─────────────────────────┐         │ Resposta de luto         │
│                         │         │ persistente caracterizada│
│ Estressor psicossocial  │    S    │ por saudade intensa do   │    S    ┌──────────────────────┐
│ é a morte de um ente    │────────▶│ falecido, ou preocupação │────────▶│ TRANSTORNO DE LUTO   │
│ querido                 │         │ com pensamentos ou       │         │ PROLONGADO (3.7.3)   │
│                         │         │ memórias do falecido,    │         └──────────────────────┘
└─────────────────────────┘         │ com duração de mais de   │
           N │                      │ 12 meses                 │
             │                      └──────────────────────────┘
             │                                 N │
             │                                   ▼
             │                      ┌──────────────────────────┐   ┌────────────────────────────┐
             │                      │ Resposta de luto         │   │ EPISÓDIO DEPRESSIVO MAIOR  │
             │                      │ caracterizada por um     │   │ no contexto de luto em     │
             │                      │ episódio de humor        │   │ TRANSTORNO DEPRESSIVO      │
             │                      │ deprimido ou de redução  │ S │ MAIOR (3.1.4), TRANSTORNO  │
             │                      │ do interesse ou prazer   │──▶│ BIPOLAR TIPO I (3.3.1) ou  │
             │                      │ por pelo menos 2 semanas,│   │ TIPO II (3.3.2) ou         │
             │                      │ acompanhado por sintomas │   │ TRANSTORNO                 │
             │                      │ depressivos característicos│  │ ESQUIZOAFETIVO (3.2.2)     │
             │                      └──────────────────────────┘   └────────────────────────────┘
             │                                 N │
             │                                   └──▶ Luto não patológico
             ▼
┌─────────────────────────┐
│ Sintomas que ocorrem em │
│ resposta a um estressor │                         Transtorno mental específico
│ e que preenchem critérios│    S                   (p. ex., transtorno depressivo
│ para um transtorno mental│─────────────────────▶  maior)
│ específico (exceto      │
│ transtorno de adaptação)│
└─────────────────────────┘
           N │
             ▼
┌─────────────────────────┐
│ Desenvolvimento de      │
│ sintomas em resposta a  │
│ um estressor psicossocial│    S               ┌──────────────────────┐
│ identificável que são   │───────────────────▶│ TRANSTORNO DE        │
│ desproporcionais à      │                    │ ADAPTAÇÃO (3.7.2)    │
│ gravidade do estressor  │                    └──────────────────────┘
│ ou que causam prejuízo  │
│ significativo no        │
│ funcionamento           │
└─────────────────────────┘
           N │
             ▼
Reação não patológica a um estressor
```

2.18 Algoritmo de decisão para derpersonalização/desrealização

A *dissociação* é o processo mental de desconexão do indivíduo em relação a seus pensamentos, sentimentos, memórias ou senso de identidade. A dissociação é um fenômeno normal comumente experimentado e não necessariamente evidência de psicopatologia. Os exemplos cotidianos incluem devaneios, distrair-se ao dirigir e perder-se no caminho, "viajar" ao ler um livro ou assistir a um filme e desconcentrar-se durante uma aula e depois perceber que se passaram 10–15 minutos. Cada um desses exemplos envolve perda breve de contato entre o indivíduo e a realidade ao seu redor antes de sua reconexão com seu atual lugar, tempo e identidade estabelecida. Por outro lado, a dissociação patológica pode variar em gravidade ao longo de um contínuo desde episódios perturbadores em que o indivíduo se sente desconectado de seus corpo, mente, sentimentos ou sensações (despersonalização); sente-se desconectado de outras pessoas, objetos ou ambiente ao redor (desrealização); tem falhas de memória significativas em relação a eventos do cotidiano, informações pessoais ou eventos traumáticos prévios; até a coexistência de duas ou mais identidades ou personalidades distintas acompanhada por alterações de comportamento, memória, percepção e pensamento.

Sintomas transitórios de despersonalização e/ou desrealização são comuns na população geral, com uma prevalência relatada variando de 26% a 74%, sendo de 31% a 66% no momento de um evento traumático (p. ex., um acidente automobilístico). Isso contrasta com a prevalência relativamente baixa de transtornos dissociativos, cada um deles com uma prevalência relatada em 12 meses entre 1% e 2%. Embora a dissociação seja a marca registrada dos transtornos dissociativos no DSM-5-TR, particularmente a despersonalização e a desrealização podem ocorrer como um sintoma de vários outros transtornos do DSM-5-TR, como o transtorno de pânico e o transtorno de estresse pós-traumático.

Assim como a maioria dos sintomas psiquiátricos, a despersonalização e a desrealização podem ser causadas por efeito direto de uma substância ou medicamento sobre o sistema nervoso central (p. ex., intoxicação por maconha, abstinência alcoólica), além de serem parte da apresentação sintomática de uma condição médica não psiquiátrica, como um distúrbio epiléptico ou a enxaqueca. Em contraste com as outras classes diagnósticas do DSM-5-TR que incluem diagnósticos específicos para as apresentações sintomáticas induzidas por uma substância/medicamento ou devidas a uma condição médica (p. ex., transtorno de ansiedade induzido por cafeína, transtornos de ansiedade devido a hipertireoidismo, respectivamente), não existe um transtorno dissociativo induzido por substância/medicamento ou transtorno dissociativo causado por uma condição médica no DSM-5-TR. Em vez disso, os sintomas dissociativos induzidos por uma substância ou um medicamento precisam ser diagnosticados como intoxicação por substância (se os sintomas dissociativos ocorrerem durante a intoxicação), abstinência de substância (se os sintomas ocorrerem durante a abstinência) ou efeito adverso de medicamento (se os sintomas dissociativos forem um efeito colateral de um medicamento; p. ex., alguns anti-histamínicos). Os sintomas dissociativos clinicamente significativos causados por uma condição médica podem ser diagnosticados com o uso da categoria residual outro transtorno mental especificado devido a outra condição médica (p. ex., outro transtorno mental especificado causado por distúrbio convulsivo).

Após o clínico descartar o uso de substância e as condições médicas como causa dos sintomas de despersonalização ou desrealização, o próximo passo é considerar se os sintomas estão associados a delírios ou alucinações que podem indicar um diagnóstico de esquizofrenia (dado que despersonalização e desrealização estão incluídos entre as características associadas; DSM-5-TR, pág. 116).

Se a despersonalização ou a desrealização estiverem associadas com alucinações, o clínico deve considerar se essas experiências alucinatórias são mais bem explicadas por intrusões de estados de personalidade na consciência do indivíduo, o que é indicativo de transtorno de identidade dissociativa. Se este for o caso (i.e., experiências alucinatórias não são indicativas de psicose), o clínico deve seguir o restante do Algoritmo de decisão para despersonalização/desrealização a fim de obter o diagnóstico de transtorno de identidade dissociativa. Caso contrário, o clínico deve continuar no Algoritmo de decisão para delírios (2.5) ou Algoritmo de decisão para alucinações (2.6) a fim de determinar se um diagnóstico de transtorno do espectro da esquizofrenia e outros transtornos psicóticos pode ser apropriado.

Depois disso, o clínico deve considerar se a despersonalização e/ou a desrealização são parte da apresentação clínica do transtorno de estresse agudo ou do transtorno de estresse pós-traumático, conforme a associação entre sintomas dissociativos e exposição a trauma. O transtorno de estresse agudo inclui *flashbacks* dissociativos como um Critério B3, a despersonalização/desrealização como Critério B6 e a amnésia dissociativa como Critério B7. O transtorno de estresse pós-traumático inclui *flashbacks* dissociativos como Critério B3, a amnésia dissociativa como Critério D1 e um especificador "com sintomas dissociativos" se houver despersonalização ou desrealização recorrentes.

A despersonalização e a desrealização podem ser parte da apresentação dos transtornos dissociativos do DSM-5-TR. Embora nem a despersonalização nem a desrealização sejam uma característica definidora explícita do transtorno de identidade dissociativa (desconexão e divisão subjetiva dos estados da personalidade) ou da amnésia dissociativa (desconexão das memórias), a despersonalização e a desrealização são parte da apresentação de ambos os transtornos. Como o diagnóstico de transtorno de identidade dissociativa exige a presença de amnésia dissociativa para diferenciar entre esses diagnósticos, o algoritmo questiona primeiro sobre a incapacidade de lembrar de informações importantes, perguntando depois sobre uma ruptura da identidade. Após isso, no algoritmo, o ponto de decisão sobre viagem aparentemente proposital ou vagar confuso reflete sobre se o subtipo de fuga dissociativa se aplica ao diagnóstico de amnésia dissociativa.

Despersonalização, desrealização e outros sintomas dissociativos como amnésia dissociativa costumam estar associados a episódios de transtorno de sintomas neurológicos funcionais (transtorno conversivo), especialmente no início dos sintomas. De fato, algumas pessoas com transtorno de identidade dissociativa buscam atenção clínica com sintomas neurológicos funcionais (p. ex., crises não epilépticas, déficits sensoriais, distúrbios motores). Embora o transtorno de sintomas neurológicos funcionais seja classificado no DSM-5-TR como um transtorno de sintomas somáticos (com foco nos sintomas de apresentação), a Organização Mundial da Saúde classifica essas apresentações no capítulo de transtornos dissociativos na CID-10 e na CID-11 (i.e., transtorno de sintomas neurológicos dissociativos) devido ao seu suposto mecanismo (uma descontinuidade involuntária na integração normal das funções motora, sensorial e cognitiva). A despersonalização/desrealização é um dos 13 sintomas que podem acompanhar o surgimento abrupto de medo e desconforto intensos que caracterizam um ataque de pânico. Junto com a ideação paranoide, a despersonalização e a desrealização também caracterizam os episódios transitórios relacionados ao estresse que podem ocorrer no transtorno da personalidade *borderline* (Critério 9) e no transtorno da personalidade esquizotípica (Critério 3). Por fim, após todas as explicações para os sintomas de despersonalização/desrealização terem sido consideradas e descartadas, o diagnóstico de transtorno de despersonalização/desrealização pode ser feito se as experiências persistentes ou recorrentes de despersonalização/desrealização causarem sofrimento ou prejuízo clinicamente significativo.

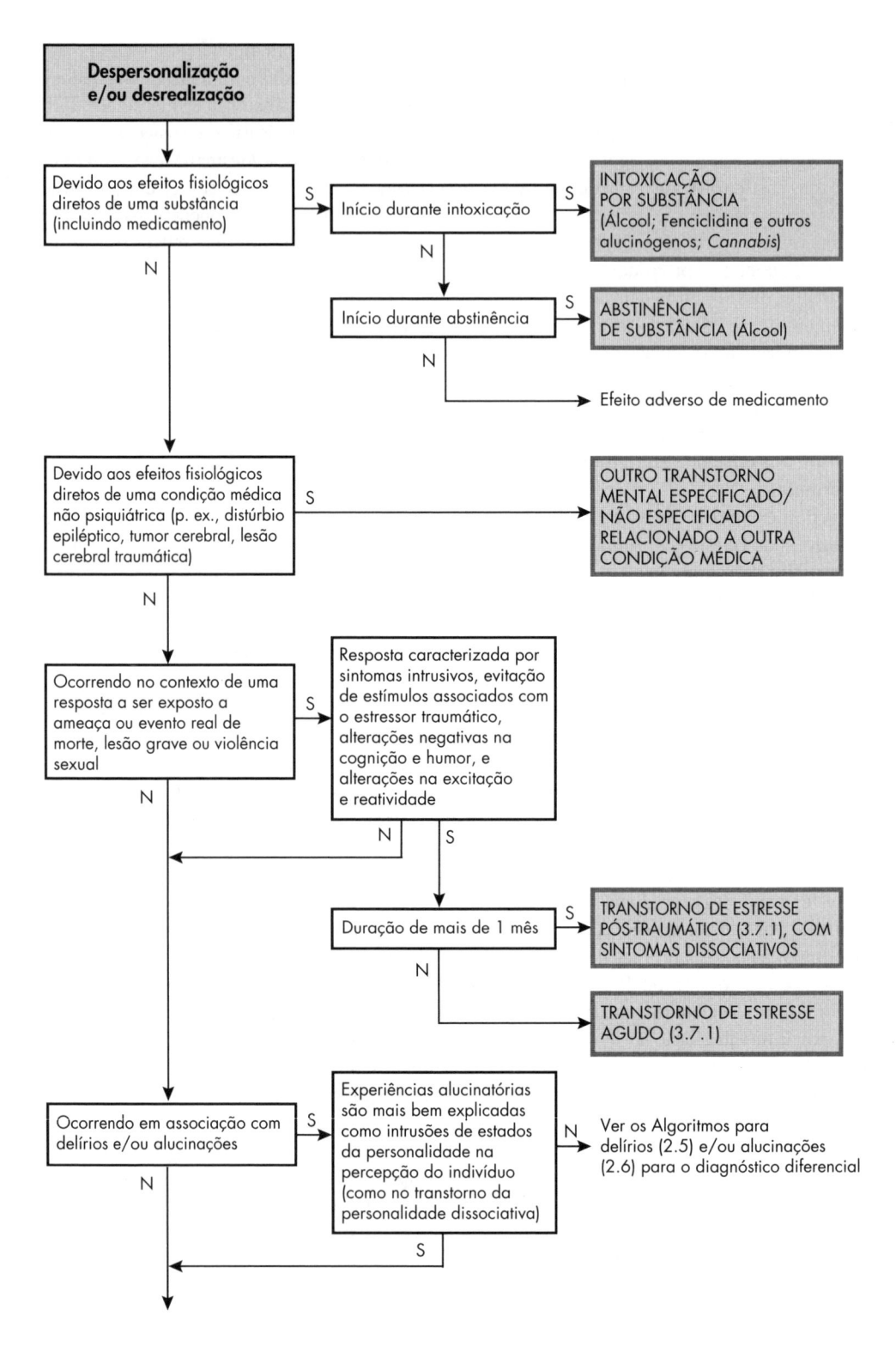

```
┌─────────────────────┐
│  Despersonalização  │
│  e/ou desrealização │
└─────────────────────┘
           │
           ▼
┌─────────────────────────────┐
│ Devido aos efeitos fisiológicos │ ──S──► Início durante intoxicação ──S──► ┌──────────────────────────┐
│ diretos de uma substância   │                                              │ INTOXICAÇÃO              │
│ (incluindo medicamento)     │                   │                          │ POR SUBSTÂNCIA           │
└─────────────────────────────┘                   N                          │ (Álcool; Fenciclidina e  │
           │                                      ▼                          │ outros alucinógenos;     │
           N                             Início durante abstinência ──S──►   │ Cannabis)                │
           │                                      │                          └──────────────────────────┘
           │                                      N                          ┌──────────────────────────┐
           │                                      │                          │ ABSTINÊNCIA              │
           │                                      │                          │ DE SUBSTÂNCIA (Álcool)   │
           │                                      └────────► Efeito adverso de medicamento
           ▼
┌─────────────────────────────┐
│ Devido aos efeitos fisiológicos │                                          ┌──────────────────────────┐
│ diretos de uma condição médica  │ ──S──►                                   │ OUTRO TRANSTORNO         │
│ não psiquiátrica (p. ex., distúrbio │                                      │ MENTAL ESPECIFICADO/     │
│ epiléptico, tumor cerebral, lesão │                                        │ NÃO ESPECIFICADO         │
│ cerebral traumática)              │                                        │ RELACIONADO A OUTRA      │
└─────────────────────────────┘                                              │ CONDIÇÃO MÉDICA          │
           │                                                                 └──────────────────────────┘
           N
           ▼
┌─────────────────────────────┐   ┌─────────────────────────────┐
│ Ocorrendo no contexto de uma │   │ Resposta caracterizada por   │
│ resposta a ser exposto a     │   │ sintomas intrusivos, evitação│
│ ameaça ou evento real de     │──S─►│ de estímulos associados com  │
│ morte, lesão grave ou violência│  │ o estressor traumático,      │
│ sexual                        │   │ alterações negativas na      │
└─────────────────────────────┘   │ cognição e humor, e          │
           │                      │ alterações na excitação      │
           N                      │ e reatividade                │
           │                      └─────────────────────────────┘
           │                              N        S
           │                              │        │
           │◄─────────────────────────────┘        ▼
           │                                                     ┌──────────────────────────┐
           │                              Duração de mais de 1 mês ──S──► TRANSTORNO DE ESTRESSE
           │                                      │                      PÓS-TRAUMÁTICO (3.7.1), COM
           │                                      N                      SINTOMAS DISSOCIATIVOS
           │                                      │                      └──────────────────────────┘
           │                                      │                      ┌──────────────────────────┐
           │◄─────────────────────────────────────┘                      │ TRANSTORNO DE ESTRESSE   │
           ▼                                                             │ AGUDO (3.7.1)            │
┌─────────────────────────────┐   ┌─────────────────────────────┐        └──────────────────────────┘
│ Ocorrendo em associação com │   │ Experiências alucinatórias   │
│ delírios e/ou alucinações   │──S─►│ são mais bem explicadas    │──N──► Ver os Algoritmos para
└─────────────────────────────┘   │ como intrusões de estados    │       delírios (2.5) e/ou alucinações
           │                      │ da personalidade na          │       (2.6) para o diagnóstico diferencial
           N                      │ percepção do indivíduo       │
           │                      │ (como no transtorno da       │
           │                      │ personalidade dissociativa)  │
           │                      └─────────────────────────────┘
           │◄─────────────────────────────S────────┘
           ▼
```

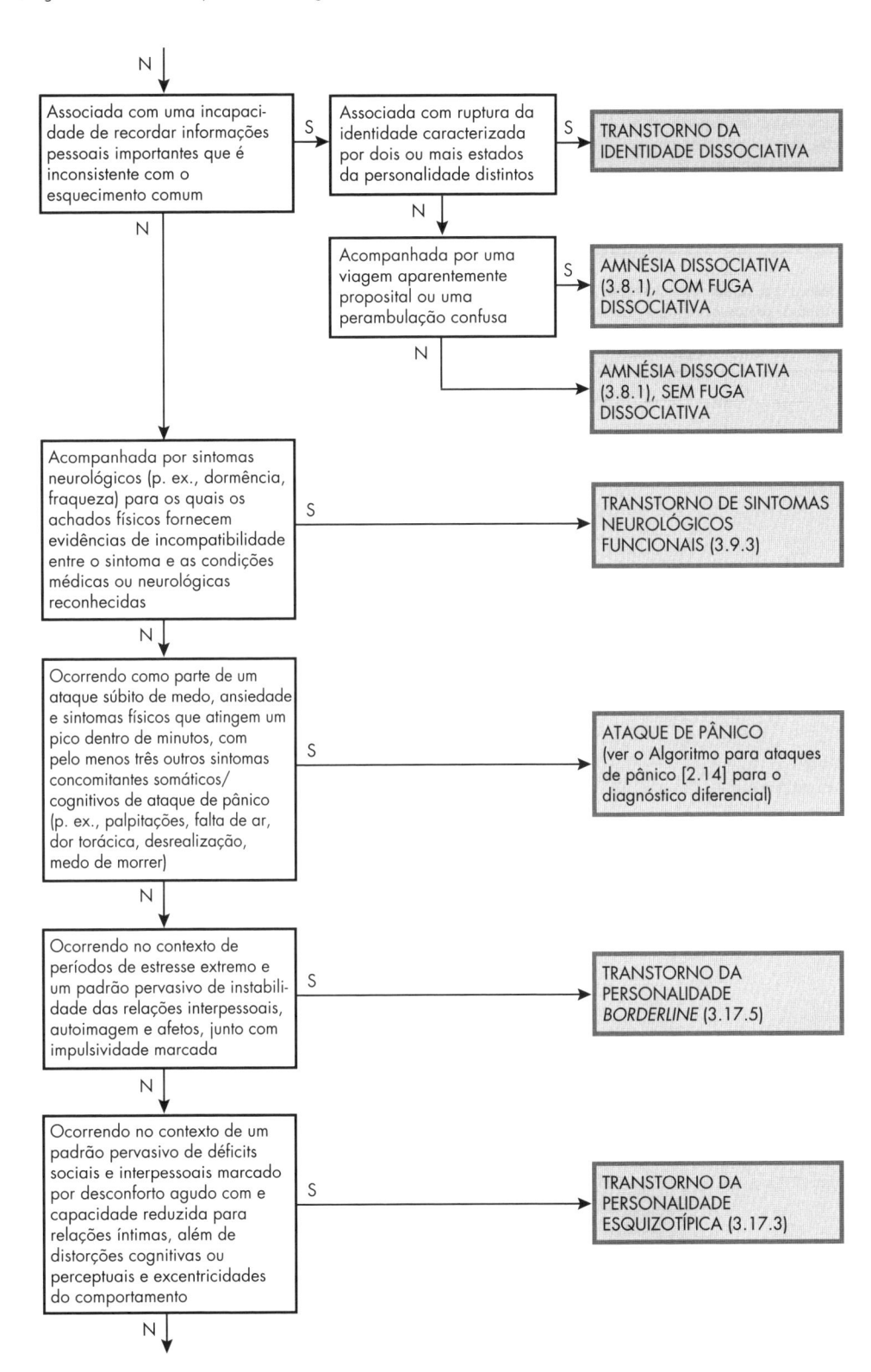

Diagnóstico diferencial por meio de algoritmos

```
                    N
                    ↓
┌─────────────────────┐     ┌─────────────────────┐
│ Associada com uma   │  S  │ Associada com ruptura│  S    ┌──────────────────────┐
│ incapacidade de     │────▶│ da identidade       │─────▶ │ TRANSTORNO DA        │
│ recordar informações│     │ caracterizada por   │       │ IDENTIDADE           │
│ pessoais importantes│     │ dois ou mais estados│       │ DISSOCIATIVA         │
│ que é inconsistente │     │ da personalidade    │       └──────────────────────┘
│ com o esquecimento  │     │ distintos           │
│ comum               │     └─────────────────────┘
└─────────────────────┘                │
         │ N                           │ N
         │                             ▼
         │                  ┌─────────────────────┐
         │                  │ Acompanhada por uma │  S    ┌──────────────────────┐
         │                  │ viagem aparentemente│─────▶ │ AMNÉSIA DISSOCIATIVA │
         │                  │ proposital ou uma   │       │ (3.8.1), COM FUGA    │
         │                  │ perambulação confusa│       │ DISSOCIATIVA         │
         │                  └─────────────────────┘       └──────────────────────┘
         │                             │ N
         │                             │              ┌──────────────────────┐
         │                             └────────────▶ │ AMNÉSIA DISSOCIATIVA │
         │                                            │ (3.8.1), SEM FUGA    │
         │                                            │ DISSOCIATIVA         │
         │                                            └──────────────────────┘
         ▼
┌─────────────────────┐
│ Acompanhada por     │
│ sintomas neuroló-   │
│ gicos (p. ex.,      │
│ dormência, fraqueza)│  S    ┌──────────────────────┐
│ para os quais os    │─────▶ │ TRANSTORNO DE        │
│ achados físicos     │       │ SINTOMAS             │
│ fornecem evidências │       │ NEUROLÓGICOS         │
│ de incompatibilidade│       │ FUNCIONAIS (3.9.3)   │
│ entre o sintoma e   │       └──────────────────────┘
│ as condições médicas│
│ ou neurológicas     │
│ reconhecidas        │
└─────────────────────┘
         │ N
         ▼
┌─────────────────────┐
│ Ocorrendo como parte│
│ de um ataque súbito │
│ de medo, ansiedade e│
│ sintomas físicos que│
│ atingem um pico     │
│ dentro de minutos,  │  S    ┌──────────────────────┐
│ com pelo menos três │─────▶ │ ATAQUE DE PÂNICO     │
│ outros sintomas     │       │ (ver o Algoritmo para│
│ concomitantes       │       │ ataques de pânico    │
│ somáticos/cognitivos│       │ [2.14] para o        │
│ de ataque de pânico │       │ diagnóstico          │
│ (p. ex., palpitações│       │ diferencial)         │
│ falta de ar, dor    │       └──────────────────────┘
│ torácica,           │
│ desrealização, medo │
│ de morrer)          │
└─────────────────────┘
         │ N
         ▼
┌─────────────────────┐
│ Ocorrendo no        │
│ contexto de períodos│
│ de estresse extremo │  S    ┌──────────────────────┐
│ e um padrão pervasivo│────▶ │ TRANSTORNO DA        │
│ de instabilidade das│       │ PERSONALIDADE        │
│ relações interpes-  │       │ BORDERLINE (3.17.5)  │
│ soais, autoimagem e │       └──────────────────────┘
│ afetos, junto com   │
│ impulsividade       │
│ marcada             │
└─────────────────────┘
         │ N
         ▼
┌─────────────────────┐
│ Ocorrendo no        │
│ contexto de um      │
│ padrão pervasivo de │
│ déficits sociais e  │
│ interpessoais       │  S    ┌──────────────────────┐
│ marcado por         │─────▶ │ TRANSTORNO DA        │
│ desconforto agudo   │       │ PERSONALIDADE        │
│ com e capacidade    │       │ ESQUIZOTÍPICA        │
│ reduzida para       │       │ (3.17.3)             │
│ relações íntimas,   │       └──────────────────────┘
│ além de distorções  │
│ cognitivas ou       │
│ perceptuais e       │
│ excentricidades do  │
│ comportamento       │
└─────────────────────┘
         │ N
         ▼
```

```
                    N ↓
    ┌─────────────────────────────┐
    │ Episódios persistentes ou   │
    │ recorrentes de despersonali-│  S      ┌──────────────────────┐
    │ zação, desrealização ou ambas├──────→│ TRANSTORNO DE        │
    │ causando sofrimento ou      │        │ DESPERSONALIZAÇÃO/   │
    │ prejuízo clinicamente       │        │ DESREALIZAÇÃO (3.8.2)│
    │ significativo               │        └──────────────────────┘
    └─────────────────────────────┘
                    N ↓
    ┌─────────────────────────────┐
    │ Despersonalização e/ou      │
    │ desrealização em resposta a │  S      ┌──────────────────────┐
    │ um estressor psicossocial   ├──────→│ TRANSTORNO DE        │
    │ identificável que causa     │        │ ADAPTAÇÃO (3.7.2)    │
    │ prejuízo significativo no   │        └──────────────────────┘
    │ funcionamento               │
    └─────────────────────────────┘
                    N ↓
                                           Despersonalização
                                    ────→  e/ou desrealização
                                           não patológica
```

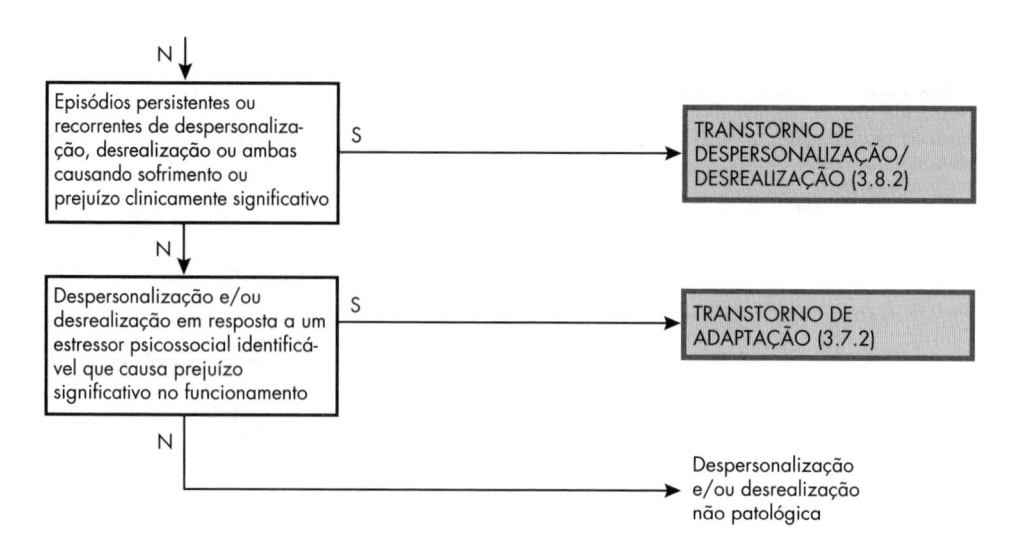

2.19 Algoritmo de decisão para queixas somáticas ou ansiedade de doença/preocupações com a aparência

Quando um paciente se apresenta com queixas somáticas perturbadoras, o diagnóstico diferencial normalmente foca qual condição médica não psiquiátrica explica melhor as queixas somáticas. Contudo, quando tais queixas são acompanhadas por pensamentos, sentimentos e comportamentos anormais relacionados aos sintomas somáticos, a presença de um transtorno de sintomas somáticos ou outro transtorno mental deve ser considerada.

Queixas físicas que são simuladas pelo indivíduo justificam tanto o diagnóstico do transtorno mental conhecido como transtorno factício quanto a condição, que não é um transtorno, conhecida como simulação. A diferenciação entre essas duas condições depende de uma consideração do contexto em que os sintomas somáticos se desenvolveram. Se a simulação dos sintomas ocorre na ausência de recompensas externas óbvias, o diagnóstico é transtorno factício, ao passo que a simulação em contextos nos quais a presença dos sintomas somáticos proporciona benefícios financeiros ou outros óbvios ao paciente sugere a simulação.

As queixas somáticas podem ocorrer como manifestação de uma ampla variedade de condições psiquiátricas. A intoxicação ou a abstinência de substância se manifestam como uma síndrome característica de sintomas somáticos e comportamentais. Estados de ansiedade elevada costumam ser associados a uma variedade de queixas somáticas. Como consequência, os sintomas somáticos (p. ex., tensão muscular, dor torácica) estão incluídos nos critérios diagnósticos para o transtorno de pânico e o transtorno de ansiedade generalizada, podendo ser a razão primária para os pacientes com esses transtornos buscarem tratamento. Em outros casos, as queixas somáticas estão relacionadas às manifestações de um transtorno psicótico (p. ex., delírios somáticos) ou um transtorno obsessivo-compulsivo e transtorno relacionado, como a preocupação com um defeito imaginado na aparência física no transtorno dismórfico corporal.

Quando as queixas somáticas são, por si próprias, o foco central do paciente, um diagnóstico de transtorno de sintomas somáticos e transtornos relacionados do DSM-5-TR pode ser o mais apropriado. Os pacientes que se apresentam com sintomas neurológicos, como paralisia ou convulsões que, após a realização de exames e investigação laboratorial, não se encaixam em um padrão característico de uma condição neurológica ou de outra condição médica conhecida, podem ser diagnosticados com transtorno de sintomas neurológicos funcionais (transtorno conversivo). Outros tipos de queixas somáticas, quando acompanhadas por pensamentos desproporcionais sobre a gravidade da doença, níveis persistentemente elevados de ansiedade em relação à saúde ou aos sintomas, ou por dedicação excessiva de tempo e energia aos sintomas ou a preocupações sobre a saúde, podem justificar um diagnóstico de transtorno de sintomas somáticos. Ao contrário dos diagnósticos de transtorno somatoforme do DSM-IV, em que as queixas somáticas eram, por definição, clinicamente inexplicáveis, um diagnóstico de transtorno de sintomas somáticos do DSM-5-TR pode ser dado a pacientes com uma doença médica genuína. O diagnóstico do DSM-5-TR depende da presença de cognições, sentimentos e comportamentos que sejam, no julgamento do clínico, "excessivos", dada a natureza da condição médica não psiquiátrica. Para evitar a patologização de reações apropriadas a condições médicas não psiquiátricas graves ou incapacitantes, esse diagnóstico deve ser usado de maneira muito cuidadosa em relação a indivíduos doentes do ponto de vista clínico, sendo reservado apenas para os casos em que as reações da pessoa ao fato de ter a doença sejam claramente extremas e mal-adaptativas.

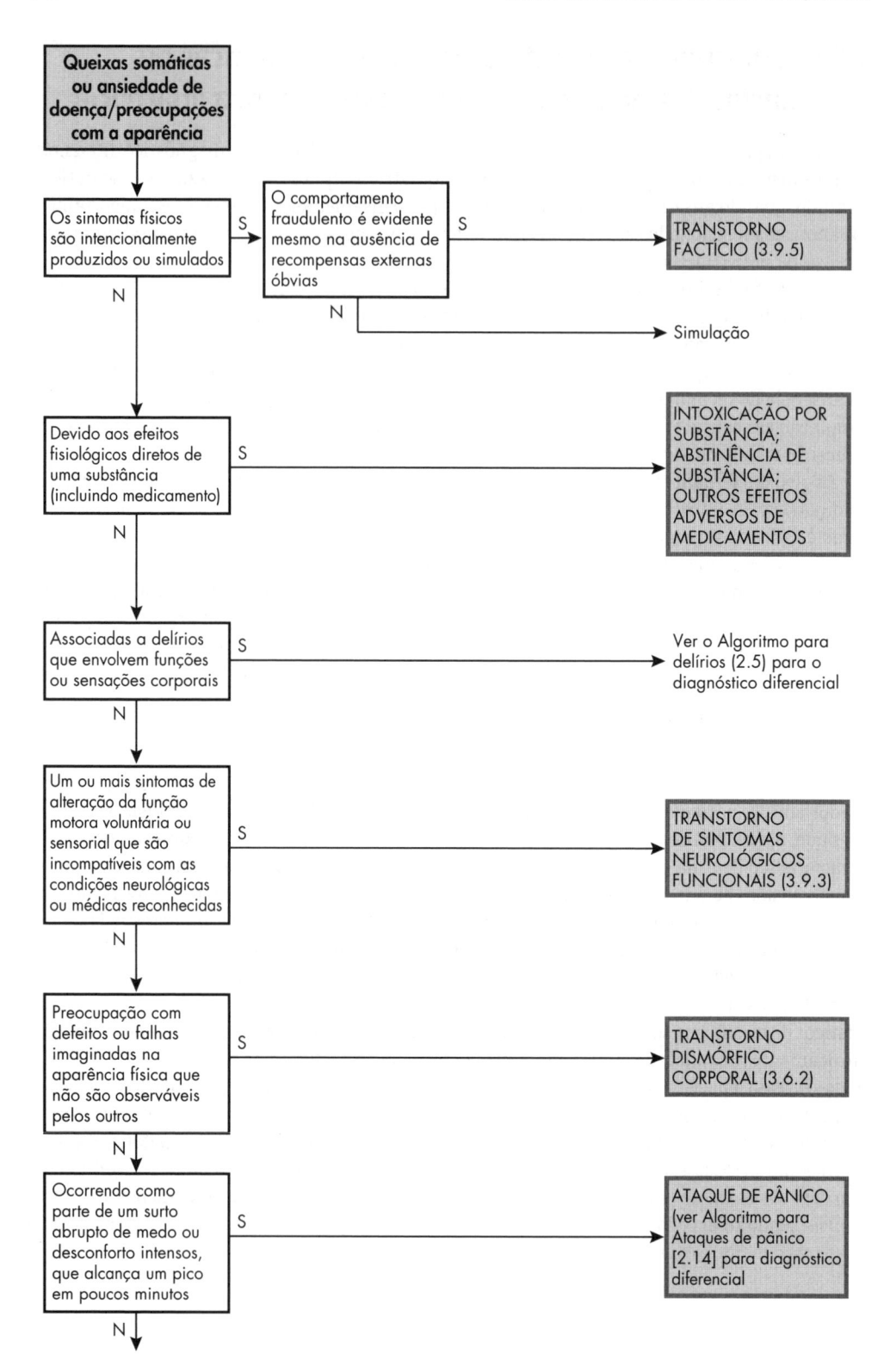

Queixas somáticas ou ansiedade de doença/preocupações com a aparência

↓

Os sintomas físicos são intencionalmente produzidos ou simulados — **S** → O comportamento fraudulento é evidente mesmo na ausência de recompensas externas óbvias — **S** → **TRANSTORNO FACTÍCIO (3.9.5)**

N ↓ ..... **N** → Simulação

Devido aos efeitos fisiológicos diretos de uma substância (incluindo medicamento) — **S** → **INTOXICAÇÃO POR SUBSTÂNCIA; ABSTINÊNCIA DE SUBSTÂNCIA; OUTROS EFEITOS ADVERSOS DE MEDICAMENTOS**

N ↓

Associadas a delírios que envolvem funções ou sensações corporais — **S** → Ver o Algoritmo para delírios (2.5) para o diagnóstico diferencial

N ↓

Um ou mais sintomas de alteração da função motora voluntária ou sensorial que são incompatíveis com as condições neurológicas ou médicas reconhecidas — **S** → **TRANSTORNO DE SINTOMAS NEUROLÓGICOS FUNCIONAIS (3.9.3)**

N ↓

Preocupação com defeitos ou falhas imaginadas na aparência física que não são observáveis pelos outros — **S** → **TRANSTORNO DISMÓRFICO CORPORAL (3.6.2)**

N ↓

Ocorrendo como parte de um surto abrupto de medo ou desconforto intensos, que alcança um pico em poucos minutos — **S** → **ATAQUE DE PÂNICO** (ver Algoritmo para Ataques de pânico [2.14] para diagnóstico diferencial)

N ↓

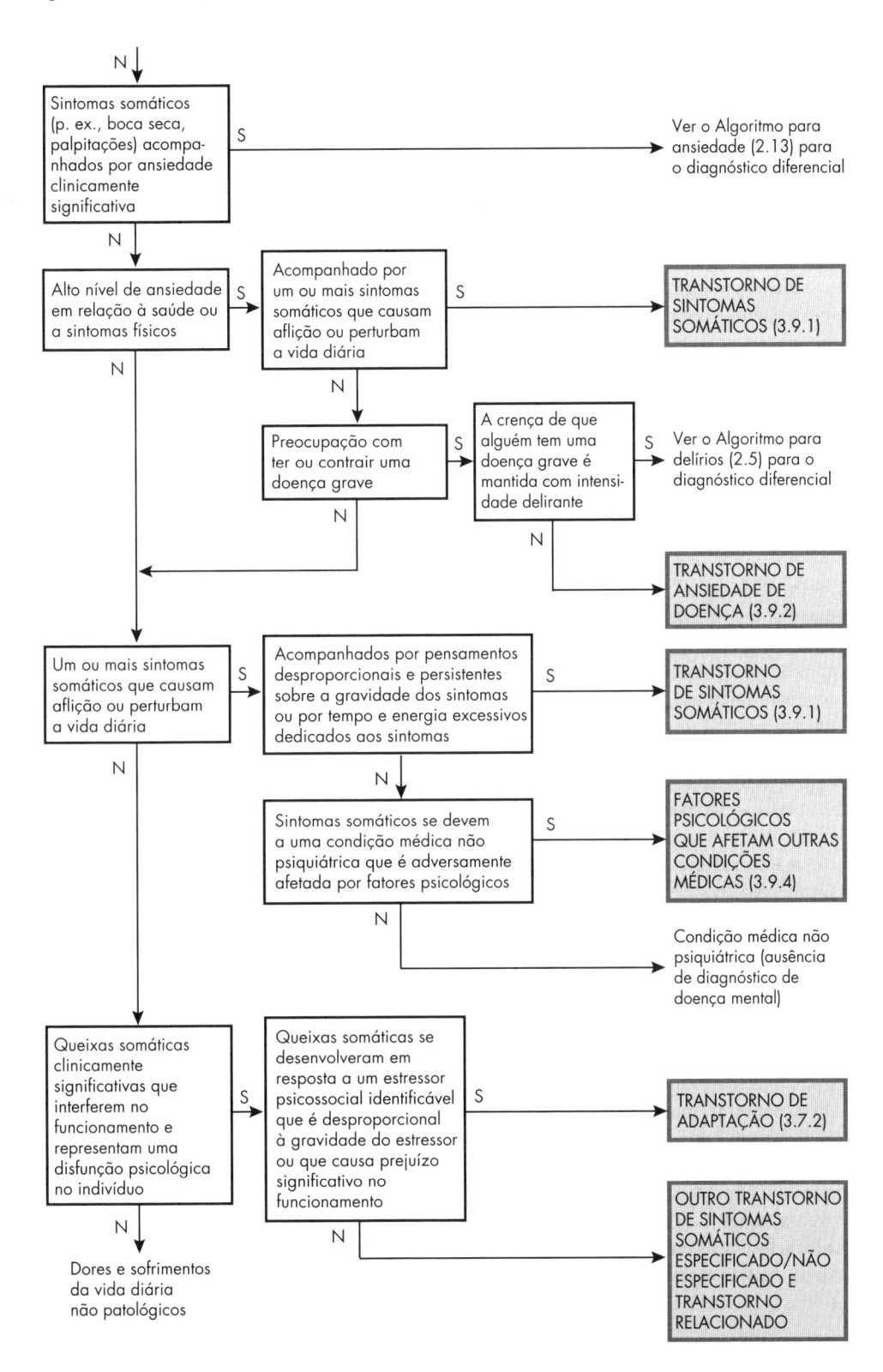

Diagnóstico diferencial por meio de algoritmos

```
                    N ↓
    ┌─────────────────┐
    │ Sintomas        │
    │ somáticos       │         Ver o Algoritmo para
    │ (p. ex., boca   │─S──────▶ ansiedade (2.13) para
    │ seca,           │         o diagnóstico diferencial
    │ palpitações)    │
    │ acompa-         │
    │ nhados por      │
    │ ansiedade       │
    │ clinicamente    │
    │ significativa   │
    └────────┬────────┘
             │ N
             ▼
    ┌─────────────────┐     ┌─────────────────┐
    │ Alto nível de   │     │ Acompanhado por │
    │ ansiedade em    │─S──▶│ um ou mais      │─S──▶ TRANSTORNO DE
    │ relação à saúde │     │ sintomas        │      SINTOMAS
    │ ou a sintomas   │     │ somáticos que   │      SOMÁTICOS (3.9.1)
    │ físicos         │     │ causam aflição  │
    └────────┬────────┘     │ ou perturbam    │
             │ N            │ a vida diária   │
             │              └────────┬────────┘
             │                       │ N
             │                       ▼
             │              ┌─────────────────┐    ┌─────────────────┐
             │              │ Preocupação com │    │ A crença de que │
             │              │ ter ou contrair │─S─▶│ alguém tem uma  │─S─▶ Ver o Algoritmo para
             │              │ uma doença      │    │ doença grave é  │    delírios (2.5) para o
             │              │ grave           │    │ mantida com     │    diagnóstico diferencial
             │              └────────┬────────┘    │ intensi-        │
             │                       │ N           │ dade delirante  │
             │                       │             └────────┬────────┘
             │◀──────────────────────┘                      │ N
             │                                              ▼
             │                                     TRANSTORNO DE
             │                                     ANSIEDADE DE
             │                                     DOENÇA (3.9.2)
             ▼
    ┌─────────────────┐     ┌─────────────────┐
    │ Um ou mais      │     │ Acompanhados    │
    │ sintomas        │     │ por pensamentos │
    │ somáticos que   │─S──▶│ desproporcionais│─S──▶ TRANSTORNO
    │ causam aflição  │     │ e persistentes  │      DE SINTOMAS
    │ ou perturbam    │     │ sobre a         │      SOMÁTICOS (3.9.1)
    │ a vida diária   │     │ gravidade dos   │
    └────────┬────────┘     │ sintomas ou por │
             │ N            │ tempo e energia │
             │              │ excessivos      │
             │              │ dedicados aos   │
             │              │ sintomas        │
             │              └────────┬────────┘
             │                       │ N
             │                       ▼
             │              ┌─────────────────┐
             │              │ Sintomas        │     FATORES
             │              │ somáticos se    │     PSICOLÓGICOS
             │              │ devem a uma     │─S──▶ QUE AFETAM
             │              │ condição médica │     OUTRAS
             │              │ não psiquiátrica│     CONDIÇÕES
             │              │ que é adversa-  │     MÉDICAS (3.9.4)
             │              │ mente afetada   │
             │              │ por fatores     │
             │              │ psicológicos    │
             │              └────────┬────────┘
             │                       │ N
             │                       ▼
             │                     Condição médica não
             │                     psiquiátrica (ausência
             │                     de diagnóstico de
             │                     doença mental)
             ▼
    ┌─────────────────┐     ┌─────────────────┐
    │ Queixas         │     │ Queixas         │
    │ somáticas       │     │ somáticas se    │
    │ clinicamente    │     │ desenvolveram   │
    │ significativas  │─S──▶│ em resposta a   │─S──▶ TRANSTORNO DE
    │ que interferem  │     │ um estressor    │      ADAPTAÇÃO (3.7.2)
    │ no funciona-    │     │ psicossocial    │
    │ mento e         │     │ identificável   │
    │ representam uma │     │ que é despro-   │
    │ disfunção       │     │ porcional à     │
    │ psicológica no  │     │ gravidade do    │
    │ indivíduo       │     │ estressor ou    │
    └────────┬────────┘     │ que causa       │
             │ N            │ prejuízo        │
             ▼              │ significativo   │
        Dores e             │ no funciona-    │
        sofrimentos         │ mento           │
        da vida diária      └────────┬────────┘
        não patológicos              │ N
                                     ▼
                              OUTRO TRANSTORNO
                              DE SINTOMAS
                              SOMÁTICOS
                              ESPECIFICADO/NÃO
                              ESPECIFICADO E
                              TRANSTORNO
                              RELACIONADO
```

2.20 Algoritmo de decisão para alterações no apetite ou no peso ou comportamento alimentar anormal

Este algoritmo abrange a gama de transtornos no diagnóstico diferencial de alterações de apetite ou peso, além do diagnóstico diferencial de comportamentos alimentares anormais; isso inclui a consideração de transtornos do humor, transtornos psicóticos e transtornos alimentares. Visto que as alterações de apetite e peso são comumente causadas por condições médicas não psiquiátricas, o primeiro pensamento do clínico deve ser sempre descartar câncer, distúrbios endócrinos, infecções crônicas e outras doenças antes de supor que os sintomas são psiquiátricos. Essa abordagem é especialmente importante quando a perda ou o ganho de peso são de proporção maior e ocorrem junto com outros sintomas físicos. Repare que, na avaliação de uma condição médica não psiquiátrica como etiologia no ramo do algoritmo de decisão que abrange o diagnóstico diferencial do ganho de peso, a obesidade é listada como uma das possíveis condições médicas não psiquiátricas etiológicas.

A obesidade (definida como um índice de massa corporal [IMC] ≥ 30) por si só não é considerada um transtorno mental, mas uma condição médica não psiquiátrica. Um IMC ≥ 30 seria considerado uma característica de um transtorno psiquiátrico apenas quando é uma consequência de um padrão de alimentação perturbado (como no transtorno de compulsão alimentar).

As alterações no apetite e no peso (em ambas as direções) também são causadas, muitas vezes, pelo uso de algumas drogas de abuso (especialmente estimulantes e maconha) e determinados medicamentos receitados. Na verdade, uma das maiores razões para a não adesão a muitos medicamentos psicotrópicos (p. ex., inibidores seletivos da recaptação de serotonina, inibidores da recaptação de serotonina/noradrenalina, antidepressivos tricíclicos, lítio, divalproato, inibidores da monoaminoxidase, antipsicóticos atípicos) é o medo do ganho de peso que não infrequentemente acompanha o seu uso. Identificar a causa das mudanças no peso pode ser difícil, precisamente porque muitas condições tratadas por esses medicamentos psicotrópicos são associadas a tais alterações, independentemente do uso da medicação. Por exemplo, se um paciente deprimido ganha peso enquanto está sendo tratado com um antidepressivo, isso poderia ser um efeito colateral do antidepressivo, um sintoma característico da depressão ou um efeito desejável do tratamento (p. ex., apetite melhorado em alguém que experimentou uma perda de apetite).

Visto que alterações no apetite e ganhos ou perdas no peso são comuns em muitos transtornos psiquiátricos diferentes, eles são, por si só, relativamente inespecíficos no fornecimento de indicadores para o diagnóstico diferencial. Portanto, o clínico deve se basear na relação temporal das alterações de apetite ou peso com outros sintomas apresentados ao decidir qual é a explicação mais apropriada para a alteração. Por exemplo, o indivíduo não está se alimentando por causa de um delírio de que a comida está envenenada (como na esquizofrenia, no transtorno delirante ou no transtorno do humor com características psicóticas); porque possui um sentimento de desvalia ou perdeu o prazer em comer (como no episódio depressivo maior); ou por causa de um apetite diminuído ou por estar "muito ocupado" (como no episódio maníaco)?

O algoritmo é dividido em três seções: uma que fornece o diagnóstico diferencial para apetite reduzido, perda de peso ou incapacidade de ganhar o peso esperado (na criança ou adolescente); a segunda para apetite aumentado ou ganho de peso não causado por compulsão alimentar; e a terceira para aumento de peso devido à compulsão alimentar. A redução do apetite ou perda de peso é uma característica comum de transtornos com humor disfórico ou depressivo proeminente: transtorno depressivo maior, transtorno depressivo persistente, transtorno disfórico pré-menstrual e episódios depressivos maiores nos transtornos bipolar tipo I e tipo II ou transtorno esquizoafetivo.

A perda de peso também pode ocorrer como uma característica associada de um episódio maníaco, relacionada ao aumento da atividade ou energia que acompanha o quadro e a negligência quanto aos horários regulares das refeições. Na anorexia nervosa, o medo patológico de ser (ou se tornar) gordo muitas vezes pode resultar em um peso perigosamente baixo. Alguns têm uma perda de peso significativa (ou não conseguem obter o ganho de peso esperado) sem que tenham medo de ganhar peso ou de engordar. Em vez disso, sua perda de peso ocorre no contexto de um distúrbio alimentar (p. ex., falta de interesse em se alimentar, evitação de alimentos baseada na sensibilidade extrema às suas características sensoriais, como aparência, cor, textura, temperatura, sabor) ou na expectativa de consequências aversivas à alimentação, como engasgo/sufocamento. Tais indivíduos podem ser diagnosticados com transtorno alimentar restritivo/evitativo.

Embora a compulsão alimentar possa ocorrer na anorexia nervosa (tipo compulsão alimentar purgativa) e na bulimia nervosa, esses transtornos em geral não resultam em ganho de peso porque, em ambas as condições, o indivíduo desenvolve um comportamento compensatório para evitar as consequências da compulsão alimentar (p. ex., purgação, jejum, excesso de exercícios). Por outro lado, indivíduos com transtorno de compulsão alimentar adotam compulsão alimentar regular (i.e., ao menos uma vez por semana por, no mínimo, três meses) sem empregar quaisquer mecanismos compensatórios inapropriados para evitar o ganho de peso. Por isso, esses indivíduos costumam estar com sobrepeso.

Alterações clinicamente significativas no apetite e no peso resultantes de uma disfunção psicológica ou biológica no indivíduo e que são consideradas como ocorrendo em resposta a um estressor psicossocial identificável podem ser diagnosticadas como transtorno de adaptação. Por fim, é importante lembrar que as dietas da moda e as preocupações com o ganho ou a perda de peso são aspectos onipresentes em nossas vidas. Um diagnóstico de outro transtorno alimentar especificado ou não especificado deve ser atribuído apenas se a condição representar uma disfunção biológica ou psicológica no indivíduo.

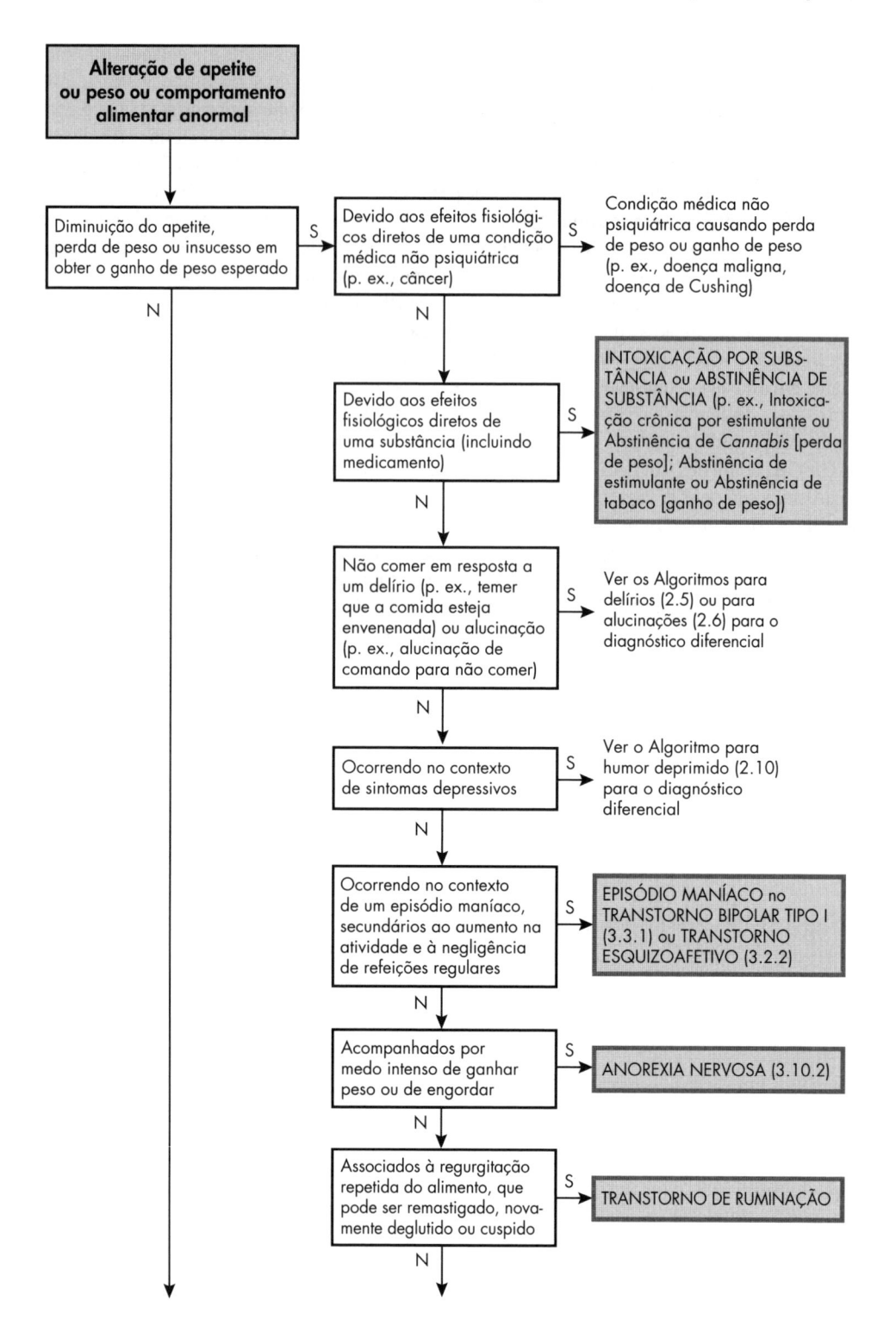

```
┌─────────────────────────────┐
│ Alteração de apetite        │
│ ou peso ou comportamento    │
│ alimentar anormal           │
└─────────────────────────────┘
              │
              ▼
┌──────────────────────────┐     ┌──────────────────────────┐     Condição médica não
│ Diminuição do apetite,   │  S  │ Devido aos efeitos fisio-│  S  psiquiátrica causando perda
│ perda de peso ou insuces-│────▶│ lógicos diretos de uma   │────▶ de peso ou ganho de peso
│ so em obter o ganho de   │     │ condição médica não      │     (p. ex., doença maligna,
│ peso esperado            │     │ psiquiátrica (p. ex.,    │     doença de Cushing)
└──────────────────────────┘     │ câncer)                  │
              │ N                └──────────────────────────┘
              │                             │ N
              │                             ▼
              │                  ┌──────────────────────────┐     ┌──────────────────────────────┐
              │                  │ Devido aos efeitos       │     │ INTOXICAÇÃO POR SUBS-        │
              │                  │ fisiológicos diretos de  │  S  │ TÂNCIA ou ABSTINÊNCIA DE     │
              │                  │ uma substância (incluindo│────▶│ SUBSTÂNCIA (p. ex., Intoxica-│
              │                  │ medicamento)             │     │ ção crônica por estimulante  │
              │                  └──────────────────────────┘     │ ou Abstinência de Cannabis   │
              │                             │ N                   │ [perda de peso]; Abstinência │
              │                             │                     │ de estimulante ou Abstinência│
              │                             │                     │ de tabaco [ganho de peso])   │
              │                             ▼                     └──────────────────────────────┘
              │                  ┌──────────────────────────┐     Ver os Algoritmos para
              │                  │ Não comer em resposta a  │     delírios (2.5) ou para
              │                  │ um delírio (p. ex., temer│  S  alucinações (2.6) para o
              │                  │ que a comida esteja enve-│────▶ diagnóstico diferencial
              │                  │ nenada) ou alucinação    │
              │                  │ (p. ex., alucinação de   │
              │                  │ comando para não comer)  │
              │                  └──────────────────────────┘
              │                             │ N
              │                             ▼
              │                  ┌──────────────────────────┐     Ver o Algoritmo para
              │                  │ Ocorrendo no contexto    │  S  humor deprimido (2.10)
              │                  │ de sintomas depressivos  │────▶ para o diagnóstico
              │                  └──────────────────────────┘     diferencial
              │                             │ N
              │                             ▼
              │                  ┌──────────────────────────┐     ┌──────────────────────────┐
              │                  │ Ocorrendo no contexto    │     │ EPISÓDIO MANÍACO no      │
              │                  │ de um episódio maníaco,  │  S  │ TRANSTORNO BIPOLAR TIPO I│
              │                  │ secundários ao aumento na│────▶│ (3.3.1) ou TRANSTORNO    │
              │                  │ atividade e à negligência│     │ ESQUIZOAFETIVO (3.2.2)   │
              │                  │ de refeições regulares   │     └──────────────────────────┘
              │                  └──────────────────────────┘
              │                             │ N
              │                             ▼
              │                  ┌──────────────────────────┐
              │                  │ Acompanhados por medo    │  S  ┌──────────────────────────┐
              │                  │ intenso de ganhar peso   │────▶│ ANOREXIA NERVOSA (3.10.2)│
              │                  │ ou de engordar           │     └──────────────────────────┘
              │                  └──────────────────────────┘
              │                             │ N
              │                             ▼
              │                  ┌──────────────────────────┐
              │                  │ Associados à regurgita-  │  S  ┌──────────────────────────┐
              │                  │ ção repetida do alimento,│────▶│ TRANSTORNO DE RUMINAÇÃO  │
              │                  │ que pode ser remastigado,│     └──────────────────────────┘
              │                  │ novamente deglutido ou   │
              │                  │ cuspido                  │
              │                  └──────────────────────────┘
              │                             │ N
              ▼                             ▼
```

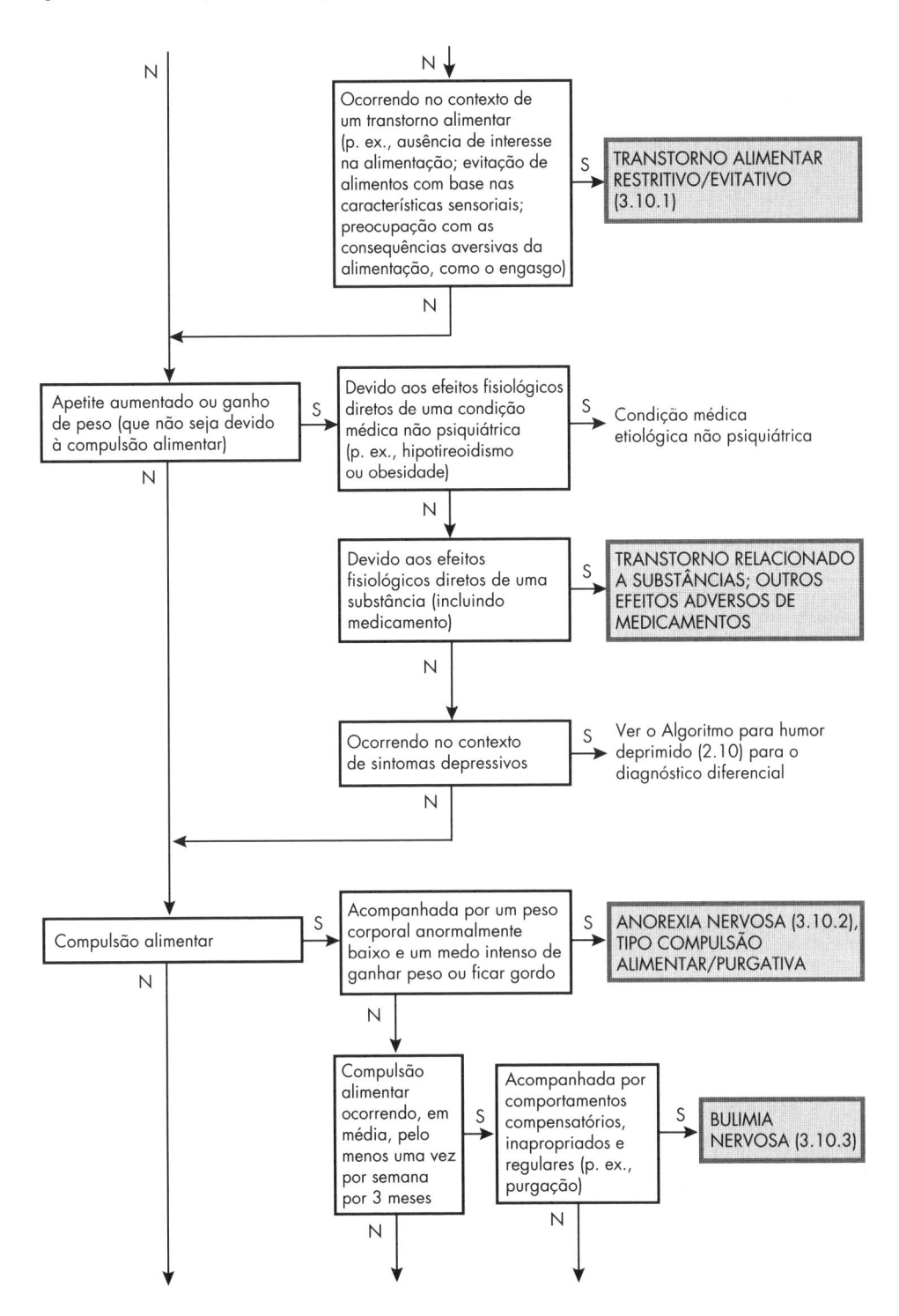

Diagnóstico diferencial por meio de algoritmos

```
                                    N
                                    ↓
    N            ┌─────────────────────────────────────┐
    ↓            │ Ocorrendo no contexto de            │
                 │ um transtorno alimentar             │
                 │ (p. ex., ausência de interesse      │      ┌───────────────────────────┐
                 │ na alimentação; evitação de         │  S   │ TRANSTORNO ALIMENTAR      │
                 │ alimentos com base nas              │─────→│ RESTRITIVO/EVITATIVO      │
                 │ características sensoriais;         │      │ (3.10.1)                  │
                 │ preocupação com as                  │      └───────────────────────────┘
                 │ consequências aversivas da          │
                 │ alimentação, como o engasgo)        │
                 └─────────────────────────────────────┘
                                    │ N
                                    ↓
    ←───────────────────────────────┘

┌──────────────────────┐     ┌─────────────────────────┐
│ Apetite aumentado ou │     │ Devido aos efeitos      │
│ ganho de peso (que   │  S  │ fisiológicos diretos    │  S   Condição médica
│ não seja devido à    │────→│ de uma condição médica  │────→ etiológica não psiquiátrica
│ compulsão alimentar) │     │ não psiquiátrica        │
└──────────────────────┘     │ (p. ex., hipotireoidismo│
         │ N                 │ ou obesidade)           │
         │                   └─────────────────────────┘
         │                              │ N
         │                              ↓
         │                   ┌─────────────────────────┐      ┌───────────────────────────┐
         │                   │ Devido aos efeitos      │      │ TRANSTORNO RELACIONADO    │
         │                   │ fisiológicos diretos    │  S   │ A SUBSTÂNCIAS; OUTROS     │
         │                   │ de uma substância       │─────→│ EFEITOS ADVERSOS DE       │
         │                   │ (incluindo medicamento) │      │ MEDICAMENTOS              │
         │                   └─────────────────────────┘      └───────────────────────────┘
         │                              │ N
         │                              ↓
         │                   ┌─────────────────────────┐      Ver o Algoritmo para humor
         │                   │ Ocorrendo no contexto   │  S   deprimido (2.10) para o
         │                   │ de sintomas depressivos │─────→ diagnóstico diferencial
         │                   └─────────────────────────┘
         │                              │ N
         ←──────────────────────────────┘

┌──────────────────────┐     ┌─────────────────────────┐      ┌───────────────────────────┐
│ Compulsão alimentar  │  S  │ Acompanhada por um peso │  S   │ ANOREXIA NERVOSA (3.10.2),│
│                      │────→│ corporal anormalmente   │─────→│ TIPO COMPULSÃO            │
│                      │     │ baixo e um medo intenso │      │ ALIMENTAR/PURGATIVA       │
└──────────────────────┘     │ de ganhar peso ou ficar │      └───────────────────────────┘
         │ N                 │ gordo                   │
         │                   └─────────────────────────┘
         │                              │ N
         │                              ↓
         │          ┌──────────────┐     ┌──────────────────┐
         │          │ Compulsão    │     │ Acompanhada por  │
         │          │ alimentar    │     │ comportamentos   │      ┌──────────────┐
         │          │ ocorrendo,   │  S  │ compensatórios,  │  S   │ BULIMIA      │
         │          │ em média,    │────→│ inapropriados e  │─────→│ NERVOSA      │
         │          │ pelo menos   │     │ regulares (p.ex.,│      │ (3.10.3)     │
         │          │ uma vez por  │     │ purgação)        │      └──────────────┘
         │          │ semana por   │     └──────────────────┘
         │          │ 3 meses      │
         │          └──────────────┘
         │                 │ N                  │ N
         ↓                 ↓                    ↓
```

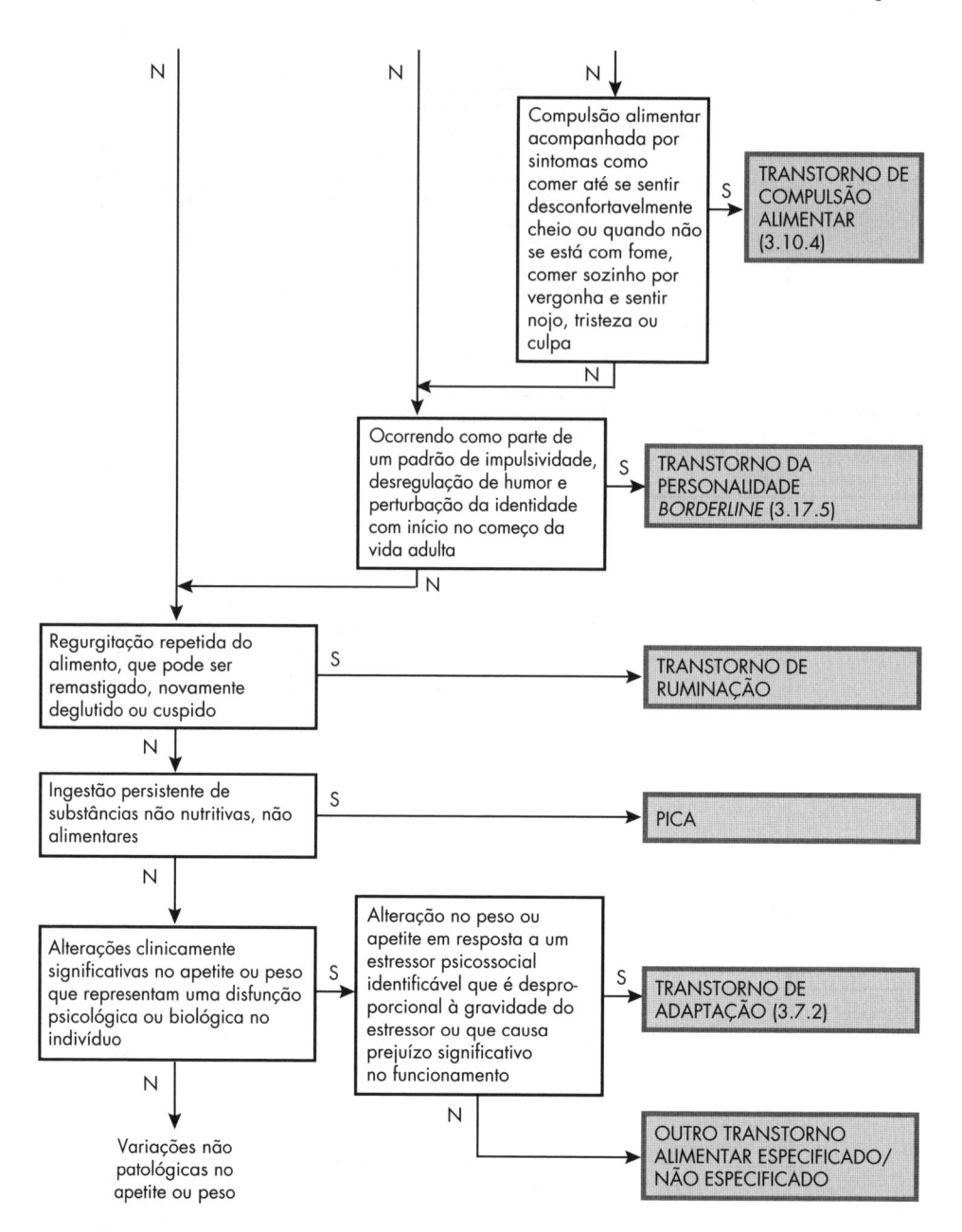

```
                    N         N         N
                                        ↓
                                  ┌─────────────────┐
                                  │ Compulsão alimentar│
                                  │ acompanhada por │       ┌──────────────┐
                                  │ sintomas como   │       │ TRANSTORNO DE│
                                  │ comer até se sentir│ S  │ COMPULSÃO    │
                                  │ desconfortavelmente├──→│ ALIMENTAR    │
                                  │ cheio ou quando não│   │ (3.10.4)     │
                                  │ se está com fome, │    └──────────────┘
                                  │ comer sozinho por │
                                  │ vergonha e sentir │
                                  │ nojo, tristeza ou │
                                  │ culpa            │
                                  └────────┬─────────┘
                                           │ N
                              ┌────────────▼────────────┐
                              │ Ocorrendo como parte de │
                              │ um padrão de impulsividade,│ S  ┌──────────────┐
                              │ desregulação de humor e │───→│ TRANSTORNO DA│
                              │ perturbação da identidade│   │ PERSONALIDADE│
                              │ com início no começo da │    │ BORDERLINE (3.17.5)│
                              │ vida adulta            │    └──────────────┘
                              └────────┬────────────────┘
                                       │ N
┌──────────────────────────┐ ◄─────────┘
│ Regurgitação repetida do │
│ alimento, que pode ser   │ S                              ┌──────────────┐
│ remastigado, novamente   │───────────────────────────────→│ TRANSTORNO DE│
│ deglutido ou cuspido    │                                 │ RUMINAÇÃO    │
└──────────┬───────────────┘                                 └──────────────┘
           │ N
┌──────────▼───────────────┐
│ Ingestão persistente de  │ S                              ┌──────┐
│ substâncias não nutritivas, não├──────────────────────────→│ PICA │
│ alimentares             │                                  └──────┘
└──────────┬───────────────┘
           │ N
┌──────────▼───────────────┐   ┌─────────────────────┐
│ Alterações clinicamente  │   │ Alteração no peso ou│
│ significativas no apetite ou peso│ │ apetite em resposta a um│
│ que representam uma disfunção│ S │ estressor psicossocial│ S  ┌──────────────┐
│ psicológica ou biológica no├──→│ identificável que é despro-├──→│ TRANSTORNO DE│
│ indivíduo               │   │ porcional à gravidade do│    │ ADAPTAÇÃO (3.7.2)│
└──────────┬───────────────┘   │ estressor ou que causa│     └──────────────┘
           │ N                 │ prejuízo significativo│
           ▼                   │ no funcionamento     │
                               └─────────┬───────────┘
    Variações não                        │ N           ┌──────────────────┐
    patológicas no                       └────────────→│ OUTRO TRANSTORNO │
    apetite ou peso                                    │ ALIMENTAR ESPECIFICADO/│
                                                       │ NÃO ESPECIFICADO │
                                                       └──────────────────┘
```

2.21 Algoritmo de decisão para insônia

A *insônia* é definida no DSM-5-TR como insatisfação com a quantidade ou a qualidade do sono e queixas de dificuldade para iniciar ou manter o sono. Drogas de abuso e muitos medicamentos que exijam ou não receita médica têm a insônia como um efeito colateral significativo. No caso das drogas de abuso, geralmente um diagnóstico de intoxicação ou abstinência de substância será suficiente para abranger os sintomas de insônia. Um diagnóstico de transtorno do sono tipo insônia induzido por substância/medicamento deve ser considerado apenas se a insônia predomina no quadro clínico e é suficientemente grave para justificar atenção clínica. Um diagnóstico de transtorno do sono tipo insônia induzido por substância/medicamento também pode ser dado para a insônia relacionada a medicamentos clinicamente observável.

O clínico deve descartar, portanto, outros transtornos do sono mais específicos como a causa da insônia, pois suas manifestações podem interromper o sono durante a noite.

- O DSM-5-TR inclui três condições distintas sob a rubrica geral de transtornos do sono relacionados à respiração, cada qual podendo causar insônia por conta de despertares noturnos.
    1. A apneia e a hipopneia obstrutivas do sono são a forma mais comum de transtorno do sono relacionado à respiração e são caracterizadas por repetidos episódios de obstrução na via aérea superior do indivíduo enquanto dorme.
    2. A apneia central do sono se caracteriza por episódios repetidos de apneias e de hipopneias durante o sono, causados pela variabilidade no esforço respiratório.
    3. A hipoventilação relacionada ao sono é caracterizada por episódios de respiração diminuída durante o sono, os quais estão associados a níveis elevados de CO_2.
- O transtorno de despertar do sono não REM é caracterizado por episódios recorrentes de despertar incompleto, geralmente durante o primeiro terço da noite, que podem tomar a forma de terrores no sono ou de sonambulismo.
- O transtorno do pesadelo e o transtorno comportamental do sono REM descrevem fenômenos problemáticos que ocorrem durante o sono REM: sonhos prolongados, extremamente disfóricos e bem lembrados, no caso de transtorno do pesadelo; e episódios repetidos de despertar com vocalizações ou comportamento motor complexo, no caso do transtorno comportamental do sono REM.
- A síndrome das pernas inquietas é caracterizada por impulsos recorrentes e persistentes de movimentar as pernas em resposta a sensações desagradáveis.
- O transtorno do sono-vigília do ritmo circadiano é caracterizado por um descompasso entre os horários do indivíduo e os padrões de sono-vigília naturais.

A insônia que ocorre exclusivamente durante qualquer um desses transtornos do sono e é mais bem explicada por tal condição não justifica um diagnóstico separado do transtorno de insônia. No entanto, se a gravidade da insônia excede o que seria esperado de outro transtorno do sono (e, assim, não é mais bem explicada por outro transtorno do sono) ou ocorre em momentos diferentes daqueles em que o transtorno do sono está presente, um diagnóstico comórbido de transtorno de insônia pode ser apropriado.

O próximo passo na avaliação é considerar se a insônia é, na verdade, um sintoma de outro transtorno mental. Diversos transtornos, como o transtorno depressivo maior, podem incluir sintomas proeminentes de insônia. Se ela for explicada de maneira adequada pelo transtorno, apenas este é diagnosticado, e um diagnóstico adicional de transtorno de insônia geralmente não é realizado. Contudo, se ela predominar no quadro clínico e justificar atenção clínica, então um diagnóstico comórbido de transtorno de insônia pode ser apropriado. De maneira similar, diversas condições médicas não psiquiátricas, como dor nas costas, podem perturbar o sono significativamente. Um diagnóstico adicional de transtorno de insônia também pode ser apropriado nesses casos se a insônia não for explicada de maneira adequada pela condição médica não psiquiátrica.

Alguma dificuldade para adormecer (ou manter o sono) é algo que se pode esperar na vida de todos, sobretudo em associação com estressores psicossociais e com o avançar da idade. A insônia deve ser considerada como evidência de um transtorno mental apenas se for grave, prolongada e resultar em sofrimento ou prejuízo clinicamente significativo.

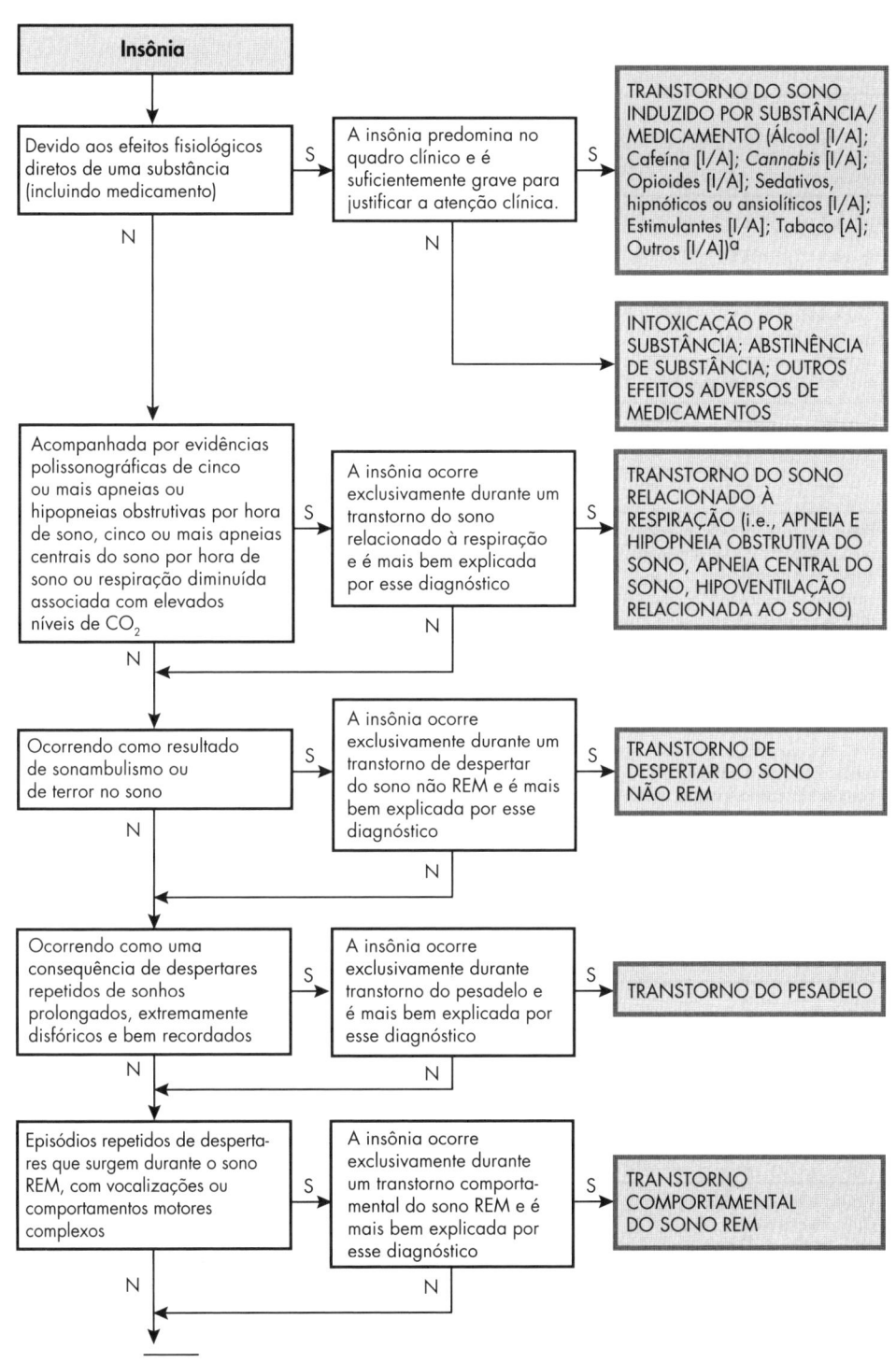

Diagnóstico diferencial por meio de algoritmos **131**

```
                            ┌─────────────┐
                            │   Insônia   │
                            └──────┬──────┘
                                   ▼
┌──────────────────────────┐   ┌──────────────────────────┐   ┌──────────────────────────────┐
│ Devido aos efeitos       │   │ A insônia predomina no   │   │ TRANSTORNO DO SONO           │
│ fisiológicos diretos de  │ S │ quadro clínico e é       │ S │ INDUZIDO POR SUBSTÂNCIA/     │
│ uma substância           │──▶│ suficientemente grave    │──▶│ MEDICAMENTO (Álcool [I/A];   │
│ (incluindo medicamento)  │   │ para justificar a        │   │ Cafeína [I/A]; Cannabis [I/A]│
└──────────────┬───────────┘   │ atenção clínica.         │   │ Opioides [I/A]; Sedativos,   │
               │ N             └──────────────┬───────────┘   │ hipnóticos ou ansiolíticos   │
                                              │ N             │ [I/A]; Estimulantes [I/A];   │
                                              ▼               │ Tabaco [A]; Outros [I/A]]ª   │
                                        ┌──────────────┐      └──────────────────────────────┘
                                        │ INTOXICAÇÃO POR       │
                                        │ SUBSTÂNCIA; ABSTINÊNCIA│
                                        │ DE SUBSTÂNCIA; OUTROS  │
                                        │ EFEITOS ADVERSOS DE    │
                                        │ MEDICAMENTOS           │
                                        └───────────────────────┘
```

ª I, ocorrendo durante Intoxicação por substância; I/A, ocorrendo durante Intoxicação ou Abstinência de substância; A, ocorrendo durante abstinência de substância, conforme indicado no DSM-5-TR, Tabela 1, Diagnósticos associados com classes de substâncias, p. 545.

Fluxograma (continuação):

- **Acompanhada por evidências polissonográficas de cinco ou mais apneias ou hipopneias obstrutivas por hora de sono, cinco ou mais apneias centrais do sono por hora de sono ou respiração diminuída associada com elevados níveis de CO_2** → (S) **A insônia ocorre exclusivamente durante um transtorno do sono relacionado à respiração e é mais bem explicada por esse diagnóstico** → (S) **TRANSTORNO DO SONO RELACIONADO À RESPIRAÇÃO (i.e., APNEIA E HIPOPNEIA OBSTRUTIVA DO SONO, APNEIA CENTRAL DO SONO, HIPOVENTILAÇÃO RELACIONADA AO SONO)**

- **Ocorrendo como resultado de sonambulismo ou de terror no sono** → (S) **A insônia ocorre exclusivamente durante um transtorno de despertar do sono não REM e é mais bem explicada por esse diagnóstico** → (S) **TRANSTORNO DE DESPERTAR DO SONO NÃO REM**

- **Ocorrendo como uma consequência de despertares repetidos de sonhos prolongados, extremamente disfóricos e bem recordados** → (S) **A insônia ocorre exclusivamente durante transtorno do pesadelo e é mais bem explicada por esse diagnóstico** → (S) **TRANSTORNO DO PESADELO**

- **Episódios repetidos de despertares que surgem durante o sono REM, com vocalizações ou comportamentos motores complexos** → (S) **A insônia ocorre exclusivamente durante um transtorno comportamental do sono REM e é mais bem explicada por esse diagnóstico** → (S) **TRANSTORNO COMPORTAMENTAL DO SONO REM**

```
                              ↓ N
┌─────────────────────────┐      ┌──────────────────────────┐
│ Ocorrendo como uma      │      │ A insônia ocorre         │      ┌─────────────────────────┐
│ consequência da         │  S   │ exclusivamente durante   │  S   │ SÍNDROME DAS PERNAS     │
│ necessidade de mover    │─────▶│ síndrome das pernas      │─────▶│ INQUIETAS               │
│ as pernas em resposta   │      │ inquietas e é mais bem   │      └─────────────────────────┘
│ a sensações             │      │ explicada por esse       │
│ desagradáveis           │      │ diagnóstico              │
└─────────────────────────┘      └──────────────────────────┘
            │ N                              │ N
            ▼◀─────────────────────────────  ┘
┌─────────────────────────┐      ┌──────────────────────────┐      ┌─────────────────────────┐
│ Ocorrendo como          │      │ A insônia ocorre         │      │ TRANSTORNO DO SONO-     │
│ resultado de um         │  S   │ exclusivamente durante   │  S   │ VIGÍLIA DO RITMO        │
│ descompasso entre       │─────▶│ um transtorno do sono-   │─────▶│ CIRCADIANO (i.e.,       │
│ os horários do          │      │ vigília do ritmo         │      │ TIPO FASE DO SONO       │
│ indivíduo e o padrão    │      │ circadiano e é mais      │      │ ATRASADA, TIPO FASE DO  │
│ de sono-vigília         │      │ bem explicada por        │      │ SONO AVANÇADA, TIPO     │
└─────────────────────────┘      │ esse diagnóstico         │      │ SONO-VIGÍLIA IRREGULAR, │
            │ N                  └──────────────────────────┘      │ TIPO SONO-VIGÍLIA NÃO   │
            │                                │ N                   │ DE 24 HORAS, TIPO       │
            ▼◀─────────────────────────────  ┘                     │ TRABALHO EM TURNOS,     │
                                                                   │ TIPO NÃO ESPECIFICADO)  │
                                                                   └─────────────────────────┘
┌─────────────────────────┐      ┌──────────────────────────┐
│ Presença de transtorno  │      │                          │
│ mental comórbido que    │      │ A insônia é              │      ┌─────────────────────────┐
│ inclui a insônia como   │  S   │ adequadamente            │  S   │ Transtorno mental       │
│ uma característica      │─────▶│ explicada pelo           │─────▶│ associado com a insônia │
│ associada ou            │      │ transtorno mental        │      └─────────────────────────┘
│ diagnóstica (p. ex.,    │      │                          │
│ transtorno depressivo   │      └──────────────────────────┘
│ maior, transtorno       │                  │ N
│ neurocognitivo maior)   │                  │
└─────────────────────────┘                  │
            │ N                               │
            ▼◀─────────────────────────────  ┘
┌─────────────────────────┐      ┌──────────────────────────┐
│ Presença de uma         │      │                          │      ┌─────────────────────────┐
│ condição médica não     │      │ Insônia é adequadamente  │      │ Condição médica não     │
│ psiquiátrica comórbida  │  S   │ explicada pela condição  │  S   │ psiquiátrica associada  │
│ caracterizada, pelo     │─────▶│ médica não psiquiátrica  │─────▶│ com insônia             │
│ menos em parte, por     │      │                          │      └─────────────────────────┘
│ insônia (p. ex., dor    │      └──────────────────────────┘
│ nas costas)             │                  │ N
└─────────────────────────┘                  │
            │ N                               │
            ▼◀─────────────────────────────  ┘
┌─────────────────────────┐            S
│ Falta de oportunidade   │──────────────────────────────────────▶ Sem transtorno do sono
│ adequada para o sono    │
└─────────────────────────┘
            │ N
            ▼
┌─────────────────────────┐
│ Ocorrendo em pelo       │                                        ┌─────────────────────────┐
│ menos 3 noites por      │            S                           │ TRANSTORNO DE           │
│ semana por, no mínimo,  │──────────────────────────────────────▶│ INSÔNIA (3.11.1)        │
│ 3 meses                 │                                        └─────────────────────────┘
└─────────────────────────┘
            │ N
            ▼
┌─────────────────────────┐      ┌──────────────────────────┐
│ Causa sofrimento ou     │      │ Desenvolvimento de       │
│ prejuízo clinicamente   │      │ insônia em resposta a    │      ┌─────────────────────────┐
│ significativo e         │  S   │ um estressor psicos-     │  S   │ TRANSTORNO DE           │
│ representa uma          │─────▶│ social identificável     │─────▶│ ADAPTAÇÃO (3.7.2)       │
│ disfunção psicológica   │      │ que é desproporcional    │      └─────────────────────────┘
│ ou biológica no         │      │ à gravidade do estressor │
│ indivíduo               │      │ ou que causa prejuízo    │
└─────────────────────────┘      │ significativo no         │
            │ N                  │ funcionamento            │
            ▼                    └──────────────────────────┘
 Variação não patológica              │ N                          ┌─────────────────────────┐
 no padrão de sono                    │                            │ OUTRO TRANSTORNO DE     │
 (p. ex., "pessoa que                 └──────────────────────────▶│ INSÔNIA ESPECIFICADO/   │
 dorme pouco")                                                     │ NÃO ESPECIFICADO        │
                                                                   └─────────────────────────┘
```

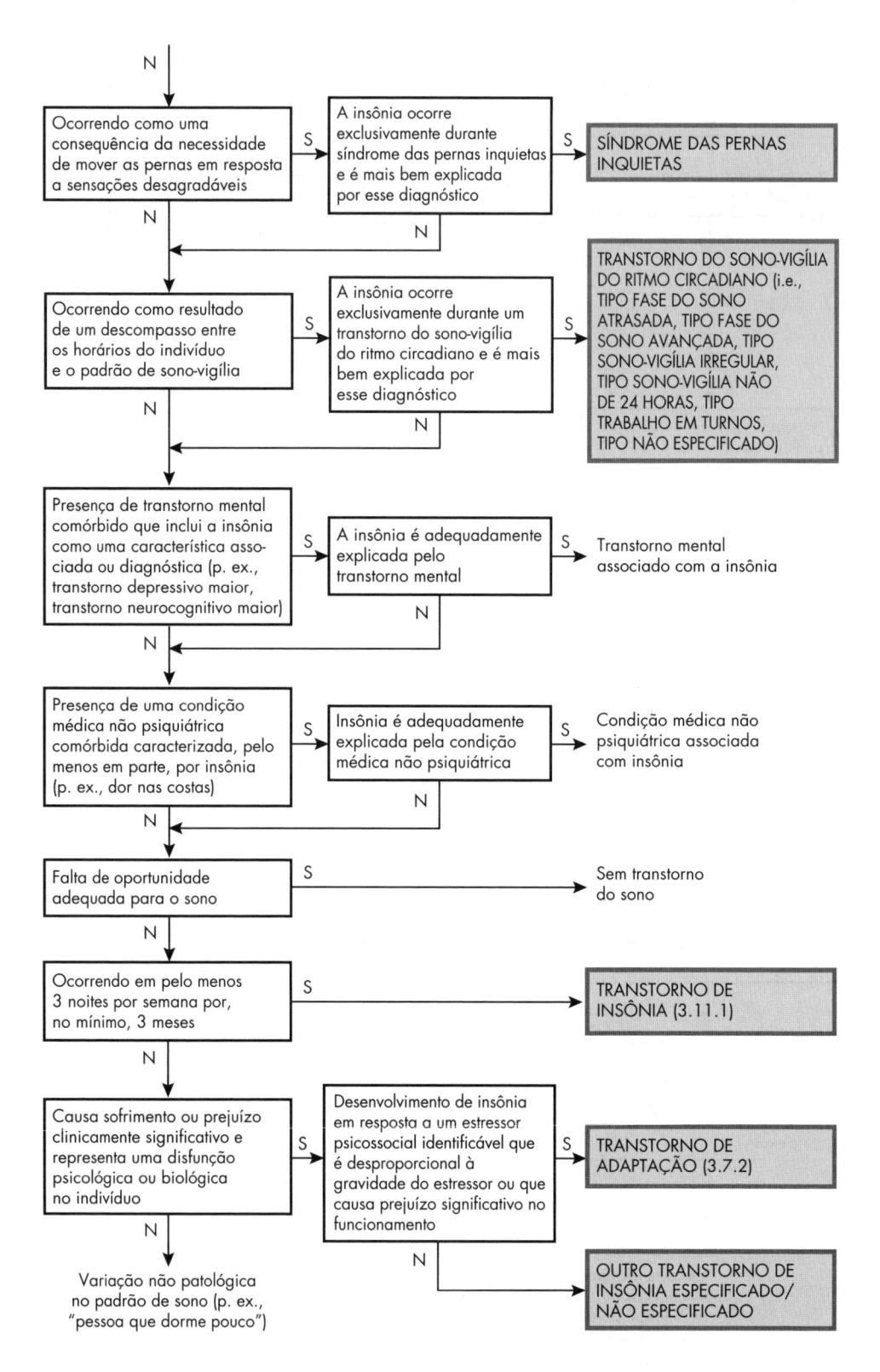

2.22 Algoritmo de decisão para hipersonolência

Hipersonolência é um termo diagnóstico amplo que inclui sintomas de quantidade excessiva de sono (p. ex., sono noturno estendido ou cochilos diurnos involuntários), qualidade deteriorada de vigília (p. ex., dificuldade em acordar ou incapacidade de permanecer desperto quando necessário) e inércia do sono (i.e., um período de alteração no desempenho e de vigilância diminuída após acordar). Um diagnóstico de transtorno de hipersonolência deve ser considerado apenas se a pessoa estiver dormindo em quantidades adequadas – os indivíduos não se qualificam para esse diagnóstico se estiverem com privação do sono por causa da insônia ou de suas vidas atarefadas.

Drogas de abuso e muitos medicamentos que exijam ou não receita médica têm a sonolência durante o dia como um efeito colateral significativo. Para as drogas de abuso, geralmente um diagnóstico de intoxicação ou abstinência de substância será suficiente para abranger a hipersonolência. Um diagnóstico de transtorno do sono induzido por substância tipo sonolência durante o dia deve ser considerado apenas se a hipersonolência predomina no quadro clínico e é suficientemente grave para justificar atenção clínica. Um diagnóstico de transtorno do sono induzido por medicamento também pode ser dado para a hipersonolência relacionada a medicamentos clinicamente observável. O clínico deve descartar, portanto, outros transtornos do sono específicos como a causa do problema, já que a sonolência durante o dia é um aspecto característico de alguns transtornos do sono específicos (p. ex., narcolepsia) ou pode ser uma consequência da perturbação do sono noturno causada por outro transtorno do sono (p. ex., transtorno do pesadelo).

- A narcolepsia é caracterizada por períodos recorrentes de necessidade irresistível de dormir, acompanhados por cataplexia (i.e., breves períodos de súbita perda bilateral de tônus muscular, precipitados por risadas), deficiência de hipocretina (medida no líquido cerebrospinal) ou achados polissonográficos característicos (ou seja, latência do sono REM de 15 minutos ou menos, ou teste de latência múltipla com latência do sono média de 8 minutos ou menos e dois ou mais períodos de REM no início do sono).
- O DSM-5-TR inclui três condições distintas sob a rubrica geral de transtornos do sono relacionados à respiração, cada qual podendo causar fadiga durante o dia.
  1. A apneia e a hipopneia obstrutivas do sono, a forma mais comum de transtorno do sono relacionado à respiração, são caracterizadas por repetidos episódios de obstrução na via aérea superior do indivíduo enquanto dorme.
  2. A apneia central do sono se caracteriza por episódios repetidos de apneias e de hipopneias durante o sono, causados pela variabilidade no esforço respiratório.
  3. A hipoventilação relacionada ao sono é caracterizada por episódios de respiração diminuída durante o sono, os quais estão associados a níveis elevados de CO_2.
- O transtorno de despertar do sono não REM é caracterizado por episódios recorrentes de despertar incompleto, geralmente durante o primeiro terço da noite, que podem tomar a forma de terrores noturnos ou de sonambulismo.
- O transtorno do pesadelo e o transtorno comportamental do sono REM descrevem fenômenos problemáticos que ocorrem durante o sono REM: sonhos prolongados, extremamente disfóricos e bem lembrados, no caso de transtorno do pesadelo; e episódios repetidos de despertar com vocalizações ou comportamento motor complexo, no caso do transtorno comportamental do sono REM.
- A síndrome das pernas inquietas é caracterizada por impulsos recorrentes e persistentes de movimentar as pernas em resposta a sensações desagradáveis.

- O transtorno do sono-vigília do ritmo circadiano é caracterizado por um descompasso entre os horários do indivíduo e os padrões de sono-vigília naturais.
- O transtorno de insônia é caracterizado por uma queixa predominante de insatisfação com a qualidade ou a quantidade de sono, associada a dificuldades para conciliar ou manter o sono, ou despertar antes do horário habitual.

A hipersonolência que ocorre exclusivamente durante qualquer um desses transtornos do sono e é mais bem explicada por tal condição não justifica um diagnóstico separado do transtorno de hipersonolência. No entanto, se a gravidade da hipersonolência excede o que seria esperado de outro transtorno do sono (e, assim, não é mais bem explicada por outro transtorno do sono) ou ocorre em momentos diferentes daqueles em que o transtorno está presente, um diagnóstico comórbido de transtorno de hipersonolência pode ser apropriado.

O próximo passo na avaliação é considerar se a hipersonolência é, na verdade, um sintoma de outro transtorno mental. Uma variedade de transtornos pode incluir sintomas proeminentes de hipersonolência, especialmente em episódios depressivos maiores, com características atípicas, como podem ser vistos no transtorno depressivo maior, no transtorno bipolar tipo I e no bipolar tipo II. Se a fadiga durante o dia é adequadamente explicada pelo transtorno mental, apenas este é diagnosticado e não se faz o diagnóstico adicional de transtorno de hipersonolência. Contudo, se ela predominar no quadro e justificar atenção clínica, então um diagnóstico comórbido de transtorno de hipersonolência pode ser apropriado. De maneira similar, diversas condições médicas não psiquiátricas, como a mononucleose, podem se caracterizar por fadiga diurna. Um diagnóstico adicional de transtorno de hipersonolência também pode ser apropriado nesses casos se esse sintoma não for explicado de maneira adequada pela condição médica não psiquiátrica.

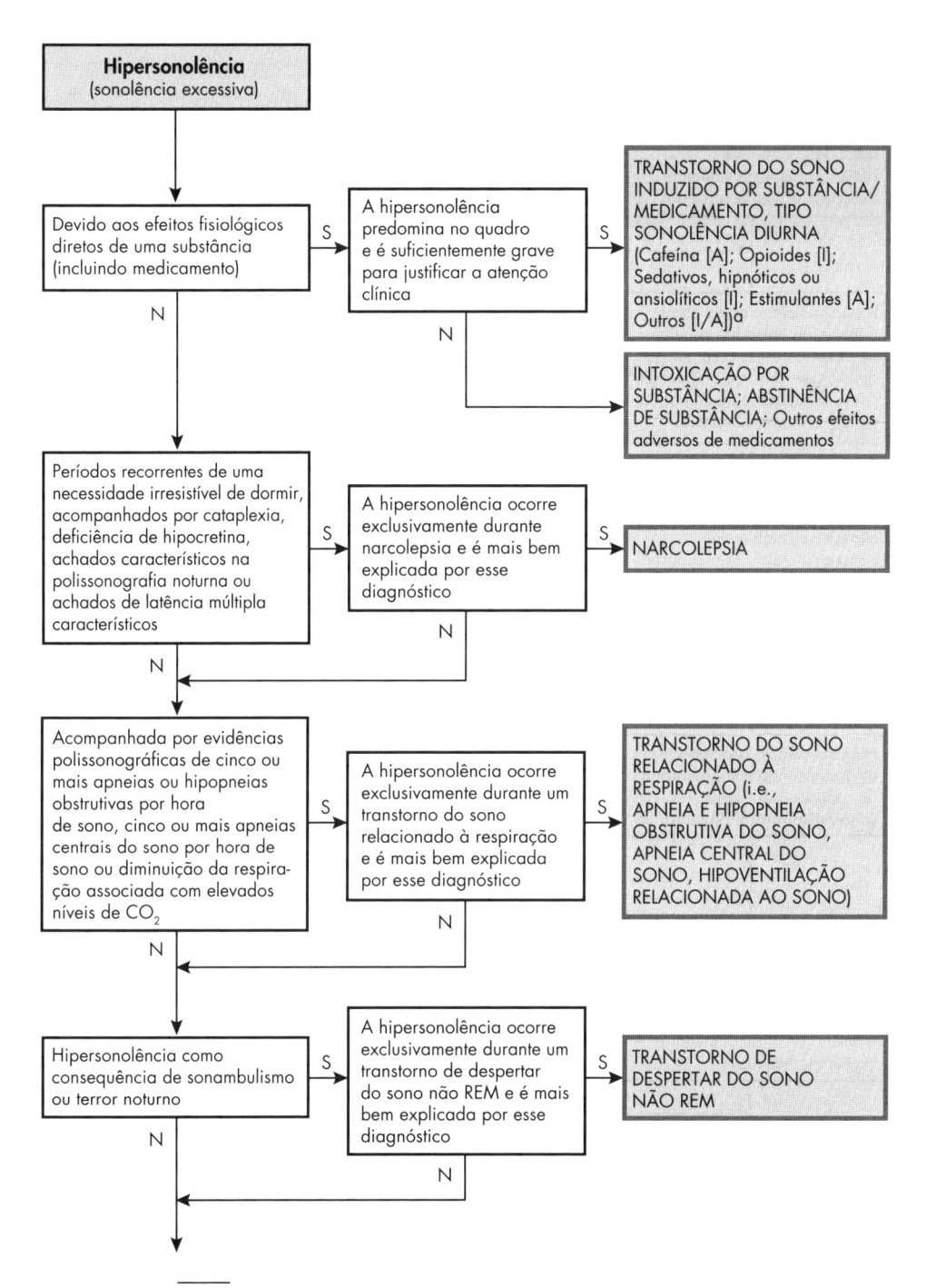

Diagnóstico diferencial por meio de algoritmos **135**

```
┌─────────────────────────┐
│     Hipersonolência     │
│  (sonolência excessiva) │
└─────────────────────────┘
             │
             ▼
┌──────────────────────────┐     ┌──────────────────────────┐     ┌──────────────────────────┐
│ Devido aos efeitos       │  S  │ A hipersonolência        │  S  │ TRANSTORNO DO SONO       │
│ fisiológicos diretos de  │────▶│ predomina no quadro      │────▶│ INDUZIDO POR SUBSTÂNCIA/ │
│ uma substância           │     │ e é suficientemente grave│     │ MEDICAMENTO, TIPO        │
│ (incluindo medicamento)  │     │ para justificar a atenção│     │ SONOLÊNCIA DIURNA        │
└──────────────────────────┘     │ clínica                  │     │ (Cafeína [A]; Opioides [I];│
             │ N                 └──────────────────────────┘     │ Sedativos, hipnóticos ou │
             │                              │ N                   │ ansiolíticos [I]; Estimulantes [A];│
             │                              │                     │ Outros [I/A])ᵃ           │
             │                              │                     └──────────────────────────┘
             │                              │                     ┌──────────────────────────┐
             │                              │                     │ INTOXICAÇÃO POR          │
             │                              └────────────────────▶│ SUBSTÂNCIA; ABSTINÊNCIA  │
             │                                                    │ DE SUBSTÂNCIA; Outros    │
             │                                                    │ efeitos adversos de      │
             │                                                    │ medicamentos             │
             ▼                                                    └──────────────────────────┘
┌──────────────────────────┐     ┌──────────────────────────┐
│ Períodos recorrentes de  │     │ A hipersonolência ocorre │
│ uma necessidade          │  S  │ exclusivamente durante   │  S  ┌──────────────┐
│ irresistível de dormir,  │────▶│ narcolepsia e é mais bem │────▶│ NARCOLEPSIA  │
│ acompanhados por         │     │ explicada por esse       │     └──────────────┘
│ cataplexia, deficiência  │     │ diagnóstico              │
│ de hipocretina, achados  │     └──────────────────────────┘
│ característicos na       │                │ N
│ polissonografia noturna  │                │
│ ou achados de latência   │                │
│ múltipla característicos │                │
└──────────────────────────┘                │
             │ N                            │
             ◀──────────────────────────────┘
             ▼
┌──────────────────────────┐     ┌──────────────────────────┐     ┌──────────────────────────┐
│ Acompanhada por          │     │ A hipersonolência ocorre │     │ TRANSTORNO DO SONO       │
│ evidências               │  S  │ exclusivamente durante   │  S  │ RELACIONADO À           │
│ polissonográficas de     │────▶│ um transtorno do sono    │────▶│ RESPIRAÇÃO (i.e.,        │
│ cinco ou mais apneias    │     │ relacionado à respiração │     │ APNEIA E HIPOPNEIA       │
│ ou hipopneias obstrutivas│     │ e é mais bem explicada   │     │ OBSTRUTIVA DO SONO,      │
│ por hora de sono, cinco  │     │ por esse diagnóstico     │     │ APNEIA CENTRAL DO        │
│ ou mais apneias centrais │     └──────────────────────────┘     │ SONO, HIPOVENTILAÇÃO     │
│ do sono por hora de sono │                │ N                   │ RELACIONADA AO SONO)     │
│ ou diminuição da         │                │                     └──────────────────────────┘
│ respiração associada com │                │
│ elevados níveis de CO₂   │                │
└──────────────────────────┘                │
             │ N                            │
             ◀──────────────────────────────┘
             ▼
┌──────────────────────────┐     ┌──────────────────────────┐     ┌──────────────────────────┐
│ Hipersonolência como     │  S  │ A hipersonolência ocorre │  S  │ TRANSTORNO DE            │
│ consequência de          │────▶│ exclusivamente durante um│────▶│ DESPERTAR DO SONO        │
│ sonambulismo ou          │     │ transtorno de despertar  │     │ NÃO REM                  │
│ terror noturno           │     │ do sono não REM e é mais │     └──────────────────────────┘
└──────────────────────────┘     │ bem explicada por esse   │
             │ N                 │ diagnóstico              │
             │                   └──────────────────────────┘
             │                              │ N
             ◀──────────────────────────────┘
             ▼
```

ᵃI, ocorrendo durante Intoxicação por substância; I/A, ocorrendo durante Intoxicação ou Abstinência de substância; A, ocorrendo durante Abstinência de substância, conforme indicado no DSM-5-TR, Tabela 1, Diagnósticos associados com classes de substâncias, p. 545.

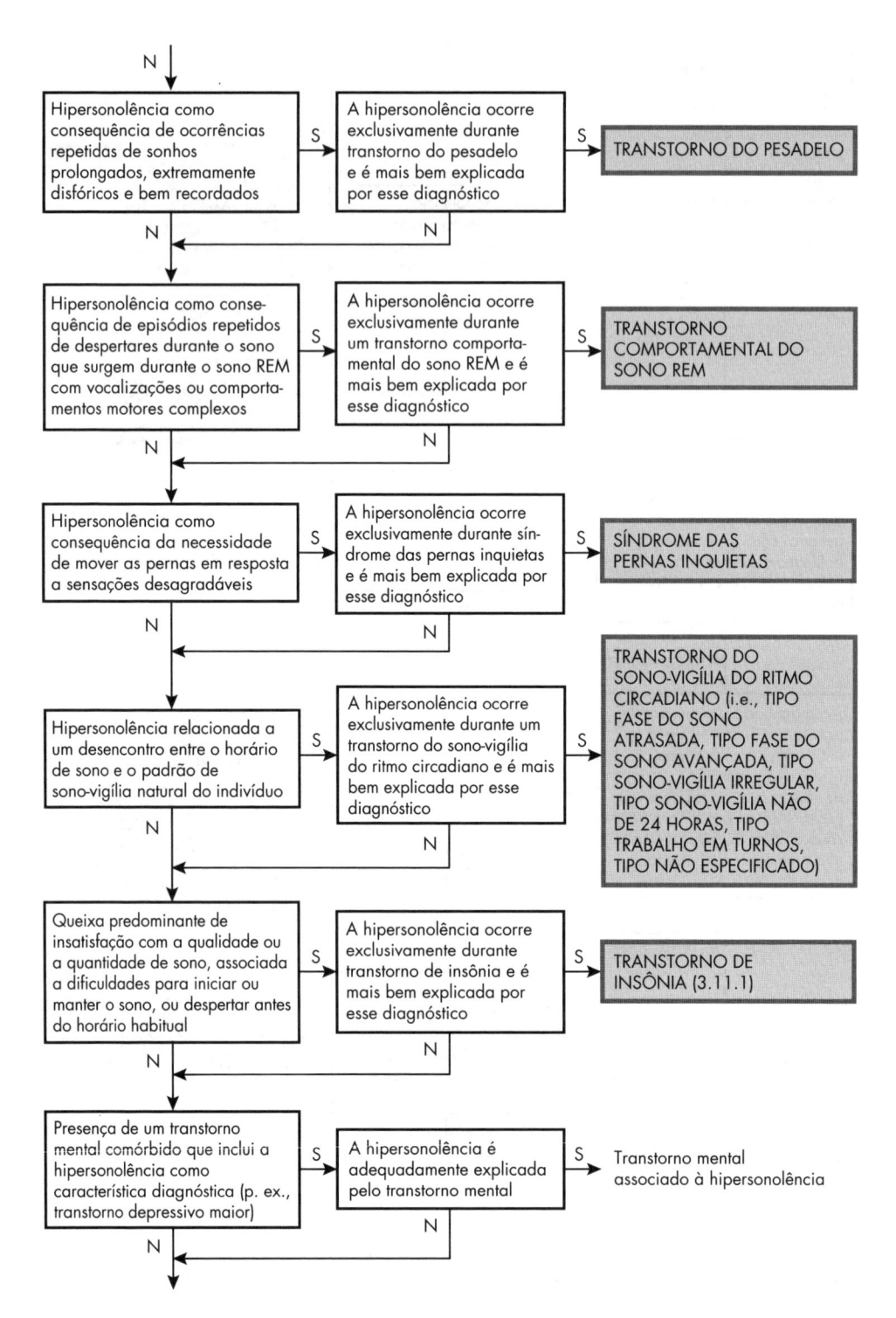

```
                                    N
                                    ↓
┌──────────────────────┐   ┌──────────────────────┐
│ Hipersonolência como │   │ A hipersonolência    │
│ consequência de      │   │ ocorre exclusivamente│
│ ocorrências repetidas│ S │ durante transtorno   │ S    ┌────────────────────────┐
│ de sonhos prolongados│──▶│ do pesadelo e é mais │─────▶│ TRANSTORNO DO PESADELO │
│ extremamente         │   │ bem explicada por    │      └────────────────────────┘
│ disfóricos e bem     │   │ esse diagnóstico     │
│ recordados           │   │                      │
└──────────┬───────────┘   └──────────┬───────────┘
           │ N                        │ N
           ◀──────────────────────────┘
           ▼
┌──────────────────────┐   ┌──────────────────────┐
│ Hipersonolência como │   │ A hipersonolência    │
│ consequência de      │   │ ocorre exclusivamente│
│ episódios repetidos  │   │ durante um transtorno│     ┌────────────────────────┐
│ de despertares       │ S │ comportamental do    │ S   │ TRANSTORNO             │
│ durante o sono que   │──▶│ sono REM e é mais    │────▶│ COMPORTAMENTAL DO      │
│ surgem durante o sono│   │ bem explicada por    │     │ SONO REM               │
│ REM com vocalizações │   │ esse diagnóstico     │     └────────────────────────┘
│ ou comportamentos    │   │                      │
│ motores complexos    │   │                      │
└──────────┬───────────┘   └──────────┬───────────┘
           │ N                        │ N
           ◀──────────────────────────┘
           ▼
┌──────────────────────┐   ┌──────────────────────┐
│ Hipersonolência como │   │ A hipersonolência    │
│ consequência da      │   │ ocorre exclusivamente│
│ necessidade de mover │ S │ durante síndrome das │ S   ┌────────────────────────┐
│ as pernas em resposta│──▶│ pernas inquietas e é │────▶│ SÍNDROME DAS           │
│ a sensações          │   │ mais bem explicada   │     │ PERNAS INQUIETAS       │
│ desagradáveis        │   │ por esse diagnóstico │     └────────────────────────┘
└──────────┬───────────┘   └──────────┬───────────┘
           │ N                        │ N
           ◀──────────────────────────┘
           ▼
┌──────────────────────┐   ┌──────────────────────┐    ┌────────────────────────┐
│ Hipersonolência      │   │ A hipersonolência    │    │ TRANSTORNO DO          │
│ relacionada a um     │   │ ocorre exclusivamente│    │ SONO-VIGÍLIA DO RITMO  │
│ desencontro entre o  │ S │ durante um transtorno│ S  │ CIRCADIANO (i.e., TIPO │
│ horário de sono e o  │──▶│ do sono-vigília do   │───▶│ FASE DO SONO ATRASADA, │
│ padrão de sono-vigília│  │ ritmo circadiano e é │    │ TIPO FASE DO SONO      │
│ natural do indivíduo │   │ mais bem explicada   │    │ AVANÇADA, TIPO         │
│                      │   │ por esse diagnóstico │    │ SONO-VIGÍLIA IRREGULAR,│
│                      │   │                      │    │ TIPO SONO-VIGÍLIA NÃO  │
│                      │   │                      │    │ DE 24 HORAS, TIPO      │
│                      │   │                      │    │ TRABALHO EM TURNOS,    │
│                      │   │                      │    │ TIPO NÃO ESPECIFICADO) │
└──────────┬───────────┘   └──────────┬───────────┘    └────────────────────────┘
           │ N                        │ N
           ◀──────────────────────────┘
           ▼
┌──────────────────────┐   ┌──────────────────────┐
│ Queixa predominante  │   │ A hipersonolência    │
│ de insatisfação com a│   │ ocorre exclusivamente│
│ qualidade ou a       │ S │ durante transtorno   │ S   ┌────────────────────────┐
│ quantidade de sono,  │──▶│ de insônia e é mais  │────▶│ TRANSTORNO DE          │
│ associada a          │   │ bem explicada por    │     │ INSÔNIA (3.11.1)       │
│ dificuldades para    │   │ esse diagnóstico     │     └────────────────────────┘
│ iniciar ou manter o  │   │                      │
│ sono, ou despertar   │   │                      │
│ antes do horário     │   │                      │
│ habitual             │   │                      │
└──────────┬───────────┘   └──────────┬───────────┘
           │ N                        │ N
           ◀──────────────────────────┘
           ▼
┌──────────────────────┐   ┌──────────────────────┐
│ Presença de um       │   │                      │
│ transtorno mental    │   │ A hipersonolência é  │
│ comórbido que inclui │ S │ adequadamente        │ S
│ a hipersonolência    │──▶│ explicada pelo       │────▶ Transtorno mental
│ como característica  │   │ transtorno mental    │     associado à hipersonolência
│ diagnóstica (p. ex., │   │                      │
│ transtorno depressivo│   │                      │
│ maior)               │   │                      │
└──────────┬───────────┘   └──────────┬───────────┘
           │ N                        │ N
           ◀──────────────────────────┘
           ▼
```

Diagnóstico diferencial por meio de algoritmos **137**

N
↓
Presença de uma condição médica não psiquiátrica comórbida caracterizada, pelo menos em parte, por hipersonolência (p. ex., traumatismo craniano) —S→ Hipersonolência é adequadamente explicada pela condição médica não psiquiátrica —S→ Condição não psiquiátrica associada com hipersonolência

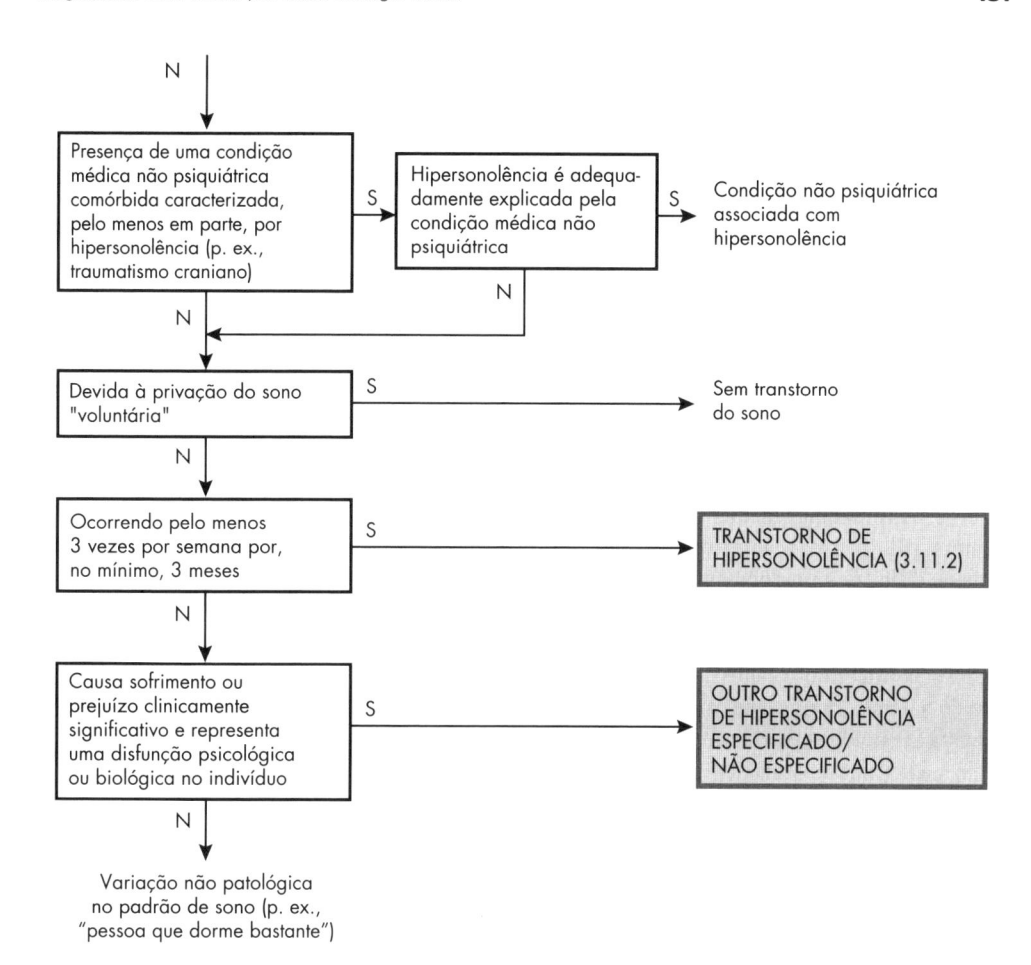

N↓ ←———————— N↓

Devida à privação do sono "voluntária" —S→ Sem transtorno do sono

N↓

Ocorrendo pelo menos 3 vezes por semana por, no mínimo, 3 meses —S→ TRANSTORNO DE HIPERSONOLÊNCIA (3.11.2)

N↓

Causa sofrimento ou prejuízo clinicamente significativo e representa uma disfunção psicológica ou biológica no indivíduo —S→ OUTRO TRANSTORNO DE HIPERSONOLÊNCIA ESPECIFICADO/ NÃO ESPECIFICADO

N↓

Variação não patológica no padrão de sono (p. ex., "pessoa que dorme bastante")

2.23 Algoritmo de decisão para disfunção sexual feminina

A principal dificuldade na avaliação de disfunções sexuais tanto em mulheres quanto em homens é que não há diretrizes aceitas para determinar o que é o funcionamento sexual "normal". O limiar para o funcionamento sexual normal varia com a idade da mulher e suas experiências sexuais, a disponibilidade e a novidade de parcerias, além das expectativas e dos padrões característicos do grupo cultural, étnico ou religioso a que pertence. Excitação e orgasmo bem-sucedidos requerem um nível de estimulação sexual que seja adequado em foco, intensidade e duração. Um diagnóstico de transtorno do interesse/excitação sexual feminino ou transtorno do orgasmo feminino, portanto, requer um julgamento clínico de que a mulher experimentou estimulação adequada. Além disso, uma disfunção sexual ocasional é parte inerente da sexualidade humana e não é indicativa de um transtorno, a não ser que os sintomas persistam por pelo menos seis meses e resultem em sofrimento acentuado ou dificuldade interpessoal. Depois de se fazer o julgamento clínico de que a disfunção sexual é clinicamente significativa, a próxima tarefa é determinar sua etiologia subjacente. As possíveis etiologias incluem fatores psicológicos, condições médicas não psiquiátricas, efeitos colaterais de diversos medicamentos prescritos e consequência do abuso de drogas. Essa avaliação pode ser difícil porque, com muita frequência, mais de uma etiologia contribui para a disfunção sexual. Antes de decidir que uma disfunção sexual é mediada inteiramente por fatores psicológicos, o clínico precisa considerar a possível contribuição de uma condição médica não psiquiátrica ou substância (incluindo efeitos colaterais de medicamento), sobretudo porque essas etiologias têm, com frequência, implicações específicas no tratamento (p. ex., descontinuação do medicamento que está causando perturbação). Além disso, é necessário lembrar que a identificação de uma condição médica não psiquiátrica, um medicamento ou uma droga de abuso como etiologia não elimina a importante contribuição de fatores psicológicos para a etiologia da disfunção sexual.

Os problemas sexuais também são comumente associados a uma variedade de transtornos mentais (p. ex., transtornos depressivos, de ansiedade, do espectro da esquizofrenia e outros transtornos psicóticos). Um diagnóstico adicional de disfunção sexual não é feito se os problemas sexuais são mais bem explicados pelo transtorno mental. Por exemplo, o baixo desejo sexual que ocorre apenas durante um episódio depressivo maior não justificaria um diagnóstico separado de transtorno do interesse/excitação sexual feminino. Ambos os diagnósticos podem ser feitos apenas se o baixo desejo sexual for julgado como independente do transtorno depressivo (i.e., precede o início do episódio depressivo maior ou persiste por muito tempo após a depressão ter remitido). De forma semelhante, a disfunção sexual que é mais bem explicada como uma consequência de perturbação grave do relacionamento seria diagnosticada como um problema de relacionamento em vez de uma disfunção sexual, a não ser que evidências demonstrassem que a disfunção sexual tenha ocorrido independentemente do problema de relacionamento.

Depois que substâncias, condições médicas não psiquiátricas e perturbação do relacionamento tiverem sido consideradas e descartadas, o foco passa, então, para as disfunções sexuais primárias propriamente ditas. No DSM-5-TR (da mesma forma que no DSM-5), a versão feminina da categoria do transtorno do desejo sexual hipoativo do DSM-IV-TR e a categoria do transtorno da excitação sexual feminino do DSM-IV-TR foram combinadas em uma única, que foi chamada de transtorno do interesse/excitação sexual feminino, refletindo as evidências de que, muitas vezes, o desejo sexual e a excitação sexual não são conceitos separáveis na mulher. Assim, o transtorno do interesse/excitação sexual feminino abrange uma ampla variedade de problemas, incluindo interesse reduzido na atividade sexual, frequência diminuída de pensamentos ou fantasias eróticas, pouca frequência de iniciação de atividade sexual, excitação ou prazer reduzidos durante a atividade sexual, interesse ou excitação diminuídos em resposta a estímulos eróticos e sensações genitais e não genitais reduzidas durante a atividade sexual. O transtorno do orgasmo feminino inclui retardo acentuado para atingir o orgasmo, baixa frequência marcante ou ausência de orgasmo, ou, ainda, intensidade acentuadamente reduzida das sensações orgásmicas. Da mesma forma que no DSM-5, a categoria de transtorno da dor genitopélvica/penetração do DSM-5-TR combina duas categorias do DSM-IV-TR (i.e., vaginismo e dispareunia) e inclui dificuldades com a relação sexual vaginal ou a penetração; dor vulvovaginal ou pélvica intensa durante relação sexual vaginal ou tentativas de penetração; medo ou ansiedade intensa de dor vulvovaginal em antecipação, durante ou como resultado de penetração vaginal; ou tensão ou contração acentuada dos músculos do assoalho pélvico durante tentativas de penetração vaginal.

Caso uma disfunção sexual não atenda aos critérios para uma das disfunções sexuais descritas (talvez, por causa de frequência ou duração inadequadas) e seja considerada como resposta mal-adaptativa a um estressor psicossocial, um diagnóstico de transtorno de adaptação pode ser apropriado. Caso contrário, se for considerada clinicamente significativa e representando uma disfunção psicológica ou biológica no indivíduo, pode-se diagnosticar outra disfunção sexual especificada/não especificada.

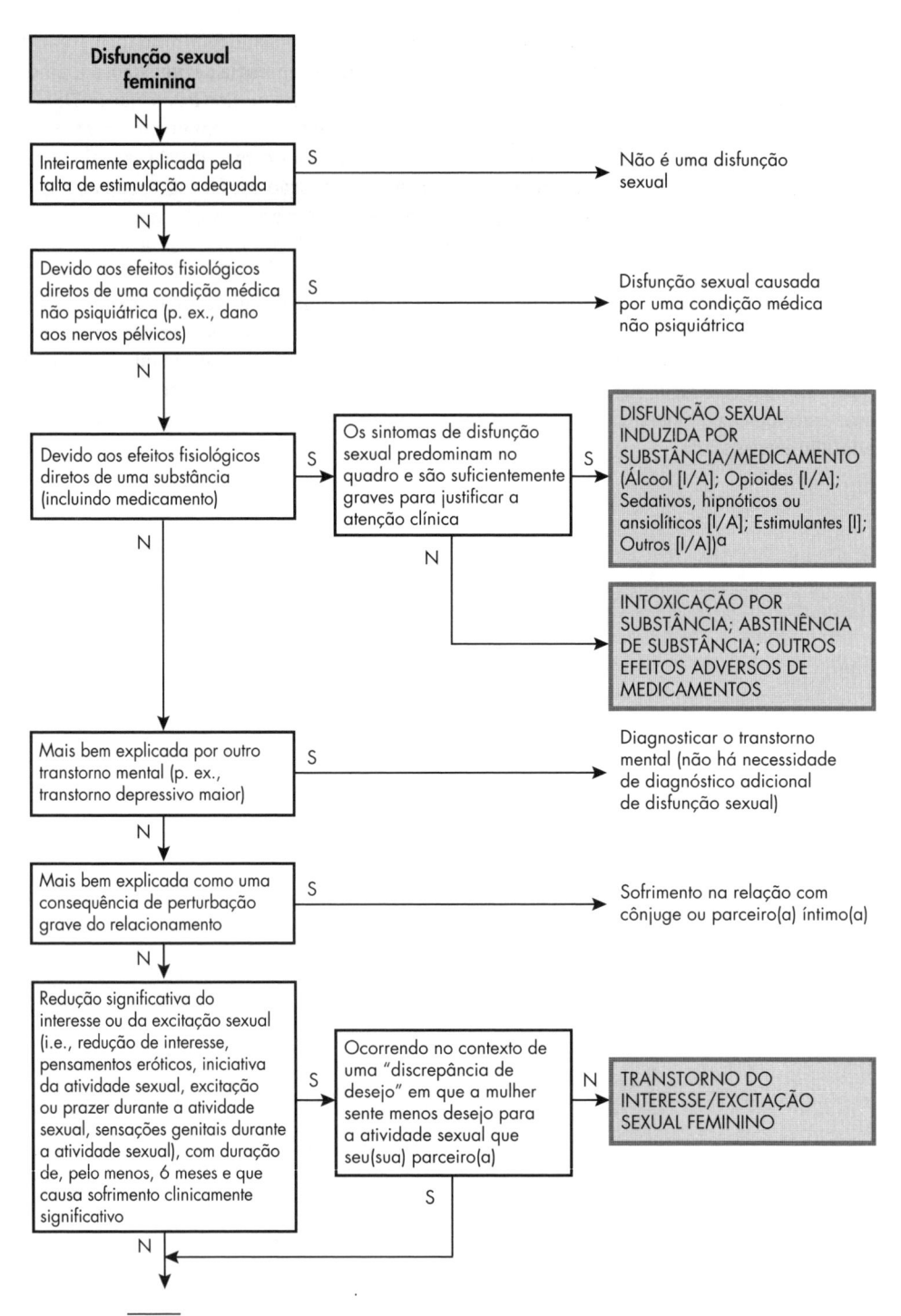

```
┌─────────────────────┐
│ Disfunção sexual    │
│ feminina            │
└─────────────────────┘
          │ N
          ▼
┌─────────────────────────┐   S
│ Inteiramente explicada  │──────► Não é uma disfunção
│ pela falta de           │         sexual
│ estimulação adequada    │
└─────────────────────────┘
          │ N
          ▼
┌─────────────────────────┐   S
│ Devido aos efeitos      │──────► Disfunção sexual causada
│ fisiológicos diretos    │         por uma condição médica
│ de uma condição médica  │         não psiquiátrica
│ não psiquiátrica (p. ex.,│
│ dano aos nervos         │
│ pélvicos)               │
└─────────────────────────┘
          │ N
          ▼
┌─────────────────────────┐   S   ┌──────────────────────┐  S   ┌──────────────────────────┐
│ Devido aos efeitos      │─────► │ Os sintomas de       │─────►│ DISFUNÇÃO SEXUAL         │
│ fisiológicos diretos    │       │ disfunção sexual     │      │ INDUZIDA POR             │
│ de uma substância       │       │ predominam no quadro │      │ SUBSTÂNCIA/MEDICAMENTO   │
│ (incluindo medicamento) │       │ e são suficientemente│      │ (Álcool [I/A]; Opioides  │
└─────────────────────────┘       │ graves para          │      │ [I/A]; Sedativos,        │
          │ N                     │ justificar a atenção │      │ hipnóticos ou            │
          │                       │ clínica              │      │ ansiolíticos [I/A];      │
          │                       └──────────────────────┘      │ Estimulantes [I];        │
          │                                │ N                  │ Outros [I/A])ᵃ           │
          │                                ▼                    └──────────────────────────┘
          │                       ┌──────────────────────────┐
          │                       │ INTOXICAÇÃO POR          │
          │                       │ SUBSTÂNCIA; ABSTINÊNCIA  │
          │                       │ DE SUBSTÂNCIA; OUTROS    │
          │                       │ EFEITOS ADVERSOS DE      │
          │                       │ MEDICAMENTOS             │
          │                       └──────────────────────────┘
          ▼
┌─────────────────────────┐   S
│ Mais bem explicada por  │──────► Diagnosticar o transtorno
│ outro transtorno mental │         mental (não há necessidade
│ (p. ex., transtorno     │         de diagnóstico adicional
│ depressivo maior)       │         de disfunção sexual)
└─────────────────────────┘
          │ N
          ▼
┌─────────────────────────┐   S
│ Mais bem explicada como │──────► Sofrimento na relação com
│ uma consequência de     │         cônjuge ou parceiro(a) íntimo(a)
│ perturbação grave do    │
│ relacionamento          │
└─────────────────────────┘
          │ N
          ▼
┌─────────────────────────┐       ┌──────────────────────┐      ┌──────────────────────┐
│ Redução significativa   │   S   │ Ocorrendo no contexto│  N   │ TRANSTORNO DO        │
│ do interesse ou da      │─────► │ de uma "discrepância │─────►│ INTERESSE/EXCITAÇÃO  │
│ excitação sexual (i.e., │       │ de desejo" em que a  │      │ SEXUAL FEMININO      │
│ redução de interesse,   │       │ mulher sente menos   │      └──────────────────────┘
│ pensamentos eróticos,   │       │ desejo para a        │
│ iniciativa da atividade │       │ atividade sexual que │
│ sexual, excitação ou    │       │ seu(sua) parceiro(a) │
│ prazer durante a        │       └──────────────────────┘
│ atividade sexual,       │                │ S
│ sensações genitais      │                │
│ durante a atividade     │                │
│ sexual), com duração de,│                │
│ pelo menos, 6 meses e   │                │
│ que causa sofrimento    │                │
│ clinicamente            │                │
│ significativo           │                │
└─────────────────────────┘                │
          │ N                              │
          ◄────────────────────────────────┘
          ▼
```

ᵃI, ocorrendo durante Intoxicação por substância; I/A, ocorrendo durante Intoxicação ou Abstinência de substância, conforme indicado no DSM-5-TR, Tabela 1, Diagnósticos associados com classes de substâncias, p. 545.

Diagnóstico diferencial por meio de algoritmos **141**

```
                    N ↓
┌─────────────────────────────┐
│ Retardo acentuado no        │
│ atingimento do orgasmo,     │
│ baixa frequência ou ausência│
│ de orgasmo ou intensidade   │  S      ┌──────────────────────┐
│ acentuadamente reduzida das ├────────→│ TRANSTORNO DO        │
│ sensações orgásmicas, com   │         │ ORGASMO FEMININO     │
│ duração de, pelo menos,     │         └──────────────────────┘
│ 6 meses e que causa         │
│ sofrimento clinicamente     │
│ significativo               │
└─────────────────────────────┘
                    N ↓
┌─────────────────────────────┐
│ Dificuldades com a relação  │
│ sexual vaginal ou a         │
│ penetração; dor vulvovaginal│
│ ou pélvica durante a relação│
│ sexual; medo ou ansiedade   │
│ de dor vulvovaginal ou      │  S      ┌──────────────────────┐
│ tensão; ou contração        ├────────→│ TRANSTORNO DA DOR    │
│ acentuada dos músculos do   │         │ GENITOPÉLVICA/       │
│ assoalho pélvico durante    │         │ PENETRAÇÃO           │
│ tentativas de penetração,   │         └──────────────────────┘
│ com duração de, pelo menos, │
│ 6 meses e que causam        │
│ sofrimento clinicamente     │
│ significativo               │
└─────────────────────────────┘
                    N ↓
┌─────────────────────────────┐     ┌──────────────────────┐        ┌──────────────────────┐
│ Disfunção sexual clinicamente│  S  │ Ocorrendo em resposta│   S    │ TRANSTORNO DE        │
│ significativa não abordada  ├────→│ a um estressor       ├───────→│ ADAPTAÇÃO (3.7.2)    │
│ acima, que representa uma   │     │ psicossocial         │        └──────────────────────┘
│ disfunção psicológica       │     │ identificável        │
│ ou biológica na pessoa      │     └──────────────────────┘
└─────────────────────────────┘                N ↓
                    N ↓                                            ┌──────────────────────┐
        Variabilidade não patológica          ────────────────────→│ OUTRA DISFUNÇÃO      │
         no funcionamento sexual                                   │ SEXUAL ESPECIFICADA/ │
                                                                   │ NÃO ESPECIFICADA     │
                                                                   └──────────────────────┘
```

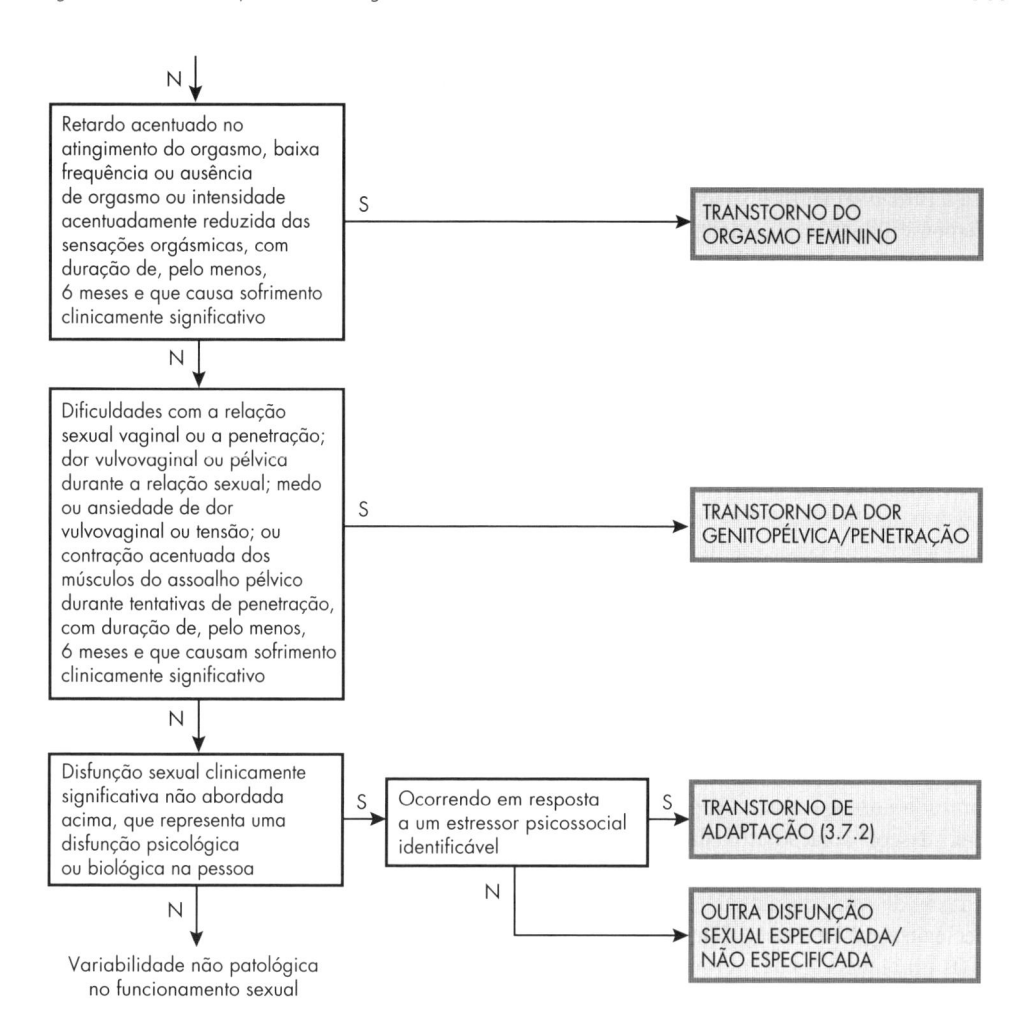

2.24 Algoritmo de decisão para disfunção sexual masculina

A principal dificuldade na avaliação de disfunções sexuais tanto em mulheres quanto em homens é que não há diretrizes aceitas para determinar o que é o funcionamento sexual "normal". O limiar para o funcionamento sexual normal varia com a idade do homem e suas experiências sexuais, a disponibilidade e a novidade de parcerias, além das expectativas e dos padrões característicos do grupo cultural, étnico ou religioso a que pertence. Excitação e orgasmo bem-sucedidos requerem um nível de estimulação sexual que seja adequado em foco, intensidade e duração. Um diagnóstico de transtorno erétil ou ejaculação retardada, portanto, requer um julgamento clínico de que o homem experimentou estimulação adequada. Além disso, uma disfunção sexual ocasional é parte inerente da sexualidade humana e não é indicativa de um transtorno, a não ser que os sintomas persistam por pelo menos seis meses e resultem em sofrimento acentuado ou dificuldade interpessoal.

Depois de se fazer o julgamento clínico de que a disfunção sexual é clinicamente significativa, a próxima tarefa é determinar sua etiologia subjacente. As possíveis etiologias incluem fatores psicológicos, condições médicas não psiquiátricas, efeitos colaterais de diversos medicamentos prescritos e consequência do abuso de drogas. Essa avaliação pode ser difícil porque, com muita frequência, mais de uma etiologia contribui para a disfunção sexual. Por exemplo, não é incomum para alguém que apresenta disfunção erétil leve como resultado de uma condição médica não psiquiátrica (p. ex., problemas vasculares) desenvolver outras disfunções sexuais (p. ex., baixo desejo) como uma consequência psicológica. Antes de decidir que qualquer disfunção sexual é mediada estritamente por fatores psicológicos, o clínico precisa considerar a possível contribuição de uma condição médica não psiquiátrica ou substância (incluindo efeitos colaterais de medicamentos), sobretudo porque essas etiologias têm, com frequência, implicações específicas no tratamento (p. ex., descontinuação do medicamento que está causando perturbação). Além disso, é necessário que você se lembre de que a identificação de uma condição médica não psiquiátrica, de um medicamento ou de uma droga de abuso como etiologia não elimina a importante contribuição de fatores psicológicos para a etiologia da disfunção.

Os problemas sexuais também são comumente associados a uma variedade de transtornos mentais (p. ex., transtornos depressivos, de ansiedade, do espectro da esquizofrenia e outros transtornos psicóticos). Um diagnóstico adicional de disfunção sexual não é feito se os problemas sexuais são mais bem explicados pelo transtorno mental. Por exemplo, o baixo desejo sexual que ocorre apenas durante um episódio depressivo maior não justificaria um diagnóstico separado de transtorno do desejo sexual masculino hipoativo. Ambos os diagnósticos podem ser feitos apenas se o baixo desejo sexual for julgado como independente do transtorno depressivo (ou seja, precede o início do episódio depressivo maior ou persiste por muito tempo após a depressão ter remitido). De forma semelhante, a disfunção sexual que é mais bem explicada como uma consequência de perturbação grave do relacionamento seria diagnosticada como um problema de relacionamento em vez de uma disfunção sexual, a não ser que evidências demonstrassem que a disfunção sexual tenha ocorrido independentemente do problema de relacionamento.

As disfunções sexuais primárias em homens são organizadas com base no momento em que o problema ocorre durante o ciclo de resposta sexual. O transtorno do desejo sexual masculino hipoativo está relacionado à fase inicial: desejo sexual. O transtorno erétil está relacionado à segunda fase: excitação sexual. A ejaculação retardada e a ejaculação prematura (precoce) são problemas que ocorrem na terceira fase: orgasmo. Não raramente, acontecem problemas em mais de uma fase do ciclo de resposta sexual. Visto que as fases do ciclo de resposta sexual ocorrem em sequência, o funcionamento bem-sucedido em uma fase costuma exigir funcionamento bem-sucedido nas fases anteriores (p. ex., o orgasmo requer algum nível de excitação, que, por sua vez, requer algum nível de desejo). Contudo, a expectativa da recorrência de problemas em uma fase posterior (p. ex., dificuldade para ejacular) muitas vezes leva a problemas em uma fase anterior (p. ex., consequente disfunção erétil ou baixo desejo sexual).

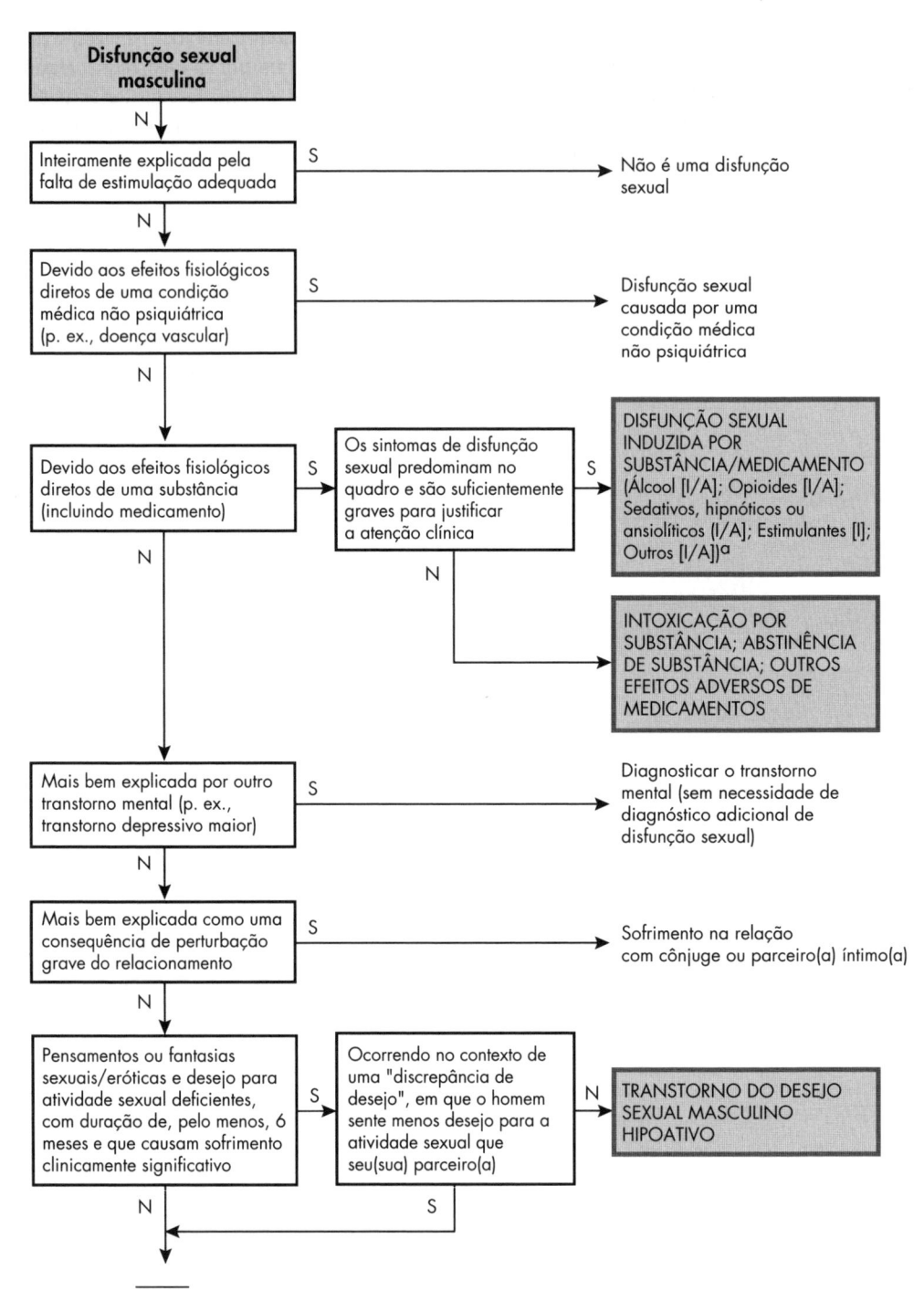

```
┌─────────────────────┐
│  Disfunção sexual   │
│     masculina       │
└─────────────────────┘
           │ N
           ▼
┌─────────────────────────┐  S
│ Inteiramente explicada  │─────────────▶ Não é uma disfunção
│ pela falta de estimula- │                sexual
│ ção adequada            │
└─────────────────────────┘
           │ N
           ▼
┌─────────────────────────┐  S
│ Devido aos efeitos      │─────────────▶ Disfunção sexual
│ fisiológicos diretos    │                causada por uma
│ de uma condição médica  │                condição médica
│ não psiquiátrica        │                não psiquiátrica
│ (p. ex., doença vascular)│
└─────────────────────────┘
           │ N
           ▼
┌─────────────────────────┐      ┌──────────────────────┐      ┌──────────────────────────┐
│ Devido aos efeitos      │  S   │ Os sintomas de       │  S   │ DISFUNÇÃO SEXUAL         │
│ fisiológicos diretos    │─────▶│ disfunção sexual     │─────▶│ INDUZIDA POR             │
│ de uma substância       │      │ predominam no quadro │      │ SUBSTÂNCIA/MEDICAMENTO   │
│ (incluindo medicamento) │      │ e são suficientemente│      │ (Álcool [I/A]; Opioides  │
└─────────────────────────┘      │ graves para justi-   │      │ [I/A]; Sedativos, hipnó- │
           │ N                   │ ficar a atenção      │      │ ticos ou ansiolíticos    │
           │                     │ clínica              │      │ [I/A]; Estimulantes [I]; │
           │                     └──────────────────────┘      │ Outros [I/A])ᵃ           │
           │                              │ N                   └──────────────────────────┘
           │                              │
           │                              ▼
           │                     ┌──────────────────────────┐
           │                     │ INTOXICAÇÃO POR          │
           │                     │ SUBSTÂNCIA; ABSTINÊNCIA  │
           │                     │ DE SUBSTÂNCIA; OUTROS    │
           │                     │ EFEITOS ADVERSOS DE      │
           │                     │ MEDICAMENTOS             │
           │                     └──────────────────────────┘
           ▼
┌─────────────────────────┐  S
│ Mais bem explicada por  │─────────────▶ Diagnosticar o transtorno
│ outro transtorno mental │                mental (sem necessidade de
│ (p. ex., transtorno     │                diagnóstico adicional de
│ depressivo maior)       │                disfunção sexual)
└─────────────────────────┘
           │ N
           ▼
┌─────────────────────────┐  S
│ Mais bem explicada como │─────────────▶ Sofrimento na relação
│ uma consequência de     │                com cônjuge ou parceiro(a)
│ perturbação grave do    │                íntimo(a)
│ relacionamento          │
└─────────────────────────┘
           │ N
           ▼
┌─────────────────────────┐      ┌──────────────────────┐      ┌──────────────────────────┐
│ Pensamentos ou fantasias│      │ Ocorrendo no contexto│      │ TRANSTORNO DO DESEJO     │
│ sexuais/eróticas e      │      │ de uma "discrepância │  N   │ SEXUAL MASCULINO         │
│ desejo para atividade   │  S   │ de desejo", em que o │─────▶│ HIPOATIVO                │
│ sexual deficientes, com │─────▶│ homem sente menos    │      └──────────────────────────┘
│ duração de, pelo menos, │      │ desejo para a ativi- │
│ 6 meses e que causam    │      │ dade sexual que seu  │
│ sofrimento clinicamente │      │ (sua) parceiro(a)    │
│ significativo           │      └──────────────────────┘
└─────────────────────────┘              │ S
           │ N                            │
           ◀─────────────────────────────┘
           ▼
```

ᵃI, ocorrendo durante Intoxicação por substância; I/A, ocorrendo durante Intoxicação ou Abstinência de substância, conforme indicado no DSM-5-TR, Tabela 1, Diagnósticos associados a classes de substâncias, p. 545.

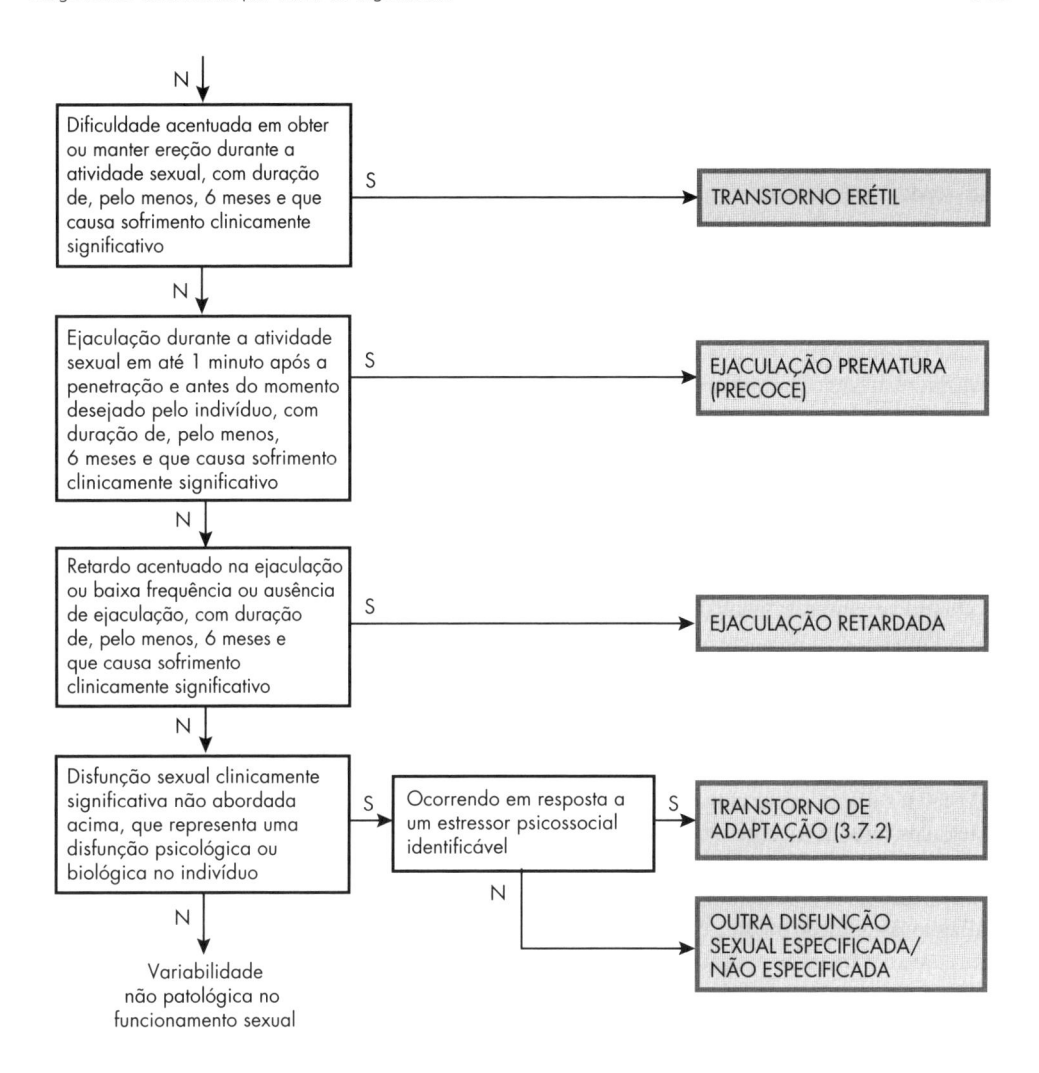

Diagnóstico diferencial por meio de algoritmos

```
         N ↓
┌─────────────────────────┐
│ Dificuldade acentuada em obter │
│ ou manter ereção durante a     │      S      ┌──────────────────────┐
│ atividade sexual, com duração  │────────────▶│  TRANSTORNO ERÉTIL   │
│ de, pelo menos, 6 meses e que  │             └──────────────────────┘
│ causa sofrimento clinicamente  │
│ significativo                  │
└─────────────────────────┘
         N ↓
┌─────────────────────────┐
│ Ejaculação durante a atividade │
│ sexual em até 1 minuto após a  │      S      ┌──────────────────────┐
│ penetração e antes do momento  │────────────▶│ EJACULAÇÃO PREMATURA │
│ desejado pelo indivíduo, com   │             │     (PRECOCE)        │
│ duração de, pelo menos,        │             └──────────────────────┘
│ 6 meses e que causa sofrimento │
│ clinicamente significativo     │
└─────────────────────────┘
         N ↓
┌─────────────────────────┐
│ Retardo acentuado na ejaculação│
│ ou baixa frequência ou ausência│      S      ┌──────────────────────┐
│ de ejaculação, com duração     │────────────▶│ EJACULAÇÃO RETARDADA │
│ de, pelo menos, 6 meses e      │             └──────────────────────┘
│ que causa sofrimento           │
│ clinicamente significativo     │
└─────────────────────────┘
         N ↓
┌─────────────────────────┐       ┌────────────────────┐
│ Disfunção sexual clinicamente │  S │ Ocorrendo em resposta a│  S  ┌──────────────────────┐
│ significativa não abordada    │───▶│ um estressor psicossocial│──▶│ TRANSTORNO DE        │
│ acima, que representa uma     │    │ identificável           │    │ ADAPTAÇÃO (3.7.2)    │
│ disfunção psicológica ou      │    └────────────────────┘       └──────────────────────┘
│ biológica no indivíduo        │            N ↓
└─────────────────────────┘                                       ┌──────────────────────┐
         N ↓                                                      │ OUTRA DISFUNÇÃO      │
    Variabilidade                                          ──────▶│ SEXUAL ESPECIFICADA/ │
    não patológica no                                             │ NÃO ESPECIFICADA     │
    funcionamento sexual                                          └──────────────────────┘
```

2.25 Algoritmo de decisão para comportamento agressivo

Embora o comportamento agressivo seja uma característica definidora nos critérios diagnósticos de poucos transtornos do DSM-5 (i.e., transtorno explosivo intermitente, transtorno da conduta, transtorno da personalidade antissocial e transtorno disruptivo da desregulação do humor), ele é uma complicação de vários transtornos mentais no DSM-5-TR. É importante observar que a maioria dos casos de comportamento violento ocorre por razões muito distantes do domínio do transtorno mental (p. ex., ganho material, *status*, prazer sádico, vingança, aprofundamento de uma causa política ou religiosa). Essa consideração está refletida na última decisão no algoritmo, em que o comportamento agressivo que não representa uma disfunção psicológica ou biológica no indivíduo é considerado como comportamento antissocial não psiquiátrico. Além disso, mesmo quando está associado a um transtorno mental, esse fato por si só não absolve o indivíduo da responsabilidade criminal.

Entre os transtornos do DSM-5-TR, os transtornos relacionados ao uso de substâncias e transtornos aditivos são, de longe, a causa mais frequente de comportamento agressivo. A agressão também pode resultar do prejuízo cognitivo e da redução do controle de impulsos que são característicos de *delirium* e de transtorno neurocognitivo maior ou leve devido a outra condição médica. Quando o comportamento agressivo é consequência fisiológica direta de uma condição médica não psiquiátrica, mas ocorre na falta de prejuízo cognitivo, a mudança de personalidade devido a outra condição médica deve ser diagnosticada. Uma questão que às vezes surge no diagnóstico de mudança de personalidade devido a outra condição médica é considerar ou não os achados médicos não específicos (p. ex., sinais neurológicos leves, lentificação difusa no eletrencefalograma) como evidências definitivas de uma condição médica não psiquiátrica causadora. A convenção do DSM-5-TR é diagnosticar a mudança de personalidade devido a outra condição médica apenas se os achados constituírem uma condição médica não psiquiátrica diagnosticável. Entretanto, quando o julgamento clínico sugere fortemente que uma disfunção do sistema nervoso central está presente e é responsável pela mudança de personalidade, mas nenhum diagnóstico específico pode ser realizado, a condição médica não psiquiátrica "condição cerebral não especificada" pode ser indicada como o transtorno causador e codificada como um transtorno adicional (CID-10-MC: G93.9).

Embora a associação seja muito menos proeminente, episódios de comportamento agressivo podem ocorrer em frequências um tanto elevadas em indivíduos com transtorno do espectro da esquizofrenia e outros transtornos psicóticos e naqueles com transtorno bipolar e transtornos relacionados.

A presença de um padrão prolongado de comportamento agressivo sugere que o comportamento é parte de um transtorno da personalidade (p. ex., transtorno da personalidade antissocial, transtorno da personalidade *borderline*).

O comportamento agressivo em crianças pode ocorrer no contexto de uma variedade de transtornos. Quando o comportamento agressivo é parte de um padrão de comportamento antissocial em uma criança, o diagnóstico de transtorno da conduta se aplica. Se o comportamento agressivo ocorre no contexto de explosões de raiva graves que são consideravelmente desproporcionais em intensidade ou duração à situação ou à provocação, com irritabilidade e raiva persistente entre as explosões, o diagnóstico do DSM-5-TR de transtorno disruptivo da desregulação do humor deve ser considerado. De forma muito menos comum, o comportamento agressivo pode ser associado com outros transtornos da infância, incluindo transtorno de oposição desafiante, transtorno de déficit de atenção/hiperatividade, transtorno de ansiedade de separação, transtorno do espectro autista e transtorno do desenvolvimento intelectual (deficiência intelectual).

Episódios recorrentes de comportamento agressivo (i.e., agressão verbal ou agressão física contra pessoas, animais ou propriedade) que não são explicados por qualquer outro transtorno mental (incluindo um transtorno da personalidade) podem qualificar o indivíduo para um diagnóstico de transtorno explosivo intermitente se os requisitos mínimos forem atendidos para frequência das explosões comportamentais (duas vezes por semana, durante três meses, de agressão verbal ou física que não resultem em lesões físicas ou destruição de propriedade, ou três explosões em um período de 12 meses que resultem em lesões aos outros ou dano à propriedade).

O comportamento agressivo também pode ocorrer em resposta a um estressor psicossocial identificável. Se o estressor for de natureza particularmente traumática (i.e., exposição a morte ou ameaça de morte, agressão grave ou violência sexual), o comportamento agressivo poderia ser parte da síndrome de transtorno de estresse pós-traumático (ou transtorno de estresse agudo se a duração for de um mês ou menos). Caso contrário, o comportamento agressivo pode ser uma manifestação de um transtorno de adaptação.

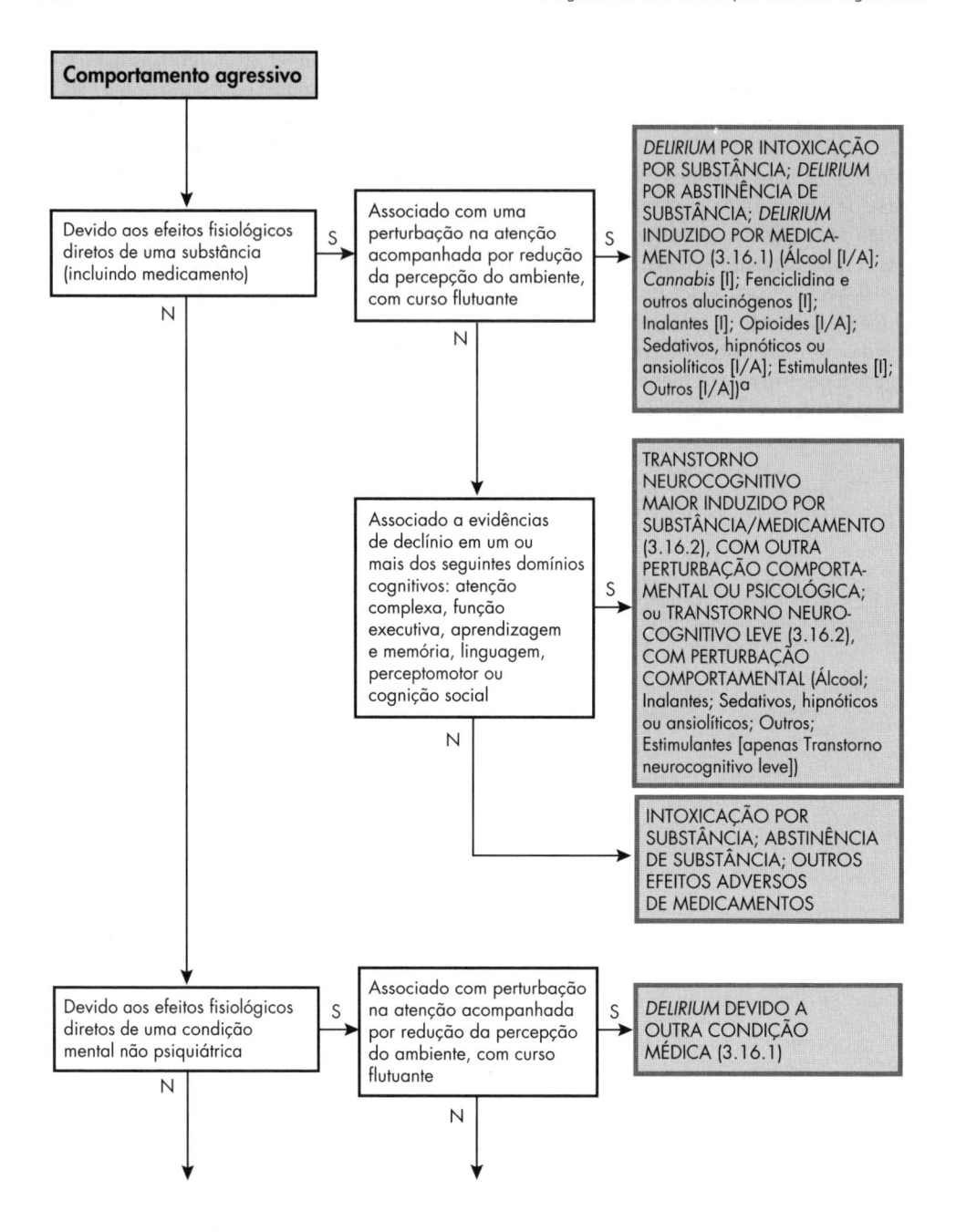

```
┌─────────────────────────────┐
│  Comportamento agressivo    │
└──────────────┬──────────────┘
               │
               ▼
```

Devido aos efeitos fisiológicos diretos de uma substância (incluindo medicamento) —S→ **Associado com uma perturbação na atenção acompanhada por redução da percepção do ambiente, com curso flutuante** —S→ *DELIRIUM* POR INTOXICAÇÃO POR SUBSTÂNCIA; *DELIRIUM* POR ABSTINÊNCIA DE SUBSTÂNCIA; *DELIRIUM* INDUZIDO POR MEDICAMENTO (3.16.1) (Álcool [I/A]; *Cannabis* [I]; Fenciclidina e outros alucinógenos [I]; Inalantes [I]; Opioides [I/A]; Sedativos, hipnóticos ou ansiolíticos [I/A]; Estimulantes [I]; Outros [I/A])[a]

↓N (da primeira caixa) / ↓N (da segunda caixa)

Associado a evidências de declínio em um ou mais dos seguintes domínios cognitivos: atenção complexa, função executiva, aprendizagem e memória, linguagem, perceptomotor ou cognição social —S→ TRANSTORNO NEUROCOGNITIVO MAIOR INDUZIDO POR SUBSTÂNCIA/MEDICAMENTO (3.16.2), COM OUTRA PERTURBAÇÃO COMPORTAMENTAL OU PSICOLÓGICA; ou TRANSTORNO NEUROCOGNITIVO LEVE (3.16.2), COM PERTURBAÇÃO COMPORTAMENTAL (Álcool; Inalantes; Sedativos, hipnóticos ou ansiolíticos; Outros; Estimulantes [apenas Transtorno neurocognitivo leve])

↓N

→ INTOXICAÇÃO POR SUBSTÂNCIA; ABSTINÊNCIA DE SUBSTÂNCIA; OUTROS EFEITOS ADVERSOS DE MEDICAMENTOS

Devido aos efeitos fisiológicos diretos de uma condição mental não psiquiátrica —S→ **Associado com perturbação na atenção acompanhada por redução da percepção do ambiente, com curso flutuante** —S→ *DELIRIUM* DEVIDO A OUTRA CONDIÇÃO MÉDICA (3.16.1)

↓N

---

[a] I, ocorrendo durante Intoxicação por substância; I/A, ocorrendo durante Intoxicação ou Abstinência de substância, conforme indicado no DSM-5-TR, Tabela 1, Diagnósticos associados com classes de substâncias, p. 545.

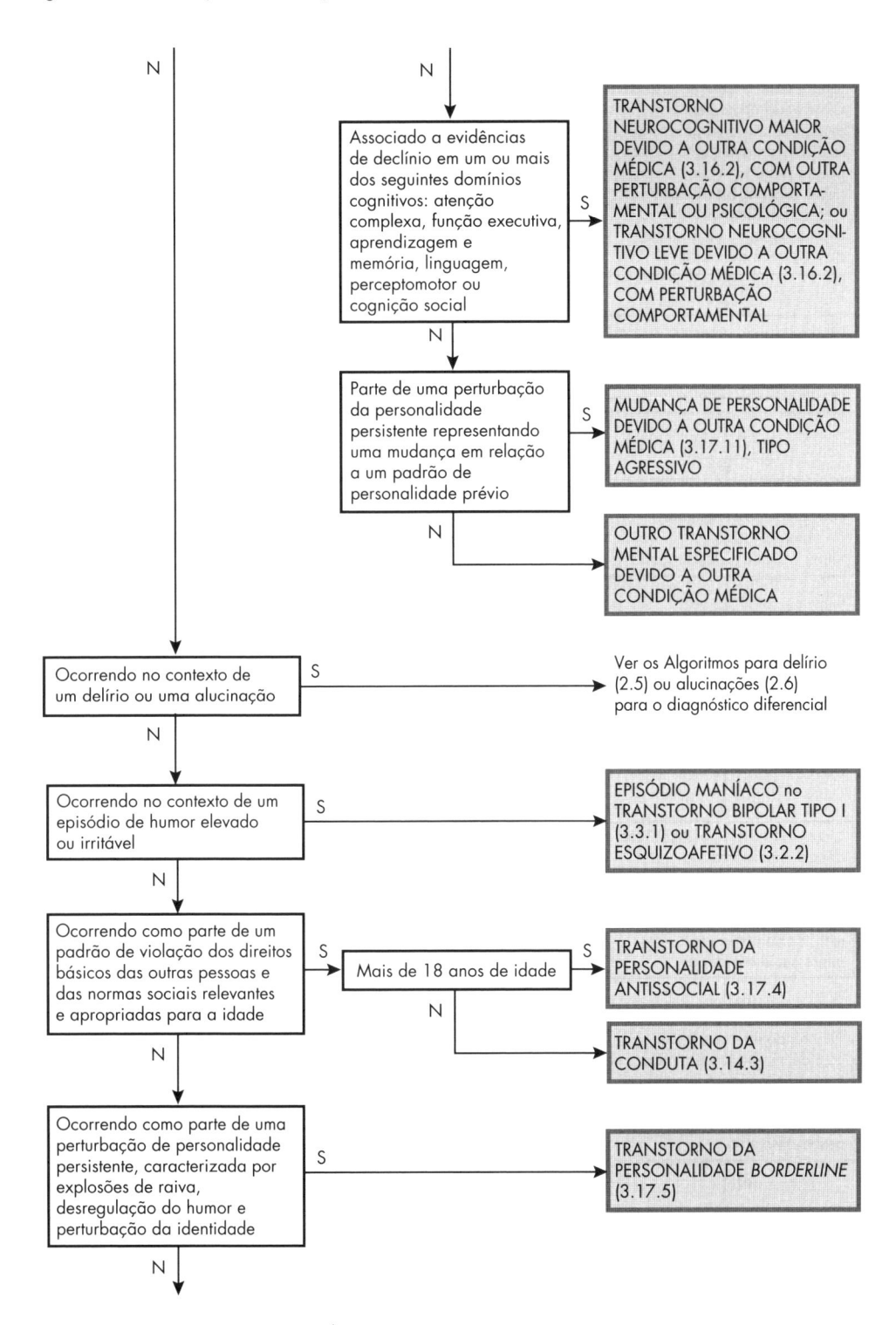

Diagnóstico diferencial por meio de algoritmos **149**

```
N                    N
│                    │
│                    ▼
│         ┌──────────────────────┐         ┌─────────────────────────┐
│         │ Associado a evidências│         │ TRANSTORNO              │
│         │ de declínio em um ou  │         │ NEUROCOGNITIVO MAIOR    │
│         │ mais dos seguintes    │         │ DEVIDO A OUTRA CONDIÇÃO │
│         │ domínios cognitivos:  │   S     │ MÉDICA (3.16.2), COM OUTRA│
│         │ atenção complexa,     │────────▶│ PERTURBAÇÃO COMPORTA-   │
│         │ função executiva,     │         │ MENTAL OU PSICOLÓGICA; ou│
│         │ aprendizagem e        │         │ TRANSTORNO NEUROCOGNI-  │
│         │ memória, linguagem,   │         │ TIVO LEVE DEVIDO A OUTRA│
│         │ perceptomotor ou      │         │ CONDIÇÃO MÉDICA (3.16.2),│
│         │ cognição social       │         │ COM PERTURBAÇÃO         │
│         └──────────┬────────────┘         │ COMPORTAMENTAL          │
│                    │ N                    └─────────────────────────┘
│                    ▼
│         ┌──────────────────────┐         ┌─────────────────────────┐
│         │ Parte de uma         │         │ MUDANÇA DE PERSONALIDADE│
│         │ perturbação da       │   S     │ DEVIDO A OUTRA CONDIÇÃO │
│         │ personalidade        │────────▶│ MÉDICA (3.17.11), TIPO  │
│         │ persistente          │         │ AGRESSIVO               │
│         │ representando uma    │         └─────────────────────────┘
│         │ mudança em relação   │
│         │ a um padrão de       │
│         │ personalidade prévio │
│         └──────────┬───────────┘         ┌─────────────────────────┐
│                    │ N                   │ OUTRO TRANSTORNO        │
│                    └────────────────────▶│ MENTAL ESPECIFICADO     │
│                                          │ DEVIDO A OUTRA          │
│                                          │ CONDIÇÃO MÉDICA         │
│                                          └─────────────────────────┘
▼
┌──────────────────────┐        ┌─────────────────────────┐
│ Ocorrendo no contexto│   S    │ Ver os Algoritmos para  │
│ de um delírio ou uma │───────▶│ delírio (2.5) ou        │
│ alucinação           │        │ alucinações (2.6) para  │
└──────────┬───────────┘        │ o diagnóstico diferencial│
           │ N                   └─────────────────────────┘
           ▼
┌──────────────────────┐        ┌─────────────────────────┐
│ Ocorrendo no contexto│        │ EPISÓDIO MANÍACO no     │
│ de um episódio de    │   S    │ TRANSTORNO BIPOLAR TIPO I│
│ humor elevado ou     │───────▶│ (3.3.1) ou TRANSTORNO   │
│ irritável            │        │ ESQUIZOAFETIVO (3.2.2)  │
└──────────┬───────────┘        └─────────────────────────┘
           │ N
           ▼
┌──────────────────────┐                     ┌─────────────────────────┐
│ Ocorrendo como parte │                     │ TRANSTORNO DA           │
│ de um padrão de      │   S  ┌──────────┐ S │ PERSONALIDADE           │
│ violação dos direitos│─────▶│Mais de 18│──▶│ ANTISSOCIAL (3.17.4)    │
│ básicos das outras   │      │anos de   │   └─────────────────────────┘
│ pessoas e das normas │      │idade     │
│ sociais relevantes e │      └────┬─────┘   ┌─────────────────────────┐
│ apropriadas para a   │           │ N       │ TRANSTORNO DA           │
│ idade                │           └────────▶│ CONDUTA (3.14.3)        │
└──────────┬───────────┘                     └─────────────────────────┘
           │ N
           ▼
┌──────────────────────┐                     ┌─────────────────────────┐
│ Ocorrendo como parte │                     │ TRANSTORNO DA           │
│ de uma perturbação de│   S                 │ PERSONALIDADE           │
│ personalidade        │────────────────────▶│ BORDERLINE (3.17.5)     │
│ persistente,         │                     └─────────────────────────┘
│ caracterizada por    │
│ explosões de raiva,  │
│ desregulação do humor│
│ e perturbação da     │
│ identidade           │
└──────────┬───────────┘
           │ N
           ▼
```

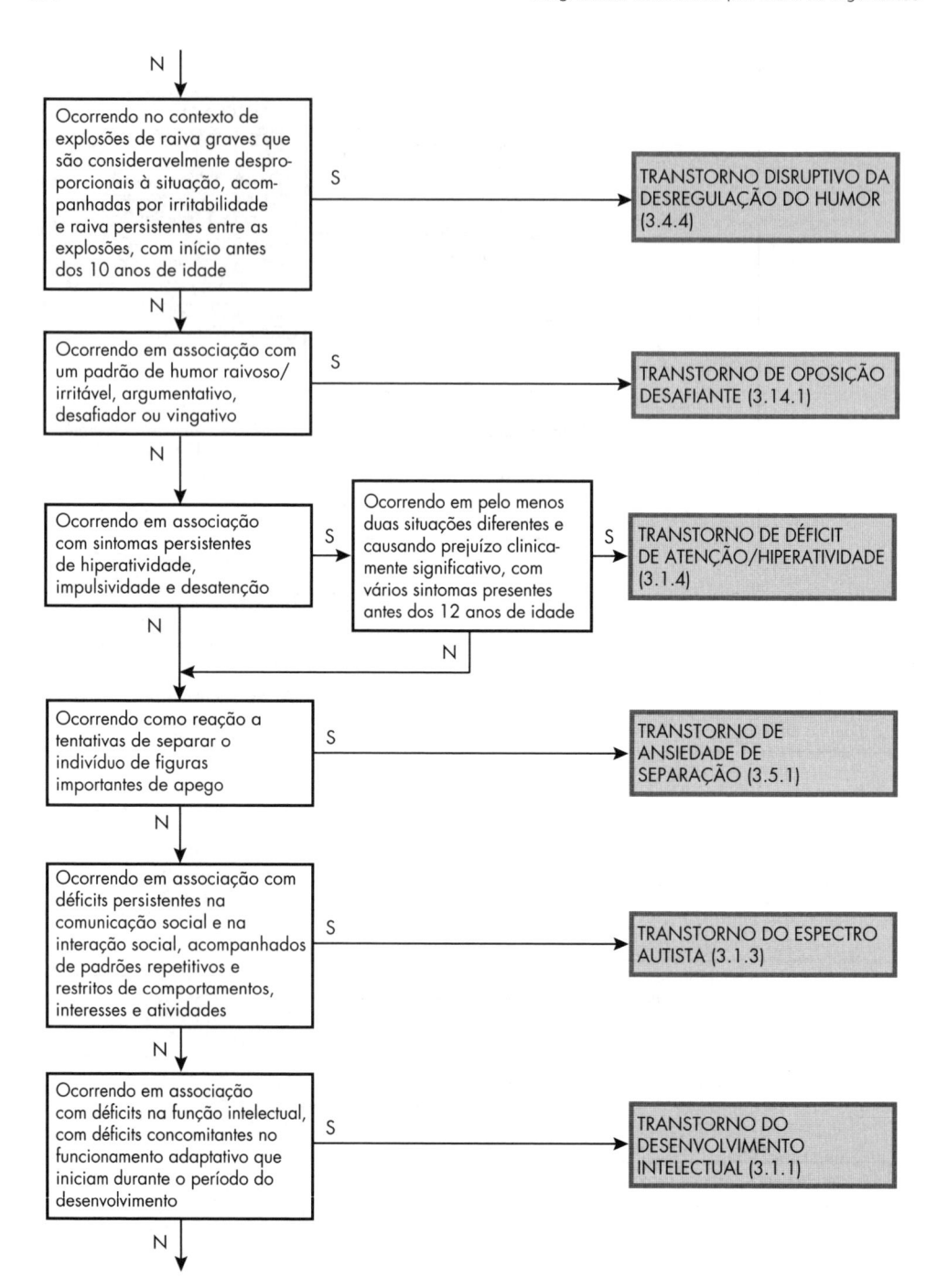

```
                    N ↓
┌─────────────────────────┐
│ Ocorrendo no contexto de│
│ explosões de raiva graves que│
│ são consideravelmente despro-│      ┌──────────────────────────┐
│ porcionais à situação, acom-│  S   │ TRANSTORNO DISRUPTIVO DA │
│ panhadas por irritabilidade │─────▶│ DESREGULAÇÃO DO HUMOR    │
│ e raiva persistentes entre as│     │ (3.4.4)                  │
│ explosões, com início antes │      └──────────────────────────┘
│ dos 10 anos de idade        │
└─────────────────────────┘
                    N ↓
┌─────────────────────────┐
│ Ocorrendo em associação com│  S   ┌──────────────────────────┐
│ um padrão de humor raivoso/ │─────▶│ TRANSTORNO DE OPOSIÇÃO   │
│ irritável, argumentativo,   │      │ DESAFIANTE (3.14.1)      │
│ desafiador ou vingativo     │      └──────────────────────────┘
└─────────────────────────┘
                    N ↓
┌───────────────────────┐     ┌──────────────────────┐
│ Ocorrendo em associação│    │ Ocorrendo em pelo menos│
│ com sintomas persistentes│ S │ duas situações diferentes e│ S  ┌──────────────────────────┐
│ de hiperatividade,     │───▶│ causando prejuízo clinica-│───▶│ TRANSTORNO DE DÉFICIT    │
│ impulsividade e desatenção│  │ mente significativo, com │    │ DE ATENÇÃO/HIPERATIVIDADE│
│                        │    │ vários sintomas presentes│    │ (3.1.4)                  │
└───────────────────────┘     │ antes dos 12 anos de idade│   └──────────────────────────┘
         N ↓                  └──────────────────────┘
         ◀────────────────────────── N
┌─────────────────────────┐
│ Ocorrendo como reação a │  S   ┌──────────────────────────┐
│ tentativas de separar o │─────▶│ TRANSTORNO DE            │
│ indivíduo de figuras    │      │ ANSIEDADE DE             │
│ importantes de apego    │      │ SEPARAÇÃO (3.5.1)        │
└─────────────────────────┘      └──────────────────────────┘
                    N ↓
┌─────────────────────────┐
│ Ocorrendo em associação com│
│ déficits persistentes na    │
│ comunicação social e na     │  S   ┌──────────────────────────┐
│ interação social, acompanhados│───▶│ TRANSTORNO DO ESPECTRO   │
│ de padrões repetitivos e    │      │ AUTISTA (3.1.3)          │
│ restritos de comportamentos,│      └──────────────────────────┘
│ interesses e atividades     │
└─────────────────────────┘
                    N ↓
┌─────────────────────────┐
│ Ocorrendo em associação │
│ com déficits na função intelectual,│  S   ┌──────────────────────────┐
│ com déficits concomitantes no│──────────▶│ TRANSTORNO DO            │
│ funcionamento adaptativo que │           │ DESENVOLVIMENTO          │
│ iniciam durante o período do │           │ INTELECTUAL (3.1.1)      │
│ desenvolvimento              │           └──────────────────────────┘
└─────────────────────────┘
                    N ↓
```

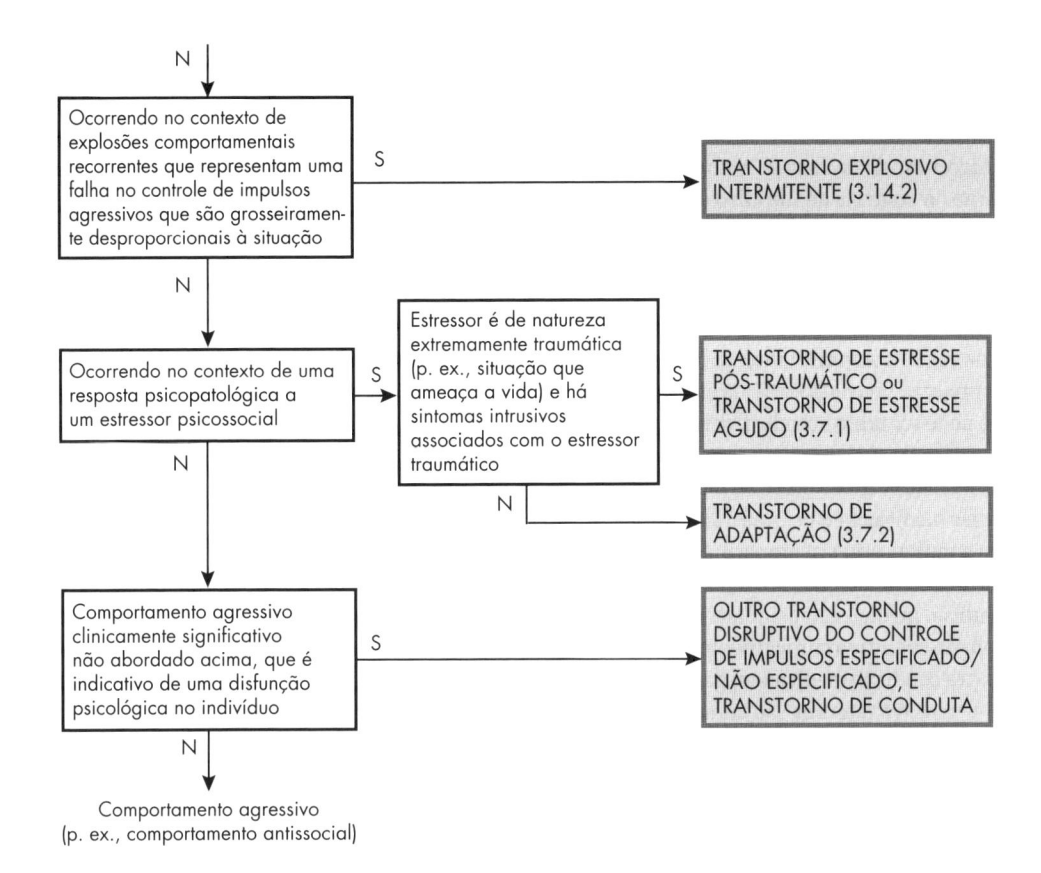

Diagnóstico diferencial por meio de algoritmos **151**

```
                    N │
                      ▼
┌─────────────────────────────┐
│ Ocorrendo no contexto de    │        ┌──────────────────────────┐
│ explosões comportamentais   │        │ TRANSTORNO EXPLOSIVO     │
│ recorrentes que representam │  S     │ INTERMITENTE (3.14.2)    │
│ uma falha no controle de    │──────▶ └──────────────────────────┘
│ impulsos agressivos que são │
│ grosseiramente despropor-   │
│ cionais à situação          │
└─────────────────────────────┘
              │ N
              ▼
                              ┌──────────────────────────┐
                              │ Estressor é de natureza  │
                              │ extremamente traumática  │       ┌──────────────────────────┐
┌─────────────────────────────┐│ (p. ex., situação que    │       │ TRANSTORNO DE ESTRESSE   │
│ Ocorrendo no contexto de    ││ ameaça a vida) e há      │   S   │ PÓS-TRAUMÁTICO ou        │
│ uma resposta psicopatológica│ S │ sintomas intrusivos  │──────▶│ TRANSTORNO DE ESTRESSE   │
│ a um estressor psicossocial │──▶│ associados com o     │       │ AGUDO (3.7.1)            │
│                             │   │ estressor traumático │       └──────────────────────────┘
└─────────────────────────────┘   └──────────────────────┘
              │ N                          │ N            ┌──────────────────────────┐
              │                            └─────────────▶│ TRANSTORNO DE            │
              ▼                                           │ ADAPTAÇÃO (3.7.2)        │
                                                          └──────────────────────────┘
┌─────────────────────────────┐
│ Comportamento agressivo     │        ┌──────────────────────────┐
│ clinicamente significativo  │        │ OUTRO TRANSTORNO         │
│ não abordado acima, que é   │  S     │ DISRUPTIVO DO CONTROLE   │
│ indicativo de uma disfunção │──────▶ │ DE IMPULSOS ESPECIFICADO/│
│ psicológica no indivíduo    │        │ NÃO ESPECIFICADO, E      │
└─────────────────────────────┘        │ TRANSTORNO DE CONDUTA    │
              │ N                      └──────────────────────────┘
              ▼
Comportamento agressivo
(p. ex., comportamento antissocial)
```

2.26 Algoritmo de decisão para impulsividade ou problemas de controle de impulsos

O Algoritmo de decisão 2.26 abrange dois sintomas relacionados: o traço de impulsividade e o problema do controle de impulso diminuído. A impulsividade envolve a tendência de agir de acordo com um desejo imediato, demonstrando comportamento caracterizado por pouca ou nenhuma premeditação, reflexão ou consideração de consequências. Vários transtornos do DSM-5-TR são caracterizados pela impulsividade excessiva. Outros transtornos são caracterizados por problemas no controle de certos impulsos (p. ex., o impulso de arrancar os cabelos na tricotilomania, o impulso de comer compulsivamente no transtorno de compulsão alimentar). A impulsividade excessiva e o prejuízo no controle de impulsos específicos podem conduzir a um comportamento impulsivo que pode ser tanto autodestrutivo como nocivo para outras pessoas.

O uso de substâncias é uma causa comum de impulsividade e deve ser considerado como um possível fator único ou contributivo em toda apresentação de comportamento impulsivo. As condições médicas não psiquiátricas também podem resultar na desinibição do controle de impulso, que é muitas vezes acompanhada por julgamento insatisfatório e outros sintomas cognitivos que justificam um diagnóstico de *delirium* ou de transtorno neurocognitivo leve ou maior. Quando uma condição médica não psiquiátrica resulta em impulsividade persistente que ocorre na ausência de prejuízo cognitivo clinicamente significativo, o diagnóstico é de mudança de personalidade devido a outra condição médica (em geral, do tipo desinibido ou agressivo).

Certos transtornos são caracterizados pela impulsividade, que é confinada exclusivamente ao episódio da perturbação. Após o uso de substâncias e uma condição médica não psiquiátrica terem sido descartados, o próximo passo é determinar se a apresentação inclui sintomas que levariam ao diagnóstico de transtorno bipolar, transtorno depressivo, transtorno de estresse pós-traumático ou transtorno de estresse agudo. A impulsividade generalizada que tem início precoce e curso persistente tem maior probabilidade de estar associada ao transtorno de déficit de atenção/hiperatividade, ao transtorno da conduta, ao transtorno da personalidade antissocial ou ao transtorno da personalidade *borderline*.

Uma ampla variedade de transtornos do DSM-5-TR é caracterizada por comportamentos específicos que podem ser vistos como manifestações de prejuízo no controle de impulsos. Essas condições incluem o transtorno do jogo, em que a capacidade da pessoa controlar o comportamento de jogo está comprometida; a bulimia nervosa e o transtorno de compulsão alimentar, que são caracterizados pela compulsão alimentar fora de controle; a piromania e a cleptomania, caracterizadas por incapacidade de resistir a impulsos de, respectivamente, provocar incêndios e roubar objetos de pouco valor; e o transtorno explosivo intermitente, caracterizado por uma incapacidade intermitente de resistir a impulsos agressivos. A tricotilomania e o transtorno de escoriação têm como característica o indivíduo arrancar seus cabelos ou escoriar a pele, respectivamente, junto com tentativas repetidas de diminuir ou cessar tais comportamentos. A tricotilomania era classificada como um transtorno do controle de impulsos não classificado em outro local até o DSM-IV, tendo sido reclassificada como transtorno obsessivo-compulsivo e transtornos relacionados no DSM-5 (continuando no DSM-5-TR) após uma revisão da literatura ter sugerido que ela tinha mais em comum com os outros transtornos obsessivo-compulsivos e transtornos relacionados do que com o transtorno do controle de impulsos (p. ex., muitos casos de tricotilomania não apresentam uma sensação aumentada de tensão antes do ato, o que é característico da piromania e da cleptomania).

Diagnóstico diferencial por meio de algoritmos

Impulsividade ou problemas de controle de impulsos

↓

Devido aos efeitos fisiológicos diretos de uma substância (incluindo medicamento) — S → **Associado com uma perturbação da atenção acompanhada por redução da percepção do ambiente, com curso flutuante** — S → *DELIRIUM* POR INTOXICAÇÃO POR SUBSTÂNCIA; *DELIRIUM* POR ABSTINÊNCIA DE SUBSTÂNCIA; *DELIRIUM* INDUZIDO POR MEDICAMENTO (3.16.1) (Álcool [I/A]; *Cannabis* [I]; Fenciclidina e outros alucinógenos [I]; Inalantes [I]; Opioides [I/A]; Sedativos, hipnóticos ou ansiolíticos [I/A]; Estimulantes [I]; Outros [I/A])[a]

↓ N ↓ N

→ INTOXICAÇÃO POR SUBSTÂNCIA; ABSTINÊNCIA DE SUBSTÂNCIA; OUTROS EFEITOS ADVERSOS DE MEDICAMENTOS

Devido aos efeitos fisiológicos diretos de uma condição médica não psiquiátrica — S → **Associado com uma perturbação na atenção acompanhada por redução da percepção do ambiente, com curso flutuante** — S → *DELIRIUM* DEVIDO A OUTRA CONDIÇÃO MÉDICA (3.16.1)

↓ N ↓ N

Associado a evidências de declínio em um ou mais dos seguintes domínios cognitivos: atenção complexa, função executiva, aprendizagem e memória, linguagem, perceptomotor ou cognição social — S → TRANSTORNO NEUROCOGNITIVO MAIOR DEVIDO A OUTRA CONDIÇÃO MÉDICA (3.16.2), COM OUTRA PERTURBAÇÃO COMPORTAMENTAL OU PSICOLÓGICA; ou TRANSTORNO NEUROCOGNITIVO LEVE DEVIDO A OUTRA CONDIÇÃO MÉDICA (3.16.2), COM PERTURBAÇÃO COMPORTAMENTAL

↓ N

Ocorrendo em um padrão de personalidade diferente do anterior — S → ALTERAÇÃO DE PERSONALIDADE DEVIDO A OUTRA CONDIÇÃO MÉDICA (3.17.11), TIPO DESINIBIDO OU AGRESSIVO

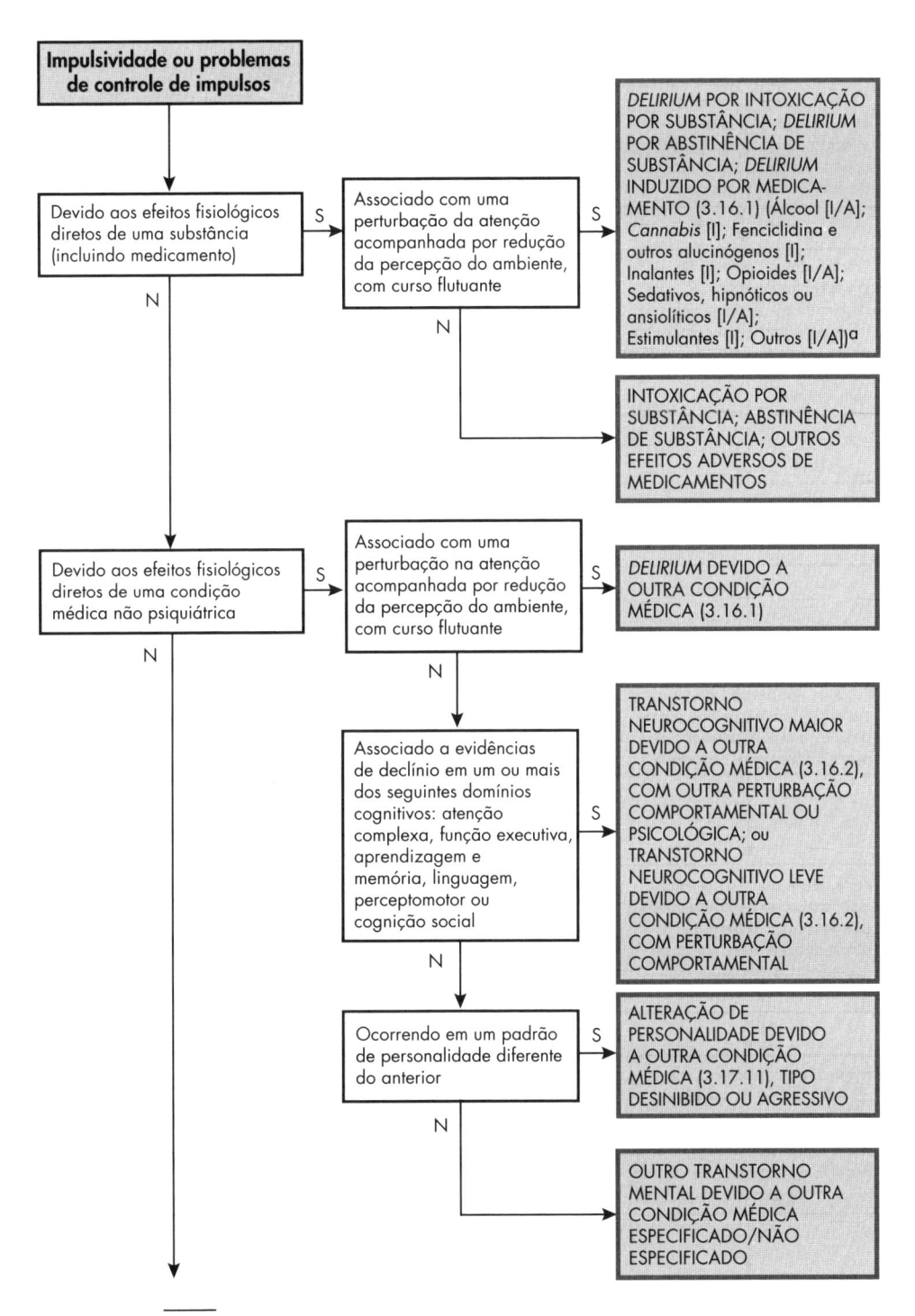

↓ N

→ OUTRO TRANSTORNO MENTAL DEVIDO A OUTRA CONDIÇÃO MÉDICA ESPECIFICADO/NÃO ESPECIFICADO

↓

[a] I, ocorrendo durante Intoxicação por substância; I/A, ocorrendo durante Intoxicação ou Abstinência de substância, conforme indicado no DSM-5-TR, Tabela 1, Diagnósticos associados com classes de substâncias, p. 545.

```
                    N ↓
┌──────────────────────────┐
│ Ocorrendo no contexto de │         ┌─────────────────────────────┐
│ um episódio de humor     │         │ EPISÓDIO MANÍACO no         │
│ elevado, expansivo ou    │ ──S──→  │ TRANSTORNO BIPOLAR TIPO I   │
│ irritável, acompanhado   │         │ (3.3.1) ou no TRANSTORNO    │
│ por aumento de energia   │         │ ESQUIZOAFETIVO (3.2.2);     │
│ ou atividade             │         │ EPISÓDIO HIPOMANÍACO no     │
└──────────────────────────┘         │ TRANSTORNO BIPOLAR TIPO II  │
                    N ↓              │ (3.3.2)                     │
                                     └─────────────────────────────┘
┌──────────────────────────┐
│ Ocorrendo no contexto de │         ┌─────────────────────────────┐
│ um episódio de humor     │         │ EPISÓDIO DEPRESSIVO         │
│ deprimido ou de          │         │ MAIOR no TRANSTORNO         │
│ diminuição de interesse  │ ──S──→  │ DEPRESSIVO MAIOR (3.4.1),   │
│ ou prazer, acompanhado   │         │ TRANSTORNO BIPOLAR TIPO I   │
│ de outros sintomas       │         │ (3.3.1) ou BIPOLAR TIPO II  │
│ depressivos              │         │ (3.3.2) ou TRANSTORNO       │
│ característicos (p. ex., │         │ ESQUIZOAFETIVO (3.2.2)      │
│ comportamento suicida)   │         └─────────────────────────────┘
└──────────────────────────┘
                    N ↓
```

Fluxograma de diagnóstico diferencial:

- **Associado com sintomas de desatenção e hiperatividade/impulsividade** — S → Ocorrendo em pelo menos duas situações diferentes e causando prejuízo clinicamente significativo, com vários sintomas presentes antes de 12 anos de idade — S → **TRANSTORNO DE DÉFICIT DE ATENÇÃO/HIPERATIVIDADE (3.1.4)**

- **Parte de um padrão de violação dos direitos básicos das outras pessoas e das normas sociais apropriadas para a idade** — S → Idade acima de 18 anos — S → **TRANSTORNO DA PERSONALIDADE ANTISSOCIAL (3.17.4)** ; N → **TRANSTORNO DA CONDUTA (3.14.3)**

- **Parte de um padrão persistente e generalizado de instabilidade das relações interpessoais, autoimagem e afetos, além de impulsividade marcada, com início no começo da idade adulta** — S → **TRANSTORNO DA PERSONALIDADE *BORDERLINE* (3.17.5)**

- **Prejuízo na capacidade de controlar o uso de substâncias** — S → **TRANSTORNO POR USO DE SUBSTÂNCIA (3.15.1)**

- **Prejuízo na capacidade de controlar o comportamento de jogo** — S → **TRANSTORNO DO JOGO (3.15.2)**

- **Insucesso em resistir a impulsos de compulsão alimentar** — S → **BULIMIA NERVOSA (3.10.3); TRANSTORNO DE COMPULSÃO ALIMENTAR (3.10.4); ANOREXIA NERVOSA (3.10.2), TIPO COMPULSIVO/PURGATIVO**

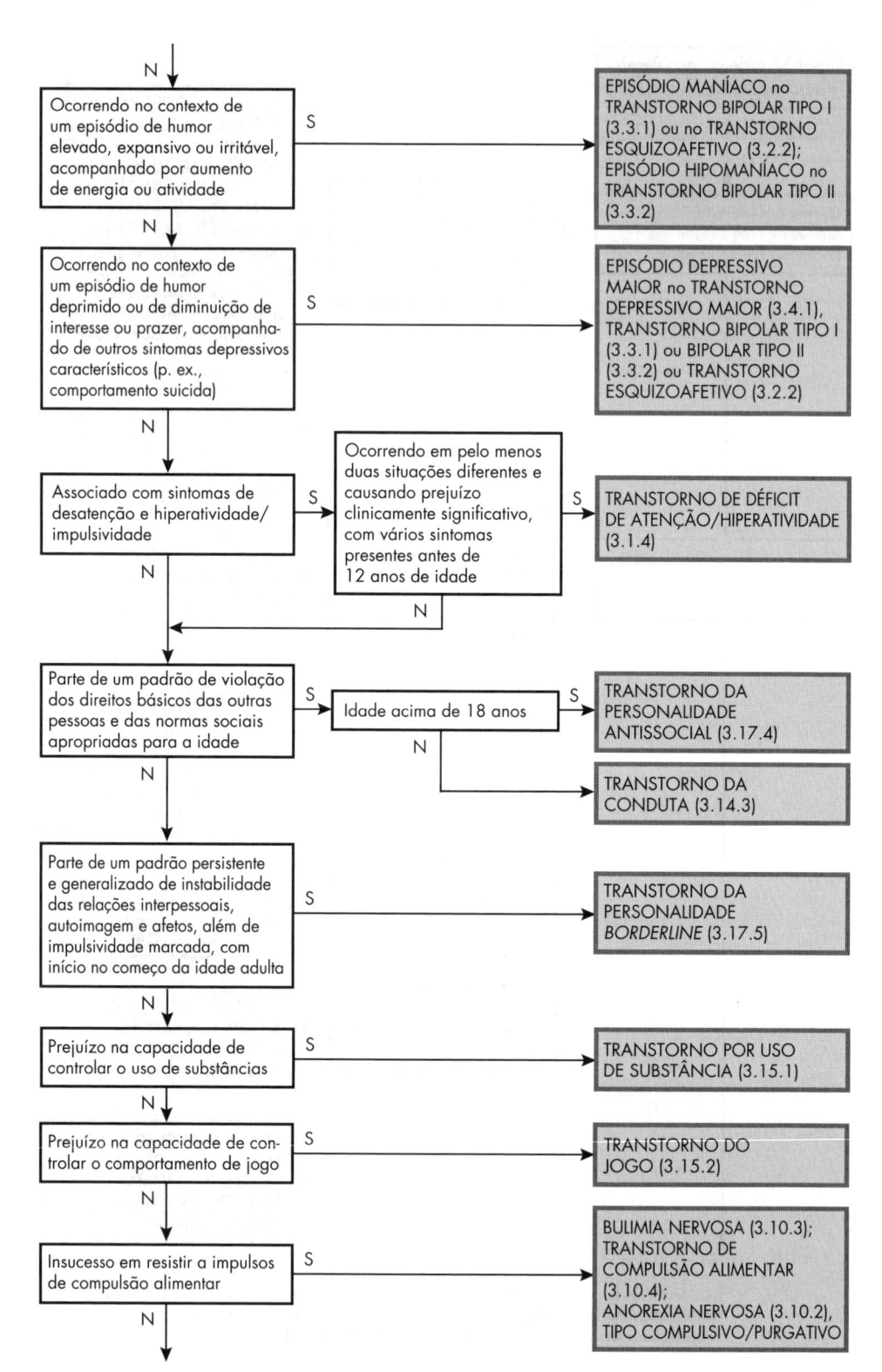

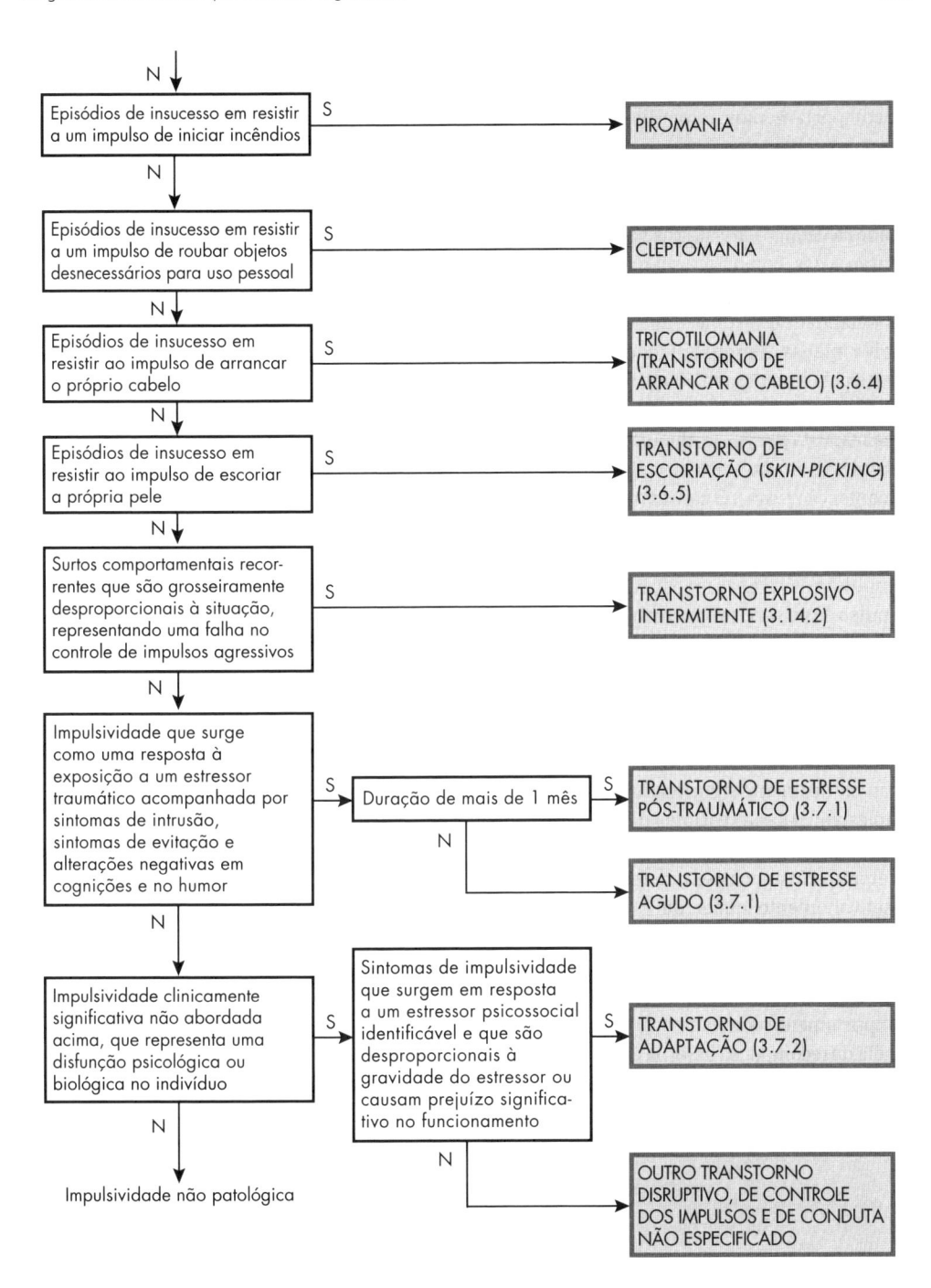

Diagnóstico diferencial por meio de algoritmos

```
      N ↓
┌─────────────────────────────┐  S
│ Episódios de insucesso em   │──────────────────────→ ┌───────────┐
│ resistir a um impulso de    │                        │ PIROMANIA │
│ iniciar incêndios           │                        └───────────┘
└─────────────────────────────┘
      N ↓
┌─────────────────────────────┐  S
│ Episódios de insucesso em   │──────────────────────→ ┌─────────────┐
│ resistir a um impulso de    │                        │ CLEPTOMANIA │
│ roubar objetos desnecessá-  │                        └─────────────┘
│ rios para uso pessoal       │
└─────────────────────────────┘
      N ↓
┌─────────────────────────────┐  S                     ┌───────────────────────┐
│ Episódios de insucesso em   │──────────────────────→ │ TRICOTILOMANIA        │
│ resistir ao impulso de      │                        │ (TRANSTORNO DE        │
│ arrancar o próprio cabelo   │                        │ ARRANCAR O CABELO)    │
└─────────────────────────────┘                        │ (3.6.4)               │
      N ↓                                              └───────────────────────┘
┌─────────────────────────────┐  S                     ┌───────────────────────┐
│ Episódios de insucesso em   │──────────────────────→ │ TRANSTORNO DE         │
│ resistir ao impulso de      │                        │ ESCORIAÇÃO            │
│ escoriar a própria pele     │                        │ (SKIN-PICKING)        │
└─────────────────────────────┘                        │ (3.6.5)               │
      N ↓                                              └───────────────────────┘
┌─────────────────────────────┐
│ Surtos comportamentais      │
│ recorrentes que são         │  S                     ┌───────────────────────┐
│ grosseiramente despropor-   │──────────────────────→ │ TRANSTORNO EXPLOSIVO  │
│ cionais à situação, repre-  │                        │ INTERMITENTE (3.14.2) │
│ sentando uma falha no       │                        └───────────────────────┘
│ controle de impulsos        │
│ agressivos                  │
└─────────────────────────────┘
      N ↓
┌─────────────────────────────┐
│ Impulsividade que surge     │
│ como uma resposta à         │
│ exposição a um estressor    │  S  ┌───────────────┐ S ┌───────────────────────┐
│ traumático acompanhada      │───→ │ Duração de    │──→│ TRANSTORNO DE ESTRESSE│
│ por sintomas de intrusão,   │     │ mais de 1 mês │   │ PÓS-TRAUMÁTICO (3.7.1)│
│ sintomas de evitação e      │     └───────────────┘   └───────────────────────┘
│ alterações negativas em     │           N ↓
│ cognições e no humor        │                         ┌───────────────────────┐
└─────────────────────────────┘                     ──→ │ TRANSTORNO DE ESTRESSE│
      N ↓                                               │ AGUDO (3.7.1)         │
                                                        └───────────────────────┘
┌─────────────────────────────┐     ┌───────────────────┐
│ Impulsividade clinicamente  │     │ Sintomas de       │
│ significativa não abordada  │     │ impulsividade que │
│ acima, que representa uma   │  S  │ surgem em resposta│ S ┌───────────────────┐
│ disfunção psicológica ou    │───→ │ a um estressor    │──→│ TRANSTORNO DE     │
│ biológica no indivíduo      │     │ psicossocial      │   │ ADAPTAÇÃO (3.7.2) │
└─────────────────────────────┘     │ identificável e   │   └───────────────────┘
      N ↓                           │ que são despropor-│
                                    │ cionais à gravida-│
                                    │ de do estressor ou│
                                    │ causam prejuízo   │
                                    │ significativo no  │
                                    │ funcionamento     │
                                    └───────────────────┘
                                              N ↓       ┌───────────────────────┐
  Impulsividade não patológica                          │ OUTRO TRANSTORNO      │
                                                    ──→ │ DISRUPTIVO, DE        │
                                                        │ CONTROLE DOS IMPULSOS │
                                                        │ E DE CONDUTA NÃO      │
                                                        │ ESPECIFICADO          │
                                                        └───────────────────────┘
```

2.27 Algoritmo de decisão para comportamento autolesivo

Os comportamentos autolesivos incluem se cortar, queimar, bater e morder; bater a cabeça; arrancar os cabelos; e escoriar a pele em várias partes do corpo. É importante observar que os comportamentos autolesivos variam quanto aos diagnósticos para os quais o comportamento é uma complicação. O diagnóstico mais frequentemente associado à autolesão é o transtorno da personalidade *borderline*. Para alguns pacientes com esse transtorno, o comportamento de autolesão ocorre, muitas vezes, como uma maneira de "tratar" estados dissociativos em que o indivíduo volta a se sentir vivo somente quando experimenta dor ou vê sangue. Em outros pacientes com transtorno da personalidade *borderline*, a autolesão é uma maneira de "tratar" a disforia intensa ou de neutralizar a raiva intensa. A probabilidade de ocorrências de episódios de autolesão é aumentada substancialmente pela intoxicação ou abstinência de substância. A motivação para a autolesão em pacientes psicóticos é, em geral, uma crença delirante (p. ex., a necessidade de punir espíritos malignos) ou uma resposta para uma alucinação de comando. No *delirium* e no transtorno neurocognitivo maior, a autolesão às vezes ocorre como um subproduto da confusão (p. ex., ao lutar contra dispositivos de contenção física). O comportamento autolesivo que infrequentemente ocorre como uma complicação do transtorno obsessivo-compulsivo resulta da incapacidade de resistir à necessidade constante de realizar um ato compulsivo (p. ex., deixar as mãos em carne viva como resultado de uma compulsão de lavar as mãos). Na tricotilomania, há uma incapacidade do indivíduo para resistir ao impulso de puxar o próprio cabelo, que pode resultar em áreas calvas. Da mesma forma, o insucesso do indivíduo para resistir a impulsos de escoriar a própria pele no transtorno de escoriação leva a lesões de pele perceptíveis. No transtorno do masoquismo sexual, a motivação para o comportamento autolesivo é o prazer sexual.

As estereotipias, que podem resultar em autolesão, são o componente central do transtorno do movimento estereotipado. Quando o transtorno do movimento estereotipado resulta em autolesão clinicamente significativa, isso pode ser indicado pela especificação "com comportamento autolesivo". As estereotipias não são infrequentes no transtorno do desenvolvimento intelectual (deficiência intelectual) e devem ser diagnosticadas em separado como transtorno do movimento estereotipado apenas se não forem mais bem explicadas pela causa subjacente do transtorno do desenvolvimento intelectual.

O comportamento de autolesão, às vezes, é uma manifestação de transtorno factício ou simulação. O paciente aprende que se cortar ou se queimar resultará em uma hospitalização desejada ou evitará que receba alta. O transtorno factício e a simulação são diferenciados com base em se o comportamento simulado ocorre na ausência de recompensas externas óbvias. Se houver uma ausência de recompensa externa evidente, o diagnóstico é transtorno factício. Em vez disso, se o comportamento simulado de autolesão ocorre apenas na presença de recompensas externas óbvias, a simulação é diagnosticada.

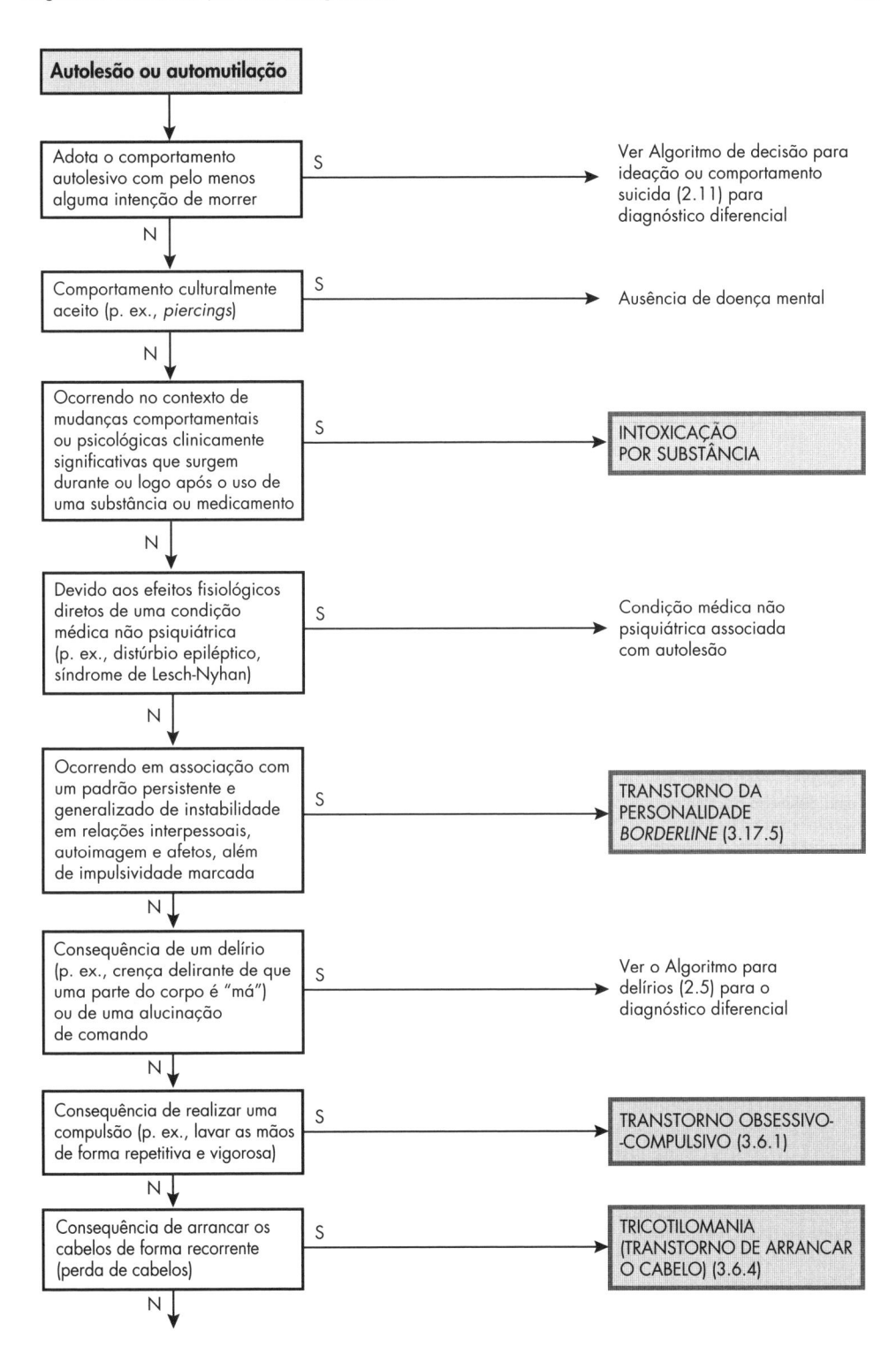

Diagnóstico diferencial por meio de algoritmos

```
┌─────────────────────────────┐
│ Autolesão ou automutilação  │
└─────────────────────────────┘
              │
              ▼
┌─────────────────────────┐   S    Ver Algoritmo de decisão para
│ Adota o comportamento   │──────► ideação ou comportamento
│ autolesivo com pelo menos│       suicida (2.11) para
│ alguma intenção de morrer│       diagnóstico diferencial
└─────────────────────────┘
              │ N
              ▼
┌─────────────────────────┐   S
│ Comportamento culturalmente│───► Ausência de doença mental
│ aceito (p. ex., piercings)│
└─────────────────────────┘
              │ N
              ▼
┌─────────────────────────┐
│ Ocorrendo no contexto de │
│ mudanças comportamentais │
│ ou psicológicas clinicamente│  S   ┌─────────────────┐
│ significativas que surgem│──────► │ INTOXICAÇÃO      │
│ durante ou logo após o uso de│    │ POR SUBSTÂNCIA   │
│ uma substância ou medicamento│    └─────────────────┘
└─────────────────────────┘
              │ N
              ▼
┌─────────────────────────┐
│ Devido aos efeitos fisiológicos│ S   Condição médica não
│ diretos de uma condição │──────► psiquiátrica associada
│ médica não psiquiátrica │        com autolesão
│ (p. ex., distúrbio epiléptico,│
│ síndrome de Lesch-Nyhan)│
└─────────────────────────┘
              │ N
              ▼
┌─────────────────────────┐
│ Ocorrendo em associação com│
│ um padrão persistente e │
│ generalizado de instabilidade│ S  ┌─────────────────┐
│ em relações interpessoais,│────► │ TRANSTORNO DA    │
│ autoimagem e afetos, além│       │ PERSONALIDADE    │
│ de impulsividade marcada│        │ BORDERLINE (3.17.5)│
└─────────────────────────┘        └─────────────────┘
              │ N
              ▼
┌─────────────────────────┐
│ Consequência de um delírio│
│ (p. ex., crença delirante de que│ S   Ver o Algoritmo para
│ uma parte do corpo é "má")│────► delírios (2.5) para o
│ ou de uma alucinação    │       diagnóstico diferencial
│ de comando              │
└─────────────────────────┘
              │ N
              ▼
┌─────────────────────────┐    S   ┌─────────────────┐
│ Consequência de realizar uma│───► │ TRANSTORNO OBSESSIVO-│
│ compulsão (p. ex., lavar as mãos│ │ -COMPULSIVO (3.6.1) │
│ de forma repetitiva e vigorosa)│ └─────────────────┘
└─────────────────────────┘
              │ N
              ▼
┌─────────────────────────┐    S   ┌─────────────────┐
│ Consequência de arrancar os│───► │ TRICOTILOMANIA   │
│ cabelos de forma recorrente│    │ (TRANSTORNO DE ARRANCAR│
│ (perda de cabelos)      │       │ O CABELO) (3.6.4)│
└─────────────────────────┘       └─────────────────┘
              │ N
              ▼
```

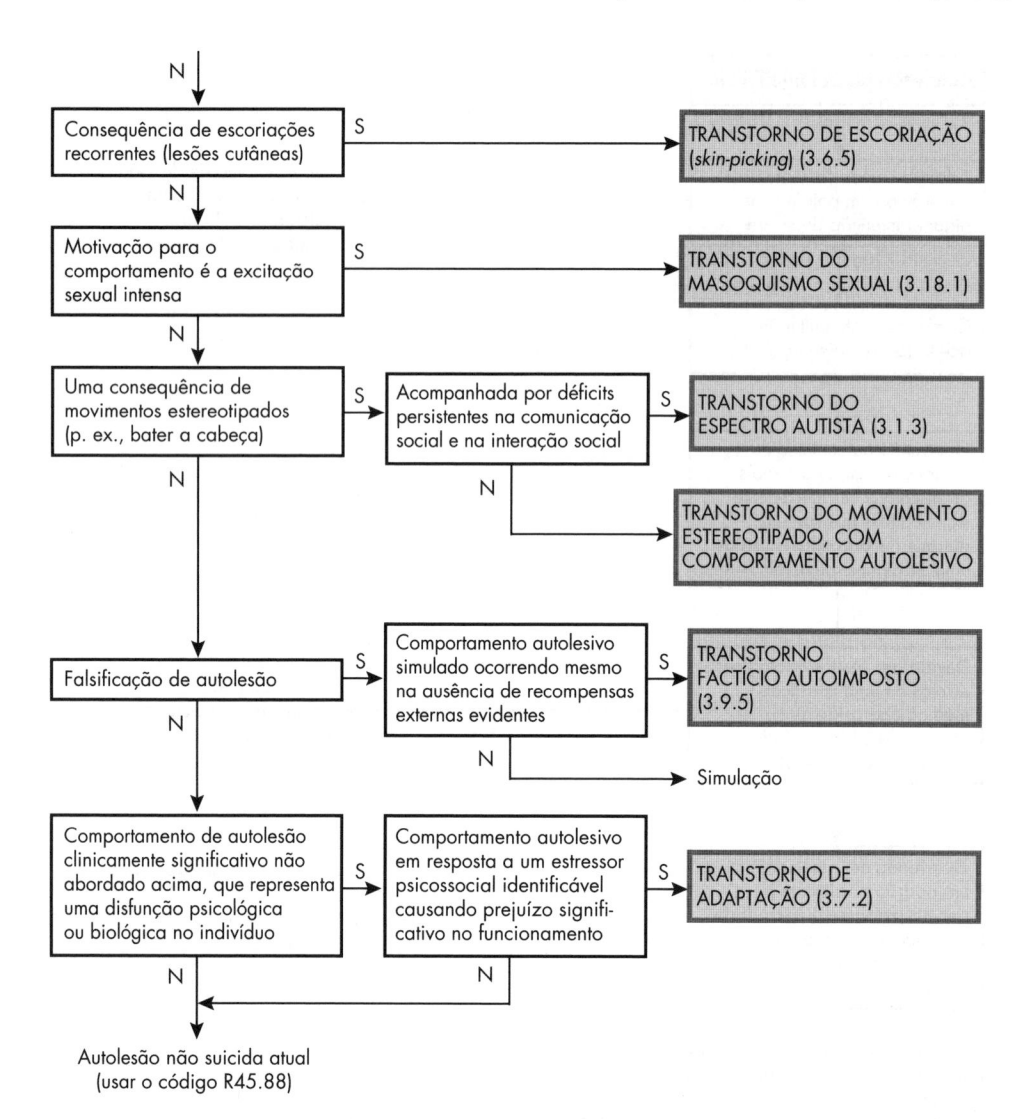

```
                    N │
                      ▼
        ┌─────────────────────────────┐    S              ┌──────────────────────────────┐
        │ Consequência de escoriações │───────────────────▶│ TRANSTORNO DE ESCORIAÇÃO     │
        │ recorrentes (lesões cutâneas)│                   │ (skin-picking) (3.6.5)       │
        └─────────────────────────────┘                    └──────────────────────────────┘
                    │ N
                    ▼
        ┌─────────────────────────────┐    S              ┌──────────────────────────────┐
        │ Motivação para o            │───────────────────▶│ TRANSTORNO DO                │
        │ comportamento é a excitação │                    │ MASOQUISMO SEXUAL (3.18.1)   │
        │ sexual intensa              │                    └──────────────────────────────┘
        └─────────────────────────────┘
                    │ N
                    ▼
        ┌─────────────────────────────┐    S   ┌──────────────────────────┐    S   ┌──────────────────────────────┐
        │ Uma consequência de         │───────▶│ Acompanhada por déficits │───────▶│ TRANSTORNO DO                │
        │ movimentos estereotipados   │        │ persistentes na comunicação│      │ ESPECTRO AUTISTA (3.1.3)     │
        │ (p. ex., bater a cabeça)    │        │ social e na interação social│     └──────────────────────────────┘
        └─────────────────────────────┘        └──────────────────────────┘
                    │ N                                    │ N
                    │                                      ▼
                    │                          ┌──────────────────────────────┐
                    │                          │ TRANSTORNO DO MOVIMENTO      │
                    │                          │ ESTEREOTIPADO, COM           │
                    │                          │ COMPORTAMENTO AUTOLESIVO     │
                    │                          └──────────────────────────────┘
                    ▼
        ┌─────────────────────────────┐    S   ┌──────────────────────────┐    S   ┌──────────────────────────────┐
        │ Falsificação de autolesão   │───────▶│ Comportamento autolesivo │───────▶│ TRANSTORNO                   │
        │                             │        │ simulado ocorrendo mesmo │        │ FACTÍCIO AUTOIMPOSTO         │
        │                             │        │ na ausência de recompensas│       │ (3.9.5)                      │
        │                             │        │ externas evidentes       │        └──────────────────────────────┘
        └─────────────────────────────┘        └──────────────────────────┘
                    │ N                                    │ N
                    │                                      └──────▶ Simulação
                    ▼
        ┌─────────────────────────────┐        ┌──────────────────────────┐    S   ┌──────────────────────────────┐
        │ Comportamento de autolesão  │        │ Comportamento autolesivo │        │                              │
        │ clinicamente significativo não│  S   │ em resposta a um estressor│──────▶│ TRANSTORNO DE                │
        │ abordado acima, que representa│─────▶│ psicossocial identificável│       │ ADAPTAÇÃO (3.7.2)            │
        │ uma disfunção psicológica   │        │ causando prejuízo signifi-│       └──────────────────────────────┘
        │ ou biológica no indivíduo   │        │ cativo no funcionamento  │
        └─────────────────────────────┘        └──────────────────────────┘
                    │ N                                    │ N
                    ◀─────────────────────────────────────┘
                    ▼
        Autolesão não suicida atual
        (usar o código R45.88)
```

2.28 Algoritmo de decisão para uso excessivo ou problemático de substância

Muitos indivíduos podem usar substâncias sem terem problemas clinicamente significativos que justificariam um diagnóstico do DSM-5-TR. Contudo, os transtornos relacionados ao uso de substâncias estão entre os mais comuns e prejudiciais dos transtornos mentais. Visto que as apresentações relacionadas ao uso de substâncias são encontradas com muita frequência em contextos de cuidados de saúde mental, de tratamentos para transtornos por uso de substâncias e de atenção primária, um transtorno relacionado ao uso de substâncias deve ser considerado em todos os diagnósticos diferenciais.

No DSM-5-TR, o termo *relacionado a substâncias* se refere aos transtornos associados às drogas de abuso, aos efeitos colaterais de medicamentos e aos estados induzidos por toxinas. Há dois tipos de diagnósticos relacionados a substâncias no DSM-5-TR: os transtornos por uso de substância, que descrevem um padrão de uso de substância problemático, e os transtornos induzidos por substâncias (que incluem intoxicação por substância, abstinência de substância e transtornos mentais induzidos por substância/medicamento), os quais descrevem síndromes comportamentais que são causadas pelo efeito direto de uma substância no sistema nervoso central. Com muita frequência, os transtornos induzidos por substâncias ocorrem no contexto de um transtorno por uso de substância concomitante, e, quando isso acontece, ambos devem ser diagnosticados. No entanto, em contraste com o padrão do procedimento de registro da CID-10-MC usado no DSM-5-TR, em que cada diagnóstico recebe seu próprio código diagnóstico, a convenção da CID-10-MC para a codificação do transtorno por uso de substâncias e do transtorno induzido por substâncias comórbido designa um único código CID-10-MC para essa combinação. Por exemplo, o transtorno depressivo induzido por cocaína com início durante a abstinência que ocorre em um indivíduo com transtorno por uso de cocaína grave recebe um único código para diagnosticar essa combinação: F14.24, transtorno por uso de cocaína grave, com transtorno depressivo induzido por cocaína, com início durante a abstinência. Ver os procedimentos para o registro de cada um dos transtornos mentais induzidos por substâncias no DSM-5-TR para mais informações. Por essa razão, o algoritmo de decisão começa com um ponto de decisão que destaca o fato de que os transtornos por uso de substância e induzidos por substância são frequentemente comórbidos, e indica de maneira clara que, se um transtorno por uso de substância estiver presente e houver evidências de que a substância causou sintomas psiquiátricos por causa de seu efeito direto sobre o sistema nervoso central, o restante do algoritmo deve ser revisto para determinar o diagnóstico diferencial do transtorno induzido por substância/medicamento relevante.

A intoxicação e a abstinência de substância podem ser caracterizadas por uma psicopatologia que imita outros transtornos contidos no DSM-5-TR e devem ser sempre consideradas no diagnóstico diferencial de todas as condições (ver Passo 2 no Capítulo 1). Os transtornos mentais induzidos por substância/medicamento (i.e., transtorno psicótico induzido por substância/medicamento, transtorno bipolar e transtorno relacionado induzido por substância/medicamento, etc.) foram incluídos no DSM-5-TR para apresentações em que um sintoma particular (p. ex., delírios, alucinações, mania) predomina no quadro e justifica a atenção clínica. Por exemplo, praticamente todo indivíduo com abstinência de cocaína experimentará algum humor disfórico, e, na maioria das situações, um diagnóstico de abstinência de cocaína será suficiente. Entretanto, caso ele fique deprimido com ideação suicida, o diagnóstico de transtorno depressivo induzido por cocaína, com início durante a abstinência, pode ser mais apropriado. Muitas vezes, mais de um sintoma induzido por substância (p. ex., humor deprimido e ansiedade) podem ser proeminentes o bastante para serem o foco de atenção clínica. Nessas situações, costuma ser preferível atribuir apenas um diagnóstico induzido por substância/medicamento dependendo do sintoma predominante.

As sequelas psiquiátricas do uso de substância/medicamento podem ocorrer em quatro contextos: 1) durante ou logo após a intoxicação por substância; 2) durante ou logo após a abstinência de uma substância; 3) após a exposição ou abstinência de um medicamento; e 4) sintomas induzidos por substância que persistem e permanecem estáveis (ou melhoram) após um período de abstinência (p. ex., transtorno neurocognitivo maior induzido por álcool persistente).

O *delirium* devido a múltiplas etiologias e o transtorno neurocognitivo maior ou leve devido a múltiplas etiologias foram incluídos no DSM-5-TR (e neste algoritmo de decisão) para enfatizar que, muito frequentemente, essas condições têm diversas etiologias interativas, incluindo substâncias. Um erro comum (e, às vezes, devastador) é o clínico presumir que seu trabalho está encerrado assim que tiver identificado uma substância como uma etiologia que contribui para o *delirium* ou o transtorno neurocognitivo maior ou leve e, assim, deixar de perceber a contribuição associada do traumatismo craniano ou de outra condição médica.

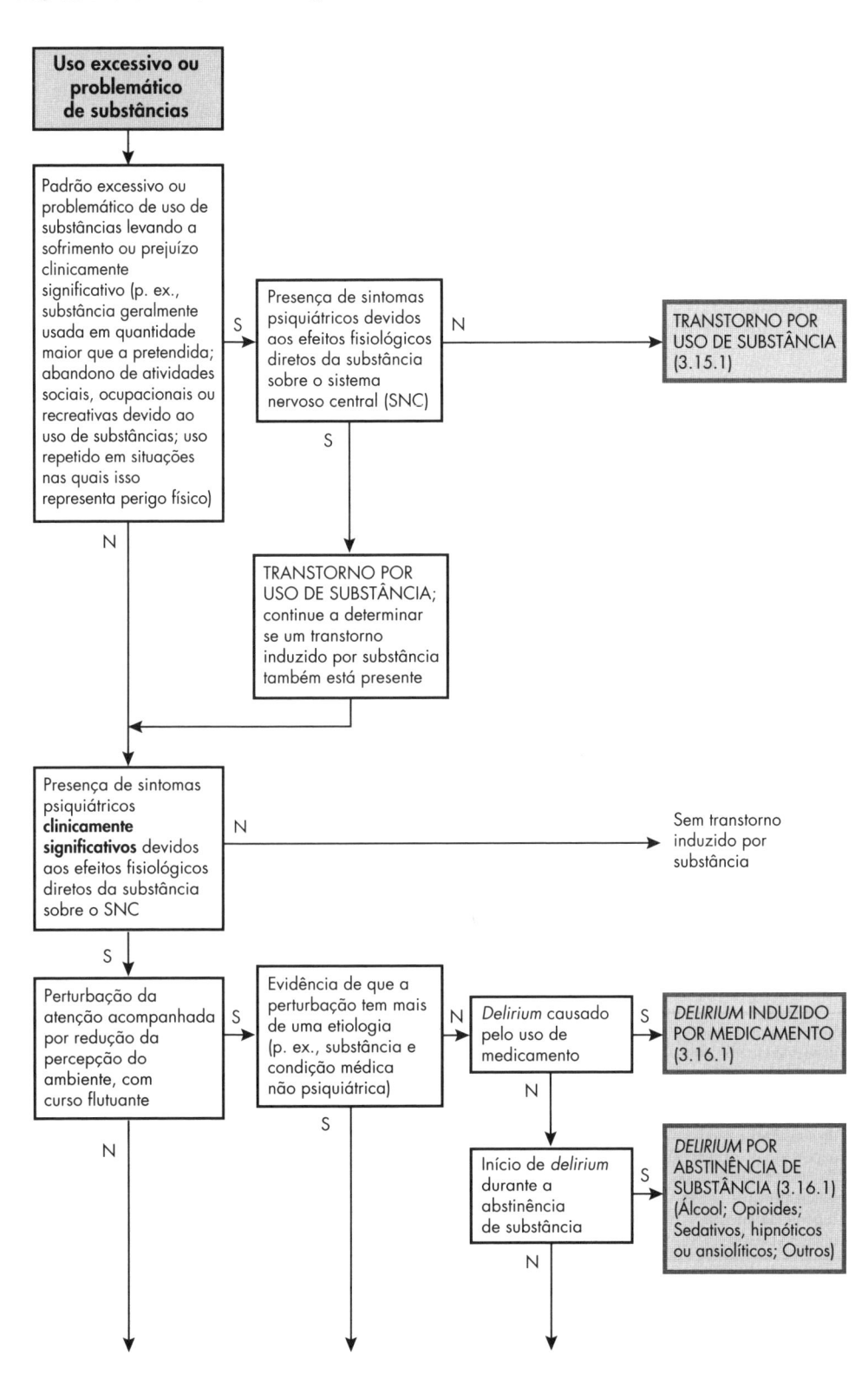

Diagnóstico diferencial por meio de algoritmos

```
┌─────────────────────┐
│ Uso excessivo ou    │
│ problemático        │
│ de substâncias      │
└──────────┬──────────┘
           │
           ▼
┌─────────────────────┐
│ Padrão excessivo ou │
│ problemático de uso │
│ de substâncias      │
│ levando a           │
│ sofrimento ou       │
│ prejuízo            │      ┌─────────────────────┐
│ clinicamente        │      │ Presença de sintomas│         ┌─────────────────────┐
│ significativo (p. ex.│ S   │ psiquiátricos devidos│  N     │ TRANSTORNO POR      │
│ substância geralmente├────▶│ aos efeitos fisiológicos├────▶│ USO DE SUBSTÂNCIA   │
│ usada em quantidade │      │ diretos da substância│        │ (3.15.1)            │
│ maior que a pretendida;│   │ sobre o sistema     │        └─────────────────────┘
│ abandono de atividades│    │ nervoso central (SNC)│
│ sociais, ocupacionais ou│  └──────────┬──────────┘
│ recreativas devido ao│              S │
│ uso de substâncias; │                 ▼
│ uso repetido em situações│     ┌─────────────────────┐
│ nas quais isso      │         │ TRANSTORNO POR      │
│ representa perigo físico)│    │ USO DE SUBSTÂNCIA;  │
└──────────┬──────────┘         │ continue a determinar│
           │ N                  │ se um transtorno    │
           │                    │ induzido por substância│
           │                    │ também está presente │
           │                    └──────────┬──────────┘
           │                               │
           ▼◀──────────────────────────────┘
┌─────────────────────┐
│ Presença de sintomas│
│ psiquiátricos       │
│ clinicamente        │  N                            Sem transtorno
│ significativos devidos├──────────────────────────▶  induzido por
│ aos efeitos fisiológicos│                           substância
│ diretos da substância│
│ sobre o SNC         │
└──────────┬──────────┘
           │ S
           ▼
┌─────────────────┐     ┌─────────────────┐     ┌─────────────────┐     ┌─────────────────────┐
│ Perturbação da  │     │ Evidência de que a│   │ Delirium causado│  S  │ DELIRIUM INDUZIDO   │
│ atenção acompanhada│ S │ perturbação tem mais│ N │ pelo uso de    ├────▶│ POR MEDICAMENTO    │
│ por redução da  ├────▶│ de uma etiologia├────▶│ medicamento    │     │ (3.16.1)            │
│ percepção do    │     │ (p. ex., substância│    └────────┬────────┘     └─────────────────────┘
│ ambiente, com   │     │ e condição médica│            N │
│ curso flutuante │     │ não psiquiátrica)│              ▼
└──────────┬──────────┘ └────────┬────────┘     ┌─────────────────┐     ┌─────────────────────┐
           │ N                 S │              │ Início de delirium│ S │ DELIRIUM POR        │
           │                     │              │ durante a       ├────▶│ ABSTINÊNCIA DE      │
           │                     │              │ abstinência     │     │ SUBSTÂNCIA (3.16.1) │
           │                     │              │ de substância   │     │ (Álcool; Opioides;  │
           │                     │              └────────┬────────┘     │ Sedativos, hipnóticos│
           │                     │                     N │              │ ou ansiolíticos; Outros)│
           │                     │                       │              └─────────────────────┘
           ▼                     ▼                       ▼
```

161

```
                    N              S              N        ┌──────────────────────┐
                    │              │              │        │ DELIRIUM POR         │
                    │              │              └───────▶│ INTOXICAÇÃO POR      │
                    │              │                       │ SUBSTÂNCIA           │
                    │              │                       │ (3.16.1)             │
                    │              │                       │ (Álcool; Cannabis;   │
                    │              │                       │ Fenciclidina e outros│
                    │              │                       │ alucinógenos;        │
                    │              │                       │ Inalantes; Opioides; │
                    │              │                       │ Sedativos, hipnóticos│
                    │              │                       │ ou ansiolíticos;     │
                    │              │                       │ Estimulantes; Outros)│
                    │              │                       └──────────────────────┘
                    │              │                       ┌──────────────────────┐
                    │              │                       │ DELIRIUM DEVIDO      │
                    │              └──────────────────────▶│ A MÚLTIPLAS          │
                    │                                      │ ETIOLOGIAS (3.16.1)  │
                    │                                      └──────────────────────┘
                    ▼                                      ┌──────────────────────┐
         ┌──────────────────┐                              │ TRANSTORNO           │
         │ Evidências de    │      ┌──────────────────┐    │ NEUROCOGNITIVO       │
         │ declínio em um   │      │ Evidência de que │    │ MAIOR ou LEVE        │
         │ ou mais dos      │      │ a perturbação tem│    │ INDUZIDO POR         │
         │ seguintes        │   S  │ mais de uma      │ N  │ SUBSTÂNCIA/          │
         │ domínios         │─────▶│ etiologia (p.ex.,│───▶│ MEDICAMENTO          │
         │ cognitivos:      │      │ substância e uma │    │ (3.16.2) (Álcool;    │
         │ atenção complexa,│      │ condição médica  │    │ Inalantes; Sedativos,│
         │ função executiva,│      │ não psiquiátrica)│    │ hipnóticos ou        │
         │ aprendizagem e   │      └──────────────────┘    │ ansiolíticos; Outros;│
         │ memória,         │              │ S             │ Estimulantes [apenas │
         │ linguagem,       │              │               │ transtorno           │
         │ perceptomotor ou │              │               │ neurocognitivo leve])│
         │ cognição social  │              │               └──────────────────────┘
         └──────────────────┘              │               ┌──────────────────────┐
                    │ N                    │               │ TRANSTORNO           │
                    │                      │               │ NEUROCOGNITIVO       │
                    │                      └──────────────▶│ MAIOR ou LEVE        │
                    │                                      │ DEVIDO A MÚLTIPLAS   │
                    │                                      │ ETIOLOGIAS (3.16.2)  │
                    │                                      └──────────────────────┘
                    ▼                                      ┌──────────────────────┐
         ┌──────────────────┐                              │ TRANSTORNO           │
         │ Revivência de    │                              │ PERSISTENTE DA       │
         │ sintomas         │   S                          │ PERCEPÇÃO            │
         │ perceptivos      │─────────────────────────────▶│ INDUZIDO POR         │
         │ experimentados   │                              │ ALUCINÓGENOS         │
         │ durante a        │                              │ (flashbacks)         │
         │ intoxicação por  │                              └──────────────────────┘
         │ um alucinógeno   │
         └──────────────────┘
                    │ N
                    ▼                                      ┌──────────────────────┐
         ┌──────────────────┐                              │ TRANSTORNO           │
         │ Delírios ou      │                              │ PSICÓTICO INDUZIDO   │
         │ alucinações      │                              │ POR SUBSTÂNCIA/      │
         │ predominam no    │                              │ MEDICAMENTO          │
         │ quadro clínico;  │                              │ (Álcool [I/A];       │
         │ são considerados │                              │ Cannabis [I];        │
         │ como devidos a   │   S                          │ Fenciclidina e outros│
         │ intoxicação ou   │─────────────────────────────▶│ alucinógenos [I];    │
         │ abstinência de   │                              │ Inalantes [I];       │
         │ substância, ou a │                              │ Sedativos, hipnóticos│
         │ exposição ou     │                              │ ou ansiolíticos      │
         │ abstinência de   │                              │ [I/A];               │
         │ medicamento; e   │                              │ Estimulantes [I];    │
         │ são suficiente-  │                              │ Outros [I/A])ª       │
         │ mente graves a   │                              └──────────────────────┘
         │ ponto de merecer │
         │ atenção clínica  │
         └──────────────────┘
                    │ N
                    ▼
```

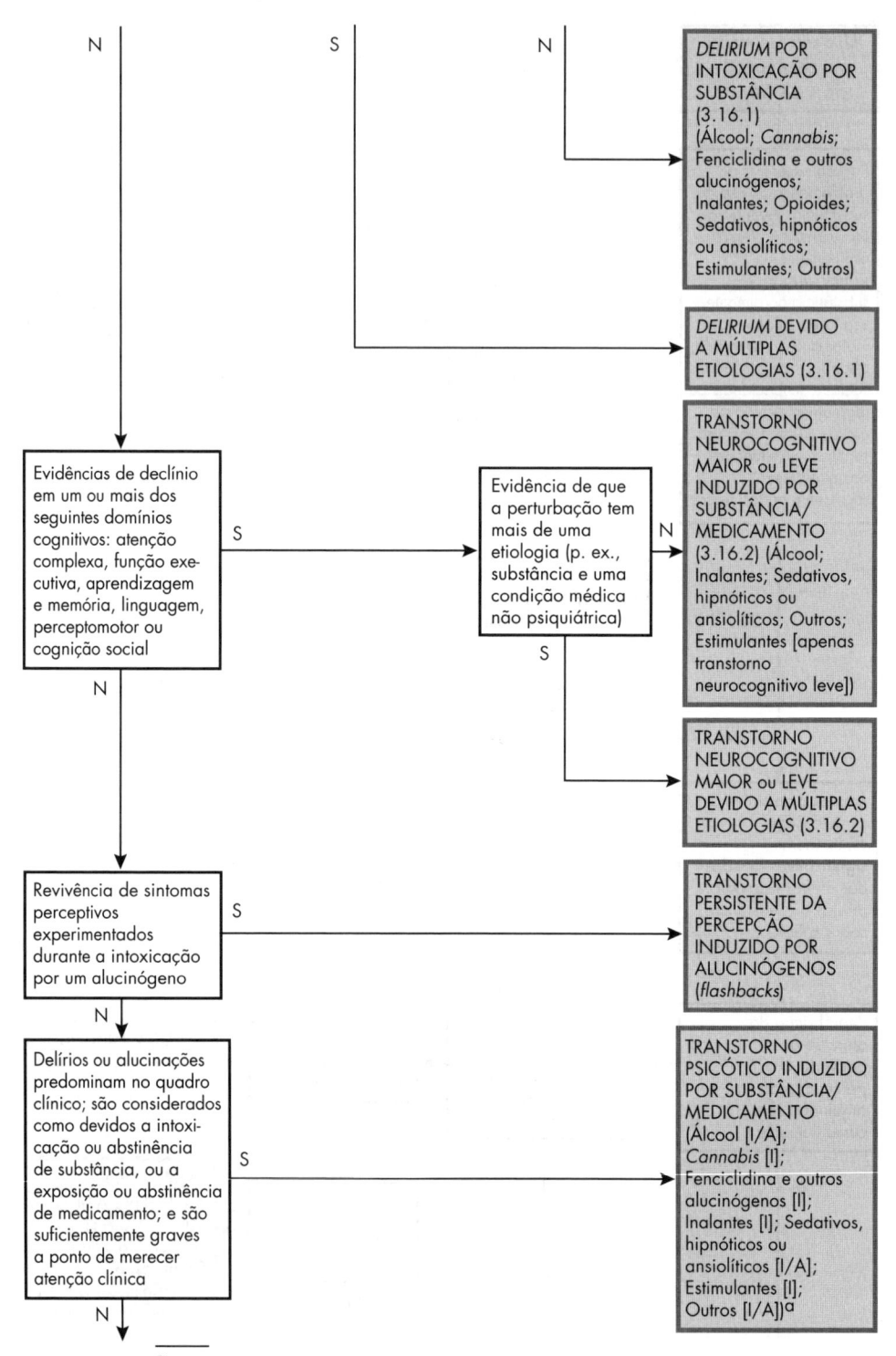

ªI, ocorrendo durante Intoxicação por substância; I/A, ocorrendo durante Intoxicação ou Abstinência de substância, conforme indicado no DSM-5-TR, Tabela 1, Diagnósticos associados com classes de substâncias, p. 545.

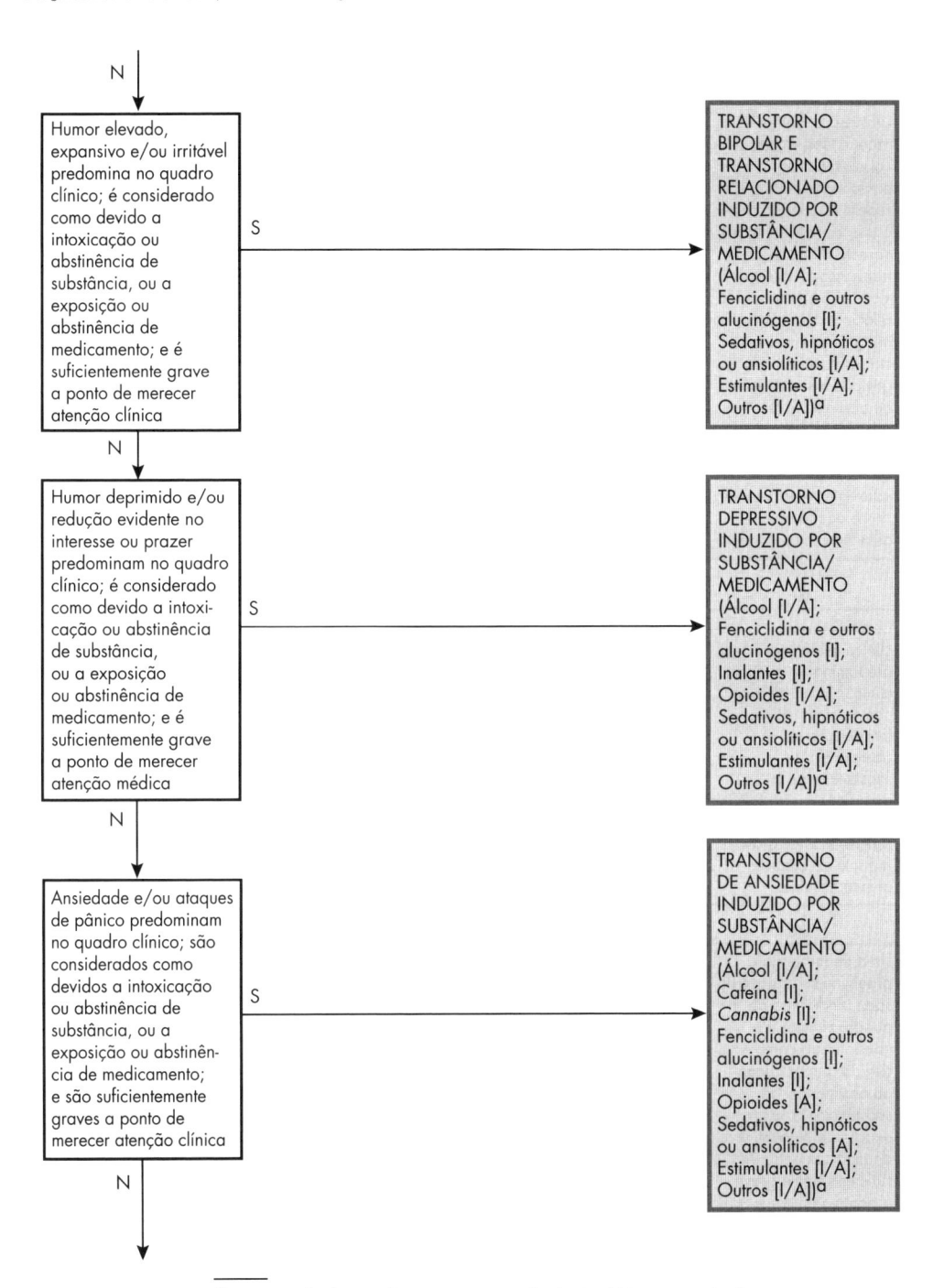

```
                    N ↓
┌──────────────────┐
│ Humor elevado,   │
│ expansivo e/ou   │
│ irritável        │
│ predomina no     │
│ quadro clínico;  │
│ é considerado    │          ┌──────────────────┐
│ como devido a    │          │ TRANSTORNO       │
│ intoxicação ou   │    S     │ BIPOLAR E        │
│ abstinência de   │ ───────▶ │ TRANSTORNO       │
│ substância, ou a │          │ RELACIONADO      │
│ exposição ou     │          │ INDUZIDO POR     │
│ abstinência de   │          │ SUBSTÂNCIA/      │
│ medicamento; e é │          │ MEDICAMENTO      │
│ suficientemente  │          │ (Álcool [I/A];   │
│ grave a ponto    │          │ Fenciclidina e   │
│ de merecer       │          │ outros           │
│ atenção clínica  │          │ alucinógenos [I];│
└──────────────────┘          │ Sedativos,       │
                              │ hipnóticos       │
                              │ ou ansiolíticos  │
                              │ [I/A];           │
                              │ Estimulantes     │
                              │ [I/A];           │
                              │ Outros [I/A])ᵃ   │
                              └──────────────────┘
```

ᵃI, ocorrendo durante Intoxicação por substância; I/A, ocorrendo durante Intoxicação ou Abstinência de substância; A, ocorrendo durante Abstinência de substância, conforme indicado no DSM-5-TR, Tabela 1, Diagnósticos associados com classes de substâncias, p. 545.

Fluxograma (continuação):

Caixa 2: Humor deprimido e/ou redução evidente no interesse ou prazer predominam no quadro clínico; é considerado como devido a intoxicação ou abstinência de substância, ou a exposição ou abstinência de medicamento; e é suficientemente grave a ponto de merecer atenção médica → **S** → **TRANSTORNO DEPRESSIVO INDUZIDO POR SUBSTÂNCIA/MEDICAMENTO** (Álcool [I/A]; Fenciclidina e outros alucinógenos [I]; Inalantes [I]; Opioides [I/A]; Sedativos, hipnóticos ou ansiolíticos [I/A]; Estimulantes [I/A]; Outros [I/A])ᵃ

Caixa 3: Ansiedade e/ou ataques de pânico predominam no quadro clínico; são considerados como devidos a intoxicação ou abstinência de substância, ou a exposição ou abstinência de medicamento; e são suficientemente graves a ponto de merecer atenção clínica → **S** → **TRANSTORNO DE ANSIEDADE INDUZIDO POR SUBSTÂNCIA/MEDICAMENTO** (Álcool [I/A]; Cafeína [I]; *Cannabis* [I]; Fenciclidina e outros alucinógenos [I]; Inalantes [I]; Opioides [A]; Sedativos, hipnóticos ou ansiolíticos [A]; Estimulantes [I/A]; Outros [I/A])ᵃ

N ↓

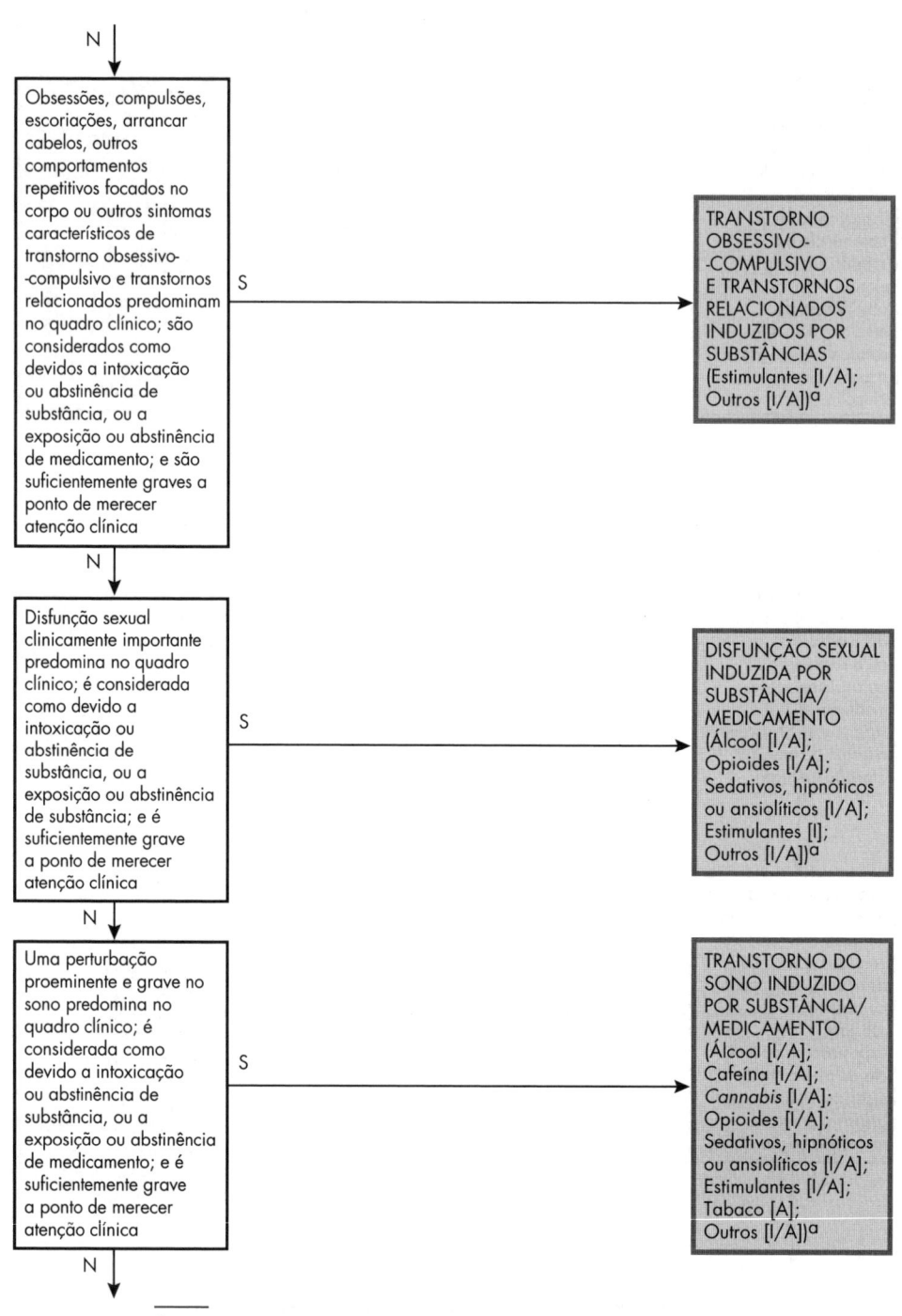

```
                    N │
                      ▼
┌─────────────────────────┐
│ Obsessões, compulsões,  │
│ escoriações, arrancar   │
│ cabelos, outros         │
│ comportamentos          │                          ┌──────────────────────┐
│ repetitivos focados no  │                          │ TRANSTORNO           │
│ corpo ou outros sintomas│                          │ OBSESSIVO-           │
│ característicos de      │                          │ -COMPULSIVO          │
│ transtorno obsessivo-   │                          │ E TRANSTORNOS        │
│ -compulsivo e transtornos│ S                       │ RELACIONADOS         │
│ relacionados predominam ├────────────────────────► │ INDUZIDOS POR        │
│ no quadro clínico; são  │                          │ SUBSTÂNCIAS          │
│ considerados como       │                          │ (Estimulantes [I/A]; │
│ devidos a intoxicação   │                          │ Outros [I/A])ᵃ       │
│ ou abstinência de       │                          └──────────────────────┘
│ substância, ou a        │
│ exposição ou abstinência│
│ de medicamento; e são   │
│ suficientemente graves a│
│ ponto de merecer        │
│ atenção clínica         │
└─────────────────────────┘
                    N │
                      ▼
┌─────────────────────────┐
│ Disfunção sexual        │
│ clinicamente importante │                          ┌──────────────────────┐
│ predomina no quadro     │                          │ DISFUNÇÃO SEXUAL     │
│ clínico; é considerada  │                          │ INDUZIDA POR         │
│ como devido a           │                          │ SUBSTÂNCIA/          │
│ intoxicação ou          │ S                        │ MEDICAMENTO          │
│ abstinência de          ├────────────────────────► │ (Álcool [I/A];       │
│ substância, ou a        │                          │ Opioides [I/A];      │
│ exposição ou abstinência│                          │ Sedativos, hipnóticos│
│ de substância; e é      │                          │ ou ansiolíticos [I/A];│
│ suficientemente grave   │                          │ Estimulantes [I];    │
│ a ponto de merecer      │                          │ Outros [I/A])ᵃ       │
│ atenção clínica         │                          └──────────────────────┘
└─────────────────────────┘
                    N │
                      ▼
┌─────────────────────────┐
│ Uma perturbação         │                          ┌──────────────────────┐
│ proeminente e grave no  │                          │ TRANSTORNO DO        │
│ sono predomina no       │                          │ SONO INDUZIDO        │
│ quadro clínico; é       │                          │ POR SUBSTÂNCIA/      │
│ considerada como        │                          │ MEDICAMENTO          │
│ devido a intoxicação    │ S                        │ (Álcool [I/A];       │
│ ou abstinência de       ├────────────────────────► │ Cafeína [I/A];       │
│ substância, ou a        │                          │ Cannabis [I/A];      │
│ exposição ou abstinência│                          │ Opioides [I/A];      │
│ de medicamento; e é     │                          │ Sedativos, hipnóticos│
│ suficientemente grave   │                          │ ou ansiolíticos [I/A];│
│ a ponto de merecer      │                          │ Estimulantes [I/A];  │
│ atenção clínica         │                          │ Tabaco [A];          │
└─────────────────────────┘                          │ Outros [I/A])ᵃ       │
                    N │                              └──────────────────────┘
                      ▼
```

ᵃI, ocorrendo durante Intoxicação por substância; I/A, ocorrendo durante Intoxicação ou Abstinência de substância; A, ocorrendo durante Abstinência de substância, conforme indicado no DSM-5-TR, Tabela 1, Diagnósticos associados com classes de substâncias, p. 545.

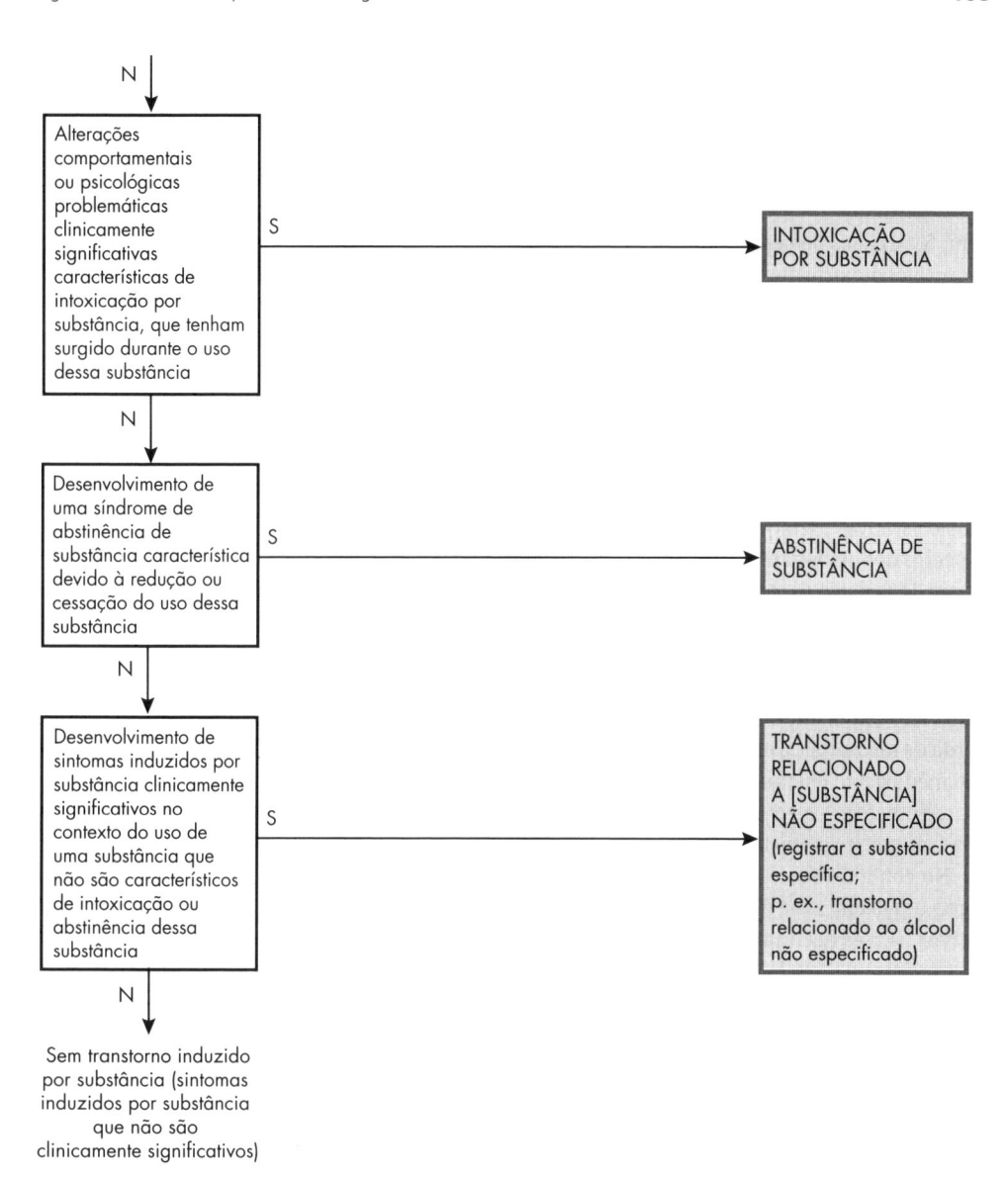

Diagnóstico diferencial por meio de algoritmos **165**

```
                    N │
                      ▼
    ┌─────────────────────────┐
    │ Alterações              │
    │ comportamentais         │
    │ ou psicológicas         │
    │ problemáticas           │            ┌──────────────────┐
    │ clinicamente        S   │            │ INTOXICAÇÃO      │
    │ significativas      ────┼──────────▶ │ POR SUBSTÂNCIA   │
    │ características         │            └──────────────────┘
    │ de intoxicação por      │
    │ substância, que tenham  │
    │ surgido durante o uso   │
    │ dessa substância        │
    └─────────────────────────┘
                    N │
                      ▼
    ┌─────────────────────────┐
    │ Desenvolvimento de      │
    │ uma síndrome de         │
    │ abstinência de          │            ┌──────────────────┐
    │ substância característica S          │ ABSTINÊNCIA DE   │
    │ devido à redução ou ────┼──────────▶ │ SUBSTÂNCIA       │
    │ cessação do uso dessa   │            └──────────────────┘
    │ substância              │
    └─────────────────────────┘
                    N │
                      ▼
    ┌─────────────────────────┐            ┌──────────────────────┐
    │ Desenvolvimento de      │            │ TRANSTORNO           │
    │ sintomas induzidos por  │            │ RELACIONADO          │
    │ substância clinicamente │            │ A [SUBSTÂNCIA]       │
    │ significativos no    S  │            │ NÃO ESPECIFICADO     │
    │ contexto do uso de  ────┼──────────▶ │ (registrar a         │
    │ uma substância que      │            │ substância específica;│
    │ não são característicos │            │ p. ex., transtorno   │
    │ de intoxicação ou       │            │ relacionado ao álcool│
    │ abstinência dessa       │            │ não especificado)    │
    │ substância              │            └──────────────────────┘
    └─────────────────────────┘
                    N │
                      ▼
         Sem transtorno induzido
         por substância (sintomas
         induzidos por substância
              que não são
         clinicamente significativos)
```

2.29 Algoritmo de decisão para perda de memória ou déficit da memória

O DSM-5-TR define os transtornos neurocognitivos em termos de déficits em seis domínios cognitivos definidos: 1) aprendizagem e memória; 2) atenção complexa; 3) função executiva; 4) linguagem; 5) funções perceptomotoras; e 6) funções de cognição social. Embora os transtornos neurocognitivos geralmente envolvam déficits em vários desses domínios, este algoritmo deve ser usado para o diagnóstico diferencial de comprometimento na aprendizagem ou na memória na ausência de comprometimentos em outros domínios cognitivos. Ver o Algoritmo para prejuízo cognitivo (2.30) para as apresentações que envolvam 1) comprometimentos na memória devido a uma etiologia específica (p. ex., condição médica não psiquiátrica, junto com comprometimentos em outros domínios cognitivos; e 2) apresentação de outros tipos de comprometimento cognitivo sem comprometimento na memória ou na aprendizagem.

O déficit da memória ou a perda de memória podem ser caracterizados pela dificuldade de estabelecer novas memórias (aprendizagem) e/ou recordar as antigas (perda de memória). Os vários aspectos do funcionamento da memória podem ser testados de modo separado. Esses aspectos incluem 1) registro (a capacidade do paciente de repetir números ou palavras imediatamente após ouvi-las), 2) memória de curto prazo (a capacidade de repetir os nomes de três objetos não relacionados após um período de vários minutos), 3) reconhecimento (a capacidade de lembrar de nomes esquecidos caso receba dicas) e 4) memória remota (a capacidade de lembrar de eventos pessoais ou históricos importantes). As decisões diferenciais nesse algoritmo dizem respeito a se a etiologia da perda de memória é o efeito fisiológico direto do uso de substância/medicamento ou de uma condição médica não psiquiátrica sobre o sistema nervoso central, se é uma característica associada de outro transtorno mental ou se é um fenômeno dissociativo (p. ex., como no transtorno de estresse pós-traumático ou no transtorno dissociativo).

No contexto deste algoritmo, os transtornos neurocognitivos maiores e leves são definidos como um declínio na aprendizagem e na memória na ausência de outros comprometimentos cognitivos. (Esses declínios na aprendizagem e na memória seriam diagnosticados como transtorno de amnésia no DSM-IV e nas edições anteriores do DSM, e ainda são diagnosticados como transtorno de amnésia na CID-11). O transtorno neurocognitivo maior é diferenciado do transtorno neurocognitivo leve neste algoritmo com base na gravidade do déficit da memória e em seu impacto sobre o funcionamento. O transtorno neurocognitivo maior se caracteriza por declínio significativo na memória e na aprendizagem que é tão grave a ponto de interferir na dependência, enquanto o transtorno neurocognitivo leve apresenta declínio na memória e na aprendizagem limitados a um nível de intensidade "moderado".

O déficit na memória associado ao uso de substância pode ser temporário (como na intoxicação por substância, na abstinência de substância e em outros efeitos adversos de medicamentos) ou persistente (como no transtorno neurocognitivo maior ou leve induzido por substância/medicamento, que requer que os déficits na memória e na aprendizagem persistam por um tempo maior do que a duração habitual da intoxicação aguda ou abstinência).

O déficit na memória também é uma característica associada comum de uma variedade de transtornos mentais. Por exemplo, quando ocorre no contexto de um episódio depressivo maior, o déficit da memória pode ser bastante grave, a ponto de se assemelhar a um processo de demência irreversível ("pseudodemência"). Com frequência, é apenas quando o prejuízo na memória é debelado após o tratamento bem-sucedido que se torna claro que não havia transtorno neurocognitivo maior verdadeiro. Esse diagnóstico diferencial é mais complicado pelo fato de que o medicamento

(p. ex., lítio) que está sendo tomado pelo paciente também pode contribuir para os problemas de memória.

A dissociação é uma perturbação nas funções comumente integradas da consciência, da memória, da identidade ou da percepção do ambiente. A perda de memória, sobretudo para eventos traumáticos, é uma característica da amnésia dissociativa e do transtorno dissociativo de identidade, assim como do transtorno de estresse pós-traumático e do transtorno de estresse agudo. De modo particular, quando alguém foi exposto a um evento que é tanto física quanto psicologicamente traumático (p. ex., acidente de carro), pode ser difícil desvendar se a perda de memória é uma reação psicológica aos eventos ou se decorre de um traumatismo craniano. Além disso, especialmente em situações forenses, alegações falsas de perda de memória podem ser usadas como uma tentativa de negar a responsabilidade. Nesses casos, o diagnóstico é de transtorno factício ou de simulação, com transtorno factício sendo diagnosticado quando a falsa perda de memória é evidente mesmo na ausência de recompensas externas óbvias. Do contrário, a simulação (que não é considerada um transtorno mental) é diagnosticada.

Também se deve observar que praticamente qualquer pessoa gostaria que sua memória fosse melhor do que é e que esse desejo costuma se tornar mais contundente conforme as pessoas envelhecem e começam a ter mais dificuldades para recordar. Antes de considerar os transtornos deste algoritmo de decisão, deve-se determinar se a perda de memória é grave o bastante para ser clinicamente significativa e se é mais grave do que poderia se esperar dado o funcionamento prévio da memória da pessoa e as normas para a sua idade. Se o clínico determinar que o declínio na memória se deve ao processo de envelhecimento e está dentro dos limites normais para a idade do indivíduo, pode-se atribuir um código de sintomas para declínio cognitivo relacionado à idade (no Capítulo Outras Condições que Podem Ser Foco da Atenção Clínica no DSM-5-TR).

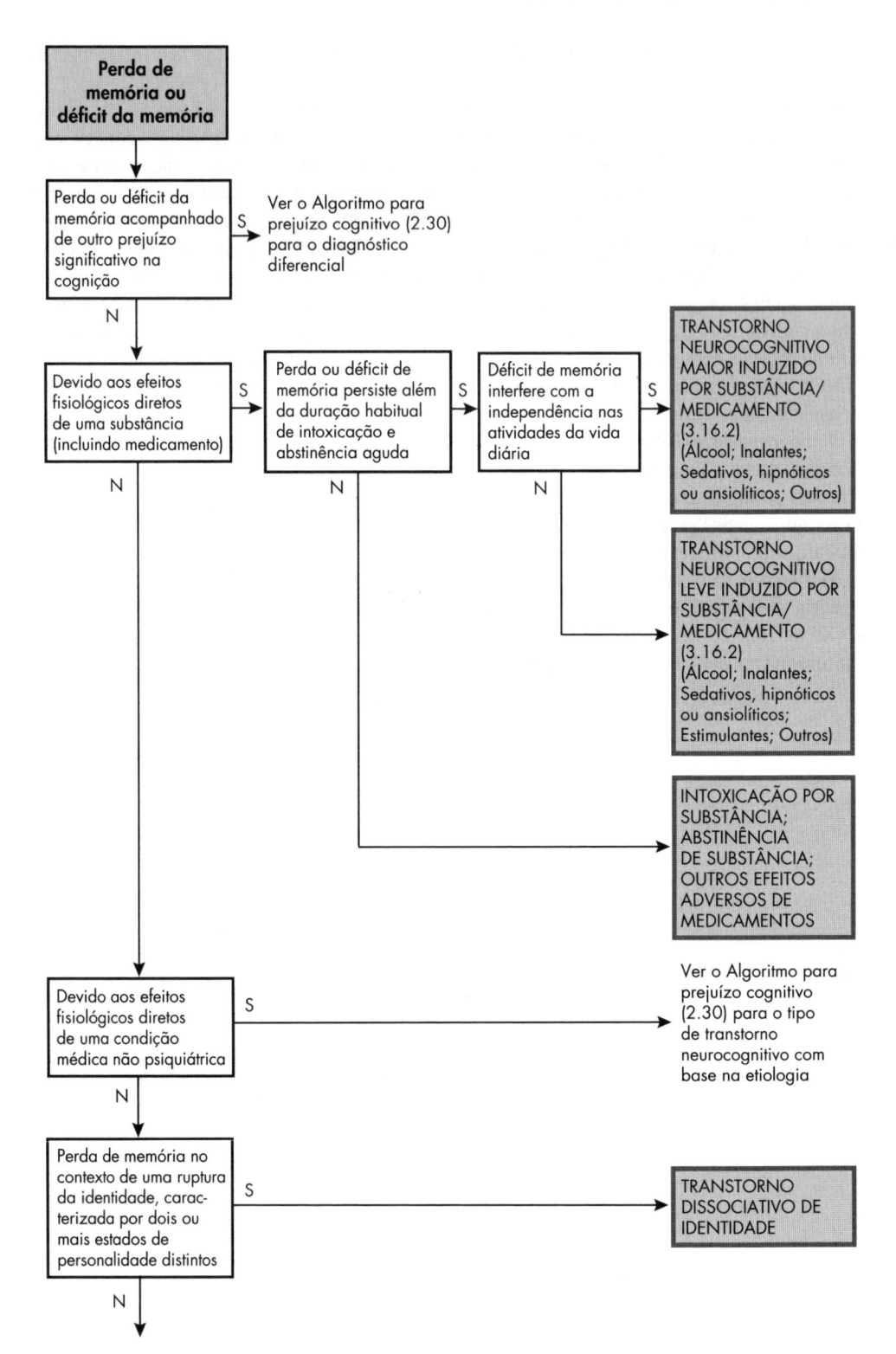

Perda de memória ou déficit da memória

Perda de memória ou déficit da memória
↓
Perda ou déficit da memória acompanhado de outro prejuízo significativo na cognição —S→ Ver o Algoritmo para prejuízo cognitivo (2.30) para o diagnóstico diferencial
↓ N

Devido aos efeitos fisiológicos diretos de uma substância (incluindo medicamento) —S→ **Perda ou déficit de memória persiste além da duração habitual de intoxicação e abstinência aguda** —S→ **Déficit de memória interfere com a independência nas atividades da vida diária** —S→ **TRANSTORNO NEUROCOGNITIVO MAIOR INDUZIDO POR SUBSTÂNCIA/ MEDICAMENTO (3.16.2)** (Álcool; Inalantes; Sedativos, hipnóticos ou ansiolíticos; Outros)

N ↓ .... N ↓ .... N ↓

→ **TRANSTORNO NEUROCOGNITIVO LEVE INDUZIDO POR SUBSTÂNCIA/ MEDICAMENTO (3.16.2)** (Álcool; Inalantes; Sedativos, hipnóticos ou ansiolíticos; Estimulantes; Outros)

→ **INTOXICAÇÃO POR SUBSTÂNCIA; ABSTINÊNCIA DE SUBSTÂNCIA; OUTROS EFEITOS ADVERSOS DE MEDICAMENTOS**

↓
Devido aos efeitos fisiológicos diretos de uma condição médica não psiquiátrica —S→ Ver o Algoritmo para prejuízo cognitivo (2.30) para o tipo de transtorno neurocognitivo com base na etiologia
↓ N

Perda de memória no contexto de uma ruptura da identidade, caracterizada por dois ou mais estados de personalidade distintos —S→ **TRANSTORNO DISSOCIATIVO DE IDENTIDADE**
↓ N

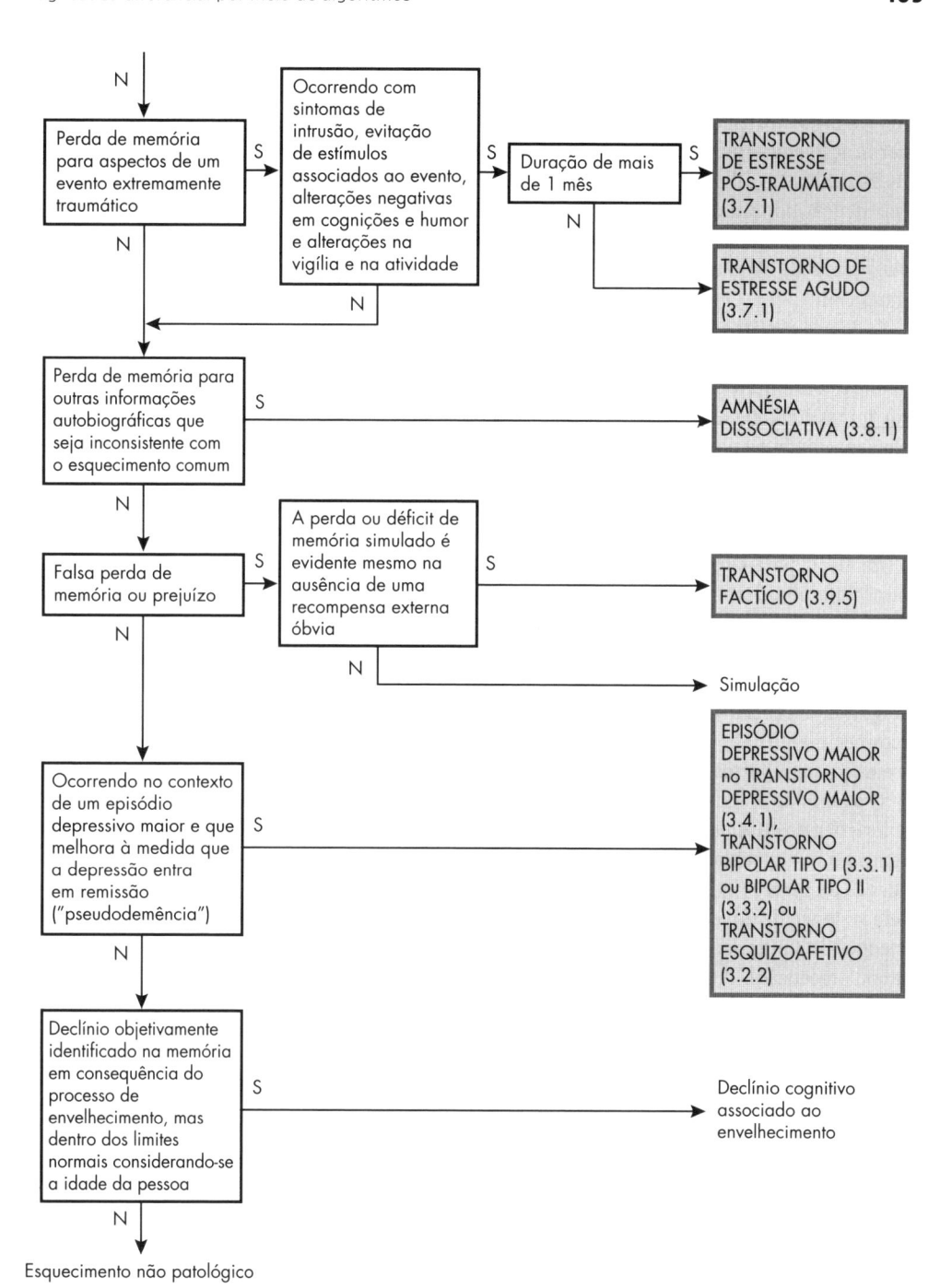

Diagnóstico diferencial por meio de algoritmos

```
                    N
                    │
                    ▼
         ┌──────────────────┐       ┌──────────────────┐       ┌──────────────┐       ┌──────────────────┐
         │ Perda de memória │   S   │ Ocorrendo com    │   S   │ Duração de   │   S   │ TRANSTORNO       │
         │ para aspectos de │──────▶│ sintomas de      │──────▶│ mais de      │──────▶│ DE ESTRESSE      │
         │ um evento        │       │ intrusão, evitação│      │ 1 mês        │       │ PÓS-TRAUMÁTICO   │
         │ extremamente     │       │ de estímulos     │       └──────────────┘       │ (3.7.1)          │
         │ traumático       │       │ associados ao    │              │               └──────────────────┘
         └──────────────────┘       │ evento,          │              N
                    │ N             │ alterações       │              │               ┌──────────────────┐
                    │               │ negativas em     │              │               │ TRANSTORNO DE    │
                    │               │ cognições e humor│              └──────────────▶│ ESTRESSE AGUDO   │
                    │               │ e alterações na  │                              │ (3.7.1)          │
                    │               │ vigília e na     │                              └──────────────────┘
                    │               │ atividade        │
                    │               └──────────────────┘
                    │                       │ N
                    ◀───────────────────────┘
                    ▼
         ┌──────────────────┐
         │ Perda de memória │
         │ para outras      │   S                                                     ┌──────────────────┐
         │ informações      │────────────────────────────────────────────────────────▶│ AMNÉSIA          │
         │ autobiográficas  │                                                         │ DISSOCIATIVA     │
         │ que seja         │                                                         │ (3.8.1)          │
         │ inconsistente com│                                                         └──────────────────┘
         │ o esquecimento   │
         │ comum            │
         └──────────────────┘
                    │ N
                    ▼                      ┌──────────────────┐
         ┌──────────────────┐              │ A perda ou déficit│
         │ Falsa perda de   │    S         │ de memória       │    S                  ┌──────────────────┐
         │ memória ou       │─────────────▶│ simulado é       │─────────────────────▶│ TRANSTORNO       │
         │ prejuízo         │              │ evidente mesmo na│                       │ FACTÍCIO (3.9.5) │
         └──────────────────┘              │ ausência de uma  │                       └──────────────────┘
                    │ N                    │ recompensa       │
                    │                      │ externa óbvia    │
                    │                      └──────────────────┘
                    │                              │ N
                    │                              └─────────────────────────────────▶ Simulação
                    ▼
         ┌──────────────────┐                                                         ┌──────────────────┐
         │ Ocorrendo no     │                                                         │ EPISÓDIO         │
         │ contexto de um   │                                                         │ DEPRESSIVO MAIOR │
         │ episódio         │                                                         │ no TRANSTORNO    │
         │ depressivo maior │                                                         │ DEPRESSIVO MAIOR │
         │ e que melhora à  │    S                                                    │ (3.4.1),         │
         │ medida que a     │────────────────────────────────────────────────────────▶│ TRANSTORNO       │
         │ depressão entra  │                                                         │ BIPOLAR TIPO I   │
         │ em remissão      │                                                         │ (3.3.1) ou       │
         │ ("pseudodemência")│                                                        │ BIPOLAR TIPO II  │
         └──────────────────┘                                                         │ (3.3.2) ou       │
                    │ N                                                               │ TRANSTORNO       │
                    ▼                                                                 │ ESQUIZOAFETIVO   │
         ┌──────────────────┐                                                         │ (3.2.2)          │
         │ Declínio         │                                                         └──────────────────┘
         │ objetivamente    │
         │ identificado na  │
         │ memória em       │
         │ consequência do  │    S
         │ processo de      │────────────────────────────────────────────────────────▶ Declínio cognitivo
         │ envelhecimento,  │                                                          associado ao
         │ mas dentro dos   │                                                          envelhecimento
         │ limites normais  │
         │ considerando-se  │
         │ a idade da pessoa│
         └──────────────────┘
                    │ N
                    ▼
         Esquecimento não patológico
```

2.30 Algoritmo de decisão para prejuízo cognitivo

Embora *prejuízo cognitivo* seja um termo amplo, que pode incluir déficit em praticamente qualquer função cognitiva, no contexto deste algoritmo de decisão, refere-se ao prejuízo em um dos seis domínios cognitivos listados nos critérios para o transtorno neurocognitivo (TNC) maior ou leve: atenção complexa, função executiva, aprendizagem e memória, linguagem, perceptomotor ou cognição social. Se o prejuízo cognitivo estiver restrito à perda de memória, deve-se consultar o Algoritmo de decisão para perda de memória ou déficit da memória (2.29) para o diagnóstico diferencial.

Cada um dos domínios cognitivos descreve aspectos da função cognitiva. O domínio de *atenção complexa* inclui a capacidade de sustentar a atenção ao longo de um período de tempo, dividir a atenção para mais de uma tarefa ao mesmo tempo e manter a atenção apesar das distrações; este domínio também inclui a velocidade de processamento. O domínio de *função executiva* envolve a capacidade de planejar antecipadamente e tomar decisões, reter informações por um breve período e manipular essa informação (p. ex., somar uma lista de números) e beneficiar-se com o *feedback*; este domínio também inclui a flexibilidade cognitiva (p. ex., a capacidade de mudar entre dois conceitos). O domínio de *aprendizagem e memória* inclui memória recente, memória semântica (memória para fatos), memória autobiográfica (memória para pessoas ou eventos pessoais) e memória procedural (aprendizagem de habilidades). O domínio da *linguagem* inclui a linguagem expressiva (incluindo a atribuição de nomes, o encontro de palavras, a gramática e a sintaxe) e a linguagem receptiva (compreensão). O domínio *perceptomotor* inclui percepção visual, habilidades de visuoconstrução (p. ex., montar itens que necessitam de coordenação mão-olho), capacidade de integrar a percepção ao movimento proposital, integridade de movimentos aprendidos (praxia) e reconhecimento de rostos e cores (gnosia). O domínio de *cognição social* envolve o reconhecimento de emoções nos outros e a capacidade de considerar o estado mental de outra pessoa.

O padrão de prejuízos cognitivos que define a síndrome de *delirium* é bastante específico. A característica do *delirium* é uma obnubilação da consciência, caracterizada por uma perturbação da atenção (i.e., capacidade reduzida de dirigir, focar, manter e mudar a atenção) acompanhada por redução da percepção do ambiente durante um período breve de tempo, oscilando quanto à gravidade ao longo de um dia. A definição de *delirium* também requer uma perturbação concomitante na cognição (que pode tomar a forma de prejuízo de memória, linguagem, capacidade visuoespacial ou percepção). Uma vez que a síndrome de *delirium* esteja estabelecida, o diagnóstico real do DSM-5-TR depende da etiologia; o *delirium* pode ser devido aos efeitos fisiológicos diretos de uma substância ou medicamento (*delirium* por intoxicação por substância, *delirium* por abstinência de substância, *delirium* induzido por medicamento) ou aos efeitos fisiológicos diretos de uma condição médica não psiquiátrica (*delirium* devido a outra condição médica).

Para além do *delirium*, os TNCs no algoritmo são classificados conforme a etiologia em grande medida com base em fatores clínicos como a evolução, o perfil de sintomas e a associação temporal com uma condição médica não psiquiátrica: o início insidioso e a progressão gradual do déficit em casos de doença de Parkinson estabelecida como TNC devido à doença de Parkinson; o déficit cognitivo que ocorre após traumatismo craniano como TNC devido à lesão cerebral traumática; o déficit cognitivo no contexto do HIV como TNC devido à infecção pelo HIV; o início insidioso, a progressão gradual e a evidência de que os sintomas são uma consequência direta da doença de Huntington como TNC devido à doença de Huntington; o início insidioso, a progressão rápida e a evidência de biomarcadores de doença priônica como TNC devido à doença do Príon; o início insidioso, a progressão gradual e sintomas comportamentais (como desinibição, perda de empatia, comportamento compulsivo) ou o declínio na habilidade da linguagem com preservação do aprendizado e da memória como TNC frontotemporal; a progressão gradual com flutuações da cognição, alucinações visuais, características espontâneas de parkinsonismo, o transtorno comportamental do sono REM ou a sensibilidade aos neurolépticos como TNC com corpos de Lewy; a doença cerebrovascular e características consistentes com etiologia vascular como TNC vascular; o início gradual e a progressão gradual do déficit em pelo menos dois domínios cognitivos como TNC devido à doença de Alzheimer; e os efeitos fisiológicos de uma substância ou medicamento que persistem além da duração habitual da intoxicação por substância ou abstinência de substância no TNC induzido por substância/medicamento. Cada TNC é diagnosticado como transtorno neurocognitivo maior (se o declínio cognitivo leva a déficit substancial nas funções cognitivas que interferem na independência) ou transtorno neurocognitivo leve (se o declínio cognitivo é modesto e sem gravidade suficiente para interferir na capacidade de independência nas atividades diárias). Além disso, em vários TNCs causados por condições médicas não psiquiátricas específicas, são fornecidos diferentes critérios dependendo de a presença da condição médica não psiquiátrica supostamente causadora ser "provável" ou "possível" (i.e., doença de Alzheimer, degeneração frontotemporal, doença dos corpos de Lewy) e de a relação causal entre o TNC e uma condição médica não psiquiátrica já estabelecida ser "provável" ou "possível" (i.e., doença de Parkinson, doença vascular).

O prejuízo cognitivo significativo também pode ocorrer no contexto de vários transtornos mentais. Como esse prejuízo cognitivo é considerado como estando associado ao transtorno mental, não deve ser atribuído um diagnóstico adicional. Na esquizofrenia, os sintomas cognitivos (sobretudo diminuições na memória declarativa e na memória de trabalho, na função da linguagem e em outras funções executivas) são extremamente comuns e podem colaborar de forma importante para o funcionamento de longo prazo insatisfatório. De modo semelhante, embora muitos indivíduos em meio a um episódio maníaco se sintam mais confiantes em suas capacidades cognitivas, entre os episódios de humor pode haver prejuízo cognitivo significativo, o qual possui um impacto negativo no funcionamento de longo prazo. Os transtornos depressivos, como o transtorno depressivo maior e o transtorno depressivo persistente, são caracterizados pela capacidade diminuída para pensar ou se concentrar que, em alguns casos, pode ser grave a ponto de se parecer com uma doença demencial ("pseudodemência"). A dificuldade com a concentração é comum durante os períodos disfóricos no transtorno disfórico pré-menstrual e é, também, parte dos quadros sintomáticos do transtorno de estresse pós-traumático, do transtorno de estresse agudo e do transtorno de ansiedade generalizada. A desatenção e a distratibilidade são características definidoras do transtorno de déficit de atenção/hiperatividade.

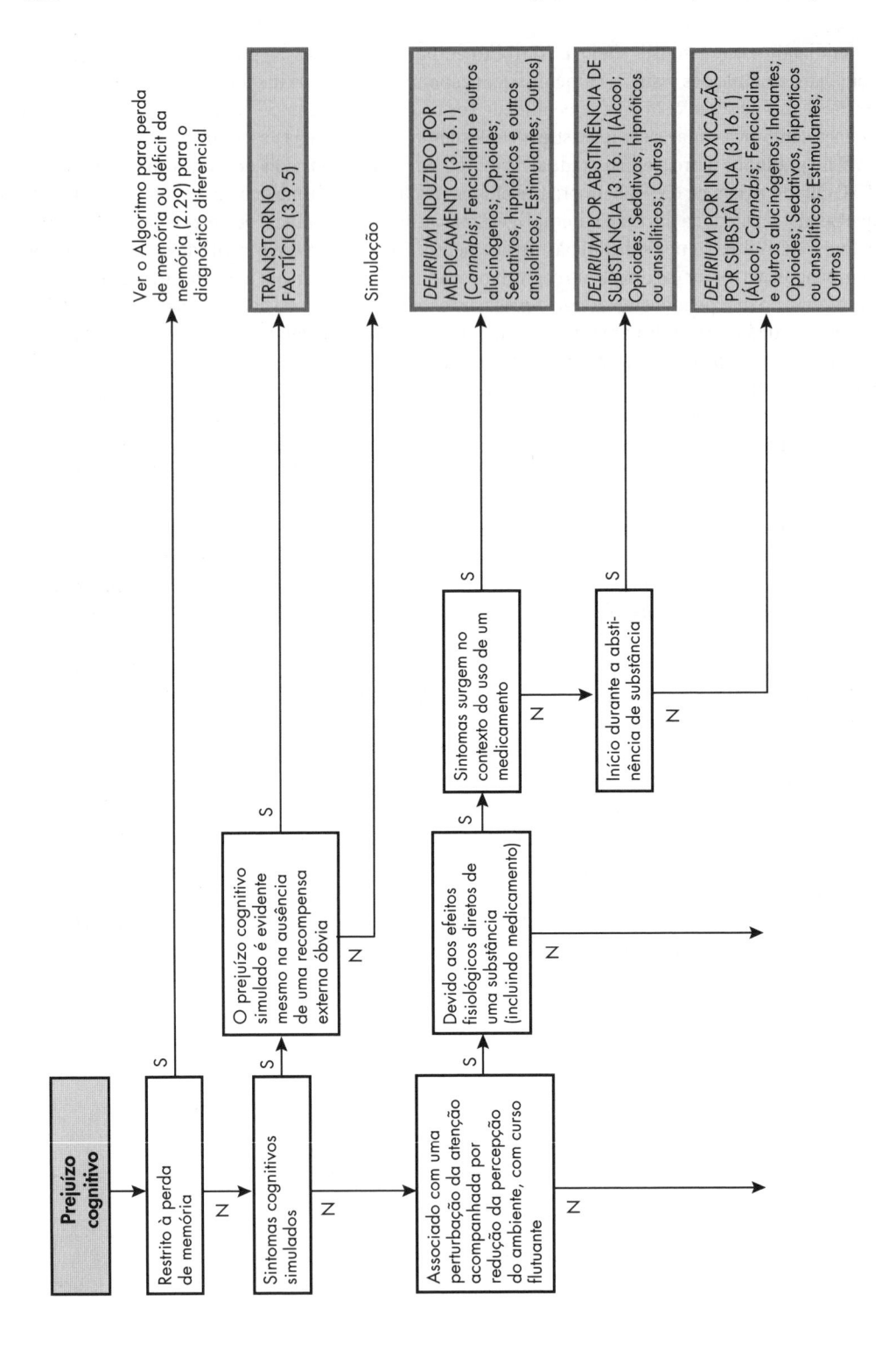

Prejuízo cognitivo
↓
Restrito à perda de memória — S → Ver o Algoritmo para perda de memória ou déficit da memória (2.29) para o diagnóstico diferencial
↓ N

Sintomas cognitivos simulados — S → O prejuízo cognitivo simulado é evidente mesmo na ausência de uma recompensa externa óbvia — S → **TRANSTORNO FACTÍCIO (3.9.5)**
↓ N   ↓ N → Simulação

Associado com uma perturbação da atenção acompanhada por redução da percepção do ambiente, com curso flutuante — S → Devido aos efeitos fisiológicos diretos de uma substância (incluindo medicamento) — S → Sintomas surgem no contexto do uso de um medicamento — S → **DELIRIUM INDUZIDO POR MEDICAMENTO (3.16.1)** (Cannabis; Fenciclidina e outros alucinógenos; Opioides; Sedativos, hipnóticos e outros ansiolíticos; Estimulantes; Outros)
↓ N   ↓ N   ↓ N

                                                                                                                                                                            Início durante a abstinência de substância — S → **DELIRIUM POR ABSTINÊNCIA DE SUBSTÂNCIA (3.16.1)** (Álcool; Opioides; Sedativos, hipnóticos ou ansiolíticos; Outros)
                                                                                                                                                                            ↓ N → **DELIRIUM POR INTOXICAÇÃO POR SUBSTÂNCIA (3.16.1)** (Álcool; Cannabis; Fenciclidina e outros alucinógenos; Inalantes; Opioides; Sedativos, hipnóticos ou ansiolíticos; Estimulantes; Outros)

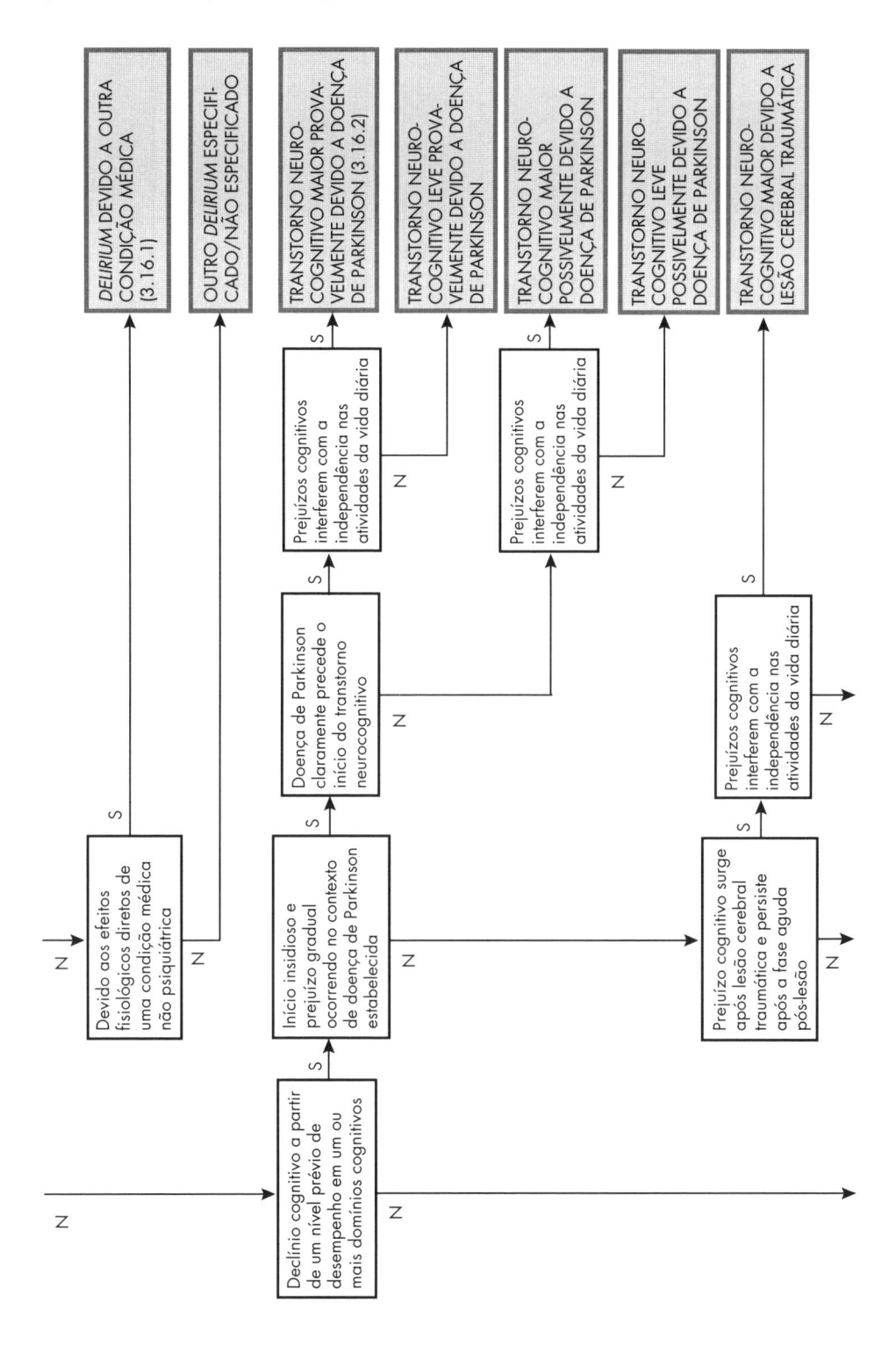

Diagnóstico diferencial por meio de algoritmos **173**

```
                                                                          DELIRIUM DEVIDO A OUTRA CONDIÇÃO MÉDICA (3.16.1)
                                                                          OUTRO DELIRIUM ESPECIFICADO/NÃO ESPECIFICADO
                                                                          TRANSTORNO NEUROCOGNITIVO MAIOR PROVAVELMENTE DEVIDO A DOENÇA DE PARKINSON (3.16.2)
                                                                          TRANSTORNO NEUROCOGNITIVO LEVE PROVAVELMENTE DEVIDO A DOENÇA DE PARKINSON
                                                                          TRANSTORNO NEUROCOGNITIVO MAIOR POSSIVELMENTE DEVIDO A DOENÇA DE PARKINSON
                                                                          TRANSTORNO NEUROCOGNITIVO LEVE POSSIVELMENTE DEVIDO A DOENÇA DE PARKINSON
                                                                          TRANSTORNO NEUROCOGNITIVO MAIOR DEVIDO A LESÃO CEREBRAL TRAUMÁTICA
```

[Fluxograma de diagnóstico diferencial com as seguintes decisões:]

- Devido aos efeitos fisiológicos diretos de uma condição médica não psiquiátrica → S: DELIRIUM DEVIDO A OUTRA CONDIÇÃO MÉDICA (3.16.1); N: OUTRO DELIRIUM ESPECIFICADO/NÃO ESPECIFICADO
- Início insidioso e prejuízo gradual ocorrendo no contexto de doença de Parkinson estabelecida
- Doença de Parkinson claramente precede o início do transtorno neurocognitivo
- Prejuízos cognitivos interferem com a independência nas atividades da vida diária → S: TRANSTORNO NEUROCOGNITIVO MAIOR PROVAVELMENTE DEVIDO A DOENÇA DE PARKINSON (3.16.2); N: TRANSTORNO NEUROCOGNITIVO LEVE PROVAVELMENTE DEVIDO A DOENÇA DE PARKINSON
- Prejuízos cognitivos interferem com a independência nas atividades da vida diária → S: TRANSTORNO NEUROCOGNITIVO MAIOR POSSIVELMENTE DEVIDO A DOENÇA DE PARKINSON; N: TRANSTORNO NEUROCOGNITIVO LEVE POSSIVELMENTE DEVIDO A DOENÇA DE PARKINSON
- Prejuízo cognitivo surge após lesão cerebral traumática e persiste após a fase aguda pós-lesão
- Prejuízos cognitivos interferem com a independência nas atividades da vida diária → S: TRANSTORNO NEUROCOGNITIVO MAIOR DEVIDO A LESÃO CEREBRAL TRAUMÁTICA
- Declínio cognitivo a partir de um nível prévio de desempenho em um ou mais domínios cognitivos

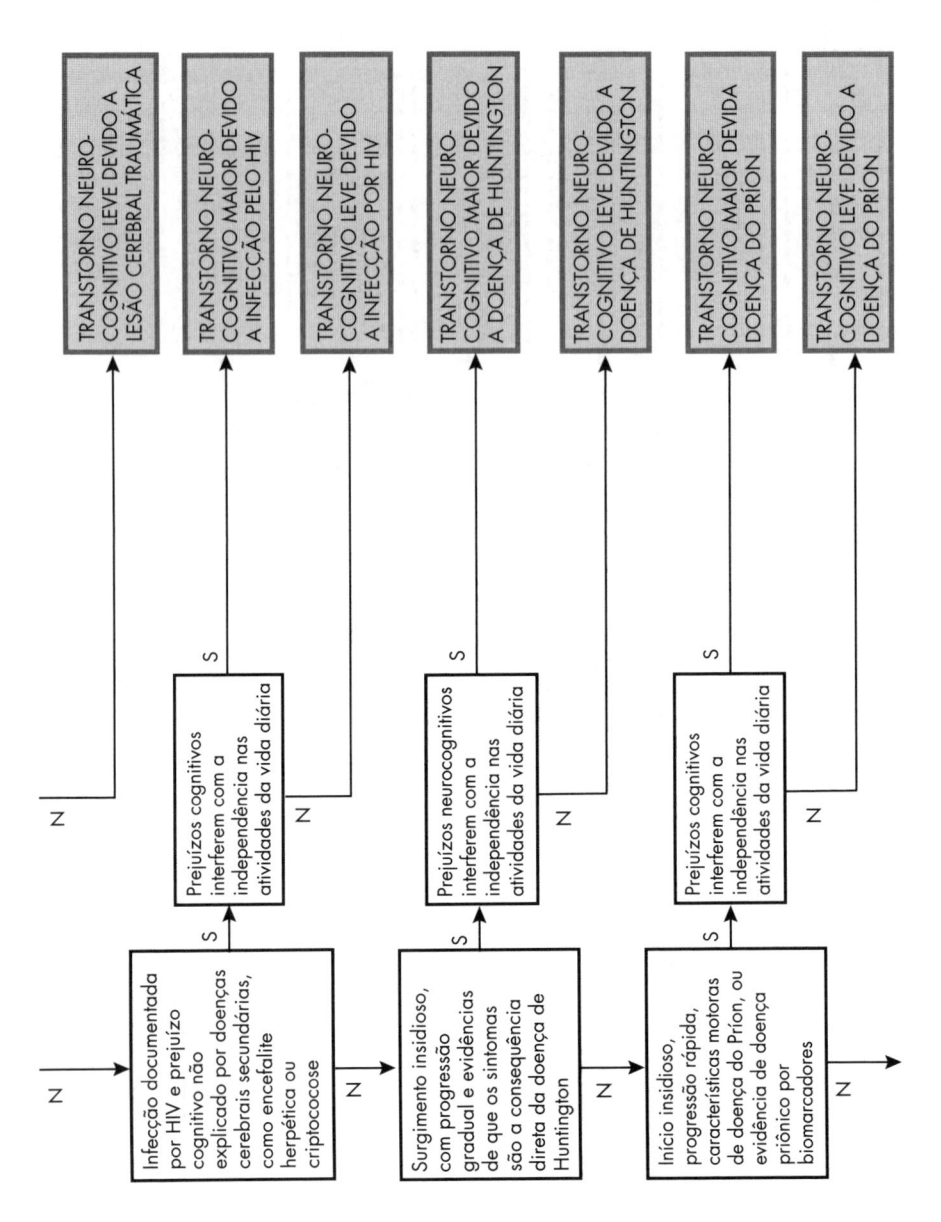

Diagnóstico diferencial por meio de algoritmos

```
N → [Infecção documentada por HIV e prejuízo cognitivo não explicado por doenças cerebrais secundárias, como encefalite herpética ou criptococose]
         │ S
         ↓
      [Prejuízos cognitivos interferem com a independência nas atividades da vida diária]
         │ S                    │ N
         ↓                      ↓
   TRANSTORNO NEURO-      TRANSTORNO NEURO-
   COGNITIVO MAIOR        COGNITIVO LEVE
   DEVIDO A INFECÇÃO      DEVIDO A INFECÇÃO
   PELO HIV               POR HIV

(à esquerda, seta N → TRANSTORNO NEUROCOGNITIVO LEVE DEVIDO A LESÃO CEREBRAL TRAUMÁTICA)

N → [Surgimento insidioso, com progressão gradual e evidências de que os sintomas são a consequência direta da doença de Huntington]
         │ S
         ↓
      [Prejuízos neurocognitivos interferem com a independência nas atividades da vida diária]
         │ S                    │ N
         ↓                      ↓
   TRANSTORNO NEURO-      TRANSTORNO NEURO-
   COGNITIVO MAIOR        COGNITIVO LEVE
   DEVIDO A DOENÇA        DEVIDO A DOENÇA
   DE HUNTINGTON          DE HUNTINGTON

N → [Início insidioso, progressão rápida, características motoras de doença do Príon, ou evidência de doença priônica por biomarcadores]
         │ S
         ↓
      [Prejuízos cognitivos interferem com a independência nas atividades da vida diária]
         │ S                    │ N
         ↓                      ↓
   TRANSTORNO NEURO-      TRANSTORNO NEURO-
   COGNITIVO MAIOR        COGNITIVO LEVE
   DEVIDA DOENÇA          DEVIDO A DOENÇA
   DO PRÍON               DO PRÍON

N →
```

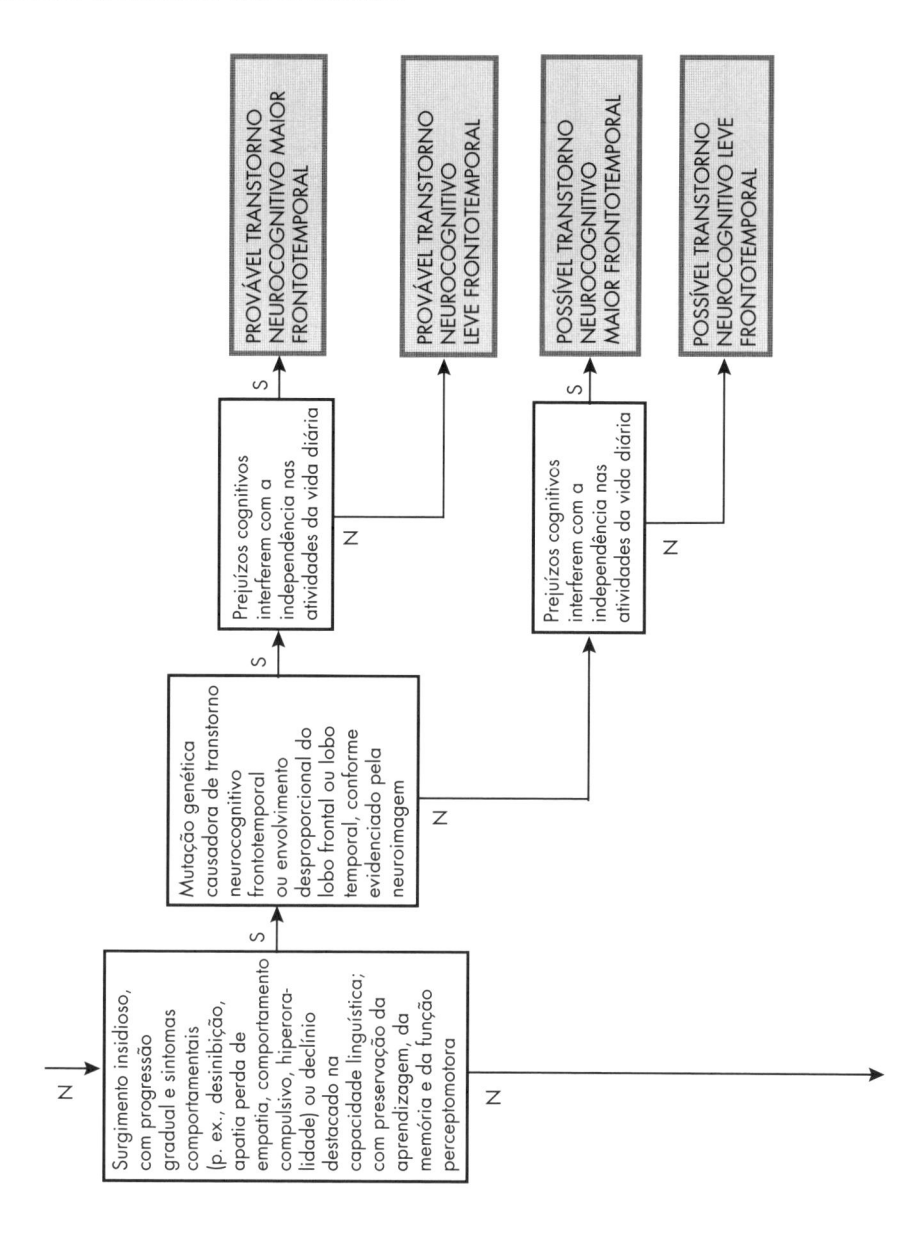

Diagnóstico diferencial por meio de algoritmos

```
                                                                    ┌─────────────┐
                                                                    │ PROVÁVEL    │
                                                                    │ TRANSTORNO  │
                                                                    │ NEUROCOGNITIVO MAIOR │
                                                                    │ FRONTOTEMPORAL │
                                                                    └─────────────┘
                                                                           ▲
                                                                           │ S
                                                         ┌────────────────────┐
                                                         │ Prejuízos cognitivos│
                                                         │ interferem com a    │
                                                         │ independência nas   │
                                                         │ atividades da vida  │
                                                         │ diária              │
                                                         └────────────────────┘
```

Fluxograma:

- Surgimento insidioso, com progressão gradual e sintomas comportamentais (p. ex., desinibição, apatia, perda de empatia, comportamento compulsivo, hiperoralidade) ou declínio destacado na capacidade linguística; com preservação da aprendizagem, da memória e da função perceptomotora
  - S → Mutação genética causadora de transtorno neurocognitivo frontotemporal ou envolvimento desproporcional do lobo frontal ou lobo temporal, conforme evidenciado pela neuroimagem
    - S → Prejuízos cognitivos interferem com a independência nas atividades da vida diária
      - S → **PROVÁVEL TRANSTORNO NEUROCOGNITIVO MAIOR FRONTOTEMPORAL**
      - N → **PROVÁVEL TRANSTORNO NEUROCOGNITIVO LEVE FRONTOTEMPORAL**
    - N → Prejuízos cognitivos interferem com a independência nas atividades da vida diária
      - S → **POSSÍVEL TRANSTORNO NEUROCOGNITIVO MAIOR FRONTOTEMPORAL**
      - N → **POSSÍVEL TRANSTORNO NEUROCOGNITIVO LEVE FRONTOTEMPORAL**
  - N → (continua)

N →

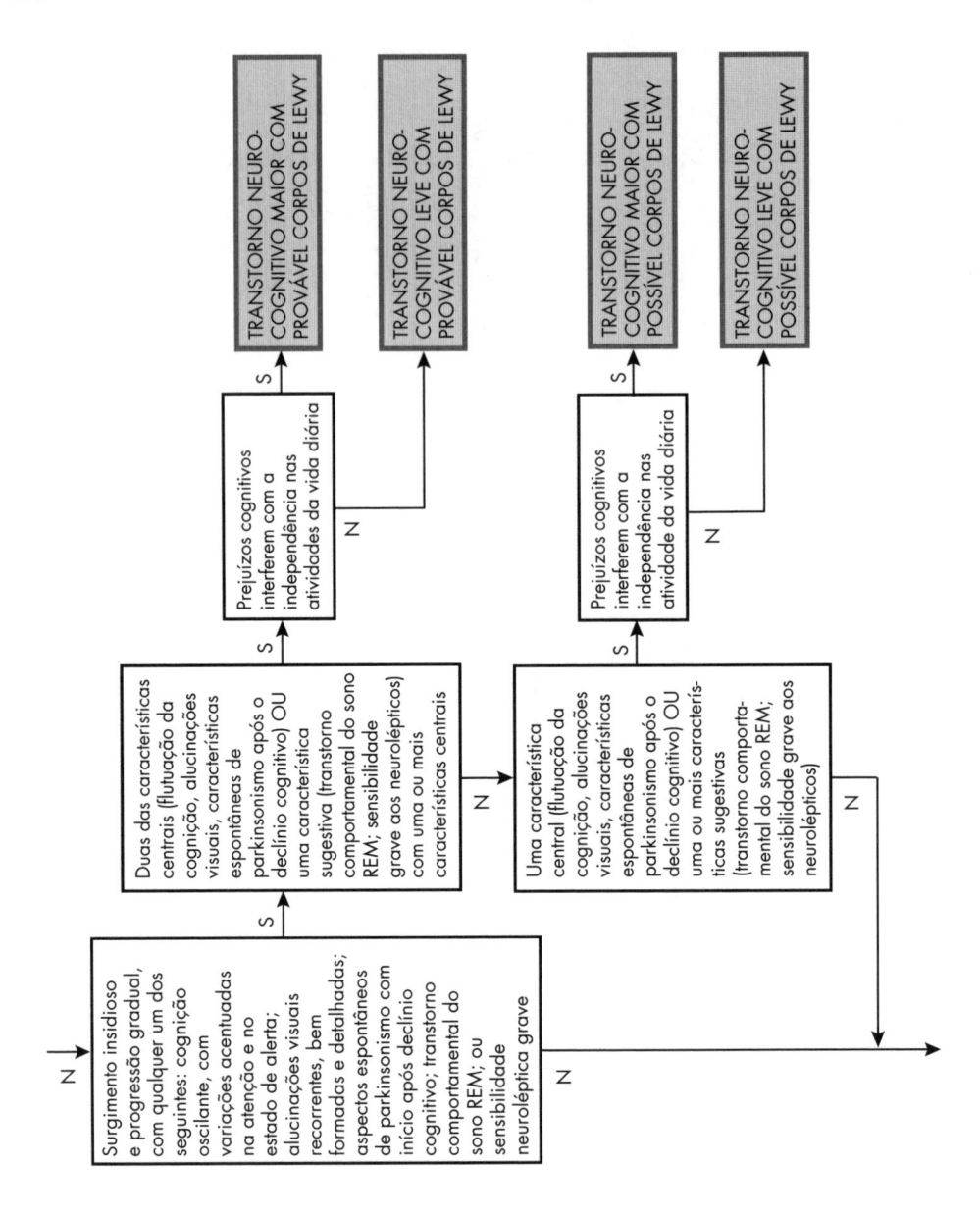

```
                                                    ┌─────────────────┐
                                                    │  TRANSTORNO NEURO- │
                                            S      │ COGNITIVO MAIOR COM │
                                        ┌─────────→│ PROVÁVEL CORPOS DE LEWY │
                                        │           └─────────────────┘
                        ┌──────────────────┐        ┌─────────────────┐
                        │ Prejuízos cognitivos│       │ TRANSTORNO NEURO- │
                        │ interferem com a    │  N   │ COGNITIVO LEVE COM │
                        │ independência nas   │─────→│ PROVÁVEL CORPOS DE LEWY │
                        │ atividades da vida  │       └─────────────────┘
                        │ diária              │
                        └──────────────────┘
                                ↑ S
                ┌──────────────────────┐
                │ Duas das características│
                │ centrais (flutuação da  │
                │ cognição, alucinações   │                              ┌─────────────────┐
                │ visuais, características│                              │ TRANSTORNO NEURO- │
                │ espontâneas de          │                        S     │ COGNITIVO MAIOR COM │
                │ parkinsonismo após o    │                    ┌────────→│ POSSÍVEL CORPOS DE LEWY │
                │ declínio cognitivo) OU  │                    │          └─────────────────┘
                │ uma característica      │    ┌──────────────────┐        ┌─────────────────┐
                │ sugestiva (transtorno   │    │ Prejuízos cognitivos│      │ TRANSTORNO NEURO- │
                │ comportamental do sono  │    │ interferem com a    │  N   │ COGNITIVO LEVE COM │
                │ REM; sensibilidade      │    │ independência nas   │─────→│ POSSÍVEL CORPOS DE LEWY │
                │ grave aos neurolépticos)│    │ atividade da vida   │       └─────────────────┘
                │ com uma ou mais         │    │ diária              │
                │ características centrais│    └──────────────────┘
                └──────────────────────┘              ↑ S
                        ↑ S                  ┌──────────────────┐
            ┌──────────────────┐             │ Uma característica  │
            │ Surgimento insidioso│           │ central (flutuação da│
            │ e progressão gradual,│    N     │ cognição, alucinações│
            │ com qualquer um dos │─────────→│ visuais, características│
            │ seguintes: cognição │           │ espontâneas de       │
            │ oscilante, com      │           │ parkinsonismo após o │
            │ variações acentuadas│           │ declínio cognitivo) OU│
            │ na atenção e no     │           │ uma ou mais caracterís-│
            │ estado de alerta;   │           │ ticas sugestivas     │
            │ alucinações visuais │           │ (transtorno comporta-│
            │ recorrentes, bem    │           │ mental do sono REM;  │
            │ formadas e detalhadas;│         │ sensibilidade grave aos│
            │ aspectos espontâneos│           │ neurolépticos)       │
            │ de parkinsonismo com│           └──────────────────┘
            │ início após declínio│                  │ N
            │ cognitivo; transtorno│                 ↓
            │ comportamental do   │
            │ sono REM; ou        │
            │ sensibilidade       │
            │ neuroléptica grave  │
            └──────────────────┘
                    │ N
                    ↓
```

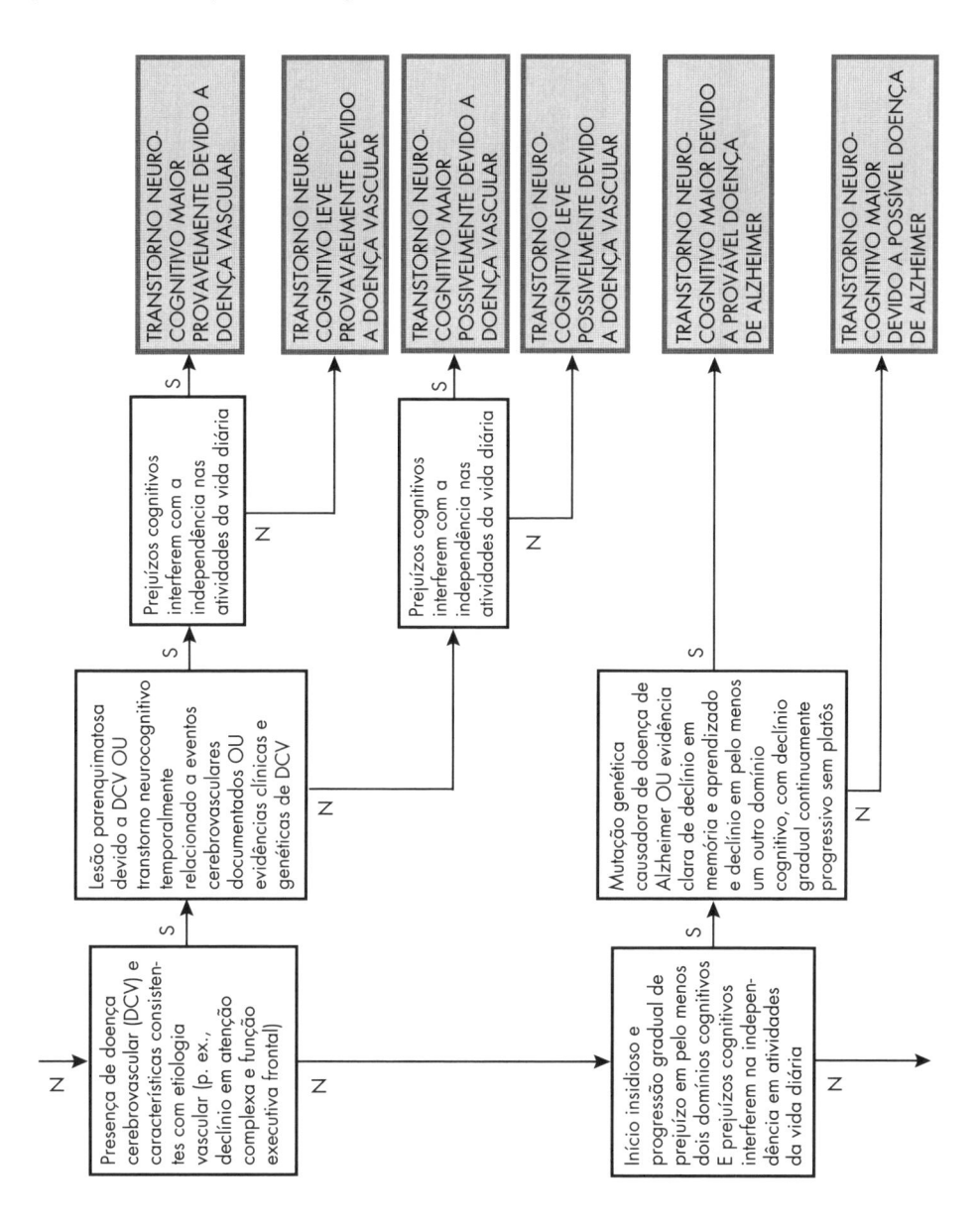

Diagnóstico diferencial por meio de algoritmos

Presença de doença cerebrovascular (DCV) e características consistentes com etiologia vascular (p. ex., declínio em atenção complexa e função executiva frontal) — S →

Lesão parenquimatosa devido a DCV OU transtorno neurocognitivo temporalmente relacionado a eventos cerebrovasculares documentados OU evidências clínicas e genéticas de DCV
- S → Prejuízos cognitivos interferem com a independência nas atividades da vida diária
  - S → **TRANSTORNO NEUROCOGNITIVO MAIOR PROVAVELMENTE DEVIDO A DOENÇA VASCULAR**
  - N → **TRANSTORNO NEUROCOGNITIVO LEVE PROVAVELMENTE DEVIDO A DOENÇA VASCULAR**
- N → Prejuízos cognitivos interferem com a independência nas atividades da vida diária
  - S → **TRANSTORNO NEUROCOGNITIVO MAIOR POSSIVELMENTE DEVIDO A DOENÇA VASCULAR**
  - N → **TRANSTORNO NEUROCOGNITIVO LEVE POSSIVELMENTE DEVIDO A DOENÇA VASCULAR**

N ↓

Início insidioso e progressão gradual de prejuízo em pelo menos dois domínios cognitivos E prejuízos cognitivos interferem na independência em atividades da vida diária — S →

Mutação genética causadora de doença de Alzheimer OU evidência clara de declínio em memória e aprendizado e declínio em pelo menos um outro domínio cognitivo, com declínio gradual continuamente progressivo sem platôs
- S → **TRANSTORNO NEUROCOGNITIVO MAIOR DEVIDO A PROVÁVEL DOENÇA DE ALZHEIMER**
- N → **TRANSTORNO NEUROCOGNITIVO MAIOR DEVIDO A POSSÍVEL DOENÇA DE ALZHEIMER**

N →

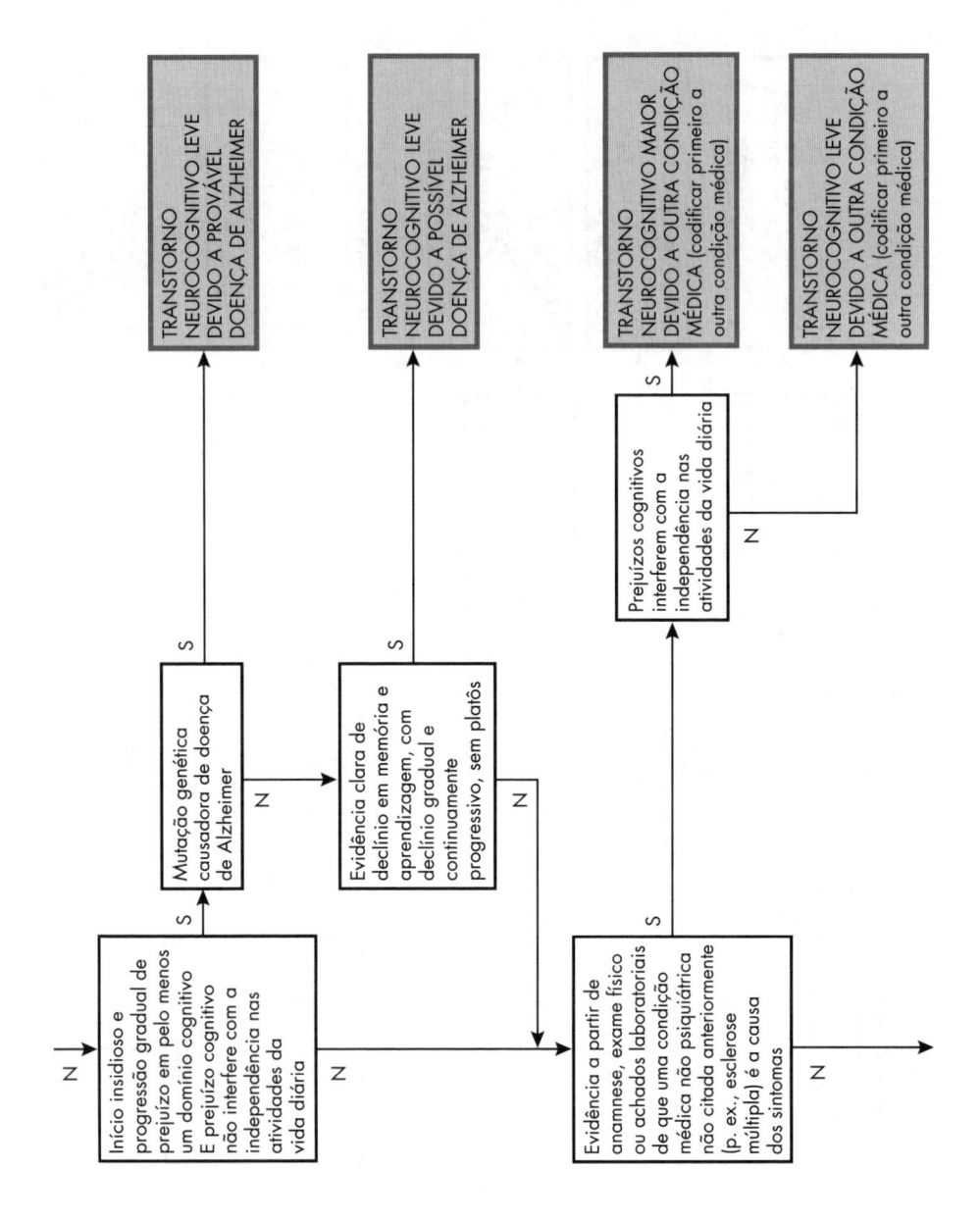

Diagnóstico diferencial por meio de algoritmos

```
                                                                                    ┌─────────────────┐
                                                                                    │  TRANSTORNO     │
                                                                              ──S──▶│ NEUROCOGNITIVO  │
                                                                                    │ LEVE DEVIDO A   │
                                                                                    │    PROVÁVEL     │
                                                                                    │   DOENÇA DE     │
                                                                                    │    ALZHEIMER    │
                                                                                    └─────────────────┘
                                                                                    
                                                                                    ┌─────────────────┐
                                                                                    │  TRANSTORNO     │
                                                                              ──S──▶│ NEUROCOGNITIVO  │
                                                                                    │ LEVE DEVIDO A   │
                                                                                    │    POSSÍVEL     │
                                                                                    │   DOENÇA DE     │
                                                                                    │    ALZHEIMER    │
                                                                                    └─────────────────┘
                                                                                    
                                                                                    ┌─────────────────┐
                                                                                    │  TRANSTORNO     │
                                                                                    │ NEUROCOGNITIVO  │
                                                                              ──S──▶│ MAIOR DEVIDO A  │
                                                                                    │ OUTRA CONDIÇÃO  │
                                                                                    │ MÉDICA (codifi- │
                                                                                    │ car primeiro a  │
                                                                                    │ outra condição  │
                                                                                    │    médica)      │
                                                                                    └─────────────────┘
                                                                                    
                                                                                    ┌─────────────────┐
                                                                                    │  TRANSTORNO     │
                                                                                    │ NEUROCOGNITIVO  │
                                                                                    │ LEVE DEVIDO A   │
                                                                                    │ OUTRA CONDIÇÃO  │
                                                                                    │ MÉDICA (codifi- │
                                                                                    │ car primeiro a  │
                                                                                    │ outra condição  │
                                                                                    │    médica)      │
                                                                                    └─────────────────┘
```

Fluxograma (texto das caixas de decisão):

- **Início insidioso e progressão gradual de prejuízo em pelo menos um domínio cognitivo. E prejuízo cognitivo não interfere com a independência nas atividades da vida diária**
  - S → próxima decisão; N → segue adiante
- **Mutação genética causadora de doença de Alzheimer**
  - S → TRANSTORNO NEUROCOGNITIVO LEVE DEVIDO A PROVÁVEL DOENÇA DE ALZHEIMER
  - N → próxima decisão
- **Evidência clara de declínio em memória e aprendizagem, com declínio gradual e continuamente progressivo, sem platôs**
  - S → TRANSTORNO NEUROCOGNITIVO LEVE DEVIDO A POSSÍVEL DOENÇA DE ALZHEIMER
  - N → próxima decisão
- **Evidência a partir de anamnese, exame físico ou achados laboratoriais de que uma condição médica não psiquiátrica não citada anteriormente (p. ex., esclerose múltipla) é a causa dos sintomas**
  - S → próxima decisão; N → segue adiante
- **Prejuízos cognitivos interferem com a independência nas atividades da vida diária**
  - S → TRANSTORNO NEUROCOGNITIVO MAIOR DEVIDO A OUTRA CONDIÇÃO MÉDICA (codificar primeiro a outra condição médica)
  - N → TRANSTORNO NEUROCOGNITIVO LEVE DEVIDO A OUTRA CONDIÇÃO MÉDICA (codificar primeiro a outra condição médica)

N →

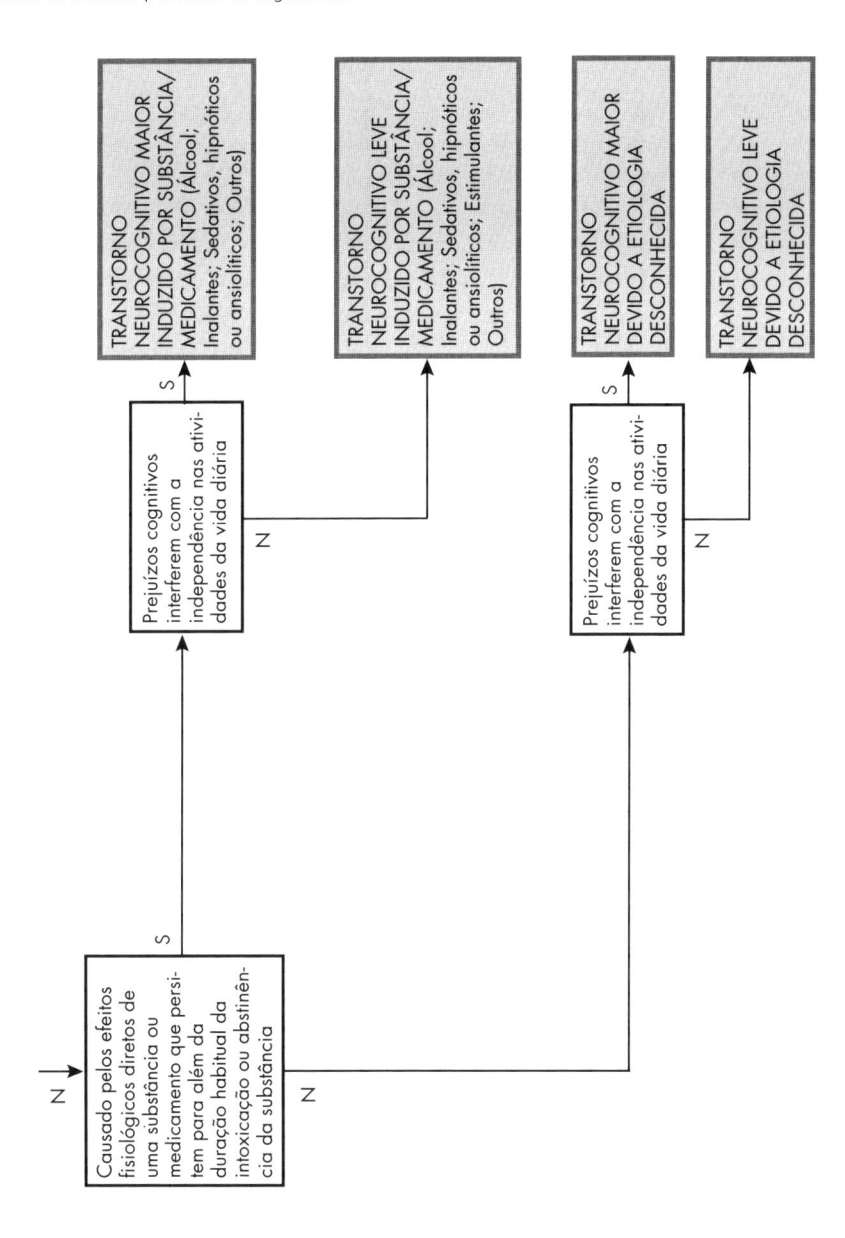

Diagnóstico diferencial por meio de algoritmos

Causado pelos efeitos fisiológicos diretos de uma substância ou medicamento que persistem para além da duração habitual da intoxicação ou abstinência da substância

→ S → **Prejuízos cognitivos interferem com a independência nas atividades da vida diária**
- S → TRANSTORNO NEUROCOGNITIVO MAIOR INDUZIDO POR SUBSTÂNCIA/MEDICAMENTO (Álcool; Inalantes; Sedativos, hipnóticos ou ansiolíticos; Outros)
- N → TRANSTORNO NEUROCOGNITIVO LEVE INDUZIDO POR SUBSTÂNCIA/MEDICAMENTO (Álcool; Inalantes; Sedativos, hipnóticos ou ansiolíticos; Estimulantes; Outros)

→ N → **Prejuízos cognitivos interferem com a independência nas atividades da vida diária**
- S → TRANSTORNO NEUROCOGNITIVO MAIOR DEVIDO A ETIOLOGIA DESCONHECIDA
- N → TRANSTORNO NEUROCOGNITIVO LEVE DEVIDO A ETIOLOGIA DESCONHECIDA

N →

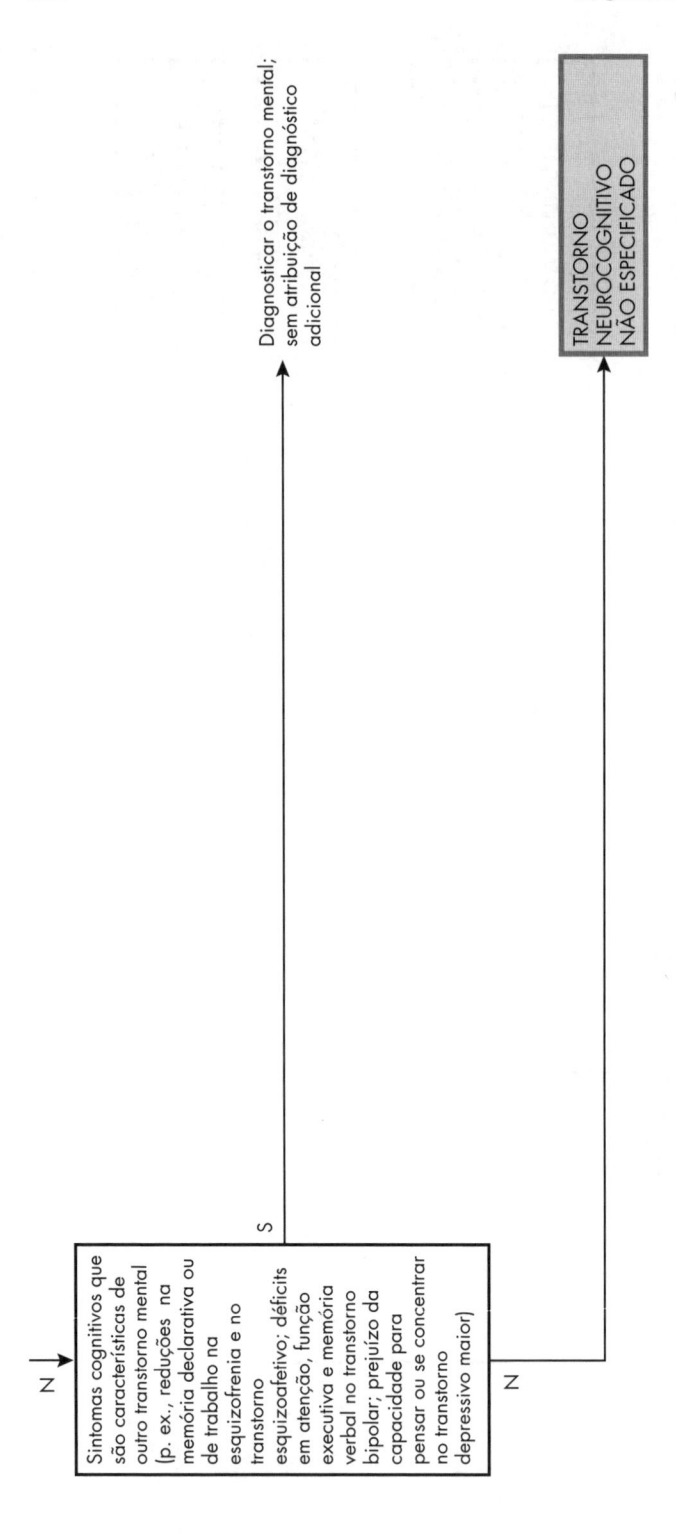

```
┌─────────────────┐
│ Sintomas cognitivos que    │  N                                    Diagnosticar o transtorno mental;
│ são características de     │ ───→                                   sem atribuição de diagnóstico
│ outro transtorno mental    │                                        adicional
│ (p. ex., reduções na       │                                              ▲
│ memória declarativa ou     │                                              │
│ de trabalho na             │                                              │
│ esquizofrenia e no         │                                              │
│ transtorno                 │                                              │
│ esquizoafetivo; déficits   │  S                                           │
│ em atenção, função         │ ─────────────────────────────────────────────┘
│ executiva e memória        │
│ verbal no transtorno       │
│ bipolar; prejuízo da       │
│ capacidade para            │
│ pensar ou se concentrar    │                                       ┌──────────────────┐
│ no transtorno              │  N                                    │  TRANSTORNO      │
│ depressivo maior)          │ ─────────────────────────────────────→│  NEUROCOGNITIVO  │
└─────────────────┘                                                  │  NÃO ESPECIFICADO│
                                                                     └──────────────────┘
```

CAPÍTULO 3

Diagnóstico diferencial por meio de tabelas

Diferentemente dos 30 algoritmos de decisão incluídos no Capítulo 2, os quais usam os sintomas de apresentação como ponto de partida, os pontos de acesso às 67 tabelas de diagnóstico diferencial incluídas neste capítulo são os próprios transtornos do DSM-5-TR. Embora a prática de chegar a um diagnóstico de trabalho baseado na *gestalt* do paciente tenha suas falhas no que se refere ao fechamento prematuro da mente do clínico para outras possibilidades diagnósticas igualmente válidas, é provável que esse seja o método usado com mais frequência por clínicos experientes. Para ajudar o clínico a assegurar que seu diagnóstico de trabalho seja de fato o mais adequado para a apresentação clínica do paciente, as tabelas de diagnóstico diferencial orientadas por transtorno podem ser de grande valor, uma vez que fornecem uma listagem abrangente daqueles transtornos do DSM-5-TR que partilham importantes características com seu diagnóstico de trabalho inicial, de forma que possam ser considerados e excluídos.

O primeiro passo é localizar a(s) tabela(s) de diagnóstico diferencial correspondente(s) ao seu diagnóstico de trabalho (ou diagnósticos, se diversos parecerem inicialmente prováveis). Na lista incluída ao fim desta introdução, as tabelas são agrupadas de acordo com a classe de diagnóstico do DSM-5-TR, a fim de que aquela mais relevante seja mais fácil de encontrar (um índice alfabético de tabelas de diagnóstico diferencial também está disponível no fim deste manual.) Cada tabela orientada por transtorno apresentada neste capítulo inclui duas colunas. A primeira entrada ao lado esquerdo resume a definição do transtorno-índice para facilitar sua diferenciação de outros transtornos na tabela. A coluna à esquerda lista aqueles transtornos (ou condições não patológicas) que compartilham características diagnósticas com o transtorno-índice e, assim, precisam ser considerados e excluídos como parte do diagnóstico diferencial. Para cada um desses transtornos ou dessas condições não patológicas no diagnóstico diferencial, a entrada na coluna à direita indica a característica que o diferencia do transtorno-índice. Por exemplo, a tabela de diagnóstico diferencial para transtorno de ansiedade de separação (Tabela 3.5.1) inclui a agorafobia no diagnóstico diferencial, pois tanto o transtorno de ansiedade de separação como a agorafobia têm a ansiedade e a evitação como características diagnósticas em comum. Se um clínico estiver considerando um diagnóstico de transtorno de ansiedade de separação com base em uma apresentação clínica de ansiedade grave que ocorre após a saída de casa, a agorafobia também deve ser considerada como um possível transtorno que explique o quadro e, assim, é incluída nessa tabela. A entrada correspondente na coluna à direita explica como o transtorno de ansiedade de separação e a agorafobia podem ser diferenciados: "[agorafobia] é caracterizada pela ansiedade em relação à possibilidade de ser aprisionado ou de se tornar de alguma forma incapacitado em lugares ou situações das quais escapar é percebido como algo difícil ao surgirem sintomas tipo pânico ou outros sintomas incapacitantes. No transtorno de ansiedade de separação, o foco do medo está sobre a separação de figuras importantes de apego".

Algumas vezes, podem não ser óbvias, em um primeiro momento, quais características diagnósticas os outros transtornos têm em comum com o transtorno-índice que justificariam sua inclusão na tabela de diagnóstico diferencial. Nesses casos, a entrada na coluna à direita começa afirmando qual seria a suposta característica compartilhada. Por exemplo, a tabela de diagnóstico diferencial para o transtorno alimentar restritivo/evitativo (TARE) (Tabela 3.10.1) inclui o transtorno do espectro autista, o que pode parecer estranho dado o fato de que o comportamento alimentar restritivo não é parte da definição desse transtorno. A entrada na coluna à direita, portanto, começa observando que o transtorno do espectro autista "pode ser caracterizado por um comportamento alimentar rígido e por percepções sensoriais aguçadas", o que também é uma característica do TARE; e segue diferenciando os dois transtornos ao notar que "esses sintomas muitas vezes não resultam no nível de prejuízo que seria exigido para um diagnóstico de TARE".

Múltiplos transtornos são agrupados em algumas tabelas para reduzir o número de tabelas de diagnósticos diferenciais. Em algumas, como a Tabela 3.2.1, esquizofrenia ou transtorno esquizofreniforme, e a Tabela 3.7.1, transtorno de estresse pós-traumático ou transtorno de estresse agudo, as patologias foram agrupadas em conjunto porque compartilham praticamente todas as características, exceto a duração (que é apontada em uma nota de rodapé) e, assim, compartilham a mesma lista de diagnóstico diferencial. Em outras, tais como a Tabela 3.1.2, transtornos de comunicação, uma única tabela de diagnóstico diferencial é fornecida para abranger todos os transtornos daquele agrupamento diagnóstico como se aquele fosse um único transtorno. Nesses tipos de tabelas, se uma doença mental é incluída na lista de diagnóstico diferencial que se refere a apenas um dos transtornos contidos naquele agrupamento diagnóstico, isso será indicado em uma frase entre parênteses. Por exemplo, na Tabela 3.1.2, embora a maioria das entradas de diagnóstico diferencial listadas se apliquem a todos os transtornos da comunicação, a entrada para transtorno do espectro autista ("É caracterizado por padrões repetitivos e restritos de comportamentos, interesses ou atividades além do déficit na comunicação social, enquanto, no transtorno da comunicação social [pragmática], os padrões repetitivos e restritos de comportamento, interesses ou atividades estão ausentes") se aplica apenas para o transtorno da comunicação social (pragmática). Portanto, a frase "(como diferenciado do transtorno da comunicação social [pragmática])" é incluída naquela linha da tabela para indicar que essa diferenciação se aplica apenas àquela patologia dentro do grupo de transtornos da comunicação.

Algumas ressalvas devem ser mantidas em mente quanto ao uso das tabelas. Primeiro, embora as entradas foquem nas características que diferenciam os transtornos, dado que apenas uma minoria dos transtornos do DSM-5-TR (p. ex., transtorno bipolar tipo I e transtorno depressivo maior) é, por definição, mutuamente exclusiva, o diagnóstico de comorbidade é a posição padrão. Desse modo, salvo indicação contrária, se os critérios forem preenchidos inteiramente para o transtorno-índice e para um transtorno na tabela, ambos devem ser diagnosticados.

Em segundo lugar, embora as categorias de outro transtorno especificado ou não especificado pertinentes não estejam incluídas nas tabelas, elas são de importante consideração no diagnóstico diferencial de todos os transtornos. Todo clínico experiente sabe que a complexidade da prática oferece muitas apresentações que se afiguram fora do que é nitidamente definido nos transtornos do DSM-5-TR. Muitos pacientes não apresentam um quadro claro que os aproxime do protótipo para quaisquer dos transtornos descritos nos conjuntos de critérios do DSM-5-TR. Em vez disso,

Diagnóstico diferencial por meio de tabelas

eles muitas vezes têm características clínicas que parecem estar no limite dos conjuntos de critérios ou que satisfazem os critérios para diversos transtornos possivelmente relacionados. É importante reconhecer que um paciente em uma zona limítrofe está de fato em uma zona limítrofe e não deveria ser encaixado em um diagnóstico em que não se enquadre bem. Esses pacientes podem requerer vários testes seriados de tratamento para ajudar a esclarecer qual seria o diagnóstico e o plano de tratamento mais apropriados.

Em terceiro lugar, as tabelas de diagnóstico diferencial tendem a focalizar apresentações de sintomas transversais, porque estes são os mais fáceis de definir e avaliar. Outros fatores que podem ser úteis na condução do diagnóstico diferencial incluem a história do paciente, sua história familiar de psicopatologia, o curso, os resultados de testes biológicos e sua respostas a tentativas anteriores de tratamento. Especialmente em casos duvidosos, esses fatores podem pender a balança do diagnóstico diferencial para um lado ou para outro.

Tabelas de diagnóstico diferencial agrupadas por classe diagnóstica do DSM-5-TR

Transtornos do neurodesenvolvimento
3.1.1 Transtorno do desenvolvimento intelectual (deficiência intelectual)
3.1.2 Transtornos da comunicação
3.1.3 Transtorno do espectro autista
3.1.4 Transtorno de déficit de atenção/hiperatividade
3.1.5 Transtorno específico da aprendizagem
3.1.6 Transtornos de tique

Espectro da esquizofrenia e outros transtornos psicóticos
3.2.1 Esquizofrenia ou transtorno esquizofreniforme
3.2.2 Transtorno esquizoafetivo
3.2.3 Transtorno delirante
3.2.4 Transtorno psicótico breve
3.2.5 Catatonia não especificada

Transtorno bipolar e transtornos relacionados
3.3.1 Transtorno bipolar tipo I
3.3.2 Transtorno bipolar tipo II
3.3.3 Transtorno ciclotímico

Transtornos depressivos
3.4.1 Transtorno depressivo maior
3.4.2 Transtorno depressivo persistente
3.4.3 Transtorno disfórico pré-menstrual
3.4.4 Transtorno disruptivo da desregulação do humor

(Continua)

Tabelas de diagnóstico diferencial agrupadas por classe diagnóstica do DSM-5-TR *(Continuação)*

Transtornos de ansiedade
3.5.1 Transtorno de ansiedade de separação
3.5.2 Mutismo seletivo
3.5.3 Fobia específica
3.5.4 Transtorno de ansiedade social
3.5.5 Transtorno de pânico
3.5.6 Agorafobia
3.5.7 Transtorno de ansiedade generalizada

Transtorno obsessivo-compulsivo e transtornos relacionados
3.6.1 Transtorno obsessivo-compulsivo
3.6.2 Transtorno dismórfico corporal
3.6.3 Transtorno de acumulação
3.6.4 Tricotilomania (transtorno de arrancar o cabelo)
3.6.5 Transtorno de escoriação (*skin-picking*)

Transtornos Relacionados a Trauma e a Estressores
3.7.1 Transtorno de estresse pós-traumático ou transtorno de estresse agudo
3.7.2 Transtorno de adaptação
3.7.3 Transtorno do luto prolongado

Transtornos dissociativos
3.8.1 Amnésia dissociativa
3.8.2 Transtorno de despersonalização/desrealização

Transtorno de Sintomas Somáticos e Transtornos Relacionados
3.9.1 Transtorno de sintomas somáticos
3.9.2 Transtorno de ansiedade de doença
3.9.3 Transtorno de sintomas neurológicos funcionais (transtorno conversivo)
3.9.4 Fatores psicológicos que afetam outras condições médicas
3.9.5 Transtorno factício

Transtornos alimentares
3.10.1 Transtorno alimentar restritivo/evitativo
3.10.2 Anorexia nervosa
3.10.3 Bulimia nervosa
3.10.4 Transtorno de compulsão alimentar

Transtornos do sono-vigília
3.11.1 Transtorno de insônia
3.11.2 Transtorno de hipersonolência

(Continua)

Tabelas de diagnóstico diferencial agrupadas por classe diagnóstica do DSM-5-TR *(Continuação)*

Disfunções sexuais

3.12.1 Disfunções sexuais

Disforia de gênero

3.13.1 Disforia de gênero

Transtornos disruptivos, do controle de impulsos e da conduta

3.14.1 Transtorno de oposição desafiante

3.14.2 Transtorno explosivo intermitente

3.14.3 Transtorno da conduta

Transtornos relacionados a substâncias e transtornos aditivos

3.15.1 Transtornos por uso de substâncias

3.15.2 Transtorno do jogo

Transtornos neurocognitivos

3.16.1 *Delirium*

3.16.2 Transtorno neurocognitivo maior ou leve

Transtornos da personalidade

3.17.1 Transtorno da personalidade paranoide

3.17.2 Transtorno da personalidade esquizoide

3.17.3 Transtorno da personalidade esquizotípica

3.17.4 Transtorno da personalidade antissocial

3.17.5 Transtorno da personalidade *borderline*

3.17.6 Transtorno da personalidade histriônica

3.17.7 Transtorno da personalidade narcisista

3.17.8 Transtorno da personalidade evitativa

3.17.9 Transtorno da personalidade dependente

3.17.10 Transtorno da personalidade obsessivo-compulsiva

3.17.11 Mudança de personalidade devido a outra condição médica

Transtornos parafílicos

3.18.1 Transtornos parafílicos

Transtornos do neurodesenvolvimento

3.1.1 Diagnóstico diferencial para transtornos do desenvolvimento intelectual (deficiência intelectual)

Transtorno do desenvolvimento intelectual, caracterizado por déficits globais das funções intelectuais (como raciocínio, resolução de problemas, planejamento, pensamento abstrato, julgamento, aprendizado acadêmico e aprendizado pela experiência) e déficits no funcionamento adaptativo que resultam no fracasso em atingir padrões de desenvolvimento e socioculturais para a independência pessoal e a responsabilidade social, deve ser diferenciado de...	Em contrapartida ao transtorno do desenvolvimento intelectual...
Transtorno específico da aprendizagem	É caracterizado por prejuízo restrito a uma área específica de sucesso acadêmico (p. ex., leitura, ortografia, expressão escrita, aritmética, raciocínio matemático). Não há déficits no comportamento adaptativo e intelectual.
Transtornos da comunicação (i.e., transtorno da linguagem, transtorno da fala, transtorno da fluência com início na infância [gagueira], transtorno da comunicação social [pragmática])	São caracterizados por prejuízos restritos a aspectos da fala ou de linguagem. Não há déficits no comportamento adaptativo e intelectual.
Transtorno do espectro autista	É definido pela presença de déficits persistentes na comunicação e na interação social, junto com padrões comportamentais, atividades ou interesses restritos e repetitivos. Embora possa haver algum prejuízo das habilidades sociocomunicativas no transtorno do desenvolvimento intelectual, isso ocorre em paralelo com déficits em outras habilidades intelectuais. O transtorno do desenvolvimento intelectual frequentemente apresenta comorbidade com o transtorno do espectro autista e ambos devem ser diagnosticados se os critérios forem preenchidos.

(Continua)

3.1.1 Diagnóstico diferencial para transtornos do desenvolvimento intelectual (deficiência intelectual)   *(Continuação)*

Transtorno neurocognitivo maior	É caracterizado por um declínio cognitivo significativo a partir de um nível anterior de desempenho em um ou mais domínios cognitivos, como função executiva, aprendizagem, memória e linguagem. Tanto o transtorno neurocognitivo maior como o transtorno do desenvolvimento intelectual podem ser diagnosticados se o início dos déficits intelectual e adaptativo ocorre no período de desenvolvimento.
Funcionamento intelectual *borderline*	É caracterizado por um grau menor de prejuízo intelectual (normalmente um Q.I. em torno de 70) ou nenhum problema no funcionamento adaptativo caso existam prejuízos intelectuais significativos (p. ex., o Q.I. está abaixo de 70).

3.1.2 Diagnóstico diferencial para os transtornos da comunicação

Transtornos da comunicação (i.e., transtorno da linguagem, transtorno da fala, transtorno da fluência com início na infância [gagueira], transtorno da comunicação social [pragmática]) devem ser diferenciados de...	Em contrapartida aos transtornos de comunicação...
Transtorno do desenvolvimento intelectual	Envolve um prejuízo integral do funcionamento intelectual em oposição a somente prejuízo de linguagem. Um transtorno da comunicação pode ser também diagnosticado se os problemas de linguagem são excessivos dentre aqueles comumente associados ao transtorno do desenvolvimento intelectual.
Dificuldades de comunicação relacionadas a um prejuízo auditivo, um déficit neurológico (p. ex., síndrome de Landau-Kleffner), um distúrbio motor (p. ex., disartria) ou uma alteração estrutural (p. ex., fenda palatina)	São atribuíveis a prejuízo auditivo, déficit neurológico, distúrbio motor ou alteração estrutural e não são excessivas em relação ao esperado nos casos de déficit motor da fala ou sensorial. Um transtorno da comunicação pode ser diagnosticado se os problemas de comunicação são excessivos dentre aqueles comumente associados aos déficits ou transtornos.
Mutismo seletivo	É caracterizado pela ausência de fala em certas situações (p. ex., na escola, com estranhos), enquanto, em contrapartida, a criança fala normalmente em circunstâncias "seguras" (p. ex., em casa). No transtorno da comunicação, os problemas de comunicação são consistentes em todas as situações. Algumas crianças com transtorno da comunicação podem desenvolver mutismo seletivo por causa do constrangimento em relação a suas dificuldades de fala.
Transtorno de Tourette (diferenciado do transtorno da fluência com início na infância)	É caracterizado por tiques vocais e vocalizações repetitivas que diferem em natureza e momento dos sons repetitivos do transtorno da fluência com início na infância, que são caracterizados por palavras interrompidas (i.e., pausas em uma palavra), bloqueio audível ou silencioso (i.e., pausas preenchidas ou não preenchidas na fala), circunlocuções (i.e., substituições de palavras para evitar palavras problemáticas), palavras produzidas com uma excessiva tensão física e repetições de palavras monossilábicas (p. ex., "Eu-eu-eu-eu o vejo").

(Continua)

3.1.2 Diagnóstico diferencial para os transtornos da comunicação *(Continuação)*

Transtorno do espectro autista (diferenciado do transtorno da comunicação social [pragmática])	É caracterizado por padrões repetitivos e restritos de comportamentos, interesses ou atividades além do déficit na comunicação social, enquanto, no transtorno da comunicação social (pragmática), os padrões repetitivos e restritos de comportamento, interesses ou atividades estão ausentes.
Transtorno de ansiedade social (diferenciado do transtorno da comunicação social [pragmática])	É caracterizado pela falta de uso de habilidades sociocomunicativas apropriadamente desenvolvidas devido a ansiedade, medo ou sofrimento referente às interações sociais. No transtorno da comunicação social (pragmática), essas habilidades jamais estiveram presentes.
Disfluências normais ou dificuldades de articulação em crianças pequenas	São apropriadas sob o ponto de vista do desenvolvimento.

3.1.3 Diagnóstico diferencial para o transtorno do espectro autista

Transtorno do espectro autista, caracterizado por déficits persistentes na comunicação social e na interação social em múltiplos contextos, acompanhados por padrões restritos e repetitivos de comportamento, interesses ou atividades, que estavam presentes durante o período inicial do desenvolvimento, deve ser diferenciado de...	Em contrapartida ao transtorno do espectro autista...
Esquizofrenia	Esquizofrenia com início na infância costuma desenvolver-se após um período normal ou quase normal de desenvolvimento. O estado prodrômico da esquizofrenia pode incluir prejuízo social, bem como interesses e crenças atípicos, que podem ser confundidos com os déficits sociais encontrados no transtorno do espectro autista. Alucinações e delírios, que são características definidoras da esquizofrenia, não são vistos no transtorno do espectro autista.
Mutismo seletivo	É caracterizado por desenvolvimento inicial normal e por funcionamento apropriado da comunicação social em certos contextos e lugares "seguros" (p. ex., em casa com os pais).
Transtorno da linguagem	É caracterizado pela ausência de prejuízo qualitativo na interação social, e o leque de interesses e comportamentos do indivíduo não é restrito.
Transtorno da comunicação social (pragmática)	É caracterizado pelo prejuízo na comunicação social e nas interações sociais sem os comportamentos ou interesses restritos e repetitivos característicos do transtorno do espectro autista.
Transtorno do desenvolvimento intelectual	Envolve prejuízo geral no funcionamento intelectual; não há discrepância entre o nível de habilidades sociocomunicativas e outras habilidades intelectuais. O diagnóstico de transtorno do espectro autista em um indivíduo com transtorno do desenvolvimento intelectual é apropriado quando a comunicação e a interação social estão significativamente prejudicadas em relação ao nível de desenvolvimento das habilidades não verbais do indivíduo.

(Continua)

3.1.3 Diagnóstico diferencial para o transtorno do espectro autista *(Continuação)*

Transtorno do movimento estereotipado	Ocorre na ausência de prejuízo da interação social e do desenvolvimento da linguagem. O transtorno do movimento estereotipado geralmente não é diagnosticado se a estereotipia é parte do transtorno do espectro autista; entretanto, quando estereotipias causam autolesão e se tornam um foco de tratamento, ambos os diagnósticos podem ser apropriados.

3.1.4 Diagnóstico diferencial para o transtorno de déficit de atenção/hiperatividade

Transtorno de déficit de atenção/hiperatividade (TDAH), caracterizado por sintomas de desatenção e/ou hiperatividade-impulsividade que são inconsistentes com o nível de desenvolvimento e que impactam negativamente atividades sociais e acadêmicas/ocupacionais, deve ser diferenciado de...	Em contrapartida ao transtorno de déficit de atenção/hiperatividade...
Comportamentos normativos em crianças ativas	São consistentes com o nível de desenvolvimento.
Ambientes pouco estimulantes	Conduzem à desatenção que está relacionada ao tédio.
Transtorno de oposição desafiante	Pode ser caracterizado pela resistência em executar tarefas da escola ou do trabalho devido à recusa em se submeter às solicitações de outras pessoas, sendo acompanhado por negatividade, hostilidade e desafio. No TDAH, entretanto, a aversão às tarefas escolares ou a tarefas de alta exigência mental se deve à dificuldade em sustentar o esforço mental, ao esquecimento de instruções e à impulsividade.
Transtorno explosivo intermitente	É também caracterizado por altos níveis de comportamento impulsivo, mas, diferentemente do TDAH, há episódios de agressões relevantes contra outras pessoas. Um diagnóstico adicional de transtorno explosivo intermitente pode ser feito se as explosões de agressividade recorrentes são excessivas em relação àquelas comumente vistas no TDAH e justificam atenção clínica independente.
Transtorno da conduta	Pode ser caracterizado por altos níveis de impulsividade, mas há também um padrão de comportamento antissocial.
Transtorno do movimento estereotipado	É caracterizado por comportamento motor repetitivo que pode se assemelhar à atividade motora aumentada no TDAH. No entanto, em contrapartida a este, o comportamento motor costuma ser fixo e repetitivo (p. ex., balançar o corpo, morder a si mesmo), ao passo que a inquietude e a agitação no TDAH são generalizadas.

(Continua)

3.1.4 Diagnóstico diferencial para o transtorno de déficit de atenção/hiperatividade *(Continuação)*

Transtorno específico da aprendizagem	Pode ser caracterizado por comportamento desatento devido à frustração, à falta de interesse ou à capacidade limitada. No entanto, em pessoas com transtorno específico da aprendizagem, mas sem TDAH, a desatenção não acarreta prejuízos para além dos trabalhos escolares.
Transtorno do desenvolvimento intelectual	Pode ser caracterizado por sintomas de desatenção e/ou hiperatividade-impulsividade entre crianças colocadas em contextos acadêmicos que são inapropriados à sua capacidade intelectual. Indivíduos com transtorno do desenvolvimento intelectual sem TDAH não apresentam sintomas durante tarefas não acadêmicas. Um diagnóstico de TDAH em indivíduos com transtorno do desenvolvimento intelectual exige que a desatenção ou a hiperatividade sejam excessivas para a idade mental do indivíduo.
Transtorno do espectro autista	Pode ser caracterizado por falta de envolvimento social e isolamento devido a déficits na comunicação social, assim como ataques de raiva em função de uma incapacidade de tolerar mudanças no curso esperado de eventos, enquanto a disfunção social e a rejeição pelos pares no TDAH estão relacionadas a sintomas de desatenção e hiperatividade, e o mau comportamento e os ataques de raiva estão relacionados à impulsividade ou ao autocontrole insatisfatório.
Transtorno de interação social desinibida	É caracterizado pela desinibição social, mas não pelo conjunto integral de sintomas do TDAH. Crianças com transtorno de interação social desinibida também têm um histórico de insuficiência extrema de cuidados.
Transtorno disruptivo da desregulação do humor	É caracterizado pela irritabilidade difusa e pela intolerância à frustração. Dado que a maioria das crianças e adolescentes com transtorno disruptivo da desregulação do humor tem também sintomas que satisfazem os critérios de TDAH, um diagnóstico adicional pode ser feito.

(Continua)

3.1.4 Diagnóstico diferencial para o transtorno de déficit de atenção/hiperatividade *(Continuação)*

Transtornos de ansiedade	Podem ser caracterizados por sintomas de desatenção em razão de medo, preocupação e ruminação. No TDAH, a desatenção é devida à atração por estímulos externos ou novas atividades, ou ainda, à preocupação com atividades prazerosas.
Transtorno depressivo maior	Pode ser caracterizado por uma incapacidade de se concentrar; contudo, a concentração insatisfatória é proeminente apenas durante episódios depressivos maiores.
Transtorno bipolar tipo I ou transtorno bipolar tipo II	Podem ser caracterizados por atividade aumentada, concentração insatisfatória, impulsividade aumentada e distratibilidade, mas essas características são episódicas, ocorrendo por vários dias a semanas a cada vez. Além disso, os sintomas são acompanhados por humor elevado ou irritável, grandiosidade e outras características bipolares específicas. Embora indivíduos com TDAH possam mostrar mudanças significativas de humor em um único dia, tal labilidade é distinta de um episódio maníaco ou hipomaníaco, o qual deve ser sustentado e ter a duração de no mínimo uma semana (ou quatro dias para um episódio hipomaníaco) para que seja um indicador clínico de transtorno bipolar tipo I ou bipolar tipo II.
Transtornos da personalidade *borderline*, antissocial e narcisista	Compartilham as características de desorganização, intromissão social, desregulação emocional e desregulação cognitiva. Esses transtornos são diferenciados do TDAH pela presença de características mal-adaptativas adicionais, como autolesão, comportamento antissocial, medo do abandono e falta de empatia. Ambos os diagnósticos poderão ser feitos caso sejam preenchidos os critérios tanto para TDAH quanto para um transtorno da personalidade.

(Continua)

3.1.4 Diagnóstico diferencial para o transtorno de déficit de atenção/hiperatividade *(Continuação)*

Sintomas de TDAH induzidos por medicamentos	São caracterizados por sintomas de desatenção e/ou hiperatividade-impulsividade causados por medicamentos (p. ex., broncodilatadores, isoniazida, antipsicóticos e outros agentes bloqueadores dos receptores de dopamina [resultando em acatisia], terapia de reposição para a tireoide) e remitidos quando a medicação é interrompida. O TDAH não é diagnosticado se os sintomas ocorrem apenas durante o uso de medicamento.
Transtornos neurocognitivos	Podem ser caracterizados por prejuízos cognitivos similares àqueles do TDAH; eles são diferenciados pelo seu surgimento, que costuma ocorrer em uma idade mais avançada.

3.1.5 Diagnóstico diferencial para o transtorno específico da aprendizagem

Transtorno específico da aprendizagem, caracterizado por dificuldades no aprendizado e no uso de habilidades acadêmicas (p. ex., leitura, ortografia, expressão escrita, aritmética, raciocínio matemático), deve ser diferenciado de...	Em contrapartida ao transtorno específico da aprendizagem...
Variações normais no desempenho acadêmico	Não resultam em interferência clinicamente significativa no sucesso acadêmico, no desempenho funcional ou em atividades cotidianas que requerem essas habilidades acadêmicas; as habilidades acadêmicas afetadas não estão, substancial e quantificadamente, abaixo daquelas esperadas para a idade cronológica do indivíduo (baseando-se em medidas padronizadas apropriadas); ou as dificuldades diminuem com a implementação de intervenções direcionadas a elas.
Baixo desempenho acadêmico devido à falta de oportunidade, a ensino insatisfatório ou a aprendizado em uma segunda língua	Representa fatores externos ao indivíduo e, assim, não é indicativo de uma disfunção interna. Para justificar um diagnóstico de transtorno específico da aprendizagem, as dificuldades de aprendizagem devem persistir na presença de oportunidade educacional adequada, exposição ao mesmo tipo de instrução do grupo de colegas e competência no idioma da educação escolar.
Desempenho acadêmico insatisfatório em decorrência de visão ou audição prejudicada ou outro déficit neurológico	Está em um nível que seria esperado dada a natureza do déficit sensorial ou neurológico. O transtorno específico da aprendizagem ainda pode ser diagnosticado se as dificuldades acadêmicas não são explicadas adequadamente pelo déficit sensorial ou pelo déficit neurológico.
Transtorno do desenvolvimento intelectual	Consiste em um prejuízo global no funcionamento intelectual que não está confinado a uma habilidade acadêmica particular. O transtorno específico da aprendizagem pode ser diagnosticado junto com o transtorno do desenvolvimento intelectual desde que as dificuldades de aprendizado excedam aquelas comumente associadas ao transtorno do desenvolvimento intelectual.
Transtorno do espectro autista	Inclui déficits persistentes na comunicação social e na interação social, junto com padrões de comportamento, interesses ou atividades restritas e repetitivas; esses déficits e padrões não estão confinados a uma habilidade acadêmica particular.

(Continua)

3.1.5 Diagnóstico diferencial para o transtorno específico da aprendizagem *(Continuação)*

Transtornos da comunicação	Envolvem prejuízo nas habilidades da fala ou linguagem que não estão restritas a habilidades acadêmicas particulares, tais como a leitura ou a escrita.
Transtorno neurocognitivo maior	As dificuldades são manifestadas como um declínio marcante a partir de um estado anterior; já em um transtorno específico da aprendizagem, as dificuldades ocorrem durante o período de desenvolvimento e não representam uma perda de habilidades previamente adquiridas.
Transtorno de déficit de atenção/hiperatividade	É caracterizado por problemas que refletem dificuldades no desempenho de atividades acadêmicas em função de desatenção, hiperatividade e/ou impulsividade em vez de dificuldades específicas de aprendizagem relativas a habilidades acadêmicas.
Esquizofrenia	As dificuldades acadêmicas no processamento cognitivo associadas podem resultar em um frequente declínio rápido do funcionamento acadêmico, que tem seu início na adolescência ou no começo da idade adulta, enquanto as dificuldades de aprendizagem no transtorno específico da aprendizagem se tornam aparentes durante os anos de ensino fundamental, quando as crianças são desafiadas a aprender a ler, ortografar, escrever e calcular.

3.1.6 Diagnóstico diferencial para transtornos de tique

Transtornos de tique (i.e., transtorno de Tourette, transtorno de tique motor ou vocal persistente [crônico], transtorno de tique transitório), caracterizados por movimentos motores ou vocalizações súbitos, rápidos, recorrentes e não ritmados, devem ser diferenciados de...	Em contrapartida aos transtornos de tique...
Movimentos coreiformes associados a condições neurológicas ou outras condições médicas	São caracterizados por movimentos rápidos, aleatórios, contínuos, repentinos, irregulares, imprevisíveis e não estereotipados, que são comumente bilaterais e afetam todas as partes do corpo (i.e., rosto, tronco e membros).
Movimentos distônicos associados a condições neurológicas ou outras condições médicas	São caracterizados pela contratura sustentada e simultânea de músculos agonistas e antagonistas, resultando em postura ou movimentos distorcidos de partes do corpo.
Mioclonia	É caracterizada por movimentos unidirecionais repentinos que são frequentemente não ritmados, podem ser agravados por movimento e ocorrem durante o sono. A mioclonia é diferenciada dos tiques por sua rapidez, impossibilidade de supressão e ausência de sensação premonitória.
Tiques causados por substâncias ou medicamentos	Têm remissão quando a substância ou o medicamento (p. ex., estimulante) é interrompido e são diagnosticados como transtorno relacionado a [substância] não especificado (p. ex., transtorno relacionado a anfetamina não especificado) ou outro transtorno do movimento induzido por medicamento.
Transtorno do movimento estereotipado ou estereotipias no transtorno do espectro autista	São caracterizados por comportamentos não funcionais, em geral ritmados e aparentemente impulsivos que costumam ser mais complexos que os tiques.
Compulsões no transtorno obsessivo-compulsivo	Ocorrem em resposta a uma obsessão ou de acordo com regras aplicadas rigidamente.

(Continua)

3.1.6 Diagnóstico diferencial para transtornos de tique *(Continuação)*

Esquizofrenia	Pode ser caracterizada por comportamentos ou vocalizações desorganizados ou bizarros que são acompanhados por outros sintomas característicos (p. ex., delírios, sintomas negativos) e têm um curso característico (p. ex., declínio evidente de funcionamento).

Espectro da esquizofrenia e outros transtornos psicóticos

3.2.1 Diagnóstico diferencial para a esquizofrenia ou para o transtorno esquizofreniforme[a]

Esquizofrenia e transtorno esquizofreniforme, caracterizados por uma perturbação que dura meses (no mínimo seis meses para esquizofrenia e de um a seis meses para o transtorno esquizofreniforme), a qual prejudica significativamente o funcionamento e inclui no mínimo um mês de fase ativa de sintomas psicóticos, devem ser diferenciados de...	Em contrapartida à esquizofrenia ou ao transtorno esquizofreniforme...
Transtorno psicótico devido a outra condição médica, *delirium* devido a outra condição médica ou transtorno neurocognitivo maior devido a outra condição médica	Necessitam da presença de uma condição médica não psiquiátrica como etiologia. A esquizofrenia ou o transtorno esquizofreniforme não são diagnosticados se os sintomas psicóticos se devem aos efeitos fisiológicos diretos de uma condição médica não psiquiátrica.
Transtorno psicótico induzido por substância/medicamento, transtorno neurocognitivo induzido por substância/medicamento, *delirium* por intoxicação por substância, *delirium* por abstinência de substância, *delirium* induzido por medicamento, intoxicação por substância ou abstinência de substância	Necessitam que os sintomas psicóticos sejam iniciados e mantidos pelo uso de substâncias (incluindo efeitos colaterais de medicamento). A esquizofrenia ou o transtorno esquizofreniforme não são diagnosticados se os sintomas psicóticos se devem aos efeitos fisiológicos diretos de uma substância (incluindo medicamento).
Transtorno esquizoafetivo	É caracterizado por sintomas que preenchem os critérios para um episódio depressivo maior (especificamente o Critério A1, humor deprimido) ou um episódio maníaco concomitante com o Critério A de esquizofrenia,[b] e os episódios de humor estão presentes na maior parte da duração total das fases ativa e residual da doença. Na esquizofrenia ou no transtorno esquizofreniforme, os episódios de humor estiveram presentes apenas em uma pequena parte da duração total dos períodos ativo e residual da doença.

(Continua)

3.2.1 Diagnóstico diferencial para a esquizofrenia ou para o transtorno esquizofreniforme[a] *(Continuação)*

Transtorno depressivo maior com características psicóticas, transtorno bipolar tipo I ou transtorno bipolar tipo II com características psicóticas, catatonia associada a transtorno depressivo maior, catatonia associada a transtorno bipolar tipo I ou transtorno bipolar tipo II	São caracterizados por sintomas psicóticos ou catatônicos que ocorrem exclusivamente durante episódios depressivos maiores ou maníacos.
Transtorno psicótico breve	É caracterizado por uma duração total de sintomas psicóticos de no mínimo um dia, mas de menos de um mês.
Transtorno delirante	É caracterizado por delírios que ocorrem na ausência dos demais sintomas característicos de esquizofrenia (i.e., alucinações auditivas ou visuais proeminentes, discurso desorganizado, comportamento grosseiramente desorganizado ou catatônico, sintomas negativos).
Transtorno de estresse pós-traumático	Pode ser caracterizado por *flashbacks* que têm uma qualidade alucinatória e hipervigilância que pode alcançar proporções paranoides, mas é distinguido pelo requisito de exposição a um evento traumático com um conjunto característico de intrusão, evitação e outros sintomas.
Transtorno do espectro autista	É caracterizado por surgimento precoce (p. ex., antes dos três anos) e pela ausência de delírios e alucinações proeminentes. Um diagnóstico de esquizofrenia ou transtorno esquizofreniforme pode ser justificado em indivíduos com um diagnóstico preexistente de transtorno do espectro autista apenas se alucinações ou delírios proeminentes estiverem presentes por, no mínimo, um mês.

(Continua)

3.2.1 Diagnóstico diferencial para a esquizofrenia ou para o transtorno esquizofreniforme[a] *(Continuação)*

Transtornos da personalidade esquizotípica, esquizoide e paranoide	Definem-se por características de personalidade que são versões subliminares de muitos dos sintomas de esquizofrenia (p. ex., crenças estranhas, distorções perceptivas, pensamentos e discurso estranhos, ansiedade social).

[a] Esquizofrenia e transtorno esquizofreniforme têm essencialmente o mesmo diagnóstico diferencial e, portanto, foram combinados para os propósitos desta tabela de diagnóstico diferencial. Eles são diferenciados principalmente com base na duração da perturbação. No transtorno esquizofreniforme, a duração é entre 1 e 6 meses. Na esquizofrenia, a duração é de 6 meses ou mais.

[b] Dois ou mais dos seguintes sintomas durante um período de 1 mês: delírios, alucinações, fala desorganizada, comportamento grosseiramente desorganizado ou catatônico e sintomas negativos, com pelo menos um sintoma sendo delírios, alucinações ou fala desorganizada.

3.2.2 Diagnóstico diferencial para o transtorno esquizoafetivo

Transtorno esquizoafetivo, caracterizado por momentos em que episódios depressivos maiores (especificamente o Critério A1, humor deprimido) ou episódios maníacos ocorrem concomitantemente com sintomas que se enquadram no Critério A de esquizofrenia,[a] em momentos nos quais há delírios e alucinações sem sintomas de humor, deve ser diferenciados de...	Em contrapartida ao transtorno esquizoafetivo...
Transtorno psicótico devido a outra condição médica, *delirium* devido a outra condição médica ou transtorno neurocognitivo maior devido a outra condição médica	Requerem a presença de uma condição médica não psiquiátrica como etiologia. O transtorno esquizoafetivo não é diagnosticado se os sintomas psicóticos ou de humor são, em sua totalidade, devidos aos efeitos fisiológicos diretos de uma condição médica não psiquiátrica.
Transtorno psicótico induzido por substância/medicamento, transtorno neurocognitivo induzido por substância/medicamento, *delirium* por intoxicação por substância, *delirium* por abstinência de substância, *delirium* induzido por medicamento, intoxicação por substância ou abstinência de substância	Necessitam que os sintomas psicóticos e de humor sejam devidos ao uso de substância (incluindo efeitos colaterais de medicamento). O transtorno esquizoafetivo não é diagnosticado se os sintomas psicóticos ou de humor são, em sua totalidade, devidos aos efeitos fisiológicos diretos de uma substância (incluindo medicamento).
Esquizofrenia	É caracterizada pela ausência de episódios de humor ou, quando há episódios de humor, eles estão presentes por apenas uma porção menor de tempo em relação à duração total dos períodos ativo e residual da doença.
Transtorno bipolar tipo I ou bipolar tipo II com características psicóticas; transtorno depressivo maior com características psicóticas	São caracterizados por sintomas psicóticos que ocorrem exclusivamente durante episódios depressivos maiores ou maníacos.
Transtorno delirante	É caracterizado por delírios que persistem por pelo menos um mês, ocorrendo na ausência de um período que atenda ao Critério A para esquizofrenia.[a]

[a] Dois ou mais dos seguintes sintomas durante um período de 1 mês: delírios, alucinações, fala desorganizada, comportamento grosseiramente desorganizado ou catatônico e sintomas negativos, com pelo menos um sintoma sendo delírios, alucinações ou fala desorganizada.

3.2.3 Diagnóstico diferencial para o transtorno delirante

Transtorno delirante, caracterizado por delírios proeminentes e ausência de um período sintomático que atenda ao Critério A para esquizofrenia,[a] deve ser diferenciado de...	Em contrapartida ao transtorno delirante...
Transtorno psicótico devido a outra condição médica, *delirium* devido a outra condição médica ou transtorno neurocognitivo maior devido a outra condição médica	Requerem a presença de uma condição médica não psiquiátrica como etiologia. O transtorno delirante não é diagnosticado se os delírios se devem aos efeitos fisiológicos diretos de uma condição médica não psiquiátrica.
Transtorno psicótico induzido por substância/medicamento, transtorno neurocognitivo induzido por substância/medicamento, *delirium* por intoxicação por substância, *delirium* por abstinência de substância, *delirium* induzido por medicamento, intoxicação por substância ou abstinência de substância	Necessitam que os sintomas psicóticos sejam devidos ao uso de substância (incluindo efeitos colaterais de medicamento). O transtorno delirante não é diagnosticado se os delírios são, em sua totalidade, devidos aos efeitos fisiológicos diretos de uma substância (incluindo medicamento).
Esquizofrenia ou transtorno esquizofreniforme	São caracterizados por pelo menos um período de sintomas que atendem ao Critério A da esquizofrenia.[a]
Transtorno bipolar tipo I ou bipolar tipo II com características psicóticas; transtorno depressivo maior com características psicóticas	São caracterizados por delírios que ocorrem exclusivamente durante episódios depressivos maiores ou maníacos. Quando há uma história de episódios depressivos maiores ou maníacos, o transtorno delirante só pode ser diagnosticado se a duração total de todos os episódios de humor permanece curta em relação à duração total da perturbação delirante. Do contrário, o diagnóstico apropriado é transtorno do espectro da esquizofrenia e outro transtorno psicótico especificado.
Transtorno psicótico breve	É caracterizado por sintomas psicóticos que duram menos de um mês. No transtorno delirante, a duração mínima dos delírios é de um mês.
Transtorno obsessivo-compulsivo	Se um indivíduo com transtorno obsessivo-compulsivo está completamente convencido de que as crenças provenientes de sua patologia são verdadeiras (sendo assim uma crença delirante), o diagnóstico deve ser transtorno obsessivo-compulsivo com *insight* ausente/crenças delirantes, em vez de transtorno delirante.

(Continua)

3.2.3 Diagnóstico diferencial para o transtorno delirante   *(Continuação)*

Transtorno dismórfico corporal	Em situações nas quais um indivíduo com transtorno dismórfico corporal está completamente convencido de que as suas crenças são verdadeiras (i.e., os defeitos de sua aparência), então ele tem uma crença delirante, e o diagnóstico deve ser transtorno dismórfico corporal com *insight* ausente/crenças delirantes, em vez de transtorno delirante.
Transtorno da personalidade paranoide ou transtorno da personalidade esquizotípica	São caracterizados por ideação paranoide sem crenças delirantes persistentes ou definidas.

[a]Dois ou mais dos seguintes sintomas durante um período de 1 mês: delírios, alucinações, fala desorganizada, comportamento grosseiramente desorganizado ou catatônico e sintomas negativos, com pelo menos um sintoma sendo delírios, alucinações ou fala desorganizada.

3.2.4 Diagnóstico diferencial para o transtorno psicótico breve

Transtorno psicótico breve, caracterizado por sintomas psicóticos com duração inferior a um mês, deve ser diferenciado de...	Em contrapartida ao transtorno psicótico breve...
Transtorno psicótico devido a outra condição médica, *delirium* devido a outra condição médica ou transtorno neurocognitivo maior devido a outra condição médica	Requerem a presença de uma condição médica não psiquiátrica como etiologia. O transtorno psicótico breve não é diagnosticado se os sintomas psicóticos se devem aos efeitos fisiológicos diretos de uma condição médica não psiquiátrica.
Transtorno psicótico induzido por substância/medicamento	Necessita que os sintomas psicóticos sejam devidos ao uso de substância (incluindo efeitos colaterais de medicamento). O transtorno psicótico breve não é diagnosticado se os sintomas psicóticos se devem aos efeitos fisiológicos diretos de uma substância (incluindo medicamento).
Transtorno bipolar tipo I, transtorno bipolar tipo II ou transtorno depressivo maior com características psicóticas	São caracterizados pela ocorrência de sintomas psicóticos exclusivamente durante episódios de humor. O transtorno psicótico breve não é diagnosticado se os sintomas psicóticos são mais bem explicados por transtorno bipolar tipo I ou tipo II ou transtorno depressivo maior com características psicóticas.
Transtorno esquizofreniforme, esquizofrenia ou transtorno delirante	São caracterizados por sintomas psicóticos que duram um mês ou mais.
Sintomas psicóticos que ocorrem no contexto de alguns transtornos da personalidade (p. ex., transtorno da personalidade *borderline*)	Em geral, são transitórios e duram menos de um dia. Se clinicamente significativos, podem ser diagnosticados como outro transtorno do espectro da esquizofrenia e outro transtorno psicótico especificado/não especificado. Se os sintomas psicóticos persistirem por pelo menos um dia, o diagnóstico adicional de transtorno psicótico breve pode se justificar.

3.2.5 Diagnóstico diferencial para a catatonia não especificada

Catatonia não especificada, que descreve apresentações nas quais há sintomas clinicamente significativos de catatonia, mas a natureza do transtorno mental ou condição médica não psiquiátrica subjacente não é clara ou a integralidade dos critérios para a síndrome catatônica não é preenchida, deve ser diferenciada de...	Em contrapartida à catatonia não especificada...
Transtorno catatônico devido a outra condição médica	É caracterizado pela síndrome completa da catatonia, que se deve aos efeitos fisiológicos diretos de uma condição médica não psiquiátrica, especialmente condições neurológicas (p. ex., neoplasias, traumatismo craniano, doença cerebrovascular, encefalite) e condições metabólicas (p. ex., hipercalcemia, encefalopatia hepática, homocistinúria, cetoacidose diabética).
Mutismo ou postura fixa no *delirium* devido a outra condição médica	É caracterizado por sintomas catatônicos que ocorrem no contexto de uma perturbação da atenção (i.e., capacidade reduzida para direcionar, focalizar, manter e mudar a atenção) e são acompanhados por redução da consciência para o ambiente. Se os sintomas de catatonia ocorrerem exclusivamente durante o curso do *delirium*, eles são considerados como sintomas do *delirium*, não sendo diagnosticados nem como catatonia não especificada, nem como transtorno catatônico devido a outra condição médica.
Acinesia, rigidez ou postura fixa em transtornos do movimento induzidos por medicamentos (incluindo síndrome neuroléptica maligna)	Se devem aos efeitos fisiológicos diretos de um medicamento, incluindo medicamentos antipsicóticos e outros agentes bloqueadores dos receptores de dopamina.
Catatonia associada com [quaisquer dos seguintes] esquizofrenia, transtorno esquizoafetivo, transtorno esquizofreniforme ou transtorno psicótico breve	É caracterizada pela síndrome completa da catatonia, que é acompanhada por outros sintomas característicos do transtorno psicótico relevante.
Catatonia associada ao transtorno bipolar tipo I ou tipo II ou ao transtorno depressivo maior	É caracterizada pela síndrome completa de catatonia, que ocorre exclusivamente durante um episódio depressivo maior ou maníaco.

(Continua)

3.2.5 Diagnóstico diferencial para a catatonia não especificada *(Continuação)*

Catatonia associada ao transtorno do espectro autista	É caracterizada pela síndrome completa da catatonia, que é acompanhada pelos sintomas característicos do transtorno do espectro autista (p. ex., dificuldades de comunicação social, repertório restrito de interesses e comportamentos).

Transtorno bipolar e transtornos relacionados

3.3.1 Diagnóstico diferencial para o transtorno bipolar tipo I

Transtorno bipolar tipo I, caracterizado por no mínimo um episódio maníaco que pode ter sido precedido ou sucedido por episódios hipomaníacos ou episódios depressivos maiores, deve ser diferenciado de...	Em contrapartida ao transtorno bipolar tipo I...
Transtorno bipolar e transtorno relacionado devido a outra condição médica	Necessitam da presença de uma condição médica não psiquiátrica como etiologia. O transtorno bipolar tipo I não é diagnosticado se os episódios maníacos se devem aos efeitos fisiológicos diretos de uma condição médica não psiquiátrica.
Transtorno bipolar e transtorno relacionado induzido por substância/medicamento	São devidos aos efeitos fisiológicos diretos de uma substância (incluindo um medicamento). Um episódio maníaco completo que surge durante tratamento antidepressivo (p. ex., com inibidores seletivos da recaptação da serotonina), mas que persiste em um nível sindrômico completo para além do efeito fisiológico direto desse tratamento, atende aos critérios de um episódio maníaco e, portanto, um diagnóstico de transtorno bipolar tipo I é mais apropriado.
Transtorno depressivo maior	É caracterizado pela ausência tanto de episódios maníacos como de episódios hipomaníacos. Dado o fato de que a presença de alguns sintomas maníacos ou hipomaníacos (i.e., menos sintomas ou duração mais curta do que o requerido para a mania ou a hipomania) pode ainda ser compatível com um diagnóstico de transtorno depressivo maior (e justificaria o uso do especificador "com características mistas"), é importante verificar se os sintomas preenchem os critérios para um episódio maníaco ou hipomaníaco a fim de determinar se é mais apropriado fazer o diagnóstico de um transtorno bipolar.
Transtorno bipolar tipo II	É caracterizado pela presença de episódios hipomaníacos e episódios depressivos maiores e pela ausência de episódios maníacos. O transtorno bipolar tipo II não pode ser diagnosticado se os critérios já tiverem sido preenchidos para o transtorno bipolar tipo I.

(Continua)

3.3.1 Diagnóstico diferencial para o transtorno bipolar tipo I *(Continuação)*

Transtorno ciclotímico	É caracterizado por vários períodos de sintomas hipomaníacos que não preenchem os critérios para um episódio maníaco ou hipomaníaco e períodos de sintomas depressivos que não preenchem os critérios para um episódio depressivo maior. Para que se aplique o diagnóstico de transtorno ciclotímico, nunca devem ser preenchidos os critérios para um episódio maníaco, hipomaníaco ou depressivo maior.
Esquizofrenia, transtorno delirante ou transtorno esquizofreniforme	São caracterizados por sintomas psicóticos que ocorrem fora dos episódios depressivos maiores ou maníacos. Se todos os episódios maníacos estiverem sobrepostos a esquizofrenia, transtorno delirante ou transtorno esquizofreniforme, a presença desses episódios maníacos pode ser indicada atribuindo-se um diagnóstico adicional de outro transtorno bipolar e transtornos relacionados. O diagnóstico é de transtorno bipolar tipo I com características psicóticas se os sintomas psicóticos tiverem ocorrido exclusivamente durante episódios maníacos ou depressivos maiores.
Transtorno esquizoafetivo	É caracterizado por períodos nos quais episódios maníacos e/ou episódios depressivos maiores (especificamente o Critério A1, humor deprimido) são concomitantes com os sintomas da fase ativa da esquizofrenia, períodos nos quais delírios ou alucinações ocorrem por no mínimo duas semanas na ausência de um episódio maníaco ou episódio depressivo maior durante o curso vitalício da doença, e sintomas que preenchem os critérios para um episódio maníaco ou episódio depressivo maior pela maior parte do tempo total de duração das porções ativa e residual da doença. O diagnóstico é de transtorno bipolar tipo I com características psicóticas se os sintomas psicóticos tiverem ocorrido exclusivamente durante episódios maníacos e depressivos maiores.
Transtorno de déficit de atenção/hiperatividade	É caracterizado por sintomas persistentes de desatenção e/ou hiperatividade/impulsividade, os quais podem parecer-se com os sintomas de um episódio maníaco (p. ex., distratibilidade, atividade aumentada, comportamento impulsivo) e têm o seu surgimento antes dos 12 anos, enquanto os sintomas de mania no transtorno bipolar tipo I ocorrem em episódios distintos e costumam iniciar em geral no fim da adolescência ou início da idade adulta.

(Continua)

3.3.1 Diagnóstico diferencial para o transtorno bipolar tipo I *(Continuação)*

Transtorno disruptivo da desregulação do humor	É caracterizado por explosões de raiva graves e recorrentes manifestadas de modo verbal e/ou comportamental, sendo acompanhadas por humor persistentemente irritável ou zangado durante a maior parte do dia, quase todos os dias, entre as explosões. Em contrapartida, a irritabilidade no transtorno bipolar tipo I ocorre em episódios distintos que duram no mínimo uma semana, é claramente diferente do estado basal do indivíduo e é acompanhada pelos característicos sintomas de mania associados (p. ex., grandiosidade, necessidade de sono diminuída).
Transtornos da personalidade (especialmente o transtorno da personalidade *borderline*)	Podem ser caracterizados por sintomas como labilidade do humor e impulsividade persistentes e têm seu surgimento no início da idade adulta. Em contrapartida, os sintomas de humor no transtorno bipolar tipo I ocorrem em episódios distintos que representam uma mudança perceptível em relação ao funcionamento basal.

3.3.2 Diagnóstico diferencial para o transtorno bipolar tipo II

Transtorno bipolar tipo II, caracterizado por no mínimo um episódio hipomaníaco e um episódio depressivo maior, deve ser diferenciado de...	Em contrapartida ao transtorno bipolar tipo II...
Transtorno bipolar e transtorno relacionado devido a outra condição médica	Necessitam da presença de uma condição médica não psiquiátrica como etiologia. O transtorno bipolar tipo II não é diagnosticado se os episódios hipomaníacos e depressivos maiores são, em sua totalidade, devidos a efeitos fisiológicos diretos de uma condição médica não psiquiátrica.
Transtorno bipolar e transtorno relacionado induzido por substância/medicamento	É caracterizado por episódios hipomaníacos e episódios depressivos maiores que são devidos aos efeitos fisiológicos diretos de uma substância (incluindo medicamento). Um episódio hipomaníaco completo que emerge durante tratamento antidepressivo (p. ex., com um inibidor seletivo da recaptação da serotonina), mas persiste em um nível sindrômico completo para além do efeito fisiológico direto desse tratamento, preenche os critérios para um episódio hipomaníaco e, assim, preenche potencialmente um diagnóstico de transtorno bipolar tipo II se também houve uma história de episódios depressivos maiores.
Transtorno depressivo maior	É caracterizado pela ausência tanto de episódios maníacos como de episódios hipomaníacos. Dado o fato de que a presença de alguns sintomas maníacos ou hipomaníacos (i.e., menos sintomas ou por um período mais curto do que o requerido para a mania ou hipomania) pode ainda ser compatível com um diagnóstico de transtorno depressivo maior (e justificaria o uso do especificador "com características mistas"), é importante verificar se os sintomas preenchem os critérios para um episódio hipomaníaco a fim de determinar se é mais apropriado fazer o diagnóstico de um transtorno bipolar tipo II.
Transtorno bipolar tipo I	É caracterizado pela presença de pelo menos um episódio maníaco. O transtorno bipolar tipo II não pode ser diagnosticado se os critérios já tiverem sido preenchidos para um episódio maníaco.

(Continua)

3.3.2 Diagnóstico diferencial para o transtorno bipolar tipo II *(Continuação)*

Transtorno ciclotímico	É caracterizado por vários períodos de sintomas hipomaníacos que não preenchem os critérios para um episódio maníaco ou hipomaníaco e períodos de sintomas depressivos que não preenchem os critérios para um episódio depressivo maior. Para que se aplique o diagnóstico de transtorno ciclotímico, os critérios para um episódio hipomaníaco ou um episódio depressivo maior nunca podem ter sido preenchidos.
Esquizofrenia, transtorno delirante ou transtorno esquizofreniforme	São caracterizados por sintomas psicóticos, que algumas vezes ocorrem fora dos episódios depressivos maiores. Se todos os episódios depressivos maiores estiverem sobrepostos a esquizofrenia, transtorno delirante ou transtorno esquizofreniforme, a presença desses episódios depressivos maiores pode ser indicada atribuindo-se um diagnóstico adicional de outro transtorno depressivo especificado. O diagnóstico é de transtorno bipolar tipo II com características psicóticas se os sintomas psicóticos tiverem ocorrido exclusivamente durante episódios depressivos maiores.
Transtorno esquizoafetivo	É caracterizado por períodos nos quais episódios depressivos maiores (especificamente o Critério A1, humor deprimido) são concomitantes com os sintomas da fase ativa da esquizofrenia, períodos nos quais delírios ou alucinações ocorrem por, no mínimo, duas semanas na ausência de um episódio depressivo maior durante o curso vitalício da doença, e sintomas que preenchem os critérios para um episódio depressivo maior que estão presentes pela maior parte da duração das porções ativas e residuais da doença. O diagnóstico é de transtorno bipolar tipo II com características psicóticas se os sintomas psicóticos ocorreram exclusivamente durante episódios depressivos maiores.
Transtorno de déficit de atenção/hiperatividade	É caracterizado por sintomas persistentes de desatenção e/ou hiperatividade-impulsividade, os quais podem se parecer com sintomas de um episódio hipomaníaco (p. ex., distratibilidade, atividade aumentada, comportamento impulsivo) e têm o seu início antes dos 12 anos. Em contrapartida, os sintomas de hipomania no transtorno bipolar tipo II ocorrem em episódios distintos e costumam começar ao fim da adolescência ou início da idade adulta.

(Continua)

3.3.2 Diagnóstico diferencial para o transtorno bipolar tipo II *(Continuação)*

Transtorno disruptivo da desregulação do humor	É caracterizado por explosões de raiva graves e recorrentes manifestadas de modo verbal e/ou comportamental, sendo acompanhadas por humor persistentemente irritável ou zangado durante a maior parte do dia, quase todos os dias, entre as explosões. Por sua vez, a irritabilidade no transtorno bipolar tipo II, que ocorre em episódios distintos que duram no mínimo quatro dias, é claramente diferente do estado basal do indivíduo e é acompanhada por sintomas associados característicos de mania (p. ex., grandiosidade, necessidade de sono diminuída).
Transtornos da personalidade (especialmente o transtorno da personalidade *borderline*)	Podem ser caracterizados por sintomas como labilidade do humor e impulsividade persistentes e têm seu surgimento no início da idade adulta. Por sua vez, os sintomas de humor no transtorno bipolar tipo II ocorrem em episódios distintos que representam uma mudança perceptível em relação ao funcionamento basal.

3.3.3 Diagnóstico diferencial para o transtorno ciclotímico

Transtorno ciclotímico, caracterizado por vários períodos de sintomas hipomaníacos que não preenchem os critérios para um episódio hipomaníaco e por vários períodos com sintomas depressivos que não preenchem os critérios para um episódio depressivo maior, deve ser diferenciado de...	Em contrapartida ao transtorno ciclotímico...
Transtorno bipolar tipo I ou transtorno bipolar tipo II com ciclagem rápida	É caracterizado por quatro ou mais episódios de humor (cada qual preenchendo integralmente os critérios para um episódio maníaco, hipomaníaco ou depressivo maior) que ocorrem em um período de 12 meses. O transtorno ciclotímico é caracterizado por vários períodos de sintomas hipomaníacos e depressivos que não satisfazem os critérios para um episódio hipomaníaco ou depressivo maior. Se os critérios já foram preenchidos para um episódio maníaco, hipomaníaco ou depressivo maior, o transtorno ciclotímico não é diagnosticado.
Transtorno da personalidade *borderline*	É definido por características adicionais de personalidade (p. ex., perturbação de identidade, comportamento de automutilação), além de labilidade afetiva. Caso sejam preenchidos os critérios para o transtorno ciclotímico e para o transtorno da personalidade *borderline*, ambos podem ser diagnosticados.
Transtorno bipolar e transtorno relacionado devido a outra condição médica	Necessitam da presença de uma condição médica não psiquiátrica como etiologia. O transtorno ciclotímico não é diagnosticado se os sintomas de humor são, em sua totalidade, devidos aos efeitos fisiológicos diretos de uma condição médica não psiquiátrica.
Transtorno bipolar e transtorno relacionado induzido por substância/medicamento	Deve-se aos efeitos fisiológicos diretos de uma substância. O transtorno ciclotímico não é diagnosticado se os sintomas de humor são, em sua totalidade, devidos aos efeitos fisiológicos diretos de uma substância (incluindo medicamento).

Transtornos depressivos

3.4.1 Diagnóstico diferencial para o transtorno depressivo maior

Transtorno depressivo maior, caracterizado por episódios de humor deprimido ou interesse ou prazer diminuído na maior parte do dia, quase todos os dias, que duram, no mínimo, duas semanas e que são acompanhados por sintomas associados característicos (p. ex., alterações no sono, apetite ou nível de atividade; fadiga; dificuldade em se concentrar; sentimentos de desvalia ou culpa excessiva; ideação ou comportamento suicida), deve ser diferenciado de...	Em contrapartida ao transtorno depressivo maior...
Transtorno bipolar tipo I ou transtorno bipolar tipo II	Inclui um ou mais episódios maníacos ou hipomaníacos. O transtorno depressivo maior não pode ser diagnosticado se um episódio maníaco ou hipomaníaco já esteve presente. Um diagnóstico de transtorno depressivo maior pode ser compatível com a presença de alguns sintomas maníacos ou hipomaníacos (i.e., menos sintomas ou uma duração mais curta dos sintomas do que o requerido para mania ou hipomania) e poderia justificar o uso do especificador "com características mistas".
Transtorno depressivo devido a outra condição médica	Necessita da presença de uma condição médica etiológica. O transtorno depressivo maior não é diagnosticado se os episódios do tipo depressivo maior são, em sua totalidade, devidos aos efeitos fisiológicos diretos de uma condição médica não psiquiátrica.
Transtorno depressivo induzido por substância/medicamento	É devido aos efeitos fisiológicos diretos de uma substância ou um medicamento. O transtorno depressivo maior não é diagnosticado se os episódios tipo depressivo maior são, em sua totalidade, devidos aos efeitos fisiológicos diretos de uma substância (incluindo medicamento).
Transtorno depressivo persistente	É caracterizado por humor deprimido, na maioria dos dias, por pelo menos dois anos. Caso sejam preenchidos os critérios tanto para transtorno depressivo maior quanto para transtorno depressivo persistente, ambos devem ser diagnosticados.

(Continua)

3.4.1 Diagnóstico diferencial para o transtorno depressivo maior *(Continuação)*

Transtorno disfórico pré-menstrual	É caracterizado por humor disfórico que está presente na última semana antes do início da menstruação e que começa a melhorar alguns dias depois que esta inicia, tornando-se mínimo ou ausente na semana após ela ter ocorrido. Por sua vez, o início e o fim dos episódios de transtorno depressivo maior não estão conectados temporalmente ao ciclo menstrual.
Transtorno disruptivo da desregulação do humor	É caracterizado por explosões de raiva graves e recorrentes manifestadas por meio verbal e/ou comportamental, acompanhadas por humor persistentemente irritável ou raivoso na maior parte do dia, quase todos os dias, entre as explosões. Em contraste, no transtorno depressivo maior, a irritabilidade é restrita aos episódios depressivos maiores.
Esquizofrenia, transtorno delirante ou transtorno esquizofreniforme	São caracterizados por sintomas psicóticos que também ocorrem fora dos episódios depressivos maiores. Se todos os episódios depressivos maiores estiverem sobrepostos a esquizofrenia, transtorno delirante ou transtorno esquizofreniforme, a presença desses episódios depressivos maiores pode ser indicada atribuindo-se um diagnóstico adicional de "outro transtorno depressivo especificado". O diagnóstico é de transtorno depressivo maior com características psicóticas se os sintomas psicóticos tiverem ocorrido exclusivamente durante episódios depressivos maiores.
Transtorno esquizoafetivo	É caracterizado por períodos nos quais episódios depressivos maiores (especificamente o Critério A1, humor deprimido) são concomitantes com os sintomas da fase ativa da esquizofrenia, períodos nos quais delírios ou alucinações ocorrem por, no mínimo, duas semanas na ausência de um episódio depressivo maior durante o curso vitalício da doença, e sintomas que preenchem os critérios para um episódio depressivo maior presentes pela maior parte da duração total das porções ativas e residuais da doença. O diagnóstico é de transtorno depressivo maior com características psicóticas se os sintomas psicóticos tiverem ocorrido exclusivamente durante episódios depressivos maiores.

(Continua)

3.4.1 Diagnóstico diferencial para o transtorno depressivo maior *(Continuação)*

Transtorno neurocognitivo maior ou leve devido a outra condição médica, com sintomas de humor; ou transtorno neurocognitivo maior ou leve induzido por substância/medicamento, com sintomas de humor	São caracterizados por evidências de declínio a partir de um nível de desempenho anterior em um ou mais domínios cognitivos, além da depressão que se deve aos efeitos fisiológicos diretos de uma condição médica não psiquiátrica causando o transtorno neurocognitivo ou aos efeitos persistentes do uso de alguma substância ou medicamento.
Transtorno de adaptação com humor deprimido	É caracterizado por sintomas depressivos que ocorrem em resposta a um estressor psicossocial identificável e que não preenchem os critérios para um episódio depressivo maior.
Transtorno do luto prolongado	Trata-se de uma resposta de luto pervasiva e persistente que continua a causar comprometimento ou sofrimento clinicamente significativo por mais de 12 meses após o falecimento de alguém próximo. Ele pode ser diferenciado de um episódio depressivo maior pela exigência de desejo ou saudade intensos do ou preocupação com o falecido. Para um diagnóstico de transtorno do luto prolongado, outros sintomas exigidos (como dor emocional, redução marcada nas experiências emocionais, sensação de que a vida não tem sentido e dificuldade para a reintegração social ou para sentir-se participante das atividades atuais) devem ser considerados como resultantes da perda interpessoal significativa. Embora esses sintomas possam ser considerados consistentes com um diagnóstico de transtorno depressivo maior, em um episódio depressivo maior há um humor deprimido mais generalizado que não está especificamente relacionado com a perda. Tanto o transtorno do luto prolongado como o transtorno depressivo maior devem ser diagnosticados se os critérios para ambos forem preenchidos.

(Continua)

3.4.1 Diagnóstico diferencial para o transtorno depressivo maior *(Continuação)*

Luto	Ocorre em resposta à perda de um ente querido e, geralmente, é menos grave do que um episódio depressivo maior. Os afetos predominantes no luto são sentimentos de vazio e perda, enquanto no episódio depressivo maior são humor deprimido persistente e capacidade diminuída de experimentar prazer. Além disso, o humor disfórico no luto tende a diminuir de intensidade em dias a semanas e ocorre em ondas que tendem a ser associadas com pensamentos ou lembranças do falecido, enquanto o humor deprimido em um episódio depressivo maior é mais persistente e não está atrelado a pensamentos ou preocupações específicas.
Períodos de tristeza não patológicos	São caracterizados pela curta duração, poucos sintomas associados e ausência de sofrimento ou prejuízo funcional significativo.

3.4.2 Diagnóstico diferencial para o transtorno depressivo persistente

Transtorno depressivo persistente, caracterizado pelo humor deprimido na maior parte do dia, na maioria dos dias, por no mínimo dois anos, deve ser diferenciado de...

Em contrapartida ao transtorno depressivo persistente...

Transtorno depressivo maior	Exige um ou mais episódios depressivos maiores, que são caracterizados por um período de humor deprimido ou interesse ou prazer diminuído, durante a maior parte do dia, quase todos os dias por, no mínimo, duas semanas, acompanhado por, no mínimo, cinco sintomas característicos (p. ex., alterações no sono, no apetite e no nível de atividade, fadiga, sentimentos de desvalia ou culpa excessiva, dificuldade de concentração, ideação ou comportamento suicida). O transtorno depressivo persistente tem um limiar de sintomas mais baixo (i.e., apenas dois sintomas mais humor deprimido) e um limiar de persistência mais baixo (i.e., na maioria dos dias vs. na maior parte do dia, quase todos os dias), mas requer no mínimo dois anos de duração. Dessa forma, um episódio depressivo maior que dure no mínimo dois anos preencherá os critérios para o transtorno depressivo persistente. Caso sejam preenchidos os critérios tanto para transtorno depressivo maior quanto para transtorno depressivo persistente, ambos devem ser diagnosticados.
Transtornos psicóticos crônicos (i.e., esquizofrenia, transtorno delirante, transtorno esquizoafetivo)	Podem ser caracterizados por humor deprimido crônico associado. Um diagnóstico separado de transtorno depressivo persistente não é feito se os sintomas ocorrem apenas durante o curso do transtorno psicótico (incluindo fases residuais).
Transtorno depressivo devido a outra condição médica	Necessita da presença de uma condição médica não psiquiátrica como etiologia. O transtorno depressivo persistente não é diagnosticado se os sintomas depressivos são, em sua totalidade, devidos aos efeitos fisiológicos diretos de uma condição médica não psiquiátrica crônica. A depressão leve crônica é uma característica comumente associada a muitas condições médicas crônicas (p. ex., diabetes), e os sintomas depressivos podem ser uma consequência do estresse psicológico crônico relacionado a ser portador da condição médica em vez de serem uma consequência etiológica da condição médica não psiquiátrica, conforme é exigido para o diagnóstico de um transtorno depressivo devido a outra condição médica.

(Continua)

3.4.2 Diagnóstico diferencial para o transtorno depressivo persistente *(Continuação)*

Transtorno depressivo induzido por substância/medicamento	É devido aos efeitos fisiológicos diretos de uma substância (incluindo um medicamento). O transtorno depressivo persistente não deve ser diagnosticado se os sintomas depressivos são considerados como devidos aos efeitos fisiológicos diretos do uso crônico da substância ou do medicamento.
Transtorno bipolar tipo I e transtorno bipolar tipo II	São caracterizados por episódios maníacos e episódios hipomaníacos, respectivamente. O transtorno depressivo persistente não pode ser diagnosticado se um episódio maníaco ou hipomaníaco já esteve presente.
Transtorno ciclotímico	É caracterizado por períodos hipomaníacos, além de períodos depressivos. O transtorno depressivo persistente não pode ser diagnosticado se os critérios para o transtorno ciclotímico já tiverem sido preenchidos.
Transtorno da personalidade	É caracterizado por um padrão persistente de experiência interna e comportamento que se desvia acentuadamente das expectativas da cultura do indivíduo, tendo início durante a adolescência ou no começo da idade adulta. Os transtornos da personalidade costumam ocorrer concomitantemente com o transtorno depressivo persistente. Caso sejam preenchidos os critérios tanto para transtorno depressivo persistente quanto para um transtorno da personalidade, ambos podem ser diagnosticados.

3.4.3 Diagnóstico diferencial para o transtorno disfórico pré-menstrual

Transtorno disfórico pré-menstrual (caracterizado por labilidade afetiva acentuada, irritabilidade, raiva ou conflitos interpessoais exacerbados; humor acentuadamente deprimido, sentimentos de desesperança ou pensamentos autodepreciativos; ansiedade acentuada, tensão e/ou sentimentos de estar "nervosa" ou "no limite"– os quais se desenvolvem na última semana antes do início da menstruação, começam a melhorar alguns dias após o início da menstruação e se tornam mínimos ou ausentes na semana após ela ter ocorrido) deve ser diferenciado de...	Em contrapartida ao transtorno disfórico pré-menstrual...
Síndrome pré-menstrual (SPM)	É caracterizada por sintomas que ocorrem durante o período pré-menstrual do ciclo menstrual, mas que não atingem o limiar de cinco sintomas para o transtorno disfórico pré--menstrual. Além disso, o transtorno disfórico pré-menstrual, diferentemente da SPM, exige que pelo menos um desses sintomas esteja relacionado ao humor (p. ex., depressão, irritabilidade, ansiedade ou labilidade do humor), enquanto na SPM não há exigência de que haja sintomas afetivos durante o período pré-menstrual.
Dismenorreia	É caracterizada por dor menstrual que começa no início do ciclo. Por sua vez, o transtorno disfórico pré-menstrual inicia antes do começo da menstruação e é caracterizado por alterações afetivas.
Transtorno depressivo devido a outra condição médica	É caracterizado por sintomas disfóricos que são devidos aos efeitos fisiológicos diretos de uma condição médica não psiquiátrica (p. ex., hipertireoidismo).
Transtorno depressivo induzido por substância/medicamento (incluindo tratamentos hormonais)	É caracterizado por sintomas disfóricos que se devem aos efeitos fisiológicos diretos de uma substância ou um medicamento. Sintomas pré-menstruais de moderados a graves podem se desenvolver depois do início do uso de hormônios exógenos. Se a mulher interrompe o uso de hormônios e os sintomas desaparecem, isso é compatível com o transtorno depressivo induzido por substância/medicamento.

(Continua)

3.4.3 Diagnóstico diferencial para o transtorno disfórico pré-menstrual *(Continuação)*

Transtorno bipolar tipo I, transtorno bipolar tipo II ou transtorno depressivo maior	São caracterizados por episódios maníacos, hipomaníacos e depressivos maiores que, temporalmente, não estão relacionados ao ciclo menstrual. No entanto, como o início da menstruação constitui um evento memorável, algumas mulheres podem relatar que os sintomas parecem piorar ou ocorrer apenas durante o período pré-menstrual. Por isso, classificações prospectivas diárias dos sintomas durante no mínimo dois ciclos sintomáticos são importantes para documentar o momento do surgimento e do desaparecimento dos sintomas de humor.
Exacerbação pré-menstrual de outro transtorno mental (p. ex., transtornos depressivos, transtorno bipolar e transtornos relacionados, transtornos de ansiedade, bulimia nervosa, transtornos por uso de substâncias) ou de uma condição médica não psiquiátrica (p. ex., enxaqueca, asma, alergias, distúrbios epilépticos)	O sintoma em questão (p. ex., depressão, ansiedade, compulsão alimentar) não melhora durante o intervalo pós-menstrual. Por outro lado, o diagnóstico de transtorno disfórico pré-menstrual exige que os sintomas se tornem mínimos ou ausentes na semana após a menstruação.

3.4.4 Diagnóstico diferencial para o transtorno disruptivo da desregulação do humor

Transtorno disruptivo da desregulação do humor, caracterizado por explosões de raiva graves e recorrentes, manifestadas por meio verbal e/ou comportamental, cuja intensidade é consideravelmente desproporcional em relação à provocação, e que são acompanhadas por um humor persistentemente irritável ou zangado na maior parte do dia, quase todos os dias, nos intervalos entre as explosões, deve ser diferenciado de...	Em contrapartida ao transtorno disruptivo da desregulação do humor...
Transtorno depressivo devido a outra condição médica	É caracterizado por sintomas disfóricos que se devem aos efeitos fisiológicos diretos de uma condição médica não psiquiátrica.
Transtorno depressivo induzido por substância/medicamento	É caracterizado por sintomas disfóricos que se devem aos efeitos fisiológicos diretos de uma substância ou medicamento.
Transtorno bipolar tipo I e transtorno bipolar tipo II	São transtornos episódicos com períodos distintos de perturbação do humor que são distinguíveis do humor basal da criança. Além disso, a mudança no humor durante episódios maníacos e hipomaníacos é acompanhada por aumento da energia e da atividade, assim como sintomas cognitivos, comportamentais e somáticos associados (p. ex., distratibilidade, fala rápida e necessidade de sono diminuída). Por sua vez, a irritabilidade do transtorno disruptivo da desregulação do humor é persistente e cronicamente presente ao longo de vários meses.
Transtorno de oposição desafiante	É caracterizado por um padrão de humor raivoso/irritável ou comportamento questionador/desafiante. Por sua vez, o transtorno disruptivo da desregulação do humor é caracterizado pela presença de explosões graves e frequentemente recorrentes, além de uma ruptura persistente no humor entre as explosões. Se todos os critérios são preenchidos para ambos os transtornos, apenas o transtorno disruptivo da desregulação do humor deve ser diagnosticado.

(Continua)

3.4.4 Diagnóstico diferencial para o transtorno disruptivo da desregulação do humor *(Continuação)*

Transtorno depressivo maior	Pode ser caracterizado por humor irritável que acompanha os episódios de humor deprimido ou interesse ou prazer diminuído. Crianças cuja irritabilidade está presente apenas no contexto de um episódio depressivo maior devem receber um diagnóstico de transtorno depressivo maior, em vez de transtorno disruptivo da desregulação do humor. Se a irritabilidade se estende para além dos episódios depressivos maiores, ambos os diagnósticos podem ser apropriados.
Transtornos de ansiedade	Podem ser caracterizados por humor irritável que ocorre em situações provocadoras de ansiedade. Crianças cuja irritabilidade está presente apenas em contextos provocadores de ansiedade devem receber o diagnóstico do transtorno de ansiedade relevante, em vez de um diagnóstico de transtorno disruptivo da desregulação do humor. Se a irritabilidade se estende para além das situações provocadoras de ansiedade, tanto o diagnóstico de transtorno disruptivo da desregulação do humor como o de transtorno de ansiedade podem ser apropriados.
Transtorno do espectro autista	Pode ser caracterizado por explosões de raiva, especialmente quando a rotina do indivíduo é perturbada. Se as explosões são mais bem explicadas pelo transtorno do espectro autista, o transtorno disruptivo da desregulação do humor não é diagnosticado.
Transtorno explosivo intermitente	É caracterizado por explosões agressivas que podem se parecer com os ataques de raiva do transtorno disruptivo da desregulação do humor; contudo, não há humor persistente irritável ou raivoso entre as explosões. Além disso, o transtorno explosivo intermitente requer apenas três meses de sintomas ativos, em contrapartida à exigência de 12 meses para o transtorno disruptivo da desregulação do humor. O transtorno explosivo intermitente não é diagnosticado se os critérios são satisfeitos para o transtorno disruptivo da desregulação do humor.

Transtornos de ansiedade

3.5.1 Diagnóstico diferencial para o transtorno de ansiedade de separação

Transtorno de ansiedade de separação, caracterizado por ansiedade excessiva e inapropriada sob o ponto de vista do desenvolvimento e que diz respeito à separação de figuras importantes de apego, deve ser diferenciado de...	Em contrapartida ao transtorno de ansiedade de separação...
Transtorno de ansiedade generalizada	É caracterizado por ansiedade e preocupação em relação a vários eventos ou atividades e não está limitado a questões de separação da família.
Transtorno de pânico	É caracterizado por ataques de pânico recorrentes e inesperados. Por sua vez, indivíduos com transtorno de ansiedade de separação podem experimentar ataques de pânico, mas apenas quando ameaçados pela separação de figuras importantes de apego.
Agorafobia	É caracterizada por ansiedade com relação à possibilidade de ser aprisionado ou incapacitado em lugares ou situações consideradas difíceis de escapar caso surjam sintomas similares aos de pânico ou outros sintomas incapacitantes. No transtorno de ansiedade de separação, o foco do medo está sobre a separação de figuras importantes de apego.
Transtorno de estresse pós-traumático	Pode ser caracterizado pelo medo de separação de entes queridos após eventos traumáticos, como desastres, especialmente quando períodos de separação foram experimentados durante o evento traumático. Entretanto, no transtorno de estresse pós-traumático, os principais sintomas envolvem a rememoração de experiências ou a evitação de situações associadas ao próprio evento traumático, enquanto no transtorno de ansiedade de separação as preocupações e a evitação dizem respeito ao bem-estar das figuras de apego e ao medo de ser separado delas.
Transtorno do luto prolongado	Envolve o sofrimento relacionado à separação de uma pessoa falecida, enquanto o transtorno de ansiedade de separação se caracteriza por ansiedade relacionada com a separação de figuras de apego atuais.

(Continua)

3.5.1 Diagnóstico diferencial para o transtorno de ansiedade de separação *(Continuação)*

Transtorno de ansiedade social	Pode ser caracterizado por recusa a ir à escola por medo de ser julgado negativamente pelos colegas e professores. Por sua vez, a recusa em ir à escola no transtorno de ansiedade de separação se deve a preocupações quanto a ser separado de figuras importantes de apego.
Transtorno de ansiedade de doença	Pode ser caracterizado pela preocupação do indivíduo com doenças específicas que possa ter, mas a principal preocupação é com o próprio diagnóstico médico. No transtorno de ansiedade de separação, o foco da preocupação com a doença é sobre a possibilidade de que ela resulte na separação de figuras importantes de apego.
Transtorno da conduta	Pode ser caracterizado pela esquiva da escola (evasão), mas a ansiedade pela separação das figuras de apego não é responsável pelas ausências escolares, e a criança ou o adolescente habitualmente fica longe de casa ao invés de voltar para ela.
Transtorno de oposição desafiante	É caracterizado por comportamento opositivo persistente não relacionado à expectativa ou à ocorrência de separação. Em contrapartida, algumas crianças e adolescentes com transtorno de ansiedade de separação podem apresentar oposição no contexto em que são forçados a se separar das figuras de apego.
Transtornos depressivos	Podem ser associados com relutância em sair de casa por perda de interesse, fadiga ou preocupação em chorar em público, em vez de preocupação ou medo de eventos indesejados afetarem as figuras de apego.
Transtorno da personalidade dependente	É caracterizado por uma tendência indiscriminada em confiar em outras pessoas. Em contrapartida, no transtorno de ansiedade de separação, a preocupação diz respeito à proximidade e à segurança das principais figuras de apego.

(Continua)

3.5.1 Diagnóstico diferencial para o transtorno de ansiedade de separação *(Continuação)*

Transtorno da personalidade *borderline*	É caracterizado pelo medo do abandono daqueles que o indivíduo ama, mas há também problemas com a identidade, o autodirecionamento, o funcionamento interpessoal e a impulsividade. Caso sejam preenchidos os critérios tanto para transtorno de ansiedade de separação quanto para transtorno da personalidade *borderline*, ambos podem ser diagnosticados.
Ansiedade de separação apropriada sob o ponto de vista do desenvolvimento	É parte de um desenvolvimento inicial normal e pode indicar o desenvolvimento de relacionamentos de apego seguro, como quando crianças em torno de um ano sentem ansiedade em relação a um estranho.

3.5.2 Diagnóstico diferencial para o mutismo seletivo

Mutismo seletivo, caracterizado por fracasso consistente de verbalização em situações sociais específicas nas quais existe uma expectativa de que se fale, deve ser diferenciado de...	Em contrapartida ao mutismo seletivo...
Transtornos da comunicação	São caracterizados por distúrbios da fala (p. ex., disfluências, problemas de som da fala) que ocorrem consistente e independentemente da situação em que o indivíduo está. Por sua vez, no mutismo seletivo, as dificuldades de fala ocorrem apenas em certas situações (p. ex., situações sociais com crianças e adultos), mas não em outras (p. ex., com a família imediata).
Transtorno do espectro autista	Pode também ser caracterizado por dificuldade na fala em situações sociais, mas, ao contrário do mutismo seletivo, essas dificuldades são evidentes até mesmo quando o indivíduo está falando com membros da família imediata.
Transtorno de ansiedade social	É caracterizado por medo e ansiedade que ocorrem em situações sociais nas quais a pessoa está exposta ao possível escrutínio de outras, enquanto o diagnóstico de mutismo seletivo descreve especificamente um padrão de incapacidade de falar em certas situações, as quais costumam ser sociais. Em situações nas quais o fracasso em falar está associado a sentimentos de ansiedade social, ambos os diagnósticos de mutismo seletivo e transtorno de ansiedade social podem ser feitos.

3.5.3 Diagnóstico diferencial para a fobia específica

Fobia específica, caracterizada por medo ou ansiedade intensa em relação a um objeto ou situação específica, deve ser diferenciada de...	Em contrapartida à fobia específica...
Agorafobia	É caracterizada pelo medo e pela evitação de situações de dois ou mais grupos agorafóbicos (ou seja, transporte público, espaços abertos, espaços fechados, ficar em uma fila ou em meio à multidão, sair de casa sozinho). Na fobia específica, tipo situacional, o medo e a evitação estão confinados a apenas uma situação (p. ex., alturas) ou a várias, mas todas dentro do mesmo grupo de estímulos fóbicos (p. ex., elevadores e aviões, que pertencem ao grupo de transporte público).
Transtorno de ansiedade social	É caracterizado pelo medo e pela evitação restritos a situações sociais, incluindo o desempenho em frente a outras pessoas.
Transtorno de estresse pós-traumático ou transtorno de estresse agudo	São caracterizados pelo medo e pela evitação circunscritos a estímulos que recordam ao indivíduo um evento experimentado previamente que ameaçou sua vida.
Transtorno obsessivo-compulsivo	Pode ser caracterizado pelo medo e pela evitação de situações específicas que podem desencadear obsessões (p. ex., evitação de sujeira por um indivíduo com uma obsessão de contaminação).
Transtorno de ansiedade de separação	É caracterizado pelo medo ou pela evitação de situações em que o indivíduo é separado de figuras importantes de apego.
Transtornos psicóticos	Podem ser caracterizados pela evitação que ocorre como uma consequência de uma crença delirante (p. ex., um indivíduo com um sistema de perseguição delirante que evita viajar de avião por estar convencido, sem justificativas, de que será alvo de um ataque terrorista).
Anorexia nervosa, transtorno alimentar restritivo/evitativo, bulimia nervosa e transtorno de compulsão alimentar	Podem ser caracterizados por comportamento evitativo, mas este é exclusivamente relacionado à esquiva de alimentos e estímulos relacionados a alimentos.

(Continua)

3.5.3 Diagnóstico diferencial para a fobia específica *(Continuação)*

Evitação não patológica de objetos ou situações circunscritas	Ou representa um nível realístico de evitação, considerando-se o perigo concreto (p. ex., evitação da prática de *skydiving* a partir de um avião) ou não é grave o suficiente para causar prejuízo clínico significativo ou sofrimento, muitas vezes por causa da facilidade em evitar um estímulo fóbico (p. ex., uma pessoa que teme serpentes, mas raramente encontraria uma pelo fato de morar em Manhattan).
Medos transitórios na infância	São comuns e de curta duração (menos de seis meses).

3.5.4 Diagnóstico diferencial para o transtorno de ansiedade social

Transtorno de ansiedade social, caracterizado por medo ou ansiedade intensa em relação a situações sociais nas quais o indivíduo é exposto ao possível escrutínio de outros, deve ser diferenciado de...	Em contrapartida ao transtorno de ansiedade social...
Transtorno de pânico	É caracterizado por ataques de pânico que, pelo menos inicialmente, são inesperados (i.e., ocorrem "do nada"). Por outro lado, os ataques de pânico em alguém com transtorno de ansiedade social são exclusivamente indicados por situações sociais nas quais o indivíduo está exposto ao possível escrutínio dos outros.
Agorafobia	Pode ser caracterizada por medo e evitação de situações sociais (p. ex., ir a uma festa cheia de gente), mas o temor é de que a fuga possa ser difícil ou a ajuda possa não estar disponível em caso de incapacitação ou sintomas do tipo pânico. No transtorno de ansiedade social, o foco do medo é o escrutínio de outras pessoas.
Transtorno de ansiedade generalizada	Pode ser caracterizado por preocupações sociais, mas o foco é mais sobre a natureza das relações existentes do que no medo de uma avaliação negativa. Por exemplo, indivíduos com transtorno de ansiedade generalizada, em particular crianças, podem estar excessivamente preocupados com a qualidade de seu desempenho social, mas também se preocupam com a qualidade de seu desempenho em situações não sociais, nas quais a avaliação social feita por outros não é a questão (p. ex., ter uma boa nota em um teste). No transtorno de ansiedade social, as preocupações são exclusivamente focadas no desempenho social e no escrutínio de outras pessoas.
Fobia específica	Pode ser caracterizada pelo medo de constrangimento e humilhação relacionado à reação intensa do indivíduo ante a exposição a estímulos fóbicos (p. ex., vergonha de desmaiar quando lhe é tirado sangue), mas não há um medo geral de avaliação negativa em outras situações sociais.

(Continua)

3.5.4 Diagnóstico diferencial para o transtorno de ansiedade social *(Continuação)*

Transtorno de ansiedade de separação	Pode ser caracterizado pela evitação de contextos sociais (incluindo recusa à escola), mas esta se deve a preocupações quanto a ser separado de figuras de apego ou ser constrangido pela necessidade de sair prematuramente para retornar a figuras de apego. Indivíduos com transtorno de ansiedade social tendem a estar desconfortáveis mesmo em situações sociais nas quais figuras de apego estão presentes.
Mutismo seletivo	É caracterizado pelo fracasso em falar em algumas situações devido ao medo de uma avaliação negativa, mas, ao contrário do transtorno de ansiedade social, não há medo de uma avaliação negativa em situações sociais em que não seja exigido falar (p. ex., um jogo não verbal).
Transtorno de oposição desafiante	Pode ser caracterizado pela recusa em falar com os professores ou outras figuras de autoridade. Indivíduos com transtorno de ansiedade social podem ter medo de falar devido ao receio de uma avaliação negativa.
Transtorno do espectro autista	É caracterizado pela ansiedade social e por déficits na comunicação social que costumam resultar em falta de relações sociais apropriadas à idade. Embora os indivíduos com transtorno de ansiedade social possam parecer limitados quando interagem pela primeira vez com pares desconhecidos ou adultos, eles têm relações sociais apropriadas para sua idade e capacidade de comunicação social.
Transtorno da personalidade evitativa	É conceituado como um transtorno da personalidade, mas descreve muitos dos mesmos indivíduos que têm transtorno de ansiedade social generalizada. Se os critérios para transtorno de ansiedade social e transtorno da personalidade evitativa forem preenchidos, ambos os diagnósticos podem ser feitos.

(Continua)

3.5.4 Diagnóstico diferencial para o transtorno de ansiedade social *(Continuação)*

Transtorno depressivo maior	É caracterizado por autoestima negativa que pode ser acompanhada por preocupações quanto a ser negativamente avaliado por outras pessoas, mas essas preocupações estendem-se para além de situações sociais. Indivíduos com transtorno de ansiedade social se preocupam com a possibilidade de serem avaliados negativamente em razão de certos comportamentos sociais, sintomas físicos ou aparência, e geralmente não experimentam uma autoestima negativa fora de contextos sociais.
Transtorno dismórfico corporal	É caracterizado pela crença relativamente fixa de que características particulares de sua aparência física o tornam disforme ou feio, o que pode resultar em ansiedade social e evitação de situações sociais. Um diagnóstico separado de transtorno de ansiedade social geralmente não é justificado se os medos sociais e a evitação são restritos a preocupações com deformidades do corpo.
Transtorno delirante	Pode ser caracterizado por um delírio envolvendo a crença de que o indivíduo tem um defeito em sua aparência física ou está emitindo um odor ruim ou desagradável, resultando em ser socialmente rejeitado. Embora alguns indivíduos com transtorno de ansiedade social possam ter essas preocupações, elas não chegam a ter uma intensidade delirante.
Condições médicas	Podem produzir sintomas que talvez sejam socialmente constrangedores (p. ex., tremor na doença de Parkinson). Um diagnóstico adicional de transtorno de ansiedade social é atribuído apenas quando o medo de avaliação negativa em razão desses sintomas é considerado excessivo.

(Continua)

3.5.4 Diagnóstico diferencial para o transtorno de ansiedade social *(Continuação)*

Ansiedade social e evitação associadas a outros transtornos mentais, como transtornos alimentares ou esquizofrenia	São caracterizadas por ansiedade que ocorre apenas durante o curso de outro transtorno mental. Se o clínico considerar que a ansiedade é mais bem explicada por outro transtorno mental, um diagnóstico adicional de transtorno de ansiedade social não é feito. Por exemplo, medos sociais e desconforto podem ocorrer como parte da esquizofrenia, mas outras evidências de sintomas psicóticos também estarão presentes. A ansiedade social pode ocorrer concomitantemente a transtornos alimentares, mas, se o medo de uma avaliação negativa sobre os sintomas (p. ex., purgação e vômito) é a única fonte de ansiedade social, um diagnóstico adicional de transtorno de ansiedade social não costuma ser justificado.
Timidez não patológica	É um traço de personalidade comum que, para a maioria das pessoas tímidas, não leva a um impacto adverso clinicamente significativo no funcionamento.

3.5.5 Diagnóstico diferencial para o transtorno de pânico

Transtorno de pânico, caracterizado por ataques de pânico inesperados e recorrentes, seguidos por um mês ou mais de preocupação ou mudança de comportamento relacionados aos ataques, deve ser diferenciado de...	Em contrapartida ao transtorno de pânico...
Transtorno de ansiedade devido a outra condição médica	Necessita da presença de uma condição médica etiológica (p. ex., hipertireoidismo). O transtorno de pânico não é diagnosticado se os ataques de pânico são, em sua totalidade, devidos aos efeitos fisiológicos diretos de uma condição médica não psiquiátrica sobre o sistema nervoso central.
Transtorno de ansiedade induzido por substância/medicamento	É devido aos efeitos fisiológicos diretos de uma substância ou um medicamento. O transtorno de pânico não é diagnosticado se os ataques de pânico são, em sua totalidade, devidos aos efeitos fisiológicos diretos de uma substância (incluindo medicamento).
Ataques de pânico que ocorrem como parte de outro transtorno mental	Muitos transtornos mentais (p. ex., transtorno de ansiedade social, fobia específica, transtorno de ansiedade de separação, transtorno obsessivo-compulsivo, transtorno de acumulação, transtorno de estresse pós-traumático, transtorno depressivo maior) podem ser caracterizados por ataques de pânico que ocorrem em situações nas quais o indivíduo já está experimentando algum nível de ansiedade relacionado à condição. Por exemplo, uma pessoa com transtorno de ansiedade social pode se tornar tão ansiosa em uma situação social que isso desencadeia um ataque de pânico, ou um indivíduo com preocupações de contaminação no transtorno obsessivo-compulsivo pode desenvolver um sofrimento extremo quando exposto a germes ou sujeira, o que culmina em um ataque de pânico. Em tais casos, o especificador "com ataques de pânico" pode ser indicado. Em contrapartida, os ataques de pânico em indivíduos com transtorno de pânico são inesperados (i.e., os ataques "vêm do nada"), ao menos durante a fase inicial do transtorno.

(Continua)

3.5.5 Diagnóstico diferencial para o transtorno de pânico *(Continuação)*

Exposição a uma experiência extremamente provocadora de ansiedade	Pode ser caracterizada pelo desenvolvimento de um ataque de pânico (p. ex., um indivíduo tendo um ataque de pânico enquanto está sob a mira de uma arma). Por sua vez, os ataques de pânico em indivíduos com transtorno de pânico são inesperados (i.e., os ataques de pânico "vêm do nada"), pelo menos durante a fase inicial do transtorno.
Ataque de pânico isolado	É caracterizado por um único ataque de pânico, que pode ou não vir do nada e que, por si só, não indica uma psicopatologia. Um diagnóstico de transtorno de pânico requer, pelo menos, dois ataques de pânico inesperados.
Ataques com sintomas limitados	São caracterizados por ataques similares a pânico que não chegam a ter o mínimo de quatro sintomas requerido para um ataque de pânico.

3.5.6 Diagnóstico diferencial para a agorafobia

Agorafobia, caracterizada pelo medo ou pela evitação de múltiplas situações que se devem a pensamentos de que escapar pode ser difícil ou a ajuda pode não estar disponível caso se desenvolvam sintomas tipo pânico, deve ser diferenciada de...	Em contrapartida à agorafobia...
Transtorno de ansiedade social	É caracterizado pela evitação específica de situações sociais nas quais a pessoa será exposta ao escrutínio de terceiros.
Fobia específica, tipo situacional	É caracterizada pela evitação de uma situação temida específica, como espaços fechados, em contrapartida ao medo e à evitação de múltiplas situações entre dois ou mais grupos agorafóbicos (ou seja, transporte público, espaços abertos, espaços fechados, ficar em uma fila ou em meio à multidão, sair de casa sozinho).
Transtorno de estresse pós-traumático ou transtorno de estresse agudo	Podem ser caracterizados pela evitação de pessoas, lugares, atividades ou situações que despertam memórias, pensamentos ou sentimentos perturbadores sobre eventos traumáticos.
Transtorno depressivo maior	Alguns indivíduos com transtorno depressivo maior podem ficar completamente confinados à sua casa devido a sentimentos de apatia, fadiga, perda da capacidade de sentir prazer ou preocupações em chorar em público. Em contrapartida, a falta de vontade de deixar seus lares de alguns indivíduos com agorafobia é um resultado de medos extremos de que a ajuda possa não estar disponível no caso de desenvolvimento de sintomas do tipo pânico ou de incapacidade.
Transtornos psicóticos que apresentam delírios (p. ex., transtorno delirante, esquizofrenia, transtorno depressivo maior com características psicóticas)	Podem ser caracterizados pela evitação que é uma consequência de medos delirantes (p. ex., o indivíduo evitar sair de casa por acreditar que está sendo seguido).
Transtorno obsessivo-compulsivo	Pode ser caracterizado pelo comportamento de evitação com a intenção de prevenir o desencadeamento de uma obsessão ou compulsão (p. ex., evitação de objetos "sujos" relacionada a medos de contaminação ou evitação de facas de cozinha por alguém que está tendo pensamentos obsessivos de esfaquear seu cônjuge).

(Continua)

3.5.6 Diagnóstico diferencial para a agorafobia   *(Continuação)*

Transtorno de ansiedade de separação	É caracterizado pela evitação de situações que envolvem o afastamento de figuras importantes de apego, incluindo a recusa em sair de casa em razão de um medo de separação.
Evitação relacionada a condições médicas potencialmente incapacitantes	Pode ser caracterizada pela evitação que resulta de preocupações realistas (p. ex., desmaiar, no caso de um indivíduo com uma arritmia). No entanto, em contraste com a evitação na agorafobia, a evitação relacionada com uma condição incapacitante é apropriada considerando a natureza da condição médica.

3.5.7 Diagnóstico diferencial para o transtorno de ansiedade generalizada

Transtorno de ansiedade generalizada, caracterizado por ansiedade e preocupação excessivas, com duração mínima de seis meses, deve ser diferenciado de...	Em contrapartida ao transtorno de ansiedade generalizada...
Transtorno de ansiedade devido a outra condição médica	Necessita da presença de uma condição médica etiológica (p. ex., feocromocitoma). O transtorno de ansiedade generalizada não é diagnosticado se a ansiedade generalizada se deve aos efeitos fisiológicos diretos de uma condição médica não psiquiátrica.
Transtorno de ansiedade induzido por substância/medicamento	Deve-se aos efeitos fisiológicos diretos de uma substância ou um medicamento e pode ter o seu início durante a intoxicação ou a abstinência de uma substância, bem como ocorrer no contexto do uso ou da abstinência de um medicamento. O transtorno de ansiedade generalizada não é diagnosticado se a ansiedade generalizada se deve aos efeitos fisiológicos diretos de uma substância sobre o sistema nervoso central, como ocorre durante intoxicação por cocaína ou abstinência de opioides.
Transtorno de pânico	É caracterizado por ansiedade e preocupação quanto a ter ataques de pânico adicionais. Um diagnóstico adicional de transtorno de ansiedade generalizada deve ser feito apenas se existe preocupação ou ansiedade adicional em relação a eventos, situações ou atividades não relacionadas aos ataques de pânico.
Transtorno de ansiedade social	É caracterizado por ansiedade e preocupação excessivas focadas exclusivamente em situações sociais. Um diagnóstico adicional de transtorno de ansiedade generalizada deve ser feito apenas se existem ansiedade e preocupação focadas em situações não sociais (p. ex., desempenho escolar ou no trabalho).
Transtorno de sintomas somáticos ou transtorno de ansiedade de doença	Podem ser caracterizados por ansiedade e preocupação excessivas focadas exclusivamente na saúde, em ficar doente ou na gravidade de sintomas somáticos (p. ex., preocupação de que uma dor de cabeça seja um indicativo de um tumor cerebral). Um diagnóstico adicional de transtorno de ansiedade generalizada deve ser feito apenas se existem ansiedade e preocupação focadas em situações não relacionadas à saúde.

(Continua)

3.5.7 Diagnóstico diferencial para o transtorno de ansiedade generalizada *(Continuação)*

Transtorno de ansiedade de separação	É caracterizado por ansiedade e preocupação excessivas focadas exclusivamente em preocupações sobre separação de figuras importantes de apego. Um diagnóstico adicional de transtorno de ansiedade generalizada deve ser feito apenas se existem ansiedade e preocupação focadas em situações que não são relacionadas com separação.
Transtorno de estresse pós-traumático ou transtorno de estresse agudo	São caracterizados por ansiedade relacionada à exposição a estímulos internos e externos que simbolizam ou se assemelham a um aspecto de um evento traumático, ou que ocorre como parte de hiperexcitabilidade e reatividade generalizadas associadas ao fato de ter sido exposto a um evento traumático. Um diagnóstico adicional de transtorno de ansiedade generalizada deve ser feito apenas se existem ansiedade e preocupação focadas em situações que não são relacionadas ao evento traumático.
Anorexia nervosa	Pode ser caracterizada por ansiedade ou preocupação associadas ao medo de ganhar peso. Um diagnóstico adicional de transtorno de ansiedade generalizada deve ser feito apenas se existem ansiedade e preocupação não relacionadas com questões sobre o peso.
Transtorno obsessivo-compulsivo	É usualmente caracterizado por pensamentos repetitivos e provocadores de ansiedade que são experimentados como intrusivos, indesejados, inapropriados, egodistônicos e, em geral, acompanhados por compulsões que servem para reduzir a ansiedade. Por sua vez, as preocupações no transtorno de ansiedade generalizada costumam surgir a partir da rotina diária da vida, como responsabilidades no trabalho, saúde de membros da família, finanças ou questões menores, como tarefas domésticas ou atraso para compromissos.
Transtorno dismórfico corporal	Pode ser caracterizado por ansiedade e preocupação sobre defeitos percebidos na aparência serem observados pelos outros. Um diagnóstico adicional de transtorno de ansiedade generalizada deve ser feito apenas se existem ansiedade e preocupação não relacionadas com a aparência física.

(Continua)

3.5.7 Diagnóstico diferencial para o transtorno de ansiedade generalizada *(Continuação)*

Transtorno de adaptação, com ansiedade	É caracterizado por sintomas de ansiedade clinicamente significativos que não preenchem os critérios para qualquer transtorno de ansiedade específico (incluindo transtorno de ansiedade generalizada) e que ocorrem em resposta a um estressor psicossocial identificável.
Episódio maníaco, com ansiedade; episódio hipomaníaco, com ansiedade; ou episódio depressivo maior, com ansiedade	São caracterizados por sintomas proeminentes relacionados à ansiedade (sentir-se tenso, sentir-se inquieto, ter dificuldade de concentração, sentir medo exagerado) que ocorrem durante a maioria dos dias do episódio relacionado ao humor.
Transtornos psicóticos	Podem ser acompanhados por ansiedade relacionada ao conteúdo de crenças delirantes e incluir outros sintomas psicóticos característicos do transtorno psicótico em particular. Um diagnóstico adicional de transtorno de ansiedade generalizada deve ser feito apenas se existem ansiedade e preocupação focadas em situações que não são relacionadas com a psicose.
Ansiedade não patológica	É caracterizada por preocupações que são mais controláveis ou que não são graves o suficiente para causar sofrimento clinicamente significativo ou prejuízo no funcionamento.

Transtorno obsessivo-compulsivo e transtornos relacionados

3.6.1 Diagnóstico diferencial para o transtorno obsessivo-compulsivo

Transtorno obsessivo-compulsivo (TOC), caracterizado por obsessões (i.e., pensamentos recorrentes, impulsos ou imagens percebidos como intrusivos e indesejados e que a pessoa tenta ignorar ou suprimir) e/ou compulsões (i.e., comportamentos repetitivos ou atos mentais que o indivíduo se sente compelido a desempenhar em resposta a uma obsessão ou de acordo com regras que precisam ser aplicadas rigorosamente), deve ser diferenciado de...	Em contrapartida ao transtorno obsessivo-compulsivo...
Transtorno obsessivo-compulsivo e transtorno relacionado devido a outra condição médica	Necessitam da presença de uma condição médica não psiquiátrica como etiologia. O TOC não é diagnosticado se as obsessões e as compulsões são, em sua totalidade, devidas aos efeitos fisiológicos diretos de uma condição médica não psiquiátrica.
Transtorno obsessivo-compulsivo e transtorno relacionado induzido por substância/medicamento	São devidos aos efeitos fisiológicos diretos de uma substância ou um medicamento. O TOC não é diagnosticado se as obsessões e as compulsões são, em sua totalidade, devidas aos efeitos fisiológicos de uma substância (incluindo medicamento).
Transtorno de acumulação	É caracterizado por uma dificuldade persistente de descartar ou desfazer-se de posses e uma acumulação excessiva de objetos. Entretanto, para um indivíduo com certas obsessões (p. ex., preocupações sobre incompletude ou danos) com compulsões de acumulação associadas (p. ex., adquirir todos os objetos de um conjunto para atingir uma sensação de completude), deve ser dado o diagnóstico de TOC.
Transtorno dismórfico corporal	É caracterizado por comportamentos (p. ex., olhar no espelho, arrumação excessiva) ou atos mentais (o indivíduo comparar sua aparência com os outros) repetitivos em resposta a preocupações com a aparência. Um diagnóstico de TOC deve ser considerado apenas se houver obsessões e/ou compulsões adicionais não relacionadas com a aparência.

(Continua)

3.6.1 Diagnóstico diferencial para o transtorno obsessivo-compulsivo *(Continuação)*

Transtornos alimentares	São caracterizados por pensamentos e comportamentos recorrentes limitados a preocupações com peso corporal e alimentação.
Fobia específica	É caracterizada por medo e evitação relacionados a determinados objetos ou situações específicas e circunscritas. No TOC, o medo e a evitação de um objeto ou uma situação específicos estão relacionados à evitação do desencadeamento de uma obsessão ou compulsão (p. ex., evitação de sujeira no caso de um indivíduo com uma obsessão de contaminação).
Transtorno de ansiedade social	É caracterizado por medo e evitação de situações sociais em que a pessoa é exposta a possível escrutínio de outros e comportamentos repetitivos que envolvem buscar tranquilização focados na redução do medo social.
Tricotilomania (transtorno de arrancar o cabelo) ou transtorno de escoriação (*skin-picking*)	São caracterizados por pensamentos e ações recorrentes limitados a arrancar cabelo ou escoriar a pele.
Transtorno de ansiedade de doença	É caracterizado por pensamentos recorrentes relacionados exclusivamente à ideia de que a pessoa tem uma doença grave.
Episódio depressivo maior	Pode ser caracterizado por ruminações recorrentes que costumam ser congruentes com o humor e não necessariamente experimentadas como intrusivas ou perturbadoras.
Transtorno de ansiedade generalizada	É caracterizado por pensamentos recorrentes (i.e., inquietações) sobre preocupações com a vida real, sendo que os pensamentos não são acompanhados por compulsões.
Transtorno delirante	É caracterizado por pensamentos persistentes que são mantidos com convicção delirante. Embora alguns indivíduos com TOC possam ter ausência completa de *insight* sobre a probabilidade (ou falta dela) de uma consequência temida ao não realizar suas compulsões e, assim, necessitem do especificador "com *insight* ausente/crenças delirantes", esses sintomas não justificam um diagnóstico de transtorno psicótico.

(Continua)

3.6.1 Diagnóstico diferencial para o transtorno obsessivo-compulsivo *(Continuação)*

Esquizofrenia	É caracterizada por pensamentos delirantes ruminativos e comportamentos estereotipados que são acompanhados por outros sintomas característicos da esquizofrenia (p. ex., alucinações, discurso desorganizado, sintomas negativos).
Transtornos de tique	São caracterizados por movimentos motores ou vocalizações repentinos, rápidos, recorrentes e não rítmicos (p. ex., piscar de olhos, limpar a garganta) que são menos complexos do que as compulsões e não objetivam neutralizar obsessões.
Transtorno do movimento estereotipado	É caracterizado por comportamento motor repetitivo, aparentemente intencional e não funcional (p. ex., bater a cabeça, balançar o corpo, golpear a si próprio) que é menos complexo do que compulsões e não visa neutralizar as obsessões.
Comportamentos intencionais ("compulsivos") associados a outros transtornos mentais	São associados a transtornos como transtorno do jogo, transtornos parafílicos e transtornos por uso de substâncias, sendo caracterizados pelo prazer que as pessoas derivam da atividade e pelo desejo de resistir a eles apenas por causa de suas consequências prejudiciais. Por sua vez, as obsessões e compulsões no TOC são uma fonte de ansiedade intensa e não são sentidas como prazerosas.
Transtorno da personalidade obsessivo-compulsiva	Envolve um padrão de perfeccionismo excessivo persistente e difuso, controle rígido e não é caracterizado pela presença de obsessões e compulsões.
Superstições não patológicas e comportamentos repetitivos	Não consomem tempo e não resultam em sofrimento ou prejuízo clinicamente significativos.

3.6.2 Diagnóstico diferencial para o transtorno dismórfico corporal

Transtorno dismórfico corporal, caracterizado por uma preocupação com defeitos ou imperfeições percebidos na aparência física, deve ser diferenciado de...	Em contrapartida ao transtorno dismórfico corporal...
Insatisfações normais com aparência e preocupações com defeitos físicos claramente perceptíveis	Não envolvem preocupações excessivas relacionadas à aparência e comportamentos repetitivos que consomem tempo, são normalmente difíceis de resistir ou controlar e causam sofrimento ou prejuízo acentuado.
Anorexia nervosa e bulimia nervosa	São caracterizadas por preocupações limitadas à forma e ao peso do corpo. Um diagnóstico comórbido de transtorno dismórfico corporal pode ser apropriado se as preocupações com a aparência vão além de forma e peso globais do corpo (p. ex., preocupação com um defeito facial percebido).
Disforia de gênero	É caracterizada por preocupações corporais limitadas a querer se livrar de características sexuais primárias ou secundárias. O transtorno dismórfico corporal deve ser diagnosticado apenas se as preocupações com a aparência vão além das manifestação físicas do gênero atribuído.
Episódio depressivo maior, transtorno da personalidade evitativa e transtorno de ansiedade social	São frequentemente caracterizados por sentimentos de baixa autoestima, autoconsciência e vergonha que podem incluir preocupações sobre a aparência do corpo. No entanto, no transtorno dismórfico corporal, o indivíduo está preocupado com seus defeitos percebidos em relação à aparência e desempenha comportamentos repetitivos (p. ex., verificar-se no espelho, arrumar-se excessivamente, escoriar a pele, buscar tranquilização) ou atos mentais (p. ex., comparar sua aparência à de outras pessoas) em resposta a preocupações com a aparência.
Transtorno obsessivo-compulsivo	É caracterizado por pensamentos intrusivos e comportamentos repetitivos que não estão limitados a preocupações com a aparência.

(Continua)

3.6.2 Diagnóstico diferencial para o transtorno dismórfico corporal (Continuação)

Tricotilomania (transtorno de arrancar o cabelo)	É caracterizada por o indivíduo arrancar seu cabelo de maneira recorrente, resultando em alopecia, acompanhada por tentativas repetidas de cessar o hábito, que não visam melhorar defeitos percebidos na aparência dos pelos faciais, corporais ou da cabeça. Entretanto, se o comportamento de arrancar o cabelo ocorre em conjunto com uma preocupação com defeitos na aparência envolvendo quantidade excessiva de cabelos no corpo, o diagnóstico de transtorno dismórfico corporal pode ser apropriado.
Transtorno de escoriação (*skin-picking*)	É caracterizado pela escoriação recorrente da pele que resulta em lesões cutâneas, acompanhada por tentativas repetidas de parar que não são motivadas por um desejo de melhorar a aparência de defeito percebido. Se o comportamento de escoriar a pele ocorre em conjunto com uma preocupação em relação a um defeito percebido, o diagnóstico de transtorno dismórfico corporal pode ser mais apropriado.
Transtorno delirante, tipo somático	É caracterizado por delírios proeminentes envolvendo funções ou sensações corporais. Para alguns indivíduos com transtorno dismórfico corporal, suas crenças a respeito de um defeito na aparência são mantidas com convicção delirante (i.e., eles estão completamente convencidos de que sua visão acerca de seus defeitos percebidos é precisa). Esses indivíduos são diagnosticados como tendo transtorno dismórfico corporal com *insight* ausente, e não transtorno delirante.
Transtorno da personalidade histriônica ou transtorno da personalidade narcisista	Podem ser caracterizados por preocupações com a aparência que não envolvem defeitos específicos.
Transtorno de identidade da integridade corporal (preocupação com o desejo de se tornar inválido, com início na infância)	Pode ser caracterizado por uma preocupação com o desejo de ter um membro amputado para corrigir uma incompatibilidade percebida entre o senso de identidade corporal da pessoa e sua configuração anatômica, e não porque a pessoa considera a aparência do membro como feia ou defeituosa.

3.6.3 Diagnóstico diferencial para o transtorno de acumulação

Transtorno de acumulação, caracterizado pela dificuldade persistente de descartar ou de se desfazer de pertences em razão de uma necessidade percebida de guardá-los, deve ser diferenciado de...	Em contrapartida ao transtorno de acumulação...
Transtorno obsessivo-compulsivo e transtorno relacionado devido a outra condição médica	Requerem a presença de uma condição médica não psiquiátrica como etiologia (p. ex., lesão cerebral traumática, ressecção cirúrgica para controle de convulsões, doença cerebrovascular). O transtorno de acumulação não é diagnosticado se o comportamento de acumulação se deve aos efeitos fisiológicos diretos da condição médica não psiquiátrica.
Transtorno neurocognitivo maior devido a uma condição neurodegenerativa, como a degeneração lobar frontotemporal ou a doença de Alzheimer	O início do comportamento de acumulação é gradual e segue o curso do transtorno neurocognitivo; além disso, pode ser acompanhado de negligência para consigo mesmo e degradação doméstica grave, em conjunto com outros sintomas neuropsiquiátricos. O transtorno de acumulação não é diagnosticado se a acumulação de objetos é considerada consequência direta de um transtorno cerebral degenerativo.
Transtorno do espectro autista	Pode incluir a acumulação excessiva de objetos relacionados a um interesse fixo que é anormal em intensidade (p. ex., colecionar embalagens de caixas de fósforos), caso em que o diagnóstico de transtorno de acumulação não é realizado.
Transtorno obsessivo-compulsivo	É caracterizado por comportamentos repetitivos que o indivíduo se sente compelido a executar em resposta a uma obsessão ou de acordo com regras que devem ser aplicadas rigidamente, e que costumam ser experimentados como egodistônicos. Isso contrasta com a acumulação egossintônica de itens no transtorno de acumulação. Quando uma acumulação de objetos ocorre como uma consequência direta do transtorno obsessivo-compulsivo (p. ex., não descartar objetos para evitar rituais intermináveis de verificação), o diagnóstico de transtorno de acumulação não é realizado. No entanto, quando a acumulação grave aparece concomitantemente a outros sintomas típicos de transtorno obsessivo--compulsivo, mas é considerada independente destes, ambos os transtornos devem ser diagnosticados.

(Continua)

3.6.3 Diagnóstico diferencial para o transtorno de acumulação *(Continuação)*

Transtorno psicótico (p. ex., esquizofrenia)	Pode estar caracterizado pela acumulação de objetos como consequência de uma crença delirante (p. ex., colecionar pedaços descartados de folhas de alumínio para se proteger da radiação) ou uma alucinação de comando, caso em que o diagnóstico de transtorno de acumulação não é realizado.
Episódio depressivo maior	Pode estar associado a um ambiente desorganizado que ocorre como uma consequência direta de sintomas depressivos como fadiga, inércia e retardo psicomotor, caso em que um diagnóstico de transtorno de acumulação não é realizado.
Comportamento de colecionador não patológico	É organizado e sistemático, mesmo que, em alguns casos, a quantidade real de pertences possa ser similar àquela de uma pessoa com transtorno de acumulação. Além disso, não produz desordem, sofrimento ou prejuízo típicos do transtorno de acumulação.

3.6.4 Diagnóstico diferencial para a tricotilomania (transtorno de arrancar o cabelo)

Tricotilomania, caracterizada pelo comportamento recorrente de arrancar os próprios cabelos, acompanhado por tentativas repetidas de parar tal comportamento, deve ser diferenciada de...	Em contrapartida à tricotilomania...
Condições médicas que provocam perda de cabelo	Certas condições como a alopécia cicatricial (p. ex., *alopecia areata*) e a alopécia não cicatricial (p. ex., lúpus eritematoso discoide crônico) podem explicar inteiramente a perda de cabelo. A tricotilomania não é diagnosticada se o ato de arrancar o cabelo puder ser atribuído a uma dessas condições médicas.
Transtorno obsessivo-compulsivo	É caracterizado por um comportamento executado em resposta a uma obsessão ou de acordo com regras que devem ser aplicadas rigidamente. A tricotilomania não é diagnosticada se o ato de arrancar cabelo for uma consequência direta de uma obsessão ou uma compulsão (p. ex., indivíduos com preocupações com simetria podem arrancar o cabelo como parte de seus rituais de simetria).
Transtorno dismórfico corporal	É caracterizado por uma preocupação com um defeito imaginado na aparência física que, em alguns casos, pode resultar em uma preocupação com a remoção de pelos do corpo que o indivíduo percebe como feios ou anormais. A tricotilomania não é diagnosticada se o ato de arrancar cabelo for uma consequência direta de preocupação com um defeito percebido na aparência.
Transtorno psicótico (p. ex., esquizofrenia)	Pode ser caracterizado pelo ato de arrancar cabelo em resposta a delírios ou alucinações. A tricotilomania não é diagnosticada se o ato de arrancar cabelo é mais bem explicado por um transtorno psicótico.
Transtorno do movimento estereotipado	Envolve comportamentos repetitivos diferentes do (ou além do) ato de arrancar cabelo (p. ex., apertar ou abanar as mãos, balançar o corpo, sacudir a cabeça).

(Continua)

3.6.4 Diagnóstico diferencial para a tricotilomania (transtorno de arrancar o cabelo) *(Continuação)*

Arrancar os cabelos como forma de autolesão não suicida	Ocorre na ausência de tentativas repetidas de reduzir ou cessar o comportamento de arrancar os cabelos. Se o comportamento tiver significância clínica suficiente, pode ser atribuído o código para autolesão não suicida.
Remoção/manuseio normal dos cabelos	É caracterizado pela remoção do cabelo que é feita unicamente por razões estéticas (i.e., para melhorar a própria aparência física) ou pelo comportamento que é restrito a enrolar, brincar ou morder o próprio cabelo. Nesses casos, o sofrimento ou o prejuízo no funcionamento não é significativo, e, assim, essas apresentações não se qualificariam para um diagnóstico de tricotilomania.

3.6.5 Diagnóstico diferencial para o transtorno de escoriação (*skin-picking*)

Transtorno de escoriação, caracterizado por escoriar a própria pele de forma recorrente, resultando em lesões cutâneas e tentativas repetidas de parar o comportamento, deve ser diferenciado de...	Em contrapartida ao transtorno de escoriação (*skin-picking*)...
Transtorno obsessivo-compulsivo e transtorno relacionado devido a outra condição médica	A escoriação da pele se deve aos efeitos fisiológicos diretos de uma condição médica não psiquiátrica. O transtorno de escoriação não é diagnosticado se a escoriação da pele é atribuída aos efeitos fisiológicos de uma condição dermatológica (p. ex., escabiose).
Transtorno obsessivo-compulsivo e transtorno relacionado induzido por substância/medicamento	A escoriação da pele se deve aos efeitos fisiológicos diretos de uma substância (p. ex., cocaína) ou medicamento. O transtorno de escoriação não é diagnosticado se a escoriação é completamente atribuída à substância (incluindo um medicamento).
Transtorno obsessivo-compulsivo	Pode incluir lesões de pele que ocorrem como uma consequência de compulsões de lavagem excessivas. O transtorno de escoriação não é diagnosticado se as lesões na pele são mais bem explicadas pelo transtorno obsessivo-compulsivo.
Transtorno dismórfico corporal	Pode incluir comportamento de escoriar a pele para melhorar um defeito percebido na aparência. O transtorno de escoriação não é diagnosticado se a escoriação da pele é mais bem explicada pelo transtorno dismórfico corporal.
Transtorno psicótico (p. ex., esquizofrenia)	Pode incluir a escoriação da pele em resposta a um delírio (i.e., parasitose) ou alucinação tátil (i.e., formigamento). Nesses casos, o transtorno de escoriação não deve ser diagnosticado.
Transtorno do movimento estereotipado	Envolve comportamentos repetitivos diferentes de (ou além de) escoriar a pele (p. ex., apertar ou abanar as mãos, balançar o corpo, sacudir a cabeça).

Transtornos relacionados a trauma e a estressores

3.7.1 Diagnóstico diferencial para o transtorno de estresse pós-traumático e para o transtorno de estresse agudo[a]

Transtorno de estresse pós-traumático (TEPT) e o transtorno de estresse agudo, caracterizados pela exposição a episódio concreto ou à ameaça de morte, lesão grave ou violência sexual, seguida pelo desenvolvimento de sintomas de intrusão, evitação persistente de estímulos associados ao trauma, alterações negativas em cognições e no humor, além de alterações marcantes na excitação e na reatividade, devem ser diferenciados de...	Em contrapartida ao transtorno de estresse pós-traumático e ao transtorno de estresse agudo...
Transtorno de adaptação	É caracterizado pelo desenvolvimento de sintomas em resposta a um estressor psicossocial identificável de qualquer grau de intensidade que não é caracterizado por um tipo específico de padrão de sintomas. Por outro lado, os diagnósticos de TEPT e de transtorno de estresse agudo exigem a exposição a episódio concreto ou à ameaça de morte, lesão grave ou violência sexual e se caracterizam por um padrão de resposta específico (p. ex., sintomas intrusivos, sintomas evitativos, sintomas de excitação). O diagnóstico de transtorno de adaptação pode ser usado quando a resposta a um estressor extremo não preenche os critérios para TEPT ou transtorno de estresse agudo ou quando o padrão sindrômico completo de TEPT ou de transtorno de estresse agudo ocorre em resposta a um estressor psicossocial (p. ex., separação conjugal, demissão) que não envolve a exposição a episódio concreto ou à ameaça de morte, lesão grave ou violência sexual.

(Continua)

3.7.1 Diagnóstico diferencial para o transtorno de estresse pós-traumático e para o transtorno de estresse agudo[a] *(Continuação)*

Transtorno do luto prolongado	É caracterizado pelo desenvolvimento de uma resposta de luto que envolve uma sensação de falta ou a saudade intensa do falecido, ou a preocupação com pensamentos ou memórias do falecido, o que persiste por pelo menos 12 meses após a perda e causa sofrimento ou comprometimento clinicamente significativo. Em contraste com o TEPT, no qual as memórias e os pensamentos intrusivos envolvem os eventos traumáticos que causaram o falecimento da pessoa amada, as memórias intrusivas no transtorno do luto prolongado se concentram em muitos aspectos do falecido, incluindo aspectos positivos da relação e sofrimento causado pela perda do ente querido.
Outros transtornos mentais que podem ocorrer após a exposição a um estressor extremo	São caracterizados por um padrão de resposta que preenche os critérios para outro transtorno mental no DSM-5-TR (p. ex., transtorno psicótico breve, transtorno depressivo maior).
Transtorno obsessivo-compulsivo	Costuma ser caracterizado por pensamentos intrusivos recorrentes, mas esses pensamentos são sentidos como inapropriados e não estão relacionados a um evento traumático vivenciado previamente.
Transtorno de pânico	Pode ser caracterizado por sintomas de excitação e dissociativos, mas estes ocorrem durante ataques de pânico e não estão associados a um estressor traumático.
Transtorno de ansiedade generalizada	Pode ser caracterizado por sintomas persistentes de irritabilidade e ansiedade, mas, diferentemente do TEPT e do transtorno de estresse agudo, esses sintomas não estão associados com um estressor traumático.
Transtornos dissociativos	São caracterizados por sintomas dissociativos que não estão necessariamente relacionados à exposição a um estressor traumático (mas, com frequência, estão). Os sintomas dissociativos que ocorrem no contexto da síndrome completa de TEPT podem justificar o uso do especificador "com sintomas dissociativos".

(Continua)

3.7.1 Diagnóstico diferencial para o transtorno de estresse pós-traumático e para o transtorno de estresse agudo[a] *(Continuação)*

Transtornos psicóticos (p. ex., esquizofrenia)	Podem ser caracterizados por sintomas perceptivos como ilusões ou alucinações. Esses devem ser diferenciados de *flashbacks* do TEPT ou do transtorno de estresse agudo, que são caracterizados por intrusões sensoriais e que incluem parte do evento traumático, o qual pode ocorrer com a perda total de percepção do ambiente ao redor. Esses episódios costumam ser breves, mas podem estar associados a sofrimento prolongado e excitação elevada. Geralmente, os episódios não são considerados como fenômenos psicóticos.
Lesão cerebral traumática	É caracterizada por sintomas neurocognitivos (p. ex., desorientação e confusão persistentes) que se desenvolvem após uma lesão cerebral traumática (p. ex., acidente traumático, explosão de bomba, trauma por aceleração/desaceleração). Visto que esse evento traumático também pode levar ao desenvolvimento de transtorno de estresse agudo e TEPT, ambos os diagnósticos devem ser considerados.
Simulação	É caracterizada pela simulação de sintomas e deve ser sempre descartada quando benefícios legais, financeiros, além de outros, desempenham um papel.

[a]TEPT e transtorno de estresse agudo são diferenciados com base na duração. A duração do padrão de resposta no transtorno de estresse agudo é de três dias a um mês após a exposição ao estressor traumático. Já a duração do padrão de resposta do TEPT é de mais de um mês.

3.7.2 Diagnóstico diferencial para o transtorno de adaptação

Transtorno de adaptação, caracterizado pelo desenvolvimento de sintomas comportamentais ou emocionais clinicamente significativos que não satisfazem os critérios para outro transtorno mental, deve ser diferenciado de...	Em contrapartida ao transtorno de adaptação...
Todos os outros transtornos mentais específicos do DSM-5-TR	São caracterizados por um padrão de sintomas que preenche os critérios diagnósticos para um transtorno mental específico do DSM-5-TR, a maioria dos quais não exigindo que os sintomas ocorram em resposta a um estressor psicossocial identificável (com a exceção de transtorno de estresse pós-traumático, transtorno de estresse agudo, transtorno do luto prolongado, transtorno de apego reativo e transtorno de interação social desinibida). O transtorno de adaptação não é diagnosticado se os sintomas preenchem os critérios para um transtorno mental específico ou representam uma exacerbação de um transtorno existente. O transtorno de adaptação pode ser diagnosticado junto com outro transtorno mental se este último não explicar totalmente os sintomas particulares que ocorrem em reação ao estressor. Por exemplo, um indivíduo pode desenvolver um transtorno de adaptação com humor deprimido depois de perder um emprego e, ao mesmo tempo, ter um diagnóstico de transtorno obsessivo-compulsivo.
Transtorno de estresse pós-traumático ou transtorno de estresse agudo	Requer que o estressor seja extremo (i.e., exposição a episódio concreto ou à ameaça de morte, lesão grave ou violência sexual) e exige sintomas de intrusão característicos, evitação persistente de estímulos associados ao trauma, alterações negativas cognitivas e no humor, além de alterações marcantes na excitação e na reatividade.
Categorias "outro especificado" ou "não especificado" (p. ex., outro transtorno depressivo especificado)	São diagnosticadas somente quando os critérios não são satisfeitos para qualquer transtorno do DSM-5-TR específico (incluindo transtorno de adaptação).

(Continua)

3.7.2 Diagnóstico diferencial para o transtorno de adaptação *(Continuação)*

Fatores psicológicos que afetam outras condições médicas	São caracterizados por entidades psicológicas específicas (p. ex., sintomas psicológicos, comportamentos, outros fatores) que precipitam, exacerbam ou colocam um indivíduo em risco de desenvolver uma doença ou piorar uma condição médica não psiquiátrica existente. Em contraste, quando uma condição médica não psiquiátrica age como um estressor psicossocial que leva a uma reação psicológica, o transtorno de adaptação é diagnosticado.
Luto	É caracterizado por uma reação normal à perda de uma pessoa amada que está em conformidade com o que se esperaria normalmente. O transtorno de adaptação pode ser diagnosticado apenas se os sintomas são considerados desproporcionais ao que seria esperado.
Transtorno do luto prolongado	É caracterizado pelo desenvolvimento de uma resposta de luto envolvendo intensa sensação de ausência e saudade do falecido, ou a preocupação com pensamentos ou memórias do falecido, o que causa sofrimento ou comprometimento significativo. Em contraste com o transtorno de adaptação, para o qual os sintomas podem persistir por um máximo de seis meses após o estressor ou o término de suas consequências, os sintomas de luto prolongado devem persistir por pelo menos 12 meses após a perda antes que se faça o diagnóstico.
Reações não patológicas ao estresse	São caracterizadas por sintomas que estão dentro daquilo que seria esperado dada a natureza do estressor e que não levam a sofrimento ou prejuízo clinicamente significativo.

3.7.3 Diagnóstico diferencial para o transtorno do luto prolongado

Transtorno do luto prolongado, caracterizado pelo desenvolvimento de uma resposta de luto envolvendo intensa sensação de perda e saudade do falecido, ou a preocupação com pensamentos ou memórias do falecido, o que persiste por pelo menos 12 meses após a perda e causa sofrimento ou comprometimento clinicamente significativo, deve ser diferenciado de...	Em contrapartida ao transtorno do luto prolongado...
Luto normal	É limitado pelo tempo e está de acordo com as normas culturais, sociais e religiosas.
Transtorno depressivo maior ou transtorno depressivo persistente	Pode ocorrer no contexto do falecimento de uma pessoa amada, mas os sintomas refletem humor entristecido generalizado em vez de estarem centrados nos sentimentos de perda e separação da pessoa amada.
Transtorno de estresse pós-traumático (TEPT)	Exige a exposição a episódio concreto ou à ameaça de morte, lesão grave ou violência sexual. As pessoas que experimentam o luto como resultado da morte violenta ou acidental de uma pessoa amada podem desenvolver tanto TEPT como transtorno do luto prolongado, ambos podendo envolver a evitação de fatores que recordem a morte. Diferentemente da evitação no TEPT, a qual se manifesta pela evitação de memórias, pensamentos ou sentimentos associados ao evento traumático que levou à morte da pessoa amada (p. ex., memórias do acidente automobilístico fatal que matou a pessoa amada), a evitação no transtorno do luto prolongado se refere a situações que recordam que a pessoa amada não está mais presente (p. ex., evitação de atividades realizadas com o falecido). Além disso, a revivência de memórias no TEPT tende a ser mais perceptiva, com a pessoa relatando que a memória parece estar acontecendo "aqui e agora", o que tende a não ser o caso no transtorno do luto prolongado. No transtorno do luto prolongado, também há a sensação de ausência do falecido, o que não ocorre no TEPT.

(Continua)

3.7.3 Diagnóstico diferencial para o transtorno do luto prolongado *(Continuação)*

Transtorno de adaptação	É caracterizado por sintomas que ocorrem em resposta a um estressor psicossocial identificável de qualquer tipo, não necessariamente a perda de uma pessoa amada. Além disso, os sintomas não podem persistir por mais do que seis meses após o estressor e suas consequências terem terminado.
Transtorno de ansiedade de separação	É caracterizado por ansiedade em relação à separação de figuras de apego atuais, diferentemente do sofrimento relativo à separação de uma pessoa falecida.

Transtornos dissociativos

3.8.1 Diagnóstico diferencial para a amnésia dissociativa

Amnésia dissociativa, caracterizada por uma incapacidade de recordar informações autobiográficas importantes, geralmente de natureza traumática ou estressante, deve ser diferenciada de...	Em contrapartida à amnésia dissociativa...
Prejuízo na memória no transtorno neurocognitivo maior ou leve devido a outra condição médica	É caracterizado por perda de memória para informações pessoais que geralmente está associada a perturbações cognitivas, da linguagem, afetivas, atencionais e comportamentais. Na amnésia dissociativa, os déficits de memória envolvem, sobretudo, as informações autobiográficas; já as capacidades intelectuais e as demais capacidades cognitivas estão preservadas.
"Apagões" induzidos por álcool ou outras substâncias	São caracterizados por falha no armazenamento de memória secundária aos efeitos fisiológicos diretos da substância sobre o sistema nervoso central. A perda de memória induzida por substância geralmente não pode ser revertida.
Amnésia pós-traumática devido à lesão cerebral	É caracterizada por uma história de trauma físico bem definido, um período de inconsciência ou amnésia, evidências objetivas de lesão cerebral e uma breve amnésia retrógrada para o tempo anterior à lesão craniana. Se a amnésia retrógrada pós-traumática é tão duradoura que se torna desproporcional à lesão cerebral, um diagnóstico comórbido de amnésia dissociativa pode ser apropriado.
Transtorno dissociativo de identidade	É caracterizado por descontinuidades significativas no senso de si mesmo e de domínio das próprias ações, acompanhadas por vários outros sintomas dissociativos. Em indivíduos com amnésia dissociativa, a amnésia tende a ser localizada, seletiva e relativamente estável. A amnésia dissociativa não é diagnosticada se as lacunas na memória são mais bem explicadas pelo transtorno dissociativo de identidade.

(Continua)

3.8.1 Diagnóstico diferencial para a amnésia dissociativa *(Continuação)*

Transtorno de estresse pós-traumático ou transtorno de estresse agudo	Podem ser caracterizados por uma incapacidade de lembrar de uma parte ou da totalidade de um evento traumático específico. A amnésia restrita ao evento traumático que ocorre no contexto do transtorno de estresse pós-traumático geralmente não justifica um diagnóstico adicional de amnésia dissociativa. Contudo, se a amnésia se estende para além do momento imediato do trauma, um diagnóstico comórbido de amnésia dissociativa pode ser justificável (p. ex., para uma vítima de estupro que não consegue recordar a maioria dos eventos ao longo do dia em que o crime ocorreu).
Transtorno factício ou simulação	São caracterizados por simulação de amnésia. Não há exames, bateria de testes ou conjunto de procedimentos, entretanto, que possam diferenciar de maneira confiável a amnésia dissociativa da amnésia simulada, e os mesmos fatores contextuais associados à amnésia simulada (p. ex., problemas financeiros, sexuais ou legais; ou um desejo de fugir de circunstâncias estressantes) também estão associados à amnésia dissociativa.
Perda de memória comum, amnésia para sonhos, amnésia para experiências de infância, amnésia pós-hipnótica ou perda de memória relacionada à idade	São caracterizadas por dificuldades na memória que são normais dado o contexto.

3.8.2 Diagnóstico diferencial para o transtorno de despersonalização/desrealização

Transtorno de despersonalização/desrealização, caracterizado por experiências persistentes ou recorrentes de despersonalização, deve ser diferenciado de...	Em contrapartida ao transtorno de despersonalização/desrealização...
Sintomas dissociativos devidos a uma condição médica não psiquiátrica	Requerem a presença de uma condição médica não psiquiátrica como etiologia, como um transtorno convulsivo, e seriam diagnosticados como outro transtorno mental especificado devido a outra condição médica, com sintomas dissociativos. O transtorno de despersonalização/desrealização não é diagnosticado se os sintomas se devem, em sua totalidade, aos efeitos fisiológicos diretos de uma condição médica não psiquiátrica sobre o sistema nervoso central.
Intoxicação ou abstinência de substância	Podem ser caracterizadas por sintomas dissociativos junto com os demais sintomas de intoxicação ou abstinência de substância. As substâncias desencadeantes mais comuns são: *Cannabis*, alucinógenos, cetamina, *ecstasy* e *Salvia divinorum*. Os sintomas de despersonalização/desrealização atribuíveis aos efeitos fisiológicos de substâncias durante intoxicação aguda ou abstinência não são diagnosticados como transtorno de despersonalização/desrealização. No entanto, as substâncias podem intensificar os sintomas de um transtorno de despersonalização/desrealização preexistentes.
Transtorno dissociativo de identidade	Pode ser caracterizado por sintomas de despersonalização ou de desrealização, que acompanham as lacunas significativas no senso de si mesmo e de domínio das próprias ações. O transtorno de despersonalização/desrealização não é diagnosticado se os sintomas são mais bem explicados pelo transtorno dissociativo de identidade.

(Continua)

3.8.2 Diagnóstico diferencial para o transtorno de despersonalização/desrealização *(Continuação)*

Ataques de pânico	Podem ser caracterizados por sintomas de despersonalização ou de desrealização, que acompanham os outros sintomas de ataque de pânico. Os sintomas de ataque de pânico têm um início abrupto e alcançam um pico em poucos minutos. Em contrapartida, os episódios de despersonalização ou de desrealização no transtorno de despersonalização/desrealização geralmente duram horas, semanas ou meses. O transtorno de despersonalização/desrealização não é diagnosticado se os sintomas ocorrem apenas durante um ataque de pânico.
Transtorno de estresse pós-traumático ou transtorno de estresse agudo	São caracterizados pela exposição a episódio concreto ou à ameaça de morte, lesão grave ou violência sexual, seguida pelo desenvolvimento de sintomas de intrusão, evitação persistente de estímulos associados ao trauma, alterações negativas em cognições e no humor, além de alterações marcantes na excitação e na reatividade. Algumas pessoas com transtorno de estresse pós-traumático também desenvolvem sintomas persistentes ou recorrentes de despersonalização/desrealização em resposta ao estressor. Nesses casos, o especificador "com sintomas dissociativos" deve ser usado. O transtorno de despersonalização/desrealização não é diagnosticado se os sintomas são mais bem explicados pelo transtorno de estresse pós-traumático ou transtorno de estresse agudo.
Transtornos psicóticos (p. ex., esquizofrenia)	Podem ser caracterizados por delírios em que o indivíduo acredita que está morto ou que o mundo não é real. Por sua vez, o teste de realidade em relação à despersonalização/desrealização está intacto no transtorno de despersonalização/desrealização (i.e., a pessoa sabe que não está realmente morta e que o mundo é real).

(Continua)

3.8.2 Diagnóstico diferencial para o transtorno de despersonalização/desrealização *(Continuação)*

Transtorno depressivo maior	Pode ser caracterizado por sentimentos de entorpecimento, inércia, apatia e de estar em um sonho, junto com outros sintomas característicos de depressão durante episódios depressivos maiores. No transtorno de despersonalização/desrealização, os sentimentos de entorpecimento estão associados com outros sintomas do transtorno, (p. ex., sensação de distanciamento de si mesmo) e ocorrem quando o indivíduo não está deprimido.
Sintomas não patológicos de despersonalização ou de desrealização	São transitórios (i.e., duram horas a dias) e carecem de sofrimento ou prejuízo clinicamente significativo. Cerca de metade de todos os adultos já sofreu pelo menos um episódio na vida de despersonalização/desrealização. Os sintomas de despersonalização/desrealização que preenchem os critérios para esse transtorno são muito menos comuns, com uma prevalência ao longo da vida de, aproximadamente, 1 a 2%.

Transtorno de sintomas somáticos e transtornos relacionados

3.9.1 Diagnóstico diferencial para o transtorno de sintomas somáticos

Transtorno de sintomas somáticos, caracterizado por sintomas somáticos que provocam sofrimento ou resultam em perturbação significativa da vida diária e são acompanhados por pensamentos, sentimentos ou comportamentos excessivos relacionados aos sintomas somáticos ou preocupações de saúde associadas, deve ser diferenciado de...	Em contrapartida ao transtorno de sintomas somáticos...
Sintomas somáticos perturbadores característicos de uma condição médica não psiquiátrica	São caracterizados por falta de pensamentos desproporcionais e persistentes sobre a gravidade dos próprios sintomas somáticos, falta de níveis persistentemente elevados de ansiedade em relação à saúde ou aos sintomas somáticos e ausência de dedicação excessiva de tempo e energia aos sintomas somáticos ou a preocupações a respeito da saúde. A presença de sintomas somáticos de etiologia incerta não é, em si, suficiente para justificar um diagnóstico de transtorno de sintomas somáticos, e a presença de sintomas somáticos de uma condição médica estabelecida (p. ex., diabetes ou doença cardíaca) não exclui o diagnóstico de transtorno de sintomas somáticos se os critérios forem satisfeitos.
Transtorno de ansiedade de doença	É caracterizado por preocupações extensas a respeito da saúde, porém, não há sintomas somáticos ou há apenas sintomas somáticos mínimos. No transtorno de sintomas somáticos, o foco predominante está sobre as queixas somáticas perturbadoras.
Transtorno dismórfico corporal	É caracterizado por uma preocupação com um defeito percebido na aparência física. No transtorno de sintomas somáticos, a preocupação a respeito dos sintomas somáticos reflete preocupações em relação a uma doença subjacente, e não a um defeito na aparência.

(Continua)

3.9.1 Diagnóstico diferencial para o transtorno de sintomas somáticos *(Continuação)*

Transtorno de sintomas neurológicos funcionais (transtorno conversivo)	É caracterizado por um ou mais sintomas de alteração voluntária da função motora ou sensorial como sintoma de apresentação, enquanto no transtorno de sintomas somáticos o foco é no sofrimento que os sintomas específicos causam. Ademais, um diagnóstico de transtorno de sintomas somáticos requer a presença de pensamentos, sentimentos ou comportamentos excessivos relacionados aos sintomas somáticos ou a preocupações de saúde associadas. Por outro lado, o transtorno de sintomas neurológicos funcionais costuma estar associado com *"la belle indifference"*, uma ausência paradoxal de sofrimento psicológico, em uma minoria das pessoas.
Transtorno de ansiedade generalizada	É caracterizado pela preocupação com múltiplos eventos, situações ou atividades, que podem incluir preocupações a respeito da saúde do indivíduo. O foco principal de preocupações no transtorno de sintomas somáticos está nos sintomas somáticos e nas preocupações com a saúde.
Transtorno de pânico	É caracterizado por sintomas somáticos que ocorrem no contexto de ataques de pânico e preocupações consequentes a respeito da importância para a saúde dos ataques de pânico. No transtorno de sintomas somáticos, a ansiedade e os sintomas somáticos são relativamente persistentes.
Transtorno obsessivo-compulsivo	É caracterizado por pensamentos recorrentes que são vivenciados como intrusivos e indesejados, os quais o indivíduo tenta ignorar ou suprimir, e que são geralmente acompanhados por comportamentos repetitivos que o indivíduo se sente compelido a executar. No transtorno de sintomas somáticos, as preocupações recorrentes a respeito de sintomas somáticos e doenças são menos intrusivas, e não há comportamentos repetitivos associados que a pessoa se sinta compelida a executar.

(Continua)

3.9.1 Diagnóstico diferencial para o transtorno de sintomas somáticos *(Continuação)*

Transtornos depressivos	Costumam ser acompanhados por sintomas somáticos, mas estes são geralmente limitados a episódios de humor deprimido. Ademais, os sintomas somáticos nos transtornos depressivos são acompanhados por humor disfórico e seus sintomas associados característicos.
Transtorno delirante, tipo somático	É caracterizado pela convicção de que os sintomas somáticos são indicativos de ter uma doença subjacente grave. Por outro lado, no transtorno de sintomas somáticos, a crença do indivíduo de que os sintomas somáticos podem refletir uma doença física grave não chegam a ter uma intensidade delirante.
Transtorno factício ou simulação	É caracterizado por sintomas somáticos intencionalmente produzidos ou simulados.

3.9.2 Diagnóstico diferencial para o transtorno de ansiedade de doença

Transtorno de ansiedade de doença, caracterizado por uma preocupação em ter ou contrair uma doença grave sem sintomas somáticos concomitantes, deve ser diferenciado de...	Em contrapartida ao transtorno de ansiedade de doença...
Preocupações esperadas em relação a uma condição médica não psiquiátrica	As preocupações e o sofrimento em relação à condição médica são proporcionais à sua gravidade. Um diagnóstico comórbido de transtorno de ansiedade de doença é apropriado apenas se a ansiedade relacionada à saúde e as preocupações a respeito da doença são nitidamente desproporcionais à gravidade da condição médica. Preocupações transitórias relacionadas a uma condição médica não psiquiátrica não justificam um diagnóstico de transtorno de ansiedade de doença.
Transtorno de sintomas somáticos	É caracterizado pela presença de sintomas somáticos significativos. Por sua vez, indivíduos com transtorno de ansiedade de doença têm sintomas somáticos mínimos, ou não os têm, e estão primariamente preocupados com a ideia de que têm uma doença grave.
Fobia específica de contrair uma doença	É caracterizada pelo medo de que se pode contrair uma doença, e não de já tê-la, como no transtorno de ansiedade de doença.
Transtorno de ansiedade generalizada	É caracterizado pela ansiedade e pela preocupação com múltiplos eventos, situações ou atividades, sendo que apenas um deles pode envolver a saúde.
Transtorno de pânico	Pode ser caracterizado pela ansiedade ou pela preocupação especificamente com relação à ideia de que os ataques de pânico refletem a presença de uma doença médica grave, como uma doença cardíaca. Embora os indivíduos com transtorno de pânico possam ter ansiedade acerca da saúde, ela é geralmente muito aguda e episódica. Por sua vez, a ansiedade e os temores relacionados à saúde no transtorno de ansiedade de doença são mais crônicos e duradouros. Alguns indivíduos com esse transtorno sofrem ataques de pânico que são desencadeados por suas preocupações acerca de doenças.

(Continua)

3.9.2 Diagnóstico diferencial para o transtorno de ansiedade de doença *(Continuação)*

Transtorno obsessivo-compulsivo	Pode ser caracterizado por pensamentos intrusivos concentrados no temor de ter uma doença no futuro, e geralmente há obsessões ou compulsões adicionais envolvendo outras preocupações. Os pensamentos de indivíduos com transtorno de ansiedade de doença são relacionados a ter uma doença e podem ser acompanhados por comportamentos compulsivos associados (p. ex., buscar apoio e tranquilização).
Transtorno dismórfico corporal	É caracterizado por preocupações que são limitadas à aparência física do indivíduo, que é vista como defeituosa ou imperfeita.
Transtorno de adaptação	É caracterizado por sofrimento ou prejuízo acentuado no funcionamento que se desenvolve em resposta a um estressor psicossocial identificável (p. ex., ser diagnosticado com uma condição médica não psiquiátrica) e é limitado no tempo (ou seja, persiste por não mais do que seis meses após o término do estressor). O diagnóstico de transtorno de ansiedade de doença requer a persistência contínua de ansiedade desproporcional relacionada à saúde por mais de seis meses.
Transtorno depressivo maior	Pode ser caracterizado por ruminações sobre saúde e preocupação excessiva com doença, junto com os sintomas característicos de um episódio depressivo maior (p. ex., humor deprimido, interesse ou prazer diminuído). Um diagnóstico distinto de transtorno de ansiedade de doença não é feito se essas preocupações ocorrerem apenas durante os episódios depressivos maiores. Entretanto, se a preocupação excessiva com doença persistir depois da remissão de um episódio de transtorno depressivo maior, o diagnóstico de transtorno de ansiedade de doença deverá ser considerado.

(Continua)

3.9.2 Diagnóstico diferencial para o transtorno de ansiedade de doença *(Continuação)*

Transtornos psicóticos (p. ex., transtorno delirante)	Pode ser caracterizado por delírios somáticos (p. ex., de que um órgão está em putrefação ou morto) ou crenças delirantes de ter uma doença. As preocupações com doença em indivíduos com transtorno de ansiedade de doença não alcançam a rigidez e a intensidade vistas nos delírios somáticos que ocorrem nos transtornos psicóticos, e a pessoa consegue reconhecer a possibilidade de que a patologia temida não esteja presente.

3.9.3 Diagnóstico diferencial para o transtorno de sintomas neurológicos funcionais (transtorno conversivo)

Transtorno de sintomas neurológicos funcionais, caracterizado por sintomas de alteração na função motora ou sensorial voluntária incompatíveis com condições médicas ou neurológicas reconhecidas, deve ser diferenciado de...	Em contrapartida ao transtorno de sintomas neurológicos funcionais...
Condições neurológicas ocultas ou outras condições médicas não psiquiátricas, ou transtornos induzidos por substância/medicamento	Explicam inteiramente os déficits que envolvem o funcionamento motor ou sensorial voluntário. O transtorno de sintomas neurológicos funcionais pode ser diagnosticado apenas se, após investigação apropriada, o sintoma ou déficit não pode ser totalmente explicado por uma condição médica não psiquiátrica ou neurológica ou pelos efeitos fisiológicos diretos de uma substância ou um medicamento.
Transtorno de sintomas somáticos	É caracterizado por sintomas somáticos perturbadores, acompanhados por pensamentos, sentimentos ou comportamentos excessivos, relacionados aos sintomas somáticos ou associados a preocupações com saúde sem considerar se os sintomas somáticos são adequadamente explicados por uma condição médica não psiquiátrica. Por sua vez, no transtorno de sintomas neurológicos funcionais, os achados clínicos e/ou laboratoriais devem fornecer evidências de que os sintomas neurológicos são incompatíveis com condições médicas não psiquiátricas ou neurológicas reconhecidas.
Transtornos depressivos	Podem ser caracterizados por sensações gerais de "peso" dos membros acompanhadas por sintomas depressivos centrais, enquanto a fraqueza do transtorno de sintomas neurológicos funcionais é mais focal e proeminente.

(Continua)

3.9.3 Diagnóstico diferencial para o transtorno de sintomas neurológicos funcionais (transtorno conversivo) *(Continuação)*

Transtornos dissociativos	São caracterizados por ruptura e/ou descontinuidade na integração normal entre consciência, memória, identidade, emoção, percepção, representação corporal, controle motor e comportamento; já no transtorno de sintomas neurológicos funcionais os sintomas envolvem distúrbios nas funções motora ou sensorial (i.e., fraqueza ou paralisia, movimentos anormais, dificuldades para deglutir ou falar, convulsões, perda sensorial e distúrbios visuais, olfativos ou auditivos). É interessante observar que a Classificação Internacional de Doenças considera o transtorno de sintomas neurológicos funcionais como um transtorno dissociativo.
Transtorno factício ou simulação	É caracterizado por sintomas intencionalmente produzidos ou simulados. Por outro lado, as pessoas com transtorno de sintomas neurológicos funcionais têm sintomas genuinamente vivenciados, mesmo que os sintomas neurológicos apresentados sejam inconsistentes com uma condição neurológica verdadeira.

3.9.4 Diagnóstico diferencial para os fatores psicológicos que afetam outras condições médicas

Fatores psicológicos que afetam outras condições médicas, caracterizados por fatores psicológicos que afetam de maneira adversa o curso ou o tratamento de uma condição médica não psiquiátrica, constituem riscos para a saúde do indivíduo, ou influenciam a fisiopatologia subjacente, devem ser diferenciados de...	Em contrapartida aos fatores psicológicos que afetam outras condições médicas...
Transtorno mental devido a outra condição médica (p. ex., transtorno depressivo devido a outra condição médica)	É caracterizado por uma associação temporal entre os sintomas de um transtorno mental e uma condição médica não psiquiátrica. Em um transtorno mental devido a outra condição médica, a condição médica não psiquiátrica é considerada causadora do transtorno mental por meio de mecanismos fisiológicos diretos, enquanto, nos fatores psicológicos que afetam outras condições médicas, considera-se que os fatores psicológicos ou comportamentais afetam adversamente o curso da condição médica.
Transtorno de adaptação	Pode ser caracterizado por uma resposta psicológica clinicamente significativa a uma condição médica não psiquiátrica que pode assumir o papel de estressor psicossocial identificável. Por exemplo, um indivíduo com angina que desenvolve ansiedade antecipatória mal-adaptativa seria diagnosticado com transtorno de adaptação com ansiedade, enquanto um cuja angina é desencadeada sempre que se enfurece seria diagnosticado com fatores psicológicos que afetam outras condições médicas.
Transtorno mental causando ou exacerbando uma condição médica não psiquiátrica	Os sintomas que preenchem todos os critérios para um transtorno mental frequentemente resultam em complicações médicas. Esses transtornos mentais incluem mais notavelmente os transtornos por uso de substâncias (p. ex., transtorno por uso de álcool grave, levando a cirrose alcoólica; transtorno por uso de tabaco grave, levando a enfisema). Se um indivíduo tem um transtorno mental que afeta de maneira adversa ou causa uma condição médica não psiquiátrica, tanto o transtorno mental quanto a condição médica não psiquiátrica são diagnosticados; contudo, o diagnóstico é de fatores psicológicos que afetam outras condições médicas apenas quando os traços psicológicos ou comportamentos não satisfazem os critérios para um transtorno mental.

(Continua)

3.9.4 Diagnóstico diferencial para os fatores psicológicos que afetam outras condições médicas *(Continuação)*

Transtorno de sintomas somáticos	É caracterizado por uma combinação de sintomas somáticos perturbadores e pensamentos, sentimentos e comportamentos excessivos ou mal-adaptativos em resposta a esses sintomas, com a ênfase sobre os pensamentos, sentimentos e comportamentos mal-adaptativos (p. ex., um indivíduo com angina que se preocupa constantemente com a ideia de ter um infarto do miocárdio, mede a pressão arterial várias vezes ao dia e restringe suas atividades). Em fatores psicológicos que afetam outras condições médicas, a ênfase é na exacerbação da condição médica não psiquiátrica (p. ex., um indivíduo cuja angina é desencadeada sempre que fica ansioso).
Transtorno de ansiedade de doença	É caracterizado por elevada ansiedade de doença que causa sofrimento ou perturba a vida cotidiana com sintomas somáticos mínimos (ou nenhum). Em fatores psicológicos que afetam outras condições médicas, a ansiedade pode ser um fator psicológico relevante afetando uma condição médica não psiquiátrica, mas a preocupação clínica é com os efeitos adversos sobre a condição médica.

3.9.5 Diagnóstico diferencial para o transtorno factício[a]

Transtorno factício, caracterizado por falsificação de sinais ou sintomas físicos ou psicológicos, ou, ainda, indução de lesão ou doença em si próprio ou em outra pessoa, associada a fraude identificada, deve ser diferenciado de...	Em contrapartida ao transtorno factício...
Transtorno de sintomas somáticos	Pode ser caracterizado por busca excessiva por atenção e tratamento em função de preocupações médicas percebidas, mas não há evidências de que o indivíduo esteja dando informações falsas ou se comportando de maneira fraudulenta.
Simulação	É caracterizada por relato ou simulação intencional de sintomas para ganho pessoal (p. ex., dinheiro, licença do trabalho), enquanto o diagnóstico de transtorno factício requer que os sintomas simulados persistam mesmo na ausência de incentivos externos óbvios.
Transtorno de sintomas neurológicos funcionais (transtorno conversivo)	É caracterizado por sintomas neurológicos que são incompatíveis com a fisiopatologia neurológica. O transtorno factício com sintomas neurológicos é distinguido do transtorno de sintomas neurológicos funcionais por evidências de falsificação fraudulenta dos sintomas.
Transtorno da personalidade *borderline*	Pode ser caracterizado por automutilação deliberada na ausência de intenção suicida. O transtorno factício requer que a indução da lesão ocorra em associação à fraude.

(Continua)

3.9.5 Diagnóstico diferencial para o transtorno factício[a] *(Continuação)*

Abuso de criança ou idoso (distinguido de transtorno factício imposto a outro)	É caracterizado por mentir a respeito de lesões provocadas em dependentes por abuso unicamente para se proteger da responsabilidade. Esses indivíduos não são diagnosticados com transtorno factício imposto a outro porque o comportamento fraudulento é motivado por um incentivo externo óbvio (i.e., proteção da responsabilidade criminal). Cuidadores que mentem mais extensivamente do que o necessário como autoproteção imediata podem ser diagnosticados com transtorno factício imposto a outro.

[a]O transtorno factício se apresenta de duas formas: o autoimposto, em que um indivíduo simula sintomas médicos ou psiquiátricos, e o imposto a outro, em que o sujeito falsifica uma doença ou lesão em outra pessoa, geralmente uma criança ou idoso dependente.

Transtornos alimentares

3.10.1 Diagnóstico diferencial para o transtorno alimentar restritivo/evitativo

Transtorno alimentar restritivo/evitativo (TARE), caracterizado por um transtorno alimentar associado a perda de peso significativa, deficiência nutricional significativa, dependência de nutrição enteral ou de suplementos nutricionais ou interferência marcada no funcionamento psicológico, deve ser diferenciado de...	Em contrapartida ao transtorno alimentar restritivo/evitativo...
Condições médicas não psiquiátricas (p. ex., doença gastrintestinal, alergias e intolerâncias alimentares, cânceres ocultos)	Também podem resultar em restrição da ingesta alimentar, especialmente em pessoas com sintomas concomitantes como vômitos, perda de apetite, náuseas, dor abdominal ou diarreia. Um diagnóstico de TARE pode ser apropriado se a perturbação da ingestão alimentar excede aquela em geral associada à condição médica não psiquiátrica e justifica atenção clínica adicional ou se persiste após a resolução da condição médica não psiquiátrica.
Transtornos neurológicos, estruturais ou congênitos específicos e condições associadas a dificuldades de alimentação	Comumente resultam em dificuldades alimentares que costumam estar relacionadas a problemas na estrutura e função oral/esofágica/faríngea. Um diagnóstico de TARE pode ser apropriado se a perturbação da ingestão alimentar excede aquela geralmente associada à condição médica e justifica atenção clínica adicional.
Transtorno de apego reativo	Envolve a perturbação na relação cuidador-criança, o que costuma afetar a alimentação e a ingestão nutricional da criança. Um diagnóstico de TARE pode ser apropriado se a perturbação alimentar for um foco primário para intervenção.
Transtorno do espectro autista	Pode ser caracterizado por comportamentos alimentares rígidos e sensibilidades sensoriais aumentadas. No entanto, esses sintomas muitas vezes não resultam no nível de prejuízo (p. ex., perda de peso, deficiência nutricional) que seria exigido para um diagnóstico de TARE. O TARE deve ser diagnosticado apenas se a perturbação alimentar requer tratamento específico.

(Continua)

3.10.1 Diagnóstico diferencial para o transtorno alimentar restritivo/evitativo *(Continuação)*

Fobia específica, do tipo "outro"; com um medo de vomitar/sufocar	É caracterizada pela evitação de situações que possam levar a asfixia ou vômitos e pode resultar em evitação alimentar e alguma restrição de ingestão alimentar. Se as consequências da evitação alimentar (p. ex., perda de peso, deficiência nutricional) se tornarem o foco primário da atenção clínica, um diagnóstico de TARE pode estar justificado.
Anorexia nervosa	Embora tanto o TARE quanto a anorexia nervosa sejam caracterizados pelas restrições alimentares e pelo baixo peso corporal, indivíduos com anorexia nervosa também têm medo de ganhar peso ou de engordar ou podem exibir comportamentos persistentes que interferem no ganho de peso, bem como perturbações específicas em relação à percepção e à vivência de seus próprios peso e forma corporal.
Transtorno depressivo maior	Pode ser caracterizado pela perda de apetite de tal forma que os indivíduos se apresentam com ingesta alimentar significativamente restrita e perda de peso, os quais costumam cessar com a resolução da depressão. Um diagnóstico de TARE pode também ser apropriado se a perturbação alimentar requer tratamento específico.
Espectro da esquizofrenia e outros transtornos psicóticos	Podem ser caracterizados por comportamentos alimentares estranhos, evitação de alimentos específicos em razão de crenças delirantes ou outras manifestações de alimentação restritiva/evitativa. Um diagnóstico de TARE pode ser apropriado se a perturbação alimentar requer tratamento específico.

3.10.2 Diagnóstico diferencial para a anorexia nervosa

Anorexia nervosa, caracterizada por uma restrição de ingesta calórica em relação às necessidades, levando a um peso corporal significativamente baixo; um medo intenso manifesto de ganhar peso; e uma perturbação na maneira como o peso ou a forma corporal são vivenciados, deve ser diferenciada de...	Em contrapartida à anorexia nervosa...
Condições médicas não psiquiátricas	Muitas outras condições médicas (p. ex., neoplasias, infecções, condições metabólicas ou endócrinas) podem ser caracterizadas por perda de peso significativa. Entretanto, nessas condições, diferentemente da anorexia nervosa, não há perturbação na maneira em que o peso, tampouco a forma corporal da pessoa são vivenciadas, não há medo intenso de ganhar peso e a pessoa não adota comportamentos que interferem no ganho de peso apropriado. A perda de peso é, muitas vezes, acompanhada pela perda de apetite e inclui sinais, sintomas ou achados laboratoriais característicos da condição médica subjacente.
Transtornos por uso de substâncias	Podem ser caracterizados por baixo peso devido à ingesta nutricional deficiente, mas indivíduos que abusam de substâncias geralmente não temem ganhar peso e não têm perturbações da imagem corporal. Algumas pessoas que abusam de estimulantes com o propósito de suprimir o apetite podem estar motivadas por um desejo de evitar o ganho de peso; se os outros sintomas de anorexia nervosa também estiverem presentes, o diagnóstico se justifica.
Bulimia nervosa	Em ambas as condições, a pessoa pode exibir episódios recorrentes de compulsão alimentar, adotar comportamento indevido para evitar o ganho de peso (p. ex., vômitos autoinduzidos) e preocupar-se excessivamente com a forma e o peso corporais. As condições são primariamente diferenciadas com base no peso corporal; os indivíduos com bulimia nervosa mantêm o peso corporal igual ou acima da faixa mínima normal, enquanto aqueles com anorexia nervosa mantêm um peso corporal significativamente baixo.

(Continua)

3.10.2 Diagnóstico diferencial para a anorexia nervosa *(Continuação)*

Transtorno alimentar restritivo/evitativo	É caracterizado por perda de peso, deficiência nutricional e restrição de ingesta alimentar significativas, mas, diferentemente da anorexia nervosa, a perda de peso e as restrições alimentares não são motivadas pelo medo de ganhar peso ou de engordar.
Perda de peso em transtornos depressivos	Não é acompanhada por um desejo de perda de peso excessiva ou por um medo intenso de ganhar peso ou engordar, e inclui a presença de aspectos característicos de um transtorno depressivo (p. ex., humor deprimido, perda de interesse).
Esquizofrenia	Pode ser caracterizada por comportamento alimentar incomum, mas não é acompanhada por um desejo de perda de peso excessiva ou por um medo intenso de ganhar peso ou engordar, e sim por aspectos característicos da esquizofrenia (p. ex., delírios, alucinações, discurso desorganizado).
Transtorno obsessivo-compulsivo	Em ambas as condições, pode haver pensamentos intrusivos repetitivos e comportamentos compulsivos. Na anorexia nervosa, contudo, esses pensamentos e comportamentos são limitados ao peso, à alimentação ou a alimentos. Um diagnóstico adicional de transtorno obsessivo-compulsivo deve ser considerado apenas se houver obsessões ou compulsões adicionais não relacionadas a peso, alimentação ou alimentos (p. ex., relacionadas à contaminação).
Transtorno de ansiedade social	Na anorexia nervosa e no transtorno de ansiedade social, os indivíduos podem se sentir humilhados ou envergonhados se vistos comendo em público. Na anorexia nervosa, os temores sociais são limitados apenas aos comportamentos alimentares. Um diagnóstico adicional de transtorno de ansiedade social só se justifica se houver temores de outras situações sociais (p. ex., falar em público).

(Continua)

3.10.2 Diagnóstico diferencial para a anorexia nervosa *(Continuação)*

Transtorno dismórfico corporal	Na anorexia nervosa e no transtorno dismórfico corporal, os indivíduos podem estar preocupados com um defeito imaginado na aparência do corpo. Na anorexia nervosa, a preocupação se limita à forma do corpo e ao peso. Um diagnóstico adicional de transtorno dismórfico corporal só se justifica se houver distorções em relação ao corpo que não estejam relacionadas ao peso ou a engordar (p. ex., preocupação com a forma do próprio nariz).

3.10.3 Diagnóstico diferencial para a bulimia nervosa

Bulimia nervosa, caracterizada por episódios recorrentes de compulsão alimentar, acompanhados por comportamentos compensatórios inapropriados para impedir o ganho de peso, deve ser diferenciada de...	Em contrapartida à bulimia nervosa...
Vômito ou diarreia em condições médicas não psiquiátricas ou no uso excessivo de substâncias	É devido aos efeitos fisiológicos diretos da condição médica não psiquiátrica ou do uso de substâncias.
Anorexia nervosa	Pode ser caracterizada por episódios de compulsão alimentar e purgação. Ao contrário da bulimia nervosa, o diagnóstico de anorexia nervosa requer peso corporal significativamente baixo (i.e., um peso inferior ao peso mínimo normal). Indivíduos cujo comportamento de compulsão alimentar ocorre apenas durante episódios de anorexia nervosa recebem o diagnóstico de anorexia nervosa, tipo compulsão alimentar purgativa. Se a totalidade dos critérios para a anorexia nervosa, tipo compulsão alimentar purgativa, não for mais satisfeita porque, por exemplo, o peso se normalizou, um diagnóstico de bulimia nervosa só deverá ser dado se os critérios para esse transtorno forem preenchidos por, pelo menos, três meses.
Transtorno de compulsão alimentar	É caracterizado por compulsão alimentar na ausência do uso regular de mecanismos compensatórios inapropriados para neutralizar seus efeitos. Por sua vez, a bulimia nervosa requer que haja episódios de compulsão alimentar e comportamentos compensatórios indevidos pelo menos uma vez por semana durante três meses.
Síndrome de Kleine-Levin	É caracterizada por hiperfagia, mas os aspectos psicológicos característicos de bulimia nervosa, como preocupação excessiva com a forma e o peso corporais, não estão presentes.

(Continua)

3.10.3 Diagnóstico diferencial para a bulimia nervosa *(Continuação)*

Episódio depressivo maior com características atípicas no transtorno depressivo maior ou no transtorno bipolar tipo I ou tipo II	Pode ser caracterizado por hiperfagia, junto com outros sintomas de depressão, mas que não ocorre necessariamente na forma de compulsão alimentar, e os indivíduos não adotam comportamentos compensatórios indevidos nem exibem a preocupação excessiva com a forma e o peso corporais. Se os critérios forem preenchidos tanto para bulimia nervosa como para um episódio depressivo maior com características atípicas, ambos devem ser diagnosticados.
Transtorno da personalidade *borderline*	Pode ser caracterizado por compulsão alimentar (que é um dos exemplos de impulsividade incluídos no Critério 4), junto com outros achados característicos do transtorno da personalidade *borderline* (p. ex., automutilação, padrões de relacionamentos instáveis). Por sua vez, o diagnóstico de bulimia nervosa requer comportamentos compensatórios inapropriados após a compulsão alimentar, assim como preocupação excessiva com a forma e o peso corporais. Caso sejam preenchidos os critérios para bulimia nervosa e transtorno da personalidade *borderline*, ambos podem ser diagnosticados.

3.10.4 Diagnóstico diferencial para o transtorno de compulsão alimentar

Transtorno de compulsão alimentar, caracterizado por episódios recorrentes de compulsão alimentar, acompanhados por sofrimento acentuado, deve ser diferenciado de...	Em contrapartida ao transtorno de compulsão alimentar...
Bulimia nervosa	Ambas as condições são caracterizadas pela compulsão alimentar recorrente, mas, na bulimia nervosa, há comportamentos compensatórios inapropriados recorrentes (p. ex., purgação, exercício intencional).
Obesidade	Embora muitos indivíduos com transtorno de compulsão alimentar sejam obesos, aqueles com esse transtorno tendem a ter níveis mais elevados de supervalorização do peso e da forma corporais, têm taxas mais altas de comorbidade psiquiátrica e apresentam maior probabilidade de resultados bem-sucedidos a longo prazo com tratamentos psicológicos baseados em evidência.
Episódio depressivo maior com características atípicas no transtorno depressivo maior ou no transtorno bipolar tipo I ou tipo II	Pode ser caracterizado por hiperfagia, junto com outros sintomas de depressão, mas que não ocorre necessariamente na forma de compulsão alimentar, e a alimentação pode ou não estar associada à perda de controle. Se os critérios forem preenchidos para transtorno de compulsão alimentar e um episódio depressivo maior com características atípicas, ambos devem ser diagnosticados.
Transtorno da personalidade *borderline*	Inclui compulsão alimentar no critério de comportamento impulsivo que é parte da definição de transtorno da personalidade *borderline*. Se todos os critérios para o transtorno de compulsão alimentar e o transtorno da personalidade *borderline* forem preenchidos, ambos os diagnósticos podem ser atribuídos.

Transtornos do sono-vigília

3.11.1 Diagnóstico diferencial para o transtorno de insônia

Transtorno de insônia, caracterizado pela insatisfação com a quantidade ou qualidade do sono, associada com dificuldade de iniciar ou mantê-lo, ou despertar antes do horário habitual com incapacidade de retornar ao sono, deve ser diferenciado de...	Em contrapartida ao transtorno de insônia...
Pessoas com sono curto (indivíduos que dormem pouco)	As pessoas com sono curto não têm qualquer dificuldade de conciliar o sono ou de permanecer adormecidas e carecem de sintomas de sonolência durante o dia (p. ex., fadiga, problemas de concentração, irritabilidade). Ao tentarem dormir por um período de tempo mais longo, prolongando o tempo de permanência na cama, algumas pessoas com sono curto podem criar um padrão de sono semelhante à insônia.
Privação do sono	É caracterizada por uma oportunidade ou circunstância inadequada para o sono e é geralmente temporária (p. ex., compromissos profissionais ou familiares que forçam a pessoa a permanecer acordada). O transtorno de insônia não seria diagnosticado nessas circunstâncias.
Transtornos do sono-vigília do ritmo circadiano, tipo trabalho em turnos e tipo fase do sono atrasada	No transtorno do sono-vigília do ritmo circadiano, tipo trabalho em turnos, há uma história de trabalho em turnos recente com consequente perturbação do sono. Indivíduos com transtorno do sono-vigília do ritmo circadiano do tipo fase do sono atrasada (i.e., "noturnos") relatam a presença de insônia na fase inicial do sono apenas nas situações em que tentam dormir em horários socialmente normais, porém não relatam dificuldades em conciliar o sono ou em permanecer adormecidos quando os horários de dormir e acordar atrasam, coincidindo com o ritmo circadiano endógeno. O transtorno de insônia não é diagnosticado se as dificuldades para iniciar e manter o sono são mais bem explicadas por, e ocorrem exclusivamente durante o curso de, um transtorno do sono-vigília do ritmo circadiano.

(Continua)

3.11.1 Diagnóstico diferencial para o transtorno de insônia *(Continuação)*

Síndrome das pernas inquietas	É caracterizada pela necessidade de movimentar as pernas, acompanhada de sensações desconfortáveis, e com frequência cria dificuldades para iniciar e manter o sono. O transtorno de insônia não é diagnosticado se as dificuldades para iniciar e manter o sono são mais bem explicadas por, e ocorrem exclusivamente durante o curso de, síndrome das pernas inquietas.
Transtornos do sono relacionados à respiração	São caracterizados por roncos altos, pausas respiratórias durante o sono e sonolência excessiva durante o dia, com até metade desses indivíduos relatando sintomas de insônia. O transtorno de insônia não é diagnosticado se as dificuldades para iniciar e manter o sono são mais bem explicadas por, e ocorrem exclusivamente durante o curso de, um transtorno do sono relacionado à respiração.
Narcolepsia	É caracterizada por sonolência excessiva durante o dia, cataplexia, paralisia do sono e alucinações relacionadas ao sono, junto com despertares frequentes breves durante o sono noturno. O transtorno de insônia não é diagnosticado se as dificuldades para manter o sono são mais bem explicadas por, e ocorrem exclusivamente durante o curso de, narcolepsia.
Parassonias (i.e., transtornos de despertar do sono não REM, transtorno do pesadelo, transtorno comportamental do sono REM)	São caracterizadas por comportamentos ou eventos incomuns durante o sono que podem resultar em despertares intermitentes e em dificuldade de retomar o sono; entretanto, são esses eventos comportamentais, e não a insônia em si, que dominam o quadro clínico. O transtorno de insônia não é diagnosticado se as dificuldades para iniciar e manter o sono são mais bem explicadas por, e ocorrem exclusivamente durante o curso de, uma parassonia.

(Continua)

3.11.1 Diagnóstico diferencial para o transtorno de insônia *(Continuação)*

Insônia associada com outro transtorno mental ou condição médica não psiquiátrica	O diagnóstico de transtorno de insônia é feito se ele ocorrer como uma condição independente ou em associação com outro transtorno mental (p. ex., transtorno depressivo maior) ou uma condição médica não psiquiátrica (p. ex., dor), mas apenas se os transtornos mentais e as condições médicas coexistentes não explicarem adequadamente a queixa predominante da insônia. Nessas situações, um especificador (com [transtorno mental] ou com [condição médica], usando o nome do transtorno mental ou condição médica específica) pode ser usado para indicar a associação.
Transtorno do sono tipo insônia induzido por substância/medicamento	É devido aos efeitos fisiológicos diretos de uma substância ou um medicamento. O transtorno de insônia não é diagnosticado a menos que a insônia já estivesse presente em momentos em que a pessoa não estava usando a substância ou o medicamento.

3.11.2 Diagnóstico diferencial para o transtorno de hipersonolência

Transtorno de hipersonolência, caracterizado por sonolência excessiva associada com lapsos de sono, episódios de sono principal prolongados e não revigorantes de mais de 9 horas por dia ou dificuldade de estar totalmente acordado depois de um despertar abrupto, deve ser diferenciado de...	Em contrapartida ao transtorno de hipersonolência...
Pessoas com sono longo normal	Requerem uma quantidade de sono superior à média. As pessoas com sono longo não têm sonolência excessiva, inércia do sono ou comportamento automático se a quantidade necessária de sono noturno for suficiente, e relatam seu sono como revigorante. Os sintomas poderão aparecer durante o dia nas situações em que os compromissos sociais ou ocupacionais tornarem o sono mais curto. Em indivíduos com transtorno de hipersonolência, os sintomas de sonolência excessiva ocorrem independentemente do tempo de duração do sono noturno.
Quantidade inadequada de sono noturno	Pode produzir sintomas de sonolência diurna, muito semelhantes aos dos transtornos de hipersonolência. Um tempo médio de duração do sono inferior a 7 horas por noite sugere fortemente um sono noturno inadequado, e uma média de mais de 9 a 10 horas de sono não revigorante por um período de 24 horas sugere um diagnóstico de transtorno de hipersonolência. Diferentemente do transtorno de hipersonolência, é improvável que o sono noturno insuficiente persista no mesmo ritmo durante décadas.
Fadiga durante o dia que resulta de transtorno de insônia	É caracterizada por sonolência excessiva associada a qualidade ou quantidade insuficiente de sono. O transtorno de hipersonolência não é diagnosticado se a sonolência excessiva é mais bem explicada por, e ocorre exclusivamente durante o curso de, um transtorno de insônia.

(Continua)

3.11.2 Diagnóstico diferencial para o transtorno de hipersonolência *(Continuação)*

Narcolepsia	É caracterizada por períodos recorrentes de necessidade irresistível de dormir, cair no sono ou cochilar em um mesmo dia, que são acompanhados por outros aspectos característicos, como cataplexia, deficiência de hipocretina e achados polissonográficos (i.e., latência do sono REM de 15 minutos ou menos, ou teste de latência múltipla com latência do sono média de 8 minutos ou menos e dois ou mais períodos de REM no início do sono). O transtorno de hipersonolência não é diagnosticado se a sonolência excessiva é mais bem explicada por, e ocorre exclusivamente durante o curso de, narcolepsia.
Transtornos do sono relacionados à respiração	São caracterizados por sonolência durante o dia, acompanhada por achados polissonográficos específicos (p. ex., um número mínimo de apneias ou hipopneias por hora) e, muitas vezes, sintomas noturnos (p. ex., roncos altos ou pausas respiratórias). O transtorno de hipersonolência não é diagnosticado se a sonolência excessiva é mais bem explicada por, e ocorre exclusivamente durante o curso de, um transtorno do sono relacionado à respiração.
Transtornos do sono-vigília do ritmo circadiano	São frequentemente caracterizados por sonolência durante o dia, acompanhada por uma história de horários anormais de sono-vigília. O transtorno de hipersonolência não é diagnosticado se a sonolência excessiva é mais bem explicada por, e ocorre exclusivamente durante o curso de, um transtorno do sono-vigília do ritmo circadiano.
Parassonias (i.e., transtornos de despertar do sono não REM, transtorno do pesadelo, transtorno comportamental do sono REM)	Podem ser caracterizadas por sonolência durante o dia relacionada a pesadelos, terrores noturnos, sonambulismo ou episódios repetidos de despertar durante o sono REM associados a vocalização e/ou a comportamentos complexos. O transtorno de hipersonolência não é diagnosticado se a sonolência excessiva é mais bem explicada por, e ocorre exclusivamente durante o curso de, uma parassonia.

(Continua)

3.11.2 Diagnóstico diferencial para o transtorno de hipersonolência (Continuação)

Hipersonolência associada com outro transtorno mental ou condição médica não psiquiátrica	O diagnóstico de transtorno de hipersonolência é feito se isso ocorrer como condição independente ou se ocorrer em associação com outro transtorno mental (p. ex., hipersonia no transtorno depressivo maior) ou com uma condição médica não psiquiátrica (p. ex., doença de Parkinson), mas apenas se os transtornos mentais e as condições médicas coexistentes não explicarem adequadamente a queixa predominante de hipersonolência. Em tais situações, um especificador (com [transtorno mental] ou com [condição médica], usando o nome do transtorno mental ou condição médica específica) pode ser usado para indicar a associação.
Transtorno do sono induzido por substância/medicamento, tipo sonolência durante o dia	É devido aos efeitos fisiológicos diretos de uma substância ou um medicamento. O transtorno de hipersonolência não é diagnosticado a menos que a hipersonolência também estivesse presente quando a pessoa não estava usando a substância ou medicamento.

Disfunções sexuais

3.12.1 Diagnóstico diferencial para as disfunções sexuais

Disfunção sexual, caracterizada pela presença de sintomas sexuais (i.e., desejo hipoativo, problemas de excitação, ejaculação prematura, orgasmo retardado, dor genitopélvica) que são vivenciados em todas, ou quase todas, as ocasiões de atividade sexual, causando sofrimento clinicamente significativo, deve ser diferenciada de...	Em contrapartida às disfunções sexuais...
Condição médica não psiquiátrica que explica a disfunção sexual	Se a disfunção é inteiramente atribuível aos efeitos fisiológicos diretos de uma condição médica não psiquiátrica (p. ex., neuropatia autonômica), nesses casos o diagnóstico de uma disfunção sexual do DSM-5-TR não é feito.
Disfunção sexual induzida por substância/medicamento	Envolve uma disfunção sexual que é mais bem explicada por uso, abuso ou descontinuação de medicamento ou substância. Um diagnóstico de disfunção sexual não é feito se a disfunção for inteiramente atribuível aos efeitos fisiológicos diretos de uma substância ou um medicamento.
Problemas sexuais associados a um transtorno mental não sexual (p. ex., transtorno depressivo maior, transtorno bipolar e transtornos relacionados, transtorno de estresse pós-traumático, transtorno psicótico)	São caracterizados por uma disfunção sexual que ocorre somente no contexto dos sintomas do outro transtorno mental (p. ex., baixo desejo sexual no contexto de um episódio depressivo maior). Se os problemas sexuais estavam presentes antes do início do transtorno mental não sexual ou persistem uma vez que o transtorno mental não sexual tenha sido solucionado, um diagnóstico separado de disfunção sexual pode ser justificado.
Problemas sexuais associados a problemas graves no relacionamento (p. ex., violência do parceiro) ou outros estressores significativos	São caracterizados por problemas sexuais considerados consequências de problemas graves no relacionamento ou de outros estressores significativos. Em tais casos, uma disfunção sexual não seria diagnosticada e apenas o problema de relacionamento (p. ex., Z63.0, Problemas nas relações com cônjuge ou parceiro íntimo) receberia um código. No entanto, se os problemas sexuais estiverem presentes antes da ocorrência dos problemas graves no relacionamento ou se persistirem após a resolução desses problemas, um diagnóstico adicional de disfunção sexual seria justificado.

(Continua)

3.12.1 Diagnóstico diferencial para as disfunções sexuais (Continuação)	
Problemas sexuais devidos a estímulos sexuais inadequados ou ausentes	Costumam estar relacionados à falta de conhecimento sobre a estimulação efetiva, o que impede, consequentemente, a experiência de excitação ou orgasmo. Embora ainda possa haver a necessidade de avaliação e/ou tratamento, um diagnóstico de disfunção sexual não está justificado.

Disforia de gênero

3.13.1 Diagnóstico diferencial para a disforia de gênero

Disforia de gênero, caracterizada por uma incongruência acentuada entre o gênero experimentado ou expresso e o gênero designado de uma pessoa ao nascer, acompanhada por um desejo intenso de ser do gênero experimentado e causa sofrimento ou prejuízo clinicamente significativo, deve ser diferenciada de...	Em contrapartida à disforia de gênero...
Não conformidade de papéis do gênero	É caracterizada pela não conformidade ao comportamento estereotípico do papel do gênero (p. ex., meninas com jeito de moleque, *cross-dressing* ocasional em homens adultos), que ocorre na ausência de sofrimento clinicamente significativo ou prejuízo no funcionamento social, profissional ou em outras áreas importantes da vida do indivíduo. Por outro lado, a disforia de gênero é caracterizada pelo desejo intenso de pertencer ao gênero expresso em vez de ao designado ao nascer, bem como pela extensão e presença de atividades e interesses da variante do gênero.
Transtorno transvéstico	É caracterizado por excitação sexual intensa ao vestir-se como o gênero oposto (*cross-dressing*), causando sofrimento ou prejuízo sem incongruência marcada entre o gênero vivenciado/expresso pelo indivíduo e o gênero atribuído. Um indivíduo que se excita sexualmente com *cross-dressing* e que também tem disforia de gênero pode receber ambos os diagnósticos.
Transtorno dismórfico corporal	Pode ser caracterizado pelo desejo persistente de alterar ou remover uma parte específica do corpo pelo fato de ela ser percebida como anormalmente formada e feia, e não por representar o repúdio ao gênero designado. Nos casos em que a apresentação de um indivíduo atende aos critérios tanto para disforia de gênero quanto para transtorno dismórfico corporal, ambos os diagnósticos podem ser atribuídos.

(Continua)

3.13.1 Diagnóstico diferencial para a disforia de gênero (Continuação)	
Transtorno psicótico (p. ex., esquizofrenia)	Raramente, pode ser caracterizado por delírios de pertencimento ao outro gênero. Na ausência de outros sintomas característicos de um transtorno psicótico (p. ex., alucinações, outros delírios), a insistência de um indivíduo com disforia de gênero de que é do outro gênero não é considerada um delírio.

Transtornos disruptivos, do controle de impulsos e da conduta

3.14.1 Diagnóstico diferencial para o transtorno de oposição desafiante

Transtorno de oposição desafiante (TOD), caracterizado por um padrão de humor raivoso/irritável, de comportamento questionador/desafiante ou índole vingativa, deve ser diferenciado de...	Em contrapartida ao transtorno de oposição desafiante...
Comportamento de oposição não patológica típico de certos estágios de desenvolvimento	Não é clinicamente significativo e/ou não é um padrão persistente.
Transtorno de adaptação, com perturbação da conduta	É uma resposta mal-adaptativa, limitada pelo tempo, a um estressor psicossocial identificável e não preenche os critérios para o TOD.
Transtorno da conduta	É caracterizado por problemas de conduta que são de uma natureza mais grave do que aqueles do TOD, incluindo agressão a pessoas ou animais, destruição de propriedade ou padrão de roubo ou de falsidade. Ademais, o transtorno da conduta não inclui problemas de desregulação emocional (i.e., humor raivoso e irritável). Caso sejam preenchidos os critérios para TOD e transtorno da conduta, ambos podem ser diagnosticados.
Transtorno de déficit de atenção/hiperatividade	Pode ser caracterizado por comportamento de oposição que ocorre somente em situações relacionadas à falha do indivíduo em atender a solicitações que demandam esforço e atenção sustentados ou solicitações para permanecer sentado. Se o comportamento de oposição ocorre em outras situações, um diagnóstico adicional de TOD pode ser apropriado.
Transtorno disruptivo da desregulação do humor	É caracterizado por explosões de raiva que são muito mais frequentes (três vezes ou mais por semana), crônicas (12 meses ou mais), persistentes (sem períodos de três meses ou mais sem sintomas) e graves (violência verbal ou agressão física a pessoas ou propriedades) do que aquelas do TOD. O TOD não é diagnosticado se os critérios são preenchidos para o transtorno disruptivo da desregulação do humor.

(Continua)

3.14.1 Diagnóstico diferencial para o transtorno de oposição desafiante *(Continuação)*

Transtorno explosivo intermitente	É caracterizado por explosões comportamentais recorrentes que envolvem agressão física ou verbal grave dirigida a outros indivíduos e que são grosseiramente desproporcionais à provocação. A agressão no TOD é caracterizada por ataques de birra e argumentação verbal em relação às figuras de autoridade. Um diagnóstico adicional de transtorno explosivo intermitente pode ser feito se as explosões de agressividade impulsiva recorrentes excederem aquelas normalmente observadas no TOD e justificarem atenção clínica independente.
Transtorno bipolar e transtornos relacionados, transtornos depressivos ou transtornos psicóticos	Estão associados ao comportamento de oposição que ocorre apenas no contexto de uma perturbação de humor ou em relação a delírios e alucinações.
Transtorno do desenvolvimento intelectual	Pode ser caracterizado pelo comportamento de oposição que acompanha os déficits intelectuais. Um diagnóstico de TOD é feito apenas se o comportamento de oposição é acentuadamente maior do que costuma ser observado entre indivíduos de idade mental comparável e com gravidade comparável de transtorno do desenvolvimento intelectual.
Transtorno da linguagem	Pode ser associado ao comportamento de oposição relacionado à incapacidade para seguir orientações resultante de uma alteração na compreensão da linguagem.
Mutismo seletivo	É caracterizado pelo fracasso em falar devido ao medo de avaliação negativa em vez de por uma motivação para fazer oposição.

3.14.2 Diagnóstico diferencial para o transtorno explosivo intermitente

Transtorno explosivo intermitente, caracterizado por explosões comportamentais recorrentes consideravelmente desproporcionais à provocação ou a quaisquer estressores psicossociais desencadeantes, deve ser diferenciado de...	Em contrapartida ao transtorno explosivo intermitente...
Intoxicação ou abstinência de substância	Pode ser caracterizada por comportamento agressivo devido aos efeitos fisiológicos diretos de intoxicação ou abstinência de uma substância. O transtorno explosivo intermitente não é diagnosticado se as explosões agressivas ocorrem somente durante episódios de intoxicação por substância ou abstinência de substância.
Delirium devido a outra condição médica, *delirium* por intoxicação por substância, *delirium* por abstinência de substância ou *delirium* induzido por medicamento	Incluem sintomas característicos (p. ex., comprometimento da atenção acompanhado por redução da consciência do ambiente, com evolução flutuante) acompanhando as explosões agressivas, além de exigirem a presença de uma condição médica não psiquiátrica como etiologia ou uso de substância/medicamento. O transtorno explosivo intermitente não deve ser diagnosticado se as explosões comportamentais ocorrerem apenas no contexto do *delirium*.
Transtorno neurocognitivo maior devido a outra condição médica, com outra perturbação comportamental ou psicológica; transtorno neurocognitivo leve devido a outra condição médica, com perturbação comportamental; transtorno neurocognitivo maior induzido por substância/medicamento, com outra perturbação comportamental ou psicológica; ou transtorno neurocognitivo leve induzido por substância/medicamento, com perturbação comportamental	São caracterizados por declínio cognitivo significativo em um ou mais domínios cognitivos (atenção complexa, função executiva, aprendizagem e memória, linguagem, perceptomotor ou cognição social) que pode estar acompanhado por perturbações comportamentais ou psicológicas clinicamente significativas como agressão, desinibição e vocalizações ou comportamentos disruptivos. O transtorno explosivo intermitente não deve ser diagnosticado se o comportamento agressivo ocorrer apenas no contexto de um transtorno neurocognitivo maior ou leve.
Mudança de personalidade devido a outra condição médica, tipo agressivo	A mudança em relação ao padrão de personalidade característico prévio da pessoa envolve explosões agressivas e requer a presença de uma condição médica etiológica. Anormalidades inespecíficas encontradas no exame neurológico (p. ex., "sinais leves") e alterações eletrencefalográficas inespecíficas não constituem uma condição médica etiológica e, em vez disso, são compatíveis com um diagnóstico de transtorno explosivo intermitente.

(Continua)

3.14.2 Diagnóstico diferencial para o transtorno explosivo intermitente *(Continuação)*

Transtorno disruptivo da desregulação do humor	É caracterizado por explosões agressivas acompanhadas por um estado de humor negativo persistente (i.e., irritabilidade, raiva) na maior parte do dia, quase todos os dias, entre as explosões de agressividade impulsivas com início antes dos 10 anos de idade. O transtorno explosivo intermitente não é diagnosticado se as explosões de agressividade forem mais bem explicadas por um diagnóstico de transtorno disruptivo da desregulação do humor.
Transtorno da personalidade antissocial ou transtorno da personalidade *borderline*	Podem ser caracterizados por explosões de agressividade impulsivas, problemáticas e recorrentes, que ocorrem no contexto de um transtorno da personalidade duradouro. O transtorno explosivo intermitente não é diagnosticado se as explosões de agressividade forem mais bem explicadas por um desses transtornos da personalidade.
Transtorno de déficit de atenção/hiperatividade (TDAH), transtorno da conduta ou transtorno de oposição desafiante	Podem ser associados a explosões de agressividade. No TDAH, a impulsividade característica pode ser manifestada por explosões de agressividade impulsivas; no transtorno da conduta, a agressividade é caracterizada por ser proativa e predatória; no transtorno de oposição desafiante, a agressividade geralmente toma a forma de ataques de birra e discussões verbais com figuras de autoridade. Um diagnóstico adicional de transtorno explosivo intermitente pode ser feito se as explosões de agressividade impulsiva recorrentes excederem aquelas normalmente observadas nesses transtornos e justificarem atenção clínica independente.
Outros transtornos mentais (p. ex., esquizofrenia, episódio maníaco)	Podem incluir agressividade impulsiva como um aspecto associado junto com aspectos característicos. O transtorno explosivo intermitente não é diagnosticado se o comportamento agressivo ocorre apenas durante episódios de um desses transtornos (p. ex., durante episódios maníacos, durante períodos delirantes).

(Continua)

3.14.2 Diagnóstico diferencial para o transtorno explosivo intermitente *(Continuação)*

Comportamento agressivo não atribuível a um transtorno mental	É motivado por crença política ou religiosa, vingança, ganhos monetários, busca por adrenalina ou outra razão não relacionada a um transtorno mental.

3.14.3 Diagnóstico diferencial para o transtorno da conduta

Transtorno da conduta, caracterizado por um padrão repetitivo e persistente de comportamento no qual os direitos básicos dos outros ou as principais normas ou regras sociais apropriadas à idade são violados, deve ser diferenciado de...	Em contrapartida ao transtorno da conduta...
Transtorno de oposição desafiante	É caracterizado por comportamentos disruptivos que são, geralmente, de natureza menos grave do que aqueles relacionados ao transtorno da conduta e não incluem agressão a indivíduos ou animais, destruição de propriedade ou padrão de roubo ou de falsidade. Além disso, o transtorno de oposição desafiante inclui problemas de desregulação emocional (i.e. humor raivoso e irritável) que não estão inclusos na definição de transtorno da conduta. Caso os critérios sejam satisfeitos para as duas condições, ambas podem ser diagnosticadas.
Transtorno de déficit de atenção/hiperatividade	É caracterizado por comportamento hiperativo e impulsivo que pode ser disruptivo, mas que, por si só, não viola normas sociais ou os direitos de outras pessoas. Caso os critérios sejam satisfeitos para os dois transtornos, ambos podem ser diagnosticados.
Transtorno bipolar tipo I e bipolar tipo II, transtorno depressivo maior, transtorno depressivo persistente ou transtorno disruptivo da desregulação do humor	Podem ser caracterizados por problemas comportamentais associados à irritabilidade e à agressividade e podem ser distinguidos do transtorno da conduta pela ausência de níveis substanciais de problemas de conduta agressivos ou não agressivos durante períodos em que não houver nenhuma perturbação do humor.
Transtorno explosivo intermitente	É caracterizado por agressividade que é limitada à agressão impulsiva, que não é premeditada e não busca atingir algum objetivo tangível. Se os critérios para ambos os transtornos forem preenchidos, um diagnóstico de transtorno explosivo intermitente somente deve ser feito se as explosões de agressividade impulsivas recorrentes justificarem atenção clínica independente.
Comportamento antissocial relacionado a um transtorno psicótico (p. ex., esquizofrenia)	Ocorre apenas em resposta a delírios ou alucinações.

(Continua)

3.14.3 Diagnóstico diferencial para o transtorno da conduta *(Continuação)*

Transtorno de adaptação, com perturbação da conduta	É caracterizado por problemas de conduta limitados pelo tempo que não preenchem os critérios para o transtorno da conduta e que claramente ocorrem em resposta a um estressor psicossocial identificável, em vez de ser parte de um padrão duradouro.
Comportamento antissocial de criança ou adolescente	Está abaixo do limiar de gravidade para o transtorno da conduta ou não faz parte de um padrão duradouro (i.e., atos antissociais isolados).
Transtorno da personalidade antissocial	Pode ser diagnosticado apenas em indivíduos com 18 anos ou mais. O transtorno da conduta não é diagnosticado se o indivíduo tiver 18 anos ou mais e se os critérios para o transtorno da personalidade antissocial forem preenchidos.

Transtornos relacionados a substâncias e transtornos aditivos

3.15.1 Diagnóstico diferencial para os transtornos por uso de substâncias

Transtornos por uso de substâncias, caracterizados por um padrão problemático de uso de substâncias que leva a sofrimento ou prejuízo clinicamente significativos, deve ser diferenciado de...	Em contrapartida aos transtornos por uso de substâncias...
Uso de substância não patológico	É caracterizado pelo uso repetido de doses relativamente baixas e pode envolver períodos ocasionais de intoxicação não associados a consequências negativas clinicamente significativas (p. ex., intoxicação restrita a fins de semanas ocasionais, de modo que isso não prejudica o funcionamento na escola ou no trabalho). Por outro lado, os transtornos por uso de substâncias são caracterizados pelo uso pesado que conduz a sofrimento significativo ou funcionamento prejudicado. Diferenciar entre uso de substância não patológico e um transtorno por uso de substância pode ser complicado pelo fato de que a negação do uso pesado e dos problemas relacionados a substâncias é comum entre os indivíduos encaminhados ao tratamento por outros (p. ex., escola, família, empregador, sistema judiciário).
Transtornos mentais induzidos por substância/medicamento (incluindo intoxicação por substância e abstinência de substância)	São caracterizados por síndromes do sistema nervoso central que se desenvolvem no contexto dos efeitos fisiológicos de substâncias de abuso, medicamentos ou exposição a toxinas. Eles são distintos dos transtornos por uso de substâncias, que são padrões ou comportamentos patológicos relacionados ao padrão de uso de uma substância (incluindo medicamentos). Já que o uso pesado característico de um transtorno por uso de substância muitas vezes leva ao desenvolvimento de um transtorno induzido por substância, eles comumente ocorrem de maneira concomitante e ambos devem ser diagnosticados (p. ex., transtorno por uso de cocaína grave com transtorno psicótico induzido por cocaína, com início durante a intoxicação).

(Continua)

3.15.1 Diagnóstico diferencial para os transtornos por uso de substâncias *(Continuação)*

Transtorno da conduta na infância e transtorno da personalidade antissocial na idade adulta	Transtornos por uso de substâncias (incluindo uso de álcool) são observados na maioria dos indivíduos com transtorno da personalidade antissocial e transtorno da conduta preexistente, além de serem associados ao início precoce do transtorno por uso de substância.
Uso de substâncias durante episódios maníacos	Envolve episódios de sintomas característicos (p. ex., humor elevado, irritabilidade, distratibilidade, redução da necessidade de sono, fuga de ideias) que persistem nos momentos em que o indivíduo não está usando substâncias. Se o uso de substância durante um episódio maníaco preenche os critérios para um transtorno por uso de substância, ambos podem ser diagnosticados.

3.15.2 Diagnóstico diferencial para o transtorno do jogo

Transtorno do jogo, caracterizado por comportamento de jogo problemático, persistente e recorrente levando a sofrimento ou prejuízo clinicamente significativo, deve ser diferenciado de...	Em contrapartida ao transtorno do jogo...
Jogo profissional	É caracterizado por disciplina e riscos limitados e a intenção de que o jogo seja uma fonte de renda.
Jogo social	Geralmente ocorre entre amigos e é caracterizado por tempo gasto no jogo e risco limitados.
Episódio maníaco	É caracterizado por sintomas (p. ex., humor eufórico, fala rápida, autoestima elevada, fuga de ideias) que persistem nos momentos em que o indivíduo não está jogando. O transtorno do jogo não é diagnosticado se o comportamento de jogo é mais bem explicado por um episódio maníaco.
Transtorno do jogo pela internet (na Seção III do DSM-5-TR)	É caracterizado por uma preocupação com o uso da internet para jogar, frequentemente com outros jogadores, levando a sofrimento ou prejuízo clinicamente significativo. Ao contrário do transtorno do jogo, as apostas em dinheiro não estão envolvidas.

Transtornos neurocognitivos

3.16.1 Diagnóstico diferencial para o *delirium*

Delirium, caracterizado por uma perturbação da atenção (i.e., capacidade reduzida de dirigir, focar, manter e mudar a atenção) acompanhada por redução da consciência em relação ao ambiente que tende a flutuar ao longo do dia e que é decorrente dos efeitos fisiológicos diretos de uma substância, medicamento ou condição médica não psiquiátrica, deve ser diferenciado de...	Em contrapartida ao *delirium*...
Transtorno neurocognitivo maior ou leve	É caracterizado por um curso relativamente estável ou que progride de modo gradual, em geral com uma duração muito maior e, apesar da grande quantidade de déficits cognitivos, uma ausência de prejuízo da capacidade de manter a atenção e estar consciente do seu próprio ambiente. Episódios de *delirium*, entretanto, podem ocorrer em um indivíduo com um transtorno neurocognitivo preexistente. O transtorno neurocognitivo maior ou leve não é diagnosticado se os déficits ocorrem exclusivamente no contexto do *delirium*. Quando o *delirium* ocorre no contexto de um transtorno neurocognitivo preexistente, ele deve ser diagnosticado separadamente.
Intoxicação ou abstinência de substância	Podem ser caracterizadas por déficits na atenção e na percepção do ambiente, mas essas perturbações não predominam no quadro clínico e não são suficientemente graves para justificar a atenção clínica. O *delirium* por intoxicação por substância ou o *delirium* por abstinência de substância são diagnosticados no lugar de intoxicação por substância ou de abstinência de substância se a perturbação neurocognitiva preencher os critérios diagnósticos para *delirium* e justificar a atenção clínica.

(Continua)

3.16.1 Diagnóstico diferencial para o *delirium* (*Continuação*)

Transtorno psicótico induzido por substância/medicamento ou transtorno psicótico devido a outra condição médica	São caracterizados por delírios ou alucinações devidos aos efeitos fisiológicos diretos de uma substância/medicamento ou condição médica não psiquiátrica, respectivamente, sobre o sistema nervoso central, mas esses sintomas não são acompanhados por uma perturbação na atenção e na percepção do ambiente; além disso, as perturbações adicionais na cognição, na linguagem e na capacidade visuoespacial características do *delirium* não estão presentes. O transtorno psicótico induzido por substância/medicamento e o transtorno psicótico devido a outra condição médica não são diagnosticados se os sintomas psicóticos ocorrem exclusivamente durante o curso do *delirium*.
Espectro da esquizofrenia e outros transtornos psicóticos, transtorno bipolar e transtornos relacionados ou transtornos depressivos	Podem ser caracterizados por delírios, alucinações ou agitação, mas eles não se devem aos efeitos fisiológicos diretos de uma condição médica não psiquiátrica ou ao uso de substância/medicamento; eles não são acompanhados por uma perturbação na atenção e na percepção, nem por perturbações adicionais na cognição, na linguagem e na capacidade visuoespacial características do *delirium*.

3.16.2 Diagnóstico diferencial para o transtorno neurocognitivo maior ou leve[a]

Transtorno neurocognitivo maior ou leve, caracterizado por evidências de declínio cognitivo a partir de um nível anterior de desempenho em um ou mais domínios cognitivos (atenção complexa, função executiva, aprendizagem e memória, linguagem, perceptomotor ou cognição social) e que é decorrente de uma condição médica não psiquiátrica ou dos efeitos persistentes de uma substância ou medicamento, deve ser diferenciado de...	Em contrapartida ao transtorno neurocognitivo maior ou leve...
Delirium	É caracterizado por uma perturbação da atenção (i.e., capacidade reduzida para direcionar, focar, manter e mudar a atenção) e da consciência do ambiente que se desenvolve em um período breve de tempo, normalmente de horas a poucos dias, e tende a oscilar ao longo do dia. Por sua vez, a maioria dos tipos de transtorno neurocognitivo maior ou leve (p. ex., devido à doença de Alzheimer) tem início e curso de deterioração graduais. O transtorno neurocognitivo maior ou leve não é diagnosticado se os déficits cognitivos ocorrem exclusivamente no contexto de um *delirium*. Entretanto, períodos de *delirium* podem estar sobrepostos a um transtorno neurocognitivo maior ou leve e devem ser diagnosticados se estiverem presentes.
Intoxicação ou abstinência de substância	Podem ser caracterizadas por prejuízo cognitivo que remite quando os efeitos agudos da intoxicação ou da abstinência desaparecem. Por sua vez, o transtorno neurocognitivo maior ou leve induzido por substância/medicamento é diagnosticado apenas se os prejuízos cognitivos persistem para além do período de intoxicação aguda ou abstinência.

(Continua)

3.16.2 Diagnóstico diferencial para o transtorno neurocognitivo maior ou leve[a] *(Continuação)*

Transtorno do desenvolvimento intelectual	É caracterizado por déficits no funcionamento intelectual e adaptativo nos domínios conceitual, social e prático que têm seu início durante o período de desenvolvimento. Por sua vez, o transtorno neurocognitivo maior ou leve representa um declínio no funcionamento cognitivo. Os indivíduos com transtorno do desenvolvimento intelectual também podem ser diagnosticados com um transtorno neurocognitivo se experimentarem um declínio no funcionamento cognitivo devido aos efeitos fisiológicos diretos de uma condição médica não psiquiátrica comórbida sobre o sistema nervoso central (p. ex., um indivíduo com síndrome de Down que perde um pouco mais da capacidade cognitiva após um traumatismo encefálico).
Esquizofrenia	Pode ser caracterizada por prejuízo cognitivo e deterioração no funcionamento. Em comparação ao transtorno neurocognitivo maior ou leve, a esquizofrenia geralmente tem uma idade de manifestação inicial mais prematura, prejuízo cognitivo menos grave e um padrão sintomático característico (p. ex., delírios e alucinações) e não se deve aos efeitos fisiológicos diretos de uma condição médica não psiquiátrica ou ao uso de substância/medicamento.
Amnésia dissociativa ou amnésia ocorrendo em outros transtornos dissociativos	Geralmente, envolvem uma perda limitada de memória relacionada a eventos traumáticos e não se devem aos efeitos fisiológicos diretos de uma condição médica não psiquiátrica ou ao uso de substância/medicamento.
Transtorno depressivo maior	Pode ser caracterizado por déficits de memória, dificuldade de concentrar-se e outros prejuízos cognitivos, mas em comparação ao transtorno neurocognitivo maior ou leve, esses déficits melhoram quando a depressão entra em remissão, são associados a outros sintomas depressivos característicos e não se devem aos efeitos fisiológicos diretos de uma condição médica não psiquiátrica ou ao uso de substância/medicamento.

(Continua)

3.16.2 Diagnóstico diferencial para o transtorno neurocognitivo maior ou leve[a] *(Continuação)*

Transtorno bipolar tipo I	Pode ser caracterizado por prejuízo cognitivo crônico que impacta o funcionamento de longo prazo. Em comparação ao transtorno neurocognitivo maior ou leve, o transtorno bipolar tipo I geralmente tem um uma idade de manifestação inicial mais prematura, prejuízo cognitivo menos grave, além da presença de episódios maníacos e depressivos maiores, e não se deve ao efeitos fisiológicos diretos de uma condição médica não psiquiátrica ou do uso de substância/medicamento.
Declínio cognitivo relacionado à idade	É caracterizado por prejuízo cognitivo que está em conformidade com o que seria esperado para a idade do indivíduo e não se deve ao efeitos fisiológicos diretos de uma condição médica não psiquiátrica ou do uso de substância/medicamento.

[a]Os dois tipos de transtorno neurocognitivo no DSM-5-TR, maior e leve, são diferenciados com base na gravidade dos déficits cognitivos e em seu impacto sobre o funcionamento do indivíduo. O transtorno neurocognitivo maior é caracterizado por um declínio cognitivo significativo que é grave o suficiente para interferir na independência em atividades diárias, enquanto transtorno neurocognitivo leve é caracterizado por um declínio cognitivo modesto que não é suficientemente grave para interferir nas atividade diárias, embora possa haver necessidade de mais esforço, estratégias compensatórias ou acomodação.

Transtornos da personalidade

3.17.1 Diagnóstico diferencial para o transtorno da personalidade paranoide

Transtorno da personalidade paranoide, caracterizado por um padrão de desconfiança e suspeita difusa dos outros, de modo que suas motivações são interpretadas como malévolas, deve ser diferenciado de...	Em contrapartida ao transtorno da personalidade paranoide...
Transtorno delirante do tipo persecutório; esquizofrenia; transtorno bipolar tipo I ou bipolar tipo II com características psicóticas; e transtorno depressivo maior com características psicóticas	Podem ser caracterizados por um período de delírios persecutórios persistentes. No transtorno da personalidade paranoide, as crenças paranoides (p. ex., dúvidas em relação à confiança de amigos ou associados) não chegam a ter uma intensidade delirante. Para que seja dado um diagnóstico adicional de transtorno da personalidade paranoide, o transtorno deve ter estado presente antes do aparecimento dos sintomas psicóticos e persistir quando estes estão em remissão.
Mudança de personalidade devido a outra condição médica, tipo paranoide	É caracterizada por uma mudança na personalidade relacionada aos efeitos fisiológicos diretos de uma condição médica não psiquiátrica.
Desconforto social e ideação paranoide no transtorno da personalidade esquizotípica	Inclui sintomas como pensamento mágico, perturbações perceptivas incomuns e discurso ou comportamento estranho, além da ideação paranoide.
Comportamento distante em relação aos outros no transtorno da personalidade esquizoide	Não se caracteriza por preocupações em relação à confiança de outros, mas sim por uma ausência fundamental de interesse em manter relações.
Ideação paranoide relacionada ao estresse no transtorno da personalidade *borderline*	É caracterizada por ideação paranoide transitória que se desenvolve mais comumente em resposta ao abandono real ou imaginado.
Relutância em confiar nos outros no transtorno da personalidade evitativa	Se deve ao medo de ser constrangido ou considerado inadequado em vez de dever-se à falta de confiança ou suspeita.
Desconfiança ou alienação no transtorno da personalidade narcisista	São caracterizadas por medos de ter imperfeições ou falhas reveladas.

3.17.2 Diagnóstico diferencial para o transtorno da personalidade esquizoide

Transtorno da personalidade esquizoide, caracterizado por um padrão difuso de distanciamento das relações sociais e uma faixa restrita de expressão de emoções em contextos interpessoais, deve ser diferenciado de...

Em contrapartida ao transtorno da personalidade esquizoide...

Esquizofrenia	Pode ser caracterizada por sintomas negativos que podem se assemelhar àqueles do transtorno da personalidade esquizoide (p. ex., expressão emocional reduzida, associalidade, anedonia), além de sintomas positivos como delírios, alucinações ou discurso desorganizado. Para que seja feito um diagnóstico adicional de transtorno da personalidade esquizoide, o transtorno deve estar presente antes do aparecimento dos sintomas de esquizofrenia e persistir quando estes estão em remissão.
Transtorno do espectro autista	É caracterizado por déficits na capacidade de desenvolver relações sociais que são semelhantes ao distanciamento de relações sociais no transtorno da personalidade esquizoide, mas também exige padrões restritos e repetitivos de comportamentos, interesses ou atividades.
Mudança de personalidade devido a outra condição médica, tipo apático	É caracterizada por uma mudança na personalidade relacionada aos efeitos fisiológicos diretos de uma condição médica não psiquiátrica.
Transtorno da personalidade esquizotípica	É caracterizado por perturbações cognitivas e perceptuais (p. ex., ideias de referência, crenças bizarras, ilusões corporais, ideação paranoide) além do isolamento social.
Transtorno da personalidade evitativa	É caracterizado por um desejo ativo de relações, o qual é limitado por medo de constrangimento ou rejeição, diferentemente da falta de desejo de relações do transtorno da personalidade esquizoide.
Transtorno da personalidade obsessivo-compulsiva	Pode ser caracterizado pelo distanciamento social relacionado à devoção ao trabalho e ao desconforto com as emoções, em vez de uma falta de capacidade de formar relações de intimidade do transtorno da personalidade esquizoide.

3.17.3 Diagnóstico diferencial para o transtorno da personalidade esquizotípica

Transtorno da personalidade esquizotípica, caracterizado por um padrão difuso de déficits sociais e interpessoais marcado por desconforto agudo com, e capacidade reduzida para, relacionamentos íntimos, bem como por distorções cognitivas ou perceptivas e comportamento excêntrico, deve ser diferenciado de...	Em contrapartida ao transtorno da personalidade esquizotípica...
Transtorno delirante; esquizofrenia; transtorno bipolar tipo I ou bipolar tipo II com características psicóticas; e transtorno depressivo maior com características psicóticas	São caracterizados por períodos de sintomas psicóticos, em contraste com os sintomas tipo psicóticos subliminares (ideias de referência, crenças bizarras ou pensamento mágico, experiências perceptuais incomuns, pensamento ou discurso bizarro, desconfiança ou ideação paranoide) característicos do transtorno da personalidade esquizotípica. Para que seja dado um diagnóstico adicional de transtorno da personalidade esquizotípica, o transtorno deve estar presente antes do aparecimento dos sintomas psicóticos e persistir quando estes estão em remissão.
Transtorno do espectro autista	É caracterizado por déficits na capacidade de desenvolver relações sociais, o que pode resultar em ausência de amigos próximos ou confidentes, uma característica do transtorno da personalidade esquizotípica. No entanto, o transtorno do espectro autista também exige a presença de padrões restritos e repetitivos de comportamentos, interesses ou atividades, o que não é característico do transtorno da personalidade esquizotípica.
Mudança de personalidade devido a outra condição médica, tipo paranoide	É caracterizada pelo desenvolvimento de paranoia e desconfiança relacionadas aos efeitos fisiológicos diretos de uma condição médica não psiquiátrica.
Transtorno da personalidade paranoide	É caracterizado por ideação paranoide e desconfiança, mas não mostra outras características do transtorno da personalidade esquizotípica (p. ex., distorções perceptuais, excentricidades de comportamento e aparência, pensamento e discurso vago, circunstancial, metafórico ou exageradamente elaborado).

(Continua)

3.17.3 Diagnóstico diferencial para o transtorno da personalidade esquizotípica *(Continuação)*

Transtorno da personalidade esquizoide	É caracterizado por distanciamento de relações sociais e espectro restrito de expressão das emoções, mas não demonstra as outras características do transtorno da personalidade esquizotípica (p. ex., distorções perceptuais, excentricidades de comportamento e aparência, pensamento e discurso vago, circunstancial, metafórico ou exageradamente elaborado).
Transtorno da personalidade evitativa	Também se caracteriza por ausência de amigos próximos ou confidentes, mas diferentemente do transtorno da personalidade esquizotípica (no qual há redução no desejo de contatos íntimos e distanciamento persistente), o desejo ativo por relações é limitado por medo de constrangimento ou rejeição.
Desconfiança, distanciamento social ou alienação no transtorno da personalidade narcisista	Derivam do medo de ter imperfeições reveladas.
Sintomas psicóticos transitórios no transtorno da personalidade *borderline*	Quando ocorrem, eles costumam estar intimamente relacionados a mudanças de afeto em resposta ao estresse (p. ex., raiva intensa, ansiedade, desapontamento) e costumam ser mais dissociativos (p. ex., desrealização, despersonalização) do que aqueles do transtorno da personalidade esquizotípica. Por outro lado, as pessoas com transtorno da personalidade esquizotípica têm sintomas duradouros do tipo psicótico que podem piorar sob estresse e não estão associados a mudanças de afeto.
Traços esquizotípicos transitórios em adolescentes	Refletem mais uma turbulência emocional passageira do que um transtorno persistente da personalidade.

3.17.4 Diagnóstico diferencial para o transtorno da personalidade antissocial

Transtorno da personalidade antissocial, caracterizado por um padrão difuso de desconsideração e violação dos direitos das outras pessoas que ocorre a partir dos 15 anos de idade, deve ser diferenciado de...	Em contrapartida ao transtorno da personalidade antissocial...
Comportamento antissocial no contexto do uso de substância	Está exclusivamente relacionado ao consumo de drogas (p. ex., roubo, prostituição) e não faz parte de um padrão geral de comportamento antissocial que começou na infância.
Comportamento antissocial ocorrendo em um episódio maníaco	É uma consequência de impulsividade e julgamento precário característicos de um episódio maníaco (i.e., o comportamento não está associado com o transtorno da conduta preexistente). O transtorno da personalidade antissocial não deve ser diagnosticado se o comportamento antissocial ocorre exclusivamente durante o curso de um episódio maníaco.
Transtorno da conduta	Pode ser diagnosticado em qualquer idade e é caracterizado por um padrão de comportamento repetitivo e persistente no qual são violados os direitos básicos de outras pessoas ou as normas ou regras sociais relevantes e apropriadas para a idade. Por outro lado, o diagnóstico de transtorno da personalidade antissocial não é atribuído a indivíduos com menos de 18 anos e somente é feito quando há história de alguns sintomas de transtorno da conduta antes dos 15 anos de idade. Para indivíduos com mais de 18 anos, um diagnóstico de transtorno da conduta é dado apenas quando não são atendidos os critérios para transtorno da personalidade antissocial.
Discurso presunçoso, comportamento abusivo ou ausência de empatia no transtorno da personalidade narcisista	Não são acompanhados por sintomas como impulsividade e agressividade, não havendo história de transtorno da conduta antes dos 15 anos de idade.
Emocionalidade superficial no transtorno da personalidade histriônica	Não é acompanhada por sintomas como enganação, desconsideração relativa à própria segurança e ausência de remorso e não há história de transtorno da conduta antes dos 15 anos de idade.

(Continua)

3.17.4 Diagnóstico diferencial para o transtorno da personalidade antissocial *(Continuação)*

Comportamento manipulador no transtorno da personalidade *borderline*	Não é acompanhado por sintomas como criminalidade, desconsideração da própria segurança e ausência de remorso e não há história de transtorno da conduta antes dos 15 anos de idade.
Comportamento antissocial no transtorno da personalidade paranoide	É motivado pela vingança contra outros que são percebidos como tendo insultado, prejudicado ou desdenhado o indivíduo, e não pelo desejo de ganho.
Comportamento criminal não associado a um transtorno mental	É desempenhado por ganho e não faz parte de um padrão persistente de desconsideração e violação dos direitos dos outros, e não há histórico de transtorno da conduta antes dos 15 anos de idade.

3.17.5 Diagnóstico diferencial para o transtorno da personalidade *borderline*

Transtorno da personalidade *borderline*, caracterizado por um padrão difuso de instabilidade de relações interpessoais, autoimagem e afetos, além de impulsividade acentuada, deve ser diferenciado de...	Em contrapartida ao transtorno da personalidade *borderline*...
Transtorno da personalidade histriônica	Também pode se caracterizar pela busca de atenção, comportamento manipulador e emoções rapidamente cambiantes, mas não por autodestrutividade, explosões de raiva nas relações próximas e sentimentos crônicos de solidão e vazio profundo.
Transtorno da personalidade esquizotípica	Pode ser caracterizado por ideação paranoide que é menos reativa a situações interpessoais e menos receptiva ao fornecimento de estrutura e apoio externos em comparação com o transtorno da personalidade *borderline*.
Ideação paranoide ou reações de raiva a estímulos mínimos no transtorno da personalidade paranoide ou no transtorno da personalidade narcisista	Ocorrem no contexto de uma relativa estabilidade da autoimagem e ausência de impulsividade e preocupações com abandono.
Comportamento manipulador no transtorno da personalidade antissocial	É motivado mais por um desejo de poder, lucro ou ganho material do que um desejo de cuidado.
Preocupações com abandono no transtorno da personalidade dependente	São caracterizadas por uma reação à ameaça de abandono com postura apaziguadora e submissão crescentes, bem como tentativas de buscas de um relacionamento substituto que dê atenção e apoio.
Mudança de personalidade devido a outra condição médica, tipo lábil	É caracterizada por uma mudança na personalidade relacionada aos efeitos fisiológicos diretos de uma condição médica não psiquiátrica.

3.17.6 Diagnóstico diferencial para o transtorno da personalidade histriônica

Transtorno da personalidade histriônica, caracterizado por um padrão difuso de excesso de emocionalidade e busca de atenção, deve ser diferenciado de...	Em contrapartida ao transtorno da personalidade histriônica...
Transtorno da personalidade *borderline*	É caracterizado por autodestrutividade, pelos rompantes de raiva nos relacionamentos íntimos e pela perturbação da identidade.
Comportamento manipulador no transtorno da personalidade antissocial	É motivado mais por um desejo de poder, lucro ou ganho material do que um desejo de atenção e aprovação.
Busca de atenção no transtorno da personalidade narcisista	É caracterizada pela necessidade de louvor por ser superior, diferentemente de uma necessidade de ser o centro das atenções.
Transtorno da personalidade dependente	É caracterizado por dependência excessiva dos outros quanto a elogios e orientações sem as características emocionais exibicionistas do transtorno da personalidade histriônica.
Mudança de personalidade devido a outra condição médica, tipo desinibido	É caracterizada por uma mudança na personalidade relacionada aos efeitos fisiológicos diretos de uma condição médica não psiquiátrica.

3.17.7 Diagnóstico diferencial para o transtorno da personalidade narcisista

Transtorno da personalidade narcisista, caracterizado por um padrão difuso de grandiosidade (em fantasia ou comportamento), necessidade de admiração e falta de empatia, deve ser diferenciado de...	Em contrapartida ao transtorno da personalidade narcisista...
Necessidade de atenção no transtorno da personalidade histriônica	Está relacionada à necessidade de aprovação, em oposição à necessidade de admiração.
Falta de empatia no transtorno da personalidade antissocial	É caracterizada mais por impulsividade, agressividade e falsidade, e menos por necessidade de admiração das outras pessoas.
Necessidade de atenção no transtorno da personalidade *borderline*	É caracterizada por instabilidade na autoimagem, impulsividade e preocupações com abandono.
Perfeccionismo no transtorno da personalidade obsessivo-compulsiva	É caracterizado pelo esforço para atingir a perfeição e pela crença de que os outros não são capazes de fazer as coisas tão bem, em oposição à crença de que a perfeição já foi atingida.
Desconfiança e retraimento social no transtorno da personalidade esquizotípica e no transtorno da personalidade paranoide	Estão relacionados à ideação paranoide em oposição ao temor de que imperfeições ou falhas sejam reveladas.
Grandiosidade nos episódios maníacos ou hipomaníacos	Ocorre apenas durante episódios de humor elevado ou irritável.
Mudança de personalidade devido a outra condição médica, tipo lábil	É caracterizada por uma mudança na personalidade relacionada aos efeitos fisiológicos diretos de uma condição médica não psiquiátrica.

3.17.8 Diagnóstico diferencial para o transtorno da personalidade evitativa

Transtorno da personalidade evitativa, caracterizado por um padrão difuso de inibição social, sentimentos de inadequação e hipersensibilidade a avaliações negativas, deve ser diferenciado de...	Em contrapartida ao transtorno da personalidade evitativa...
Evitação na agorafobia	É caracterizada pela evitação de situações das quais possa ser difícil escapar ou nas quais possa não haver ajuda disponível no caso de desenvolver sintomas tipo pânico ou outros sintomas incapacitantes ou constrangedores, diferentemente de um padrão de evitação mais generalizada.
Sentimentos de inadequação, hipersensibilidade à crítica e necessidade de tranquilização no transtorno da personalidade dependente	São caracterizados por preocupações com relação a ser cuidado, em oposição à evitação de humilhação ou rejeição.
Isolamento social no transtorno da personalidade esquizoide e no transtorno da personalidade esquizotípica	É caracterizado por satisfação com o (ou mesmo preferência pelo) isolamento social.
Relutância em confiar nos outros no transtorno da personalidade paranoide	É motivada por temores de que as informações pessoais serão usadas com intenções maldosas, em oposição a temores de ficar constrangido.
Mudança de personalidade devido a outra condição médica	É caracterizada por uma mudança na personalidade relacionada aos efeitos fisiológicos diretos de uma condição médica não psiquiátrica.

3.17.9 Diagnóstico diferencial para o transtorno da personalidade dependente

Transtorno da personalidade dependente, caracterizado por uma necessidade difusa e excessiva de ser cuidado que leva a comportamento de submissão e apego, bem como a temores de separação, deve ser diferenciado de...	Em contrapartida ao transtorno da personalidade dependente...
Transtorno de ansiedade de separação	É caracterizado por medo ou ansiedade persistentes e excessivos quanto a ser separado fisicamente das figuras importantes de apego. No transtorno da personalidade dependente, o foco de preocupação está mais especificamente na necessidade de ser cuidado do que na separação em si. Caso os critérios sejam preenchidos para os dois transtornos, ambos podem ser diagnosticados.
Dependência que surge como consequência de outro transtorno mental ou de uma condição médica não psiquiátrica	Emana do prejuízo relacionado com um transtorno mental ou uma condição médica não psiquiátrica e da consequente necessidade de depender dos outros.
Medo de abando no transtorno da personalidade *borderline*	É caracterizado por uma reação ao abandono antecipado com sentimentos de vazio emocional, raiva e exigências, diferentemente do medo de não ser capaz de cuidar de si mesmo no transtorno da personalidade dependente.
Necessidade de tranquilização e aprovação no transtorno da personalidade histriônica	São caracterizadas por extravagância gregária com demandas ativas por atenção, diferentemente de uma necessidade extrema de ser cuidado.
Transtorno da personalidade evitativa	É caracterizado por um sentimento de humilhação e rejeição tão forte que há retraimento social até que a pessoa tenha certeza de que será aceita.
Mudança de personalidade devido a outra condição médica	É caracterizada por uma mudança na personalidade relacionada aos efeitos fisiológicos diretos de uma condição médica não psiquiátrica.

3.17.10 Diagnóstico diferencial para o transtorno da personalidade obsessivo-compulsiva

Transtorno da personalidade obsessivo-compulsiva, caracterizado por um padrão difuso de preocupação com ordem, perfeccionismo e controle mental e interpessoal à custa de flexibilidade, abertura e eficiência, deve ser diferenciado de...	Em contrapartida ao transtorno da personalidade obsessivo-compulsiva...
Transtorno obsessivo-compulsivo	É caracterizado pela presença de verdadeiras obsessões e/ou compulsões, conforme descrito no Critério A. Cerca de 20% das pessoas com transtorno obsessivo-compulsivo também têm transtorno da personalidade obsessivo-compulsiva. Caso os critérios sejam preenchidos para os dois transtornos, ambos devem ser diagnosticados.
Transtorno de acumulação	É caracterizado por dificuldade persistente de descartar ou desfazer-se de pertences, independentemente do seu valor real, que é apenas um dos critérios para o transtorno da personalidade obsessivo-compulsiva. No transtorno de acumulação, ao contrário do transtorno da personalidade obsessivo-compulsiva, esse sintoma predomina no quadro clínico e resulta na acumulação de itens que obstruem as áreas em uso e compromete substancialmente o uso pretendido. Caso os critérios sejam satisfeitos para os dois transtornos, ambos podem ser diagnosticados.
Perfeccionismo no transtorno da personalidade narcisista	É caracterizado por uma crença de que a perfeição já foi atingida, diferentemente da busca pelo perfeccionismo.
Falta de generosidade no transtorno da personalidade antissocial	É caracterizada por uma indulgência consigo mesmo em oposição a um estilo miserável de gastos em relação a si e a outros.
Distanciamento social no transtorno da personalidade esquizoide	Ocorre no contexto de falta de capacidade para a intimidade, em oposição ao desconforto com as emoções e dedicação excessiva ao trabalho.
Mudança de personalidade devido a outra condição médica	É caracterizada por uma mudança na personalidade relacionada aos efeitos fisiológicos diretos de uma condição médica não psiquiátrica.

3.17.11 Diagnóstico diferencial para a mudança de personalidade devido a outra condição médica

Mudança de personalidade devido a outra condição médica, caracterizada pela perturbação persistente da personalidade decorrente dos efeitos fisiológicos diretos de uma condição médica não psiquiátrica que representa uma mudança do padrão característico da personalidade do indivíduo, deve ser diferenciada de...	Em contrapartida à mudança de personalidade devido a outra condição médica...
Mudança de personalidade no transtorno neurocognitivo maior ou leve devido a outra condição médica	É acompanhada por declínio cognitivo em um ou mais domínios cognitivos (atenção complexa, função executiva, aprendizagem e memória, linguagem, perceptomotor ou cognição social). A mudança de personalidade devido a outra condição médica pode ser diagnosticada em conjunto com o transtorno neurocognitivo maior ou leve se a perturbação da personalidade for um aspecto proeminente na apresentação.
Mudança de personalidade associada a outro transtorno mental devido a outra condição médica (p. ex., comportamento desinibido no transtorno bipolar e transtorno relacionado devido a outra condição médica)	Inclui sintomas psiquiátricos proeminentes adicionais devidos aos efeitos fisiológicos diretos de uma condição médica não psiquiátrica (p. ex., humor irritável). A mudança de personalidade devido a outra condição médica não é diagnosticada se a perturbação é mais bem explicada pelo transtorno mental devido a outra condição médica.
Mudança de personalidade como resultado de um transtorno por uso de substância (p. ex., labilidade emocional)	Não se deve aos efeitos fisiológicos diretos de uma condição médica não psiquiátrica e diminui quando o transtorno por uso de substância entra em remissão.
Mudança de personalidade associada a outro transtorno mental (p. ex., retraimento social na esquizofrenia, sentimentos persistentes de insegurança no transtorno de estresse pós-traumático)	Não se deve aos efeitos fisiológicos diretos de uma condição médica não psiquiátrica.
Transtornos da personalidade	Têm diferenças na idade de início (i.e., na adolescência ou no início da idade adulta), na evolução e nos aspectos característicos, e não se devem aos efeitos fisiológicos diretos de uma condição médica não psiquiátrica.

Transtornos parafílicos

3.18.1 Diagnóstico diferencial para os transtornos parafílicos

Transtornos parafílicos – caracterizados pelo interesse sexual intenso e persistente da pessoa em qualquer dos seguintes ou quando as urgências ou fantasias causam prejuízo ou sofrimento clinicamente significativo: espiar outras pessoas em atividades privadas sem o seu consentimento (transtorno voyeurista); expor seus próprios genitais aos outros sem consentimento (transtorno exibicionista); tocar ou esfregar-se contra uma pessoa sem o seu consentimento (transtorno frotteurista); satisfazer suas urgências sexuais com uma criança pré-púbere (transtorno pedofílico); causar humilhação, ou sofrimento físico ou psicológico em uma pessoa sem o seu consentimento (transtorno do sadismo sexual); excitação sexual intensa e persistente ao sofrer humilhação, ou sofrimento (transtorno do masoquismo sexual); foco em objetos inanimados ou em uma parte altamente específica do corpo (transtorno fetichista); ou vestir-se com roupas do sexo oposto (transtorno transvéstico) – devem ser diferenciados de...	Em contrapartida ao transtorno parafílico...
Uso não patológico de fantasias, comportamentos ou objetos sexuais para aumentar a excitação	Não causa sofrimento ou prejuízo clinicamente significativo, geralmente não é obrigatório para o funcionamento sexual e envolve apenas parceiros que consentem.
Comportamento sexual que resulta de uma diminuição no julgamento, habilidades sociais ou controle de impulsos relacionados a outro transtorno mental (p. ex., episódio maníaco, transtorno neurocognitivo maior ou leve, esquizofrenia)	Em geral não é um padrão preferido ou obrigatório do indivíduo, ocorre exclusivamente durante o curso do transtorno mental, com frequência em idade mais tardia, e é acompanhado pelos aspectos característicos do transtorno mental (p. ex., prejuízo cognitivo, delírios).
Espiar outras pessoas em atividades privadas no transtorno da conduta ou no transtorno da personalidade antissocial (diferenciado do transtorno voyeurista)	É parte de um padrão de desconsideração e violação dos direitos dos outros. Esse comportamento é diferenciado de "espiar" do transtorno voyeurista pela ausência de interesse sexual específico e excitação ao observar secretamente pessoas nuas ou envolvidas em atividade sexual que ignoram estar sendo observadas.

(Continua)

3.18.1 Diagnóstico diferencial para os transtornos parafílicos *(Continuação)*

Abuso sexual oportunista de crianças no transtorno da conduta e no transtorno da personalidade antissocial (diferenciado do transtorno pedofílico)	É parte de um padrão de ausência de empatia e de desconsideração dos direitos das outras pessoas, o que pode incluir o abuso sexual oportunista de crianças. Isso é diferenciado do transtorno pedofílico, no qual há um padrão persistente de excitação sexual por crianças, o qual é executado ou que causa evidente sofrimento ou dificuldades interpessoais.
Intoxicação por substância	É caracterizada por comportamentos desinibidos do indivíduo que podem envolver o cometimento de certas infrações sexuais (p. ex., espiar, exibir os próprios genitais, esfregar-se em pessoas que não esperam tal fato). Isso é diferenciado de comportamentos que ocorrem no contexto de um transtorno parafílico pela ausência de um padrão persistente de interesse sexual em espiar outras pessoas sem o seu consentimento, expor os próprios genitais aos outros sem o seu consentimento ou esfregar-se em quem não tenha dado seu consentimento.
Efeito colateral de medicamento (p. ex., medicamento agonista dopaminérgico)	É caracterizado por comportamento sexual semelhante à parafilia que ocorre como um efeito colateral de um medicamento (em especial, agonistas dopaminérgicos usados para tratar a doença de Parkinson), e que não é característico do comportamento sexual do indivíduo quando não está tomando o fármaco.
Pensamentos ou imagens sexuais no transtorno obsessivo-compulsivo (diferenciado do transtorno pedofílico)	São experimentados como ego-distônicos e envolvem preocupações perturbadoras sobre a possibilidade de ser atraído por crianças. Diferentemente do transtorno pedofílico, os pensamentos sexuais sobre crianças estão ausentes durante estados elevados de excitação sexual (p. ex., próximo do orgasmo durante masturbação).

APÊNDICE

Classificação do DSM-5-TR

Antes da denominação de cada transtorno, são apresentados os códigos da CID-10-MC. Linhas em branco indicam que o código da CID-10-MC depende do subtipo, especificador ou classe da substância aplicável. Para a codificação periódica do DSM-5-TR e outras atualizações, ver www.dsm5.org.

Observação para todos os transtornos mentais devidos a outra condição médica: indicar a outra condição médica etiológica na denominação do transtorno mental devido a [condição médica]. O código e a denominação de outra condição médica devem ser listados em primeiro lugar, imediatamente antes do transtorno mental devido à condição médica.

Transtornos do Neurodesenvolvimento

Transtornos do Desenvolvimento Intelectual

___.___ Transtorno do Desenvolvimento Intelectual (Deficiência Intelectual)

Especificar a gravidade atual:

F70	Leve
F71	Moderada
F72	Grave
F73	Profunda
F88	Atraso Global do Desenvolvimento
F79	Transtorno do Desenvolvimento Intelectual (Deficiência Intelectual) Não Especificado

Transtornos da Comunicação

F80.2	Transtorno da Linguagem
F80.0	Transtorno da Fala
F80.81	Transtorno da Fluência com Início na Infância (Gagueira)

Nota: Casos de início tardio são diagnosticados como F98.5 transtorno da fluência com início na idade adulta

F80.82	Transtorno da Comunicação Social (Pragmática)
F80.9	Transtorno da Comunicação Não Especificado

Transtorno do Espectro Autista

F84.0 Transtorno do Espectro Autista

Especificar a gravidade atual: Exigindo apoio muito substancial, Exigindo apoio substancial, Exigindo apoio

Especificar se: Com ou sem comprometimento intelectual concomitante, Com ou sem comprometimento da linguagem concomitante

Especificar se: Associado a uma condição genética conhecida ou outra condição médica ou fator ambiental (**Nota para codificação**: Usar código adicional para identificar a condição genética ou outra condição médica associada.); Associado a uma alteração do neurodesenvolvimento, mental ou comportamental

Especificar se: Com catatonia (usar código adicional F06.1)

Transtorno de Déficit de Atenção/Hiperatividade

___.___ Transtorno de Déficit de Atenção/Hiperatividade

Especificar se: Em remissão parcial

Especificar a gravidade atual: Leve, Moderada, Grave

Determinar o subtipo:

F90.2	Apresentação combinada
F90.0	Apresentação predominantemente desatenta
F90.1	Apresentação predominantemente hiperativa/impulsiva
F90.8	Outro Transtorno de Déficit de Atenção/Hiperatividade Especificado
F90.9	Transtorno de Déficit de Atenção/Hiperatividade Não Especificado

Transtorno Específico da Aprendizagem

___.___ Transtorno Específico da Aprendizagem

Especificar a gravidade atual: Leve, Moderada, Grave

Especificar se:

F81.0 Com prejuízo na leitura (especificar se na precisão na leitura de palavras, na velocidade ou fluência da leitura, na compreensão da leitura)

F81.81 Com prejuízo na expressão escrita (especificar se na precisão na ortografia, na precisão na gramática e na pontuação, na clareza ou organização da expressão escrita)

F81.2 Com prejuízo na matemática (especificar se no senso numérico, na memorização de fatos aritméticos, na precisão ou fluência de cálculo, na precisão no raciocínio matemático)

Transtornos Motores

F82	Transtorno do Desenvolvimento da Coordenação
F98.4	Transtorno do Movimento Estereotipado

Especificar se: Com comportamento autolesivo, Sem comportamento autolesivo

Especificar se: Associado a alguma condição médica ou genética conhecida, transtorno do neurodesenvolvimento ou fator ambiental

Especificar a gravidade atual: Leve, Moderada, Grave.

Transtornos de Tique

F95.2	Transtorno de Tourette
F95.1	Transtorno de Tique Motor ou Vocal Persistente (Crônico)
	Especificar se: Apenas com tiques motores, Apenas com tiques vocais
F95.0	Transtorno de Tique Transitório
F95.8	Outro Transtorno de Tique Especificado
F95.9	Transtorno de Tique Não Especificado

Outros Transtornos do Neurodesenvolvimento

F88	Outro Transtorno do Neurodesenvolvimento Especificado
F89	Transtorno do Neurodesenvolvimento Não Especificado

Espectro da Esquizofrenia e Outros Transtornos Psicóticos

Os seguintes especificadores se aplicam ao Espectro da Esquizofrenia e Outros Transtornos Psicóticos, conforme indicado:

[a]*Especificar* se: Os especificadores do curso a seguir devem ser usados somente após um ano de duração do transtorno: Primeiro episódio, atualmente em episódio agudo; Primeiro episódio, atualmente em remissão parcial; Primeiro episódio, atualmente em remissão completa; Episódios múltiplos, atualmente em episódio agudo; Episódios múltiplos, atualmente em remissão parcial; Episódios múltiplos, atualmente em remissão completa; Contínuo; Não especificado

[b]*Especificar* se: Com catatonia (usar código adicional F06.1)

[c]*Especificar* a gravidade atual de delírios, alucinações, desorganização do discurso, comportamento psicomotor anormal, sintomas negativos, cognição prejudicada, depressão e sintomas de mania

F21	Transtorno (da Personalidade) Esquizotípica
F22	Transtorno Delirante[a,c]
	Determinar o subtipo: Tipo erotomaníaco, Tipo grandioso, Tipo ciumento, Tipo persecutório, Tipo somático, Tipo misto, Tipo não especificado
	Especificar se: Com conteúdo bizarro
F23	Transtorno Psicótico Breve[b,c]
	Especificar se: Com estressor(es) evidente(s), Sem estressor(es) evidente(s), Com início no periparto
F20.81	Transtorno Esquizofreniforme[b,c]
	Especificar se: Com características de bom prognóstico, Sem características de bom prognóstico
F20.9	Esquizofrenia[a,b,c]
__.__	Transtorno Esquizoafetivo[a,b,c]
	Determinar o subtipo:
F25.0	Tipo bipolar
F25.1	Tipo depressivo
__.__	Transtorno Psicótico Induzido por Substância/Medicamento[c]
	Nota: Para códigos aplicáveis da CID-10-MC, consultar as classes de substâncias em Transtornos Relacionados a Substâncias e Transtornos Aditivos para o transtorno psicótico induzido por substância/medicamento específico. Para mais informações, ver também no Manual o conjunto de critérios e procedimentos para registro correspondentes.

Nota para codificação: Observar que o código da CID-10-MC depende de haver ou não transtorno comórbido por uso de substância presente para a mesma classe de substância. Em qualquer caso, um diagnóstico adicional separado de um transtorno por uso de substância não é dado.

Especificar se: Com início durante a intoxicação, Com início durante a abstinência, Com início após o uso de medicamento

__.__ Transtorno Psicótico Devido a Outra Condição Médica[c]

Determinar o subtipo:

F06.2	Com delírios
F06.0	Com alucinações
F06.1	Catatonia Associada a Outro Transtorno Mental (Especificador de Catatonia)
F06.1	Transtorno Catatônico Devido a Outra Condição Médica
F06.1	Catatonia Não Especificada

Nota: Codificar primeiro **R29.818** outros sintomas envolvendo os sistemas nervoso e musculoesquelético.

F28	Outro Transtorno do Espectro da Esquizofrenia e Outro Transtorno Psicótico Especificado
F29	Transtorno do Espectro da Esquizofrenia e Outro Transtorno Psicótico Não Especificado

Transtorno Bipolar e Transtornos Relacionados

Os seguintes especificadores se aplicam ao Transtorno Bipolar e Transtornos Relacionados, conforme indicado:

[a]*Especificar*: Com sintomas ansiosos (*especificar* a gravidade atual: leve, moderada, moderada-grave, grave); Com características mistas; Com ciclagem rápida; Com características melancólicas; Com características atípicas; Com características psicóticas congruentes com o humor; Com características psicóticas incongruentes com o humor; Com catatonia (usar o código adicional F06.1); Com início no periparto; Com padrão sazonal

[b]*Especificar*: Com sintomas ansiosos (*especificar* a gravidade atual: leve, moderada, moderada-grave, grave); Com características mistas; Com ciclagem rápida; Com início no periparto; Com padrão sazonal

__.__	Transtorno Bipolar Tipo I[a]
__.__	Episódio atual ou mais recente maníaco
F31.11	Leve
F31.12	Moderado
F31.13	Grave
F31.2	Com características psicóticas
F31.73	Em remissão parcial
F31.74	Em remissão completa
F31.9	Não especificado
F31.0	Episódio atual ou mais recente hipomaníaco
F31.71	Em remissão parcial
F31.72	Em remissão completa
F31.9	Não especificado
__.__	Episódio atual ou mais recente depressivo
F31.31	Leve
F31.32	Moderado
F31.4	Grave

F31.5	Com características psicóticas
F31.75	Em remissão parcial
F31.76	Em remissão completa
F31.9	Não especificado
F31.9	Episódio atual ou mais recente não especificado
F31.81	Transtorno Bipolar Tipo II

Especificar episódio atual ou mais recente: Hipomaníaco[b], Depressivo[a]

Especificar o curso se todos os critérios para um episódio de humor não estão atualmente satisfeitos: Em remissão parcial, Em remissão completa

Especificar a gravidade se todos os critérios para um episódio depressivo maior estão atualmente satisfeitos: Leve, Moderada, Grave

F34.0	Transtorno Ciclotímico

Especificar se: Com sintomas ansiosos (*especificar* a gravidade atual: leve, moderada, moderada--grave, grave)

___.___ Transtorno Bipolar e Transtorno Relacionado Induzido por Substância/Medicamento

Nota: Para os códigos aplicáveis da CID-10-MC, consultar as classes de substância em Transtornos Relacionados a Substâncias e Transtornos Aditivos para o transtorno bipolar e transtorno relacionado induzido por substância/medicamento específico. Para mais informações, ver também no Manual o conjunto de critérios e procedimentos de registro correspondentes.

Nota para codificação: Observar que o código da CID-10-MC depende de haver ou não transtorno comórbido por uso de substância presente para a mesma classe de substância. Em qualquer caso, um diagnóstico adicional separado de um transtorno por uso de substância não é dado.

Especificar se: Com início durante a intoxicação, Com início durante a abstinência, Com início após o uso de medicamento

___.___ Transtorno Bipolar e Transtorno Relacionado Devido a Outra Condição Médica

Especificar se:

F06.33	Com características maníacas
F06.33	Com episódio tipo maníaco ou hipomaníaco
F06.34	Com características mistas
F31.89	Outro Transtorno Bipolar e Transtorno Relacionado Especificado
F31.9	Transtorno Bipolar e Transtorno Relacionado Não Especificado
F39	Transtorno do Humor Não Especificado

Transtornos Depressivos

F34.81	Transtorno Disruptivo da Desregulação do Humor
___.___	Transtorno Depressivo Maior

Especificar: Com sintomas ansiosos (*especificar* a gravidade atual: leve, moderada, moderada-grave, grave); Com características mistas; Com características melancólicas; Com características atípicas; Com características psicóticas congruentes com o humor; Com características psicóticas incongruentes com o humor; Com catatonia (usar o código adicional F06.1); Com início no periparto; Com padrão sazonal

__.__	Episódio único
F32.0	Leve
F32.1	Moderado
F32.2	Grave
F32.3	Com características psicóticas
F32.4	Em remissão parcial
F32.5	Em remissão completa
F32.9	Não especificado
__.__	Episódio recorrente
F33.0	Leve
F33.1	Moderado
F33.2	Grave
F33.3	Com características psicóticas
F33.41	Em remissão parcial
F33.42	Em remissão completa
F33.9	Não especificado
F34.1	Transtorno Depressivo Persistente

Especificar se: Com sintomas ansiosos (*especificar* a gravidade atual: leve, moderada, moderada-grave, grave); Com características atípicas

Especificar se: Início precoce, Início tardio

Especificar se: Com síndrome distímica pura; Com episódio depressivo maior persistente; Com episódios depressivos maiores intermitentes, com episódio atual; Com episódios depressivos maiores intermitentes, sem episódio atual

Especificar a gravidade atual: Leve, Moderada, Grave

F32.81	Transtorno Disfórico Pré-menstrual
__.__	Transtorno Depressivo Induzido por Substância/Medicamento

Nota: Para códigos aplicáveis da CID-10-MC, consultar as classes de substâncias em Transtornos Relacionados a Substâncias e Transtornos Aditivos para o transtorno depressivo induzido por substância/medicamento específico. Para mais informações, ver também no Manual os critérios e procedimentos para registro específicos.

Nota para codificação: Observar que o código da CID-10-MC depende de haver ou não transtorno comórbido por uso de substância presente para a mesma classe de substâncias. Em qualquer caso, um diagnóstico adicional separado de um transtorno por uso de substância não é dado.

Especificar se: Com início durante a intoxicação, Com início durante a abstinência, Com início após o uso de medicamento

__.__	Transtorno Depressivo Devido a Outra Condição Médica

Especificar se:

F06.31	Com características depressivas
F06.32	Com episódio do tipo depressivo maior
F06.34	Com características mistas
F32.89	Outro Transtorno Depressivo Especificado
F32.A	Transtorno Depressivo Não Especificado
F39	Transtorno do Humor Não Especificado

Transtornos de Ansiedade

F93.0	Transtorno de Ansiedade de Separação
F94.0	Mutismo Seletivo
___.___	Fobia Específica
	Especificar se:
F40.218	Animal
F40.228	Ambiente natural
F40.23x	Sangue-injeção-ferimentos
F40.230	Medo de sangue
F40.231	Medo de injeções e transfusões
F40.232	Medo de outros cuidados médicos
F40.233	Medo de ferimentos
F40.248	Situacional
F40.298	Outro
F40.10	Transtorno de Ansiedade Social
	Especificar se: Somente desempenho
F41.0	Transtorno de Pânico
___.___	Especificador de Ataque de Pânico
F40.00	Agorafobia
F41.1	Transtorno de Ansiedade Generalizada
___.___	Transtorno de Ansiedade Induzido por Substância/Medicamento

Nota: Para códigos aplicáveis da CID-10-MC, consultar as classes de substâncias em Transtornos Relacionados a Substâncias e Transtorno Aditivos para o transtorno de ansiedade induzido por substância/medicamento específico. Para mais informações, ver também no Manual o conjunto de critérios e procedimentos para registro específicos.

Nota para codificação: Observar que o código da CID-10-MC depende de haver ou não transtorno comórbido por uso de substância presente para a mesma classe de substância. Em qualquer caso, um diagnóstico adicional separado de um transtorno por uso de substância não é dado.

Especificar se: Com início durante a intoxicação, Com início durante a abstinência, Com início após o uso de medicamento

F06.4	Transtorno de Ansiedade Devido a Outra Condição Médica
F41.8	Outro Transtorno de Ansiedade Especificado
F41.9	Transtorno de Ansiedade Não Especificado

Transtorno Obsessivo-compulsivo e Transtornos Relacionados

O seguinte especificador se aplica ao Transtorno Obsessivo-compulsivo e Transtornos Relacionados, conforme indicado:

[a]*Especificar* se: Com *insight* bom ou razoável, Com *insight* pobre, Com *insight* ausente/crenças delirantes

F42.2	Transtorno Obsessivo-compulsivo[a]
	Especificar se: Relacionado a tiques

F45.22	Transtorno Dismórfico Corporal[a]
	Especificar se: Com dismorfia muscular
F42.3	Transtorno de Acumulação[a]
	Especificar se: Com aquisição excessiva
F63.3	Tricotilomania (Transtorno de Arrancar o Cabelo)
F42.4	Transtorno de Escoriação (*Skin-picking*)
___.___	Transtorno Obsessivo-compulsivo e Transtorno Relacionado Induzido por Substância/Medicamento

Nota: Para códigos aplicáveis da CID-10-MC, consultar as classes de substâncias em Transtornos Relacionados a Substâncias e Transtornos Aditivos para o transtorno obsessivo-compulsivo induzido por substância/medicamento específico. Para mais informações, ver também no Manual os conjuntos de critérios e procedimentos para registro correspondentes.

Nota para codificação: Observar que o código da CID-10-MC depende de haver ou não transtorno comórbido por uso de substância presente para a mesma classe de substância. Em qualquer caso, um diagnóstico adicional separado de um transtorno por uso de substância não é dado.

Especificar se: Com início durante a intoxicação, Com início durante a abstinência, Com início após o uso de medicamento

F06.8	Transtorno Obsessivo-compulsivo e Transtorno Relacionado Devido a Outra Condição Médica

Especificar se: Com sintomas semelhantes ao transtorno obsessivo-compulsivo, Com preocupações com a aparência, Com sintomas de acumulação, Com sintomas de arrancar o cabelo, Com sintomas de beliscar a pele

F42.8	Outro Transtorno Obsessivo-compulsivo e Transtorno Relacionado Especificado
F42.9	Transtorno Obsessivo-compulsivo e Transtorno Relacionado Não Especificado

Transtornos Relacionados a Trauma e a Estressores

F94.1	Transtorno de Apego Reativo
	Especificar se: Persistente
	Especificar a gravidade atual: Grave
F94.2	Transtorno de Interação Social Desinibida
	Especificar se: Persistente
	Especificar a gravidade atual: Grave
F43.10	Transtorno de Estresse Pós-traumático
	Determinar o subtipo: Com sintomas dissociativos
	Especificar se: Com expressão tardia
___.___	Transtorno de Estresse Pós-traumático em Indivíduos com Mais de 6 Anos
___.___	Transtorno de Estresse Pós-traumático em Crianças de 6 Anos ou Menos
F43.0	Transtorno de Estresse Agudo
___.___	Transtornos de Adaptação
	Especificar se: Agudo, Persistente (crônico)
	Determinar o subtipo:
F43.21	Com humor deprimido
F43.22	Com ansiedade

Classificação do DSM-5-TR

F43.23	Com misto de ansiedade e humor deprimido
F43.24	Com perturbação da conduta
F43.25	Com perturbação mista das emoções e da conduta
F43.20	Não especificado
F43.81	Transtorno do Luto Prolongado
F43.89	Outro Transtorno Relacionado a Trauma e a Estressores Especificado
F43.9	Transtorno Relacionado a Trauma e a Estressores Não Especificado

Transtornos Dissociativos

F44.81	Transtorno Dissociativo de Identidade
F44.0	Amnésia Dissociativa
	Especificar se:
F44.1	Com fuga dissociativa
F48.1	Transtorno de Despersonalização/Desrealização
F44.89	Outro Transtorno Dissociativo Especificado
F44.9	Transtorno Dissociativo Não Especificado

Transtorno de Sintomas Somáticos e Transtornos Relacionados

F45.1	Transtorno de Sintomas Somáticos
	Especificar se: Com dor predominante
	Especificar se: Persistente
	Especificar a gravidade atual: Leve, Moderada, Grave
F45.21	Transtorno de Ansiedade de Doença
	Especificar se: Tipo busca de cuidado, Tipo evitação de cuidado
___.___	Transtorno de Sintomas Neurológicos Funcionais (Transtorno Conversivo)
	Especificar se: Episódio agudo, Persistente
	Especificar se: Com estressor psicológico (especificar estressor), Sem estressor psicológico
	Especificar o tipo de sintoma:
F44.4	Com fraqueza ou paralisia
F44.4	Com movimento anormal
F44.4	Com sintomas de deglutição
F44.4	Com sintoma de fala
F.44.5	Com ataques ou convulsões
F44.6	Com anestesia ou perda sensorial
F44.6	Com sintoma sensorial especial
F44.7	Com sintomas mistos

F54	Fatores Psicológicos que Afetam Outras Condições Médicas
	Especificar a gravidade atual: Leve, Moderada, Grave, Extrema
___.___	Transtorno Factício
	Especificar: Episódio único, Episódios recorrentes
F68.10	Transtorno Factício Autoimposto
F68.A	Transtorno Factício Imposto a Outro
F45.8	Outro Transtorno de Sintomas Somáticos e Transtorno Relacionado Especificado
F45.9	Transtorno de Sintomas Somáticos e Transtorno Relacionado Não Especificado

Transtornos Alimentares

Os seguintes especificadores se aplicam aos Transtornos Alimentares, conforme indicado:

[a]*Especificar* se: Em remissão

___.___	Pica[a]
F98.3	Em crianças e adolescentes
F50.83	Em adultos
___.___	Transtorno de Ruminação[a]
F98.21	Em bebês, crianças e adolescentes
F50.84	Em adultos
F50.82	Transtorno Alimentar Restritivo/Evitativo[a]
___.___	Anorexia Nervosa
	Determinar o subtipo:
	Tipo restritivo
F50.010	Leve
F50.011	Moderado
F50.012	Grave
F50.013	Extremo
F50.014	Em remissão parcial
F50.014	Em remissão completa
F50.019	Não especificado
	Tipo compulsão alimentar purgativa
F50.020	Leve
F50.021	Moderado
F50.022	Grave
F50.023	Extremo
F50.024	Em remissão parcial
F50.024	Em remissão completa
F50.029	Não especificado
___.___	Bulimia Nervosa
F50.21	Leve
F50.22	Moderado
F50.23	Grave
F50.24	Extremo
F50.25	Em remissão parcial
F50.25	Em remissão completa
F50.20	Não especificado

Classificação do DSM-5-TR **335**

__.__	Transtorno de Compulsão Alimentar
F50.810	Leve
F50.811	Moderado
F50.812	Grave
F50.813	Extremo
F50.814	Em remissão parcial
F50.814	Em remissão completa
F50.819	Não especificado
F50.89	Outro Transtorno Alimentar Especificado
F50.9	Transtorno Alimentar Não Especificado

Transtornos da Eliminação

F98.0 Enurese

Determinar o subtipo: Exclusivamente noturna, Exclusivamente diurna, Noturna e diurna

F98.1 Encoprese

Determinar o subtipo: Com constipação e incontinência por extravasamento, Sem constipação e incontinência por extravasamento

__.__ Outro Transtorno da Eliminação Especificado
N39.498 Com sintomas urinários
R15.9 Com sintomas fecais

__.__ Transtorno da Eliminação Não Especificado
R32 Com sintomas urinários
R15.9 Com sintomas fecais

Transtornos do Sono-Vigília

Os seguintes especificadores se aplicam aos Transtornos do Sono-Vigília, conforme indicado:

[a]*Especificar* se: Episódico, Persistente, Recorrente

[b]*Especificar* se: Agudo, Subagudo, Persistente

[c]*Especificar* a gravidade atual: Leve, Moderada, Grave

F51.01 Transtorno de Insônia[a]

Especificar se: Com transtorno mental, Com condição médica, Com outro transtorno do sono

F51.11 Transtorno de Hipersonolência[b,c]

Especificar se: Com transtorno mental, Com condição médica, Com outro transtorno do sono

__.__ Narcolepsia[c]

Determinar o subtipo:

G47.411 Narcolepsia com cataplexia ou com deficiência de hipocretina (tipo 1)
G47.419 Narcolepsia sem cataplexia ou sem deficiência de hipocretina ou hipocretina não medida (tipo 2)
G47.421 Narcolepsia com cataplexia ou com deficiência de hipocretina devido a uma condição médica
G47.429 Narcolepsia sem cataplexia e sem deficiência de hipocretina devido a uma condição médica

Transtornos do Sono Relacionados à Respiração

G47.33	Apneia e Hipopneia Obstrutivas do Sono[c]
___.___	Apneia Central do Sono

Especificar a gravidade atual

Determinar o subtipo:

G47.31	Apneia central do sono tipo idiopática
R06.3	Respiração de Cheyne-Stokes
G47.37	Apneia central do sono comórbida com uso de opioide

Nota: Codificar em primeiro lugar o transtorno por uso de opioide, caso presente.

___.___ Hipoventilação Relacionada ao Sono

Especificar a gravidade atual

Determinar o subtipo:

G47.34	Hipoventilação idiopática
G47.35	Hipoventilação alveolar central congênita
G47.36	Hipoventilação relacionada ao sono comórbida

___.___ Transtornos do Sono-Vigília do Ritmo Circadiano[a]

Determinar o subtipo:

G47.21	Tipo fase do sono atrasada

Especificar se: Familiar, Sobrepondo-se com o tipo sono-vigília não de 24 horas

G47.22	Tipo fase do sono avançada

Especificar se: Familiar

G47.23	Tipo sono-vigília irregular
]G47.24	Tipo sono-vigília não de 24 horas
G47.26	Tipo trabalho em turnos
G47.20	Tipo não especificado

Parassonias

___.___ Transtornos de Despertar do Sono Não REM

Determinar o subtipo:

F51.3	Tipo sonambulismo

Especificar se: Com alimentação relacionada ao sono, Com comportamento sexual relacionado ao sono (sexsônia)

F51.4	Tipo terror noturno
F51.5	Transtorno do Pesadelo[b,c]

Especificar se: Durante início do sono

Especificar se: Com transtorno mental, Com condição médica, Com outro transtorno do sono

G47.52	Transtorno Comportamental do Sono REM
G25.81	Síndrome das Pernas Inquietas
___.___	Transtorno do Sono Induzido por Substância/Medicamento

Nota: Para códigos aplicáveis da CID-10-MC, consultar as classes de substâncias em Transtornos Relacionados a Substâncias e Transtornos Aditivos para o transtorno do sono induzido por

Classificação do DSM-5-TR   **337**

substância/medicamento específico. Para mais informações, ver também no Manual os conjuntos de critérios e procedimentos de registro correspondentes.

Nota para codificação: Observar que o código da CID-10-MC depende de haver ou não transtorno comórbido por uso de substância presente para a mesma classe de substância. Em qualquer caso, um diagnóstico adicional separado de um transtorno por uso de substância não é dado.

Determinar o subtipo: Tipo insônia, Tipo sonolência durante o dia, Tipo parassonia, Tipo misto

Especificar se: Com início durante a intoxicação, Com início durante a descontinuação/abstinência, Com início após o uso de medicamento

G47.09	Outro Transtorno de Insônia Especificado
G47.00	Transtorno de Insônia Não Especificado
G47.19	Outro Transtorno de Hipersonolência Especificado
G47.10	Transtorno de Hipersonolência Não Especificado
G47.8	Outro Transtorno do Sono-Vigília Especificado
G47.9	Transtorno do Sono-Vigília Não Especificado

Disfunções Sexuais

Os seguintes especificadores se aplicam às Disfunções Sexuais, conforme indicado:

[a]*Determinar* o subtipo: Ao longo da vida, Adquirido

[b]*Determinar* o subtipo: Generalizado, Situacional

[c]*Especificar* a gravidade atual: Leve, Moderada, Grave

F52.32	Ejaculação Retardada[a,b,c]
F52.21	Transtorno Erétil[a,b,c]
F52.31	Transtorno do Orgasmo Feminino[a,b,c]

Especificar se: Nunca experimentou um orgasmo em nenhuma situação

F52.22	Transtorno do Interesse/Excitação Sexual Feminino[a,b,c]
F52.6	Transtorno da Dor Gênito-pélvica/Penetração[a,c]
F52.0	Transtorno do Desejo Sexual Masculino Hipoativo[a,b,c]
F52.4	Ejaculação Prematura (Precoce)[a,b,c]
___.___	Disfunção Sexual Induzida por Substância/Medicamento

Nota: Para códigos aplicáveis da CID-10-MC, consultar as classes de substâncias em Transtornos Relacionados a Substâncias e Transtornos Aditivos para a disfunção sexual induzida por substância/medicamento específica. Para mais informações, ver também no Manual o conjunto de critérios e procedimentos para registro correspondentes.

Nota para codificação: Observar que o código da CID-10-MC depende de haver ou não transtorno comórbido por uso de substância presente para a mesma classe de substância. Em qualquer caso, um diagnóstico adicional separado de um transtorno por uso de substância não é dado.

Especificar se: Com início durante a intoxicação, Com início durante a abstinência, Com início após o uso de medicamento

F52.8	Outra Disfunção Sexual Especificada
F52.9	Disfunção Sexual Não Especificada

Disforia de Gênero

O seguinte especificador e nota se aplicam à Disforia de Gênero, se indicado:

[a]*Especificar* se: Com um distúrbio/diferença de desenvolvimento sexual

[b]**Nota:** Codificar tanto o distúrbio/diferença do desenvolvimento sexual como a disforia de gênero.

__.__	Disforia de Gênero
F64.2	Disforia de Gênero em Crianças[a,b]
F64.0	Disforia de Gênero em Adolescentes e Adultos[a,b]
	Especificar se: Pós-transição
F64.8	Outra Disforia de Gênero Especificada
F64.9	Disforia de Gênero Não Especificada

Transtornos Disruptivos, do Controle de Impulsos e da Conduta

F91.3	Transtorno de Oposição Desafiante
	Especificar a gravidade atual: Leve, Moderada, Grave
F63.81	Transtorno Explosivo Intermitente
__.__	Transtorno da Conduta
	Especificar se: Com emoções pró-sociais limitadas
	Especificar a gravidade atual: Leve, Moderada, Grave
	Determinar o subtipo:
F91.1	Tipo com início na infância
F91.2	Tipo com início na adolescência
F91.9	Início não especificado
F60.2	Transtorno da Personalidade Antissocial
F63.1	Piromania
F63.2	Cleptomania
F91.8	Outro Transtorno Disruptivo, do Controle de Impulsos e da Conduta Especificado
F91.9	Transtorno Disruptivo, do Controle de Impulsos e da Conduta Não Especificado

Transtornos Relacionados a Substâncias e Transtornos Aditivos

Transtornos Relacionados a Substâncias

Transtornos Relacionados ao Álcool

__.__	Transtorno por Uso de Álcool
	Especificar se: Em ambiente protegido
	Especificar a gravidade atual/remissão:
F10.10	Leve
F10.11	Em remissão inicial
F10.11	Em remissão sustentada

F10.20	Moderada
F10.21	Em remissão inicial
F10.21	Em remissão sustentada
F10.20	Grave
F10.21	Em remissão inicial
F10.21	Em remissão sustentada
___.__	Intoxicação por Álcool
F10.120	Com transtorno por uso, leve
F10.220	Com transtorno por uso, moderado ou grave
10.920	Sem transtorno por uso
___.__	Abstinência de Álcool

Sem perturbações da percepção

F10.130	Com transtorno por uso, leve
F10.230	Com transtorno por uso, moderado ou grave
F10.930	Sem transtorno por uso

Com perturbações da percepção

F10.132	Com transtorno por uso, leve
F10.232	Com transtorno por uso, moderado ou grave
F10.932	Sem transtorno por uso
___.__	Transtornos Mentais Induzidos por Álcool

Nota: Os transtornos estão listados em sua ordem de aparecimento no Manual.

[a]*Especificar* Com início durante a intoxicação, Com início durante a abstinência

[b]*Especificar* se: Agudo, Persistente

[c]*Especificar* se: Hiperativo, Hipoativo, Nível misto de atividade

___.__	Transtorno Psicótico Induzido por Álcool[a]
F10.159	Com transtornos por uso, leve
F10.259	Com transtorno por uso, moderado ou grave
F10.959	Sem transtorno por uso
___.__	Transtorno Bipolar e Transtorno Relacionado Induzido por Álcool[a]
F10.14	Com transtorno por uso, leve
F10.24	Com transtorno por uso, moderado ou grave
F10.94	Sem transtorno por uso
___.__	Transtorno Depressivo Induzido por Álcool[a]
F10.14	Com transtorno por uso, leve
F10.24	Com transtorno por uso, moderado ou grave
F10.94	Sem transtorno por uso
___.__	Transtorno de Ansiedade Induzido por Álcool[a]
F10.180	Com transtorno por uso, leve
F10.280	Com transtorno por uso, moderado ou grave
F10.980	Sem transtorno por uso
___.__	Transtorno do Sono Induzido por Álcool[a]

Determinar o subtipo: Tipo insônia

F10.182	Com transtorno por uso, leve
F10.282	Com transtorno por uso, moderado ou grave
F10.982	Sem transtorno por uso
___.__	Disfunção Sexual Induzida por Álcool[a]

Especificar se: Leve, Moderada, Grave

F10.18	Com transtorno por uso, leve
F10.281	Com transtorno por uso, moderado ou grave
F10.981	Sem transtorno por uso

___.___ *Delirium* por Intoxicação por Álcool[b,c]

F10.121	Com transtorno por uso, leve
F10.221	Com transtorno por uso, moderado ou grave
F10.921	Sem transtorno por uso

___.___ *Delirium* por Abstinência de Álcool[b,c]

F10.131	Transtorno por uso, leve
F10.231	Com transtorno por uso, moderado ou grave
F10.931	Sem transtorno por uso

___.___ Transtorno Neurocognitivo Maior Induzido por Álcool

Especificar se: Persistente

___.___ Tipo amnésico confabulatório

F10.26	Com transtorno por uso, moderado ou grave
F10.96	Sem transtorno por uso

___.___ Tipo não amnésico confabulatório

F10.27	Com transtorno por uso, moderado ou grave
F10.97	Sem transtorno por uso

___.___ Transtornos Neurocognitivo Leve Induzido por Álcool

Especificar se: Persistente

F10.188	Com transtorno por uso, leve
F10.288	Com transtorno por uso, moderado ou grave
F10.988	Sem transtorno por uso
F10.99	Transtorno Relacionado ao Álcool Não Especificado

Transtornos Relacionados à Cafeína

F15.920	Intoxicação por Cafeína
F15.93	Abstinência de Cafeína
___.___	Transtornos Mentais Induzidos por Cafeína

Nota: Os transtornos estão listados em sua ordem de aparecimento no Manual.

Especificar Com início durante a intoxicação, Com início durante a abstinência, Com início após o uso de medicamento. **Nota:** Quando tomadas sem prescrição, as substâncias nesta classe também podem induzir o transtorno mental induzido por substância relevante.

F15.980	Transtorno de Ansiedade Induzido por Cafeína
F15.982	Transtorno do Sono Induzido por Cafeína

Determinar o subtipo Tipo insônia, Tipo sonolência diurna, Tipo misto

F15.99	Transtorno Relacionado à Cafeína Não Especificado

Transtornos Relacionados a *Cannabis*

___.___ Transtorno por Uso de *Cannabis*

Especificar se: Em ambiente protegido

Especificar a gravidade atual/remissão:

F12.10	Leve
F12.11	Em remissão inicial
F12.11	Em remissão sustentada

F12.20	Moderada
F12.21	Em remissão inicial
F12.21	Em remissão sustentada
F12.20	Grave
F12.21	Em remissão inicial
F12.21	Em remissão sustentada
___.___	Intoxicação por *Cannabis*
	Sem perturbações da percepção
F12.120	Com transtorno por uso, leve
F12.220	Com transtorno por uso, moderado ou grave
F12.920	Sem transtorno por uso
	Com perturbações da percepção
F12.122	Com transtorno por uso, leve
F12.222	Com transtorno por uso, moderado ou grave
F12.922	Sem transtorno por uso
___.___	Abstinência de *Cannabis*
F12.13	Com transtorno por uso, leve
F12.23	Com transtorno por uso, moderado ou grave
F12.93	Sem transtorno por uso
___.___	Transtornos Mentais Induzidos por *Cannabis*

Nota: Os transtornos estão listados em sua ordem de aparecimento no Manual.

[a]*Especificar* Com início durante a intoxicação, Com início durante a abstinência, Com início após o uso de medicamento. **Nota:** Quando prescritas como medicamento, as substâncias nesta classe também podem induzir o transtorno mental induzido por substância relevante.

[b]*Especificar* se: Agudo, Persistente

[c]*Especificar* se: Hiperativo, Hipoativo, Nível misto de atividade

___.___	Transtorno Psicótico Induzido por *Cannabis*[a]
F12.159	Com transtorno por uso, leve
F12.259	Com transtorno por uso, moderado ou grave
F12.959	Sem transtorno por uso
___.___	Transtorno de Ansiedade Induzido por *Cannabis*[a]
F12.180	Com transtorno por uso, leve
F12.280	Com transtorno por uso, moderado ou grave
F12.980	Sem transtorno por uso
___.___	Transtorno do Sono Induzido por *Cannabis*[a]
	Determinar o subtipo Tipo insônia, Tipo sonolência diurna, Tipo misto
F12.188	Com transtorno por uso, leve
F12.288	Com transtorno por uso, moderado ou grave
F12.988	Sem transtorno por uso
___.___	*Delirium* por Intoxicação por *Cannabis*[b,c]
F12.121	Com transtorno por uso, leve
F12.221	Com transtorno por uso, moderado ou grave
F12.921	Sem transtorno por uso
F12.921	*Delirium* Induzido por Agonista de Receptores Canabinoides[b,c]

Nota: Quando medicamento farmacêutico agonista de receptores canabinoides tomado conforme prescrito. A designação "tomado conforme prescrito" é usada para diferenciar *delirium* induzido por medicamento de *delirium* por intoxicação por substância.

F12.99	Transtorno Relacionado a *Cannabis* Não Especificado

Transtornos Relacionados a Alucinógenos

__.__	Transtorno por Uso de Fenciclidina

Especificar se: Em ambiente protegido

Especificar a gravidade atual/remissão:

F16.10	Leve
F16.11	Em remissão inicial
F16.11	Em remissão sustentada
F16.20	Moderada
F16.21	Em remissão inicial
F16.21	Em remissão sustentada
F16.20	Grave
F16.21	Em remissão inicial
F16.21	Em remissão sustentada
__.__	Transtorno por Uso de Outros Alucinógenos

Especificar o alucinógeno particular

Especificar se: Em ambiente protegido

Especificar a gravidade atual/remissão:

F16.10	Leve
F16.11	Em remissão inicial
F16.11	Em remissão sustentada
F16.20	Moderada
F16.21	Em remissão inicial
F16.21	Em remissão sustentada
F16.20	Grave
F16.21	Em remissão inicial
F16.21	Em remissão sustentada
__.__	Intoxicação por Fenciclidina
F16.120	Com transtorno por uso, leve
F16.220	Com transtorno por uso, moderado ou grave
F16.920	Sem transtorno por uso
__.__	Intoxicação por Outros Alucinógenos
F16.120	Com transtorno por uso, leve
F16.220	Com transtorno por uso, moderado ou grave
F16.920	Sem transtorno por uso
F16.983	Transtorno Persistente da Percepção Induzido por Alucinógenos
__.__	Transtornos Mentais Induzidos por Fenciclidina

Nota: Os transtornos estão listados em sua ordem de aparecimento no manual.

[a]*Especificar* Com início durante a intoxicação, Com início após o uso de medicamento. **Nota:** Quando prescritas como medicamento, as substâncias nesta classe também podem induzir o transtorno induzido por substância relevante.

Classificação do DSM-5-TR

___.__	Transtorno Psicótico Induzido por Fenciclidina[a]
F16.159	Com transtorno por uso, leve
F16.259	Com transtorno por uso, moderado ou grave
F16.959	Sem transtorno por uso
___.__	Transtorno Bipolar e Transtorno Relacionado Induzido por Fenciclidina[a]
F16.14	Com transtorno por uso, leve
F16.24	Com transtorno por uso, moderado ou grave
F16.94	Sem transtorno por uso
___.__	Transtorno Depressivo Induzido por Fenciclidina[a]
F16.14	Com transtorno por uso, leve
F16.24	Com transtorno por uso, moderado ou grave
F16.94	Sem transtorno por uso
___.__	Transtorno de Ansiedade Induzido por Fenciclidina[a]
F16.180	Com transtorno por uso, leve
F16.280	Com transtorno por uso, moderado ou grave
F16.980	Sem transtorno por uso
___.__	*Delirium* por Intoxicação por Fenciclidina

Especificar se: Agudo, Persistente

Especificar se: Hiperativo, Hipoativo, Nível misto de atividade

F16.121	Com transtorno por uso, leve
F16.221	Com transtorno por uso, moderado ou grave
F16.921	Sem transtorno por uso
___.__	Transtornos Mentais Induzidos por Alucinógenos

Nota: Os transtornos estão listados em sua ordem de aparecimento no Manual.

[a]*Especificar* Com início durante a intoxicação, Com início após o uso de medicamento. **Nota:** Quando prescritas como medicamento, as substâncias nesta classe também podem induzir o transtorno mental induzido por substância relevante.

[b]*Especificar* se: Agudo, Persistente

[c]*Especificar* se: Hiperativo, Hipoativo, Nível misto de atividade

___.__	Transtorno Psicótico Induzido por Outro Alucinógeno[a]
F16.159	Com transtorno por uso, leve
F16.259	Com transtorno por uso, moderado ou grave
F16.959	Sem transtorno por uso
___.__	Transtorno Bipolar e Transtorno Relacionado Induzido por Outro Alucinógeno[a]
F16.14	Com transtorno por uso, leve
F16.24	Com transtorno por uso, moderado ou grave
F16.94	Sem transtorno por uso
___.__	Transtorno Depressivo Induzido por Outro Alucinógeno[a]
F16.14	Com transtorno por uso, leve
F16.24	Com transtorno por uso, moderado ou grave
F16.94	Sem transtorno por uso
___.__	Transtorno de Ansiedade Induzido por Outro Alucinógeno[a]
F16.180	Com transtorno por uso, leve
F16.280	Com transtorno por uso, moderado ou grave
F16.980	Sem transtorno por uso
___.__	*Delirium* por Intoxicação por Outro Alucinógeno[b,c]
F16.121	Com transtorno por uso, leve

F16.221	Com transtorno por uso, moderado ou grave
F16.921	Sem transtorno por uso
F16.921	*Delirium* Induzido por Ketamina ou Outro Alucinógeno[b,c]

Nota: Quando ketamina ou outro medicamento alucinógeno tomado conforme prescrito. A designação "tomado conforme prescrito" é usada para diferenciar *delirium* induzido por medicamento de *delirium* por intoxicação por substância.

F16.99	Transtorno Relacionado a Fenciclidina Não Especificado
F16.99	Transtorno Relacionado a Alucinógenos Não Especificado

Transtornos Relacionados a Inalantes

__.__ Transtorno por Uso de Inalantes

Especificar o inalante

Especificar se: Em ambiente protegido

Especificar a gravidade atual/remissão:

F18.10	Leve
F18.11	Em remissão inicial
F18.11	Em remissão sustentada
F18.20	Moderada
F18.21	Em remissão inicial
F18.21	Em remissão sustentada
F18.20	Grave
F18.21	Em remissão inicial
F18.21	Em remissão sustentada
__.__	Intoxicação por Inalantes
F18.120	Com transtorno por uso, leve
F18.220	Com transtorno por uso, moderado ou grave
F18.920	Sem transtorno por uso
__.__	Transtornos Mentais Induzidos por Inalantes

Nota: Os transtornos estão listados em sua ordem de aparecimento no Manual.

[a]*Especificar* Com início durante a intoxicação

__.__	Transtorno Psicótico Induzido por Inalantes[a]
F18.159	Com transtorno por uso, leve
F18.259	Com transtorno por uso, moderado ou grave
F18.959	Sem transtorno por uso
__.__	Transtorno Depressivo Induzido por Inalantes[a]
F18.14	Com transtorno por uso, leve
F18.24	Com transtorno por uso, moderado ou grave
F18.94	Sem transtorno por uso
__.__	Transtorno de Ansiedade Induzido por Inalantes[a]
F18.180	Com transtorno por uso, leve
F18.280	Com transtorno por uso, moderado ou grave
F18.980	Sem transtorno por uso
__.__	*Delirium* por Intoxicação por Inalantes

Especificar se: Agudo, Persistente

Especificar se: Hiperativo, Hipoativo, Nível misto de atividade

F18.121	Com transtorno por uso, leve

F18.221	Com transtorno por uso, moderado ou grave
F18.921	Sem transtorno por uso
__.__	Transtorno Neurocognitivo Maior Induzido por Inalantes

Especificar se: Persistente

F18.17	Com transtorno por uso, leve
F18.27	Com transtorno por uso, moderado ou grave
F18.97	Sem transtorno por uso
__.__	Transtorno Neurocognitivo Leve Induzido por Inalantes

Especificar se: Persistente

F18.188	Com transtorno por uso, leve
F18.288	Com transtorno por uso, moderado ou grave
F18.988	Sem transtorno por uso
F18.99	Transtorno Relacionado a Inalantes Não Especificado

Transtornos Relacionados a Opioides

__.__	Transtorno por Uso de Opioides

Especificar se: Em terapia de manutenção, Em ambiente protegido

Especificar a gravidade atual:

F11.10	Leve
F11.11	Em remissão inicial
F11.11	Em remissão sustentada
F11.20	Moderada
F11.21	Em remissão inicial
F11.21	Em remissão sustentada
F11.20	Grave
F11.21	Em remissão inicial
F11.21	Em remissão sustentada
__.__	Intoxicação por Opioides

Sem perturbações da percepção

F11.120	Com transtorno por uso, leve
F11.220	Com transtorno por uso, moderado ou grave
F11.920	Sem transtorno por uso

Com perturbações da percepção

F11.122	Com transtorno por uso, leve
F11.222	Com transtorno por uso, moderado ou grave
F11.922	Sem transtorno por uso
__.__	Abstinência de Opioides
F11.13	Com transtorno por uso, leve
F11.23	Com transtorno por uso, moderado ou grave
F11.93	Sem transtorno por uso
__.__	Transtornos Mentais Induzidos por Opioides

Nota: Os transtornos estão listados em sua ordem de aparecimento no Manual.

[a]*Especificar* Com início durante a intoxicação, Com início durante a abstinência, Com início após o uso de medicamento. **Nota:** Quando prescritas como medicamento, as substâncias nesta classe também podem induzir o transtorno mental induzido por substância relevante.

[b]*Especificar* se: Agudo, Persistente

                ^c*Especificar* se: Hiperativo, Hipoativo, Nível misto de atividade

__.__ Transtorno Depressivo Induzido por Opioides^a
- **F11.14** Com transtorno por uso, leve
- **F11.24** Com transtorno por uso, moderado ou grave
- **F11.94** Sem transtorno por uso

__.__ Transtorno de Ansiedade Induzido por Opioides^a
- **F11.188** Com transtorno por uso, leve
- **F11.288** Com transtorno por uso, moderado ou grave
- **F11.988** Sem transtorno por uso

__.__ Transtorno do Sono Induzido por Opioides^a

Determinar o subtipo Tipo insônia, Tipo sonolência diurna, Tipo misto
- **F11.182** Com transtorno por uso, leve
- **F11.282** Com transtorno por uso, moderado ou grave
- **F11.982** Sem transtorno por uso

__.__ Disfunção Sexual Induzida por Opioides^a

Especificar se: Leve, Moderada, Grave
- **F11.181** Com transtorno por uso, leve
- **F11.281** Com transtorno por uso, moderado ou grave
- **F11.981** Sem transtorno por uso

__.__ *Delirium* por Intoxicação por Opioides^{b,c}
- **F11.121** Com transtorno por uso, leve
- **F11.221** Com transtorno por uso, moderado ou grave
- **F11.921** Sem transtorno por uso

__.__ *Delirium* por Abstinência de Opioides^{b,c}
- **F11.188** Com transtorno por uso, leve
- **F11.288** Com transtorno por uso, moderado ou grave
- **F11.988** Sem transtorno por uso

__.__ *Delirium* Induzido por Opioides^{b,c}

Nota: A designação "tomado conforme prescrito" é usada para diferenciar *delirium* induzido por medicamento de *delirium* por intoxicação por substância e *delirium* por abstinência de substância.

- **F11.921** Quando medicamento opioide tomado conforme prescrito
- **F11.988** Durante a abstinência de medicamento opioide tomado conforme prescrito
- **F11.99** Transtorno Relacionado a Opioides Não Especificado

Transtornos Relacionados a Sedativos, Hipnóticos ou Ansiolíticos

__.__ Transtorno por Uso de Sedativos, Hipnóticos ou Ansiolíticos

Especificar se: Em ambiente protegido

Especificar a gravidade atual/remissão:
- **F13.10** Leve
- **F13.11** Em remissão inicial
- **F13.11** Em remissão sustentada
- **F13.20** Moderada
- **F13.21** Em remissão inicial
- **F13.21** Em remissão sustentada
- **F13.20** Grave
- **F13.21** Em remissão inicial
- **F13.21** Em remissão sustentada

	Intoxicação por Sedativos, Hipnóticos ou Ansiolíticos
F13.120	Com transtorno por uso, leve
F13.220	Com transtorno por uso, moderado ou grave
F13.920	Sem transtorno por uso
___.___	Abstinência de Sedativos, Hipnóticos ou Ansiolíticos

Sem perturbações da percepção

F13.130	Com transtorno por uso, leve
F13.230	Com transtorno por uso, moderado ou grave
F.13.930	Sem transtorno por uso

Com perturbações da percepção

F13.132	Com transtorno por uso, leve
F13.232	Com transtorno por uso, moderado ou grave
F13.932	Sem transtorno por uso

___.___ Transtornos Mentais Induzidos por Sedativos, Hipnóticos ou Ansiolíticos

Nota: Os transtornos estão listados em sua ordem de aparecimento no Manual.

[a]*Especificar* Com início durante a intoxicação, Com início durante a abstinência, Com início após o uso de medicamento. **Nota:** Quando prescritas como medicamento, as substâncias nesta classe também podem induzir o transtorno mental induzido por substância relevante.

[b]*Especificar* se: Agudo, Persistente

[c]*Especificar* se: Hiperativo, Hipoativo, Nível misto de atividade

___.___ Transtorno Psicótico Induzido por Sedativos, Hipnóticos ou Ansiolíticos[a]

F13.159	Com transtorno por uso, leve
F13.259	Com transtorno por uso, moderado ou grave
F13.959	Sem transtorno por uso

___.___ Transtorno Bipolar e Transtorno Relacionado Induzido por Sedativos, Hipnóticos ou Ansiolíticos[a]

F13.14	Com transtorno por uso, leve
F13.24	Com transtorno por uso, moderado ou grave
F13.94	Sem transtorno por uso

___.___ Transtorno Depressivo Induzido por Sedativos, Hipnóticos ou Ansiolíticos[a]

F13.14	Com transtorno por uso, leve
F13.24	Com transtorno por uso, moderado ou grave
F13.94	Sem transtorno por uso

___.___ Transtorno de Ansiedade Induzido por Sedativos, Hipnóticos ou Ansiolíticos[a]

F13.180	Com transtorno por uso, leve
F13.280	Com transtorno por uso, moderado ou grave
F13.980	Sem transtorno por uso

___.___ Transtorno do Sono Induzido por Sedativos, Hipnóticos ou Ansiolíticos[a]

Determinar o subtipo Tipo insônia, Tipo sonolência diurna, Tipo parassonia, Tipo misto

F13.182	Com transtorno por uso, leve
F13.282	Com transtorno por uso, moderado ou grave
F13.982	Sem transtorno por uso

___.___ Disfunção Sexual Induzida por Sedativos, Hipnóticos ou Ansiolíticos[a]

Especificar se: Leve, Moderada, Grave

F13.181	Com transtorno por uso, leve
F13.281	Com transtorno por uso, moderado ou grave
F13.981	Sem transtorno por uso

__.__	*Delirium* por Intoxicação por Sedativos, Hipnóticos ou Ansiolíticos[b,c]
F13.121	Com transtorno por uso, leve
F13.221	Com transtorno por uso, moderado ou grave
F13.921	Sem transtorno por uso
__.__	*Delirium* por Abstinência de Sedativos, Hipnóticos ou Ansiolíticos[b,c]
F13.131	Com transtorno por uso, leve
F13.231	Com transtorno por uso, moderado ou grave
F13.931	Sem transtorno por uso
__.__	*Delirium* Induzido por Sedativos, Hipnóticos ou Ansiolíticos[b,c]

Nota: A designação "tomado conforme prescrito" é usada para diferenciar *delirium* induzido por medicamento de *delirium* por intoxicação por substância e *delirium* por abstinência de substância.

F13.921	Quando medicamento sedativo, hipnótico ou ansiolítico tomado conforme prescrito
F13.931	Durante a abstinência de medicamento sedativo, hipnótico ou ansiolítico tomado conforme prescrito
__.__	Transtorno Neurocognitivo Maior Induzido por Sedativos, Hipnóticos ou Ansiolíticos

Especificar se: Persistente

F13.27	Com transtorno por uso, moderado ou grave
F13.97	Sem transtorno por uso
__.__	Transtorno Neurocognitivo Leve Induzido por Sedativos, Hipnóticos ou Ansiolíticos

Especificar se: Persistente

F13.188	Com transtorno por uso, leve
F13.288	Com transtorno por uso, moderado ou grave
F13.988	Sem transtorno por uso
F13.99	Transtorno Relacionado a Sedativos, Hipnóticos ou Ansiolíticos Não Especificado

Transtornos Relacionados a Estimulantes

__.__	Transtorno por Uso de Estimulantes

Especificar se: Em ambiente protegido

Especificar a gravidade atual/remissão:

__.__	Leve
F15.10	Substância tipo anfetamina
F14.10	Cocaína
F15.10	Outros estimulantes ou estimulante não especificado
__.__	Leve, Em remissão inicial
F15.11	Substância tipo anfetamina
F14.11	Cocaína
F15.11	Outros estimulantes ou estimulante não especificado
__.__	Leve, Em remissão sustentada
F15.11	Substância tipo anfetamina
F14.11	Cocaína
F15.11	Outros estimulantes ou estimulante não especificado
__.__	Moderada
F15.20	Substância tipo anfetamina
F14.20	Cocaína
F15.20	Outros estimulantes ou estimulante não especificado

Classificação do DSM-5-TR

__.__	Moderada, Em remissão inicial
F15.21	Substância tipo anfetamina
F14.21	Cocaína
F15.21	Outros estimulantes ou estimulante não especificado
__.__	Moderada, Em remissão sustentada
F15.21	Substância tipo anfetamina
F14.21	Cocaína
F15.21	Outros estimulantes ou estimulante não especificado
__.__	Grave
F15.20	Substância tipo anfetamina
F14.20	Cocaína
F15.20	Outros estimulantes ou estimulante não especificado
__.__	Grave, Em remissão inicial
F15.21	Substância tipo anfetamina
F14.21	Cocaína
F15.21	Outros estimulantes ou estimulante não especificado
__.__	Grave, Em remissão sustentada
F15.21	Substância tipo anfetamina
F14.21	Cocaína
F15.21	Outros estimulantes ou estimulante não especificado
__.__	Intoxicação por Estimulantes

Especificar o intoxicante particular

Sem perturbações da percepção

__.__	Intoxicação por substância tipo anfetamina ou outros estimulantes
F15.120	Com transtorno por uso, leve
F15.220	Com transtorno por uso, moderado ou grave
F15.920	Sem transtorno por uso
__.__	Intoxicação por cocaína
F14.120	Com transtorno por uso, leve
F14.220	Com transtorno por uso, moderado ou grave
F14.920	Sem transtorno por uso

Com perturbações da percepção

__.__	Intoxicação por substância tipo anfetamina ou outros estimulantes
F15.122	Com transtorno por uso, leve
F15.222	Com transtorno por uso, moderado ou grave
F15.922	Sem transtorno por uso
__.__	Intoxicação por cocaína
F14.122	Com transtorno por uso, leve
F14.222	Com transtorno por uso, moderado ou grave
F14.922	Sem transtorno por uso
__.__	Abstinência de Estimulantes

Especificar a substância específica causadora da síndrome de abstinência

__.__	Abstinência de substância tipo anfetamina ou outros estimulantes
F15.13	Com transtorno por uso, leve
F15.23	Com transtorno por uso, moderado ou grave
F15.93	Sem transtorno por uso

___.___	Abstinência de cocaína
F14.13	Com transtorno por uso, leve
F14.23	Com transtorno por uso, moderado ou grave
F14.93	Sem transtorno por uso
___.___	Transtornos Mentais Induzidos por Estimulantes

Nota: Os transtornos estão listados em sua ordem de aparecimento no Manual.

[a]*Especificar* Com início durante a intoxicação, Com início durante a abstinência, Com início após o uso de medicamento. **Nota:** Quando prescritas como medicamento, substâncias tipo anfetamina e outros estimulantes também podem induzir o transtorno mental induzido por substância relevante.

[b]*Especificar* se: Agudo, Persistente

[c]*Especificar* se: Hiperativo, Hipoativo, Nível misto de atividade

___.___	Transtorno Psicótico Induzido por Substância Tipo Anfetamina (ou Outro Estimulante)[a]
F15.159	Com transtorno por uso, leve
F15.259	Com transtorno por uso, moderado ou grave
F15.959	Sem transtorno por uso
___.___	Transtorno Psicótico Induzido por Cocaína[a]
F14.159	Com transtorno por uso, leve
F14.259	Com transtorno por uso, moderado ou grave
F14.959	Sem transtorno por uso
___.___	Transtorno Bipolar e Transtorno Relacionado Induzido por Substância Tipo Anfetamina (ou Outro Estimulante)[a]
F15.14	Com transtorno por uso, leve
F15.24	Com transtorno por uso, moderado ou grave
F15.94	Sem transtorno por uso
___.___	Transtorno Bipolar e Transtorno Relacionado Induzido por Cocaína[a]
F14.14	Com transtorno por uso, leve
F14.24	Com transtorno por uso, moderado ou grave
F14.94	Sem transtorno por uso
___.___	Transtorno Depressivo Induzido por Substância Tipo Anfetamina (ou Outro Estimulante)[a]
F15.14	Com transtorno por uso, leve
F15.24	Com transtorno por uso, moderado ou grave
F15.94	Sem transtorno por uso
___.___	Transtorno Depressivo Induzido por Cocaína[a]
F14.14	Com transtorno por uso, leve
F14.24	Com transtorno por uso, moderado ou grave
F14.94	Sem transtorno por uso
___.___	Transtorno de Ansiedade Induzido por Substância Tipo Anfetamina (ou Outro Estimulante)[a]
F15.180	Com transtorno por uso, leve
F15.280	Com transtorno por uso, moderado ou grave
F15.980	Sem transtorno por uso
___.___	Transtorno de Ansiedade Induzido por Cocaína[a]
F14.180	Com transtorno por uso, leve
F14.280	Com transtorno por uso, moderado ou grave
F14.980	Sem transtorno por uso

Classificação do DSM-5-TR **351**

___.___	Transtorno Obsessivo-compulsivo e Transtorno Relacionado Induzido por Substância Tipo Anfetamina (ou Outro Estimulante)[a]
F15.188	Com transtorno por uso, leve
F15.288	Com transtorno por uso, moderado ou grave
F15.988	Sem transtorno por uso
___.___	Transtorno Obsessivo-compulsivo e Transtorno Relacionado Induzido por Cocaína[a]
F14.188	Com transtorno por uso, leve
F14.288	Com transtorno por uso, moderado ou grave
F14.988	Sem transtorno por uso
___.___	Transtorno do Sono Induzido por Substância Tipo Anfetamina (ou Outro Estimulante)[a]
	Determinar o subtipo Tipo insônia, Tipo sonolência diurna, Tipo misto
F15.182	Com transtorno por uso, leve
F15.282	Com transtorno por uso, moderado ou grave
F15.982	Sem transtorno por uso
___.___	Transtorno do Sono Induzido por Cocaína[a]
	Determinar o subtipo Tipo insônia, Tipo sonolência diurna, Tipo misto
F14.182	Com transtorno por uso, leve
F14.282	Com transtorno por uso, moderado ou grave
F14.982	Sem transtorno por uso
___.___	Disfunção Sexual Induzida por Substância Tipo Anfetamina (ou Outro Estimulante)[a]
	Especificar se: Leve, Moderada, Grave
F15.181	Com transtorno por uso, leve
F15.281	Com transtorno por uso, moderado ou grave
F15.981	Sem transtorno por uso
___.___	Disfunção Sexual Induzida por Cocaína[a]
	Especificar se: Leve, Moderada, Grave
F14.181	Com transtorno por uso, leve
F14.281	Com transtorno por uso, moderado ou grave
F14.981	Sem transtorno por uso
___.___	*Delirium* por Intoxicação por Substância Tipo Anfetamina (ou Outro Estimulante)[b,c]
F15.121	Com transtorno por uso, leve
F15.221	Com transtorno por uso, moderado ou grave
F15.921	Sem transtorno por uso
___.___	*Delirium* por Intoxicação por Cocaína[b,c]
F14.121	Com transtorno por uso, leve
F14.221	Com transtorno por uso, moderado ou grave
F14.921	Sem transtorno por uso
F15.921	*Delirium* Induzido por Medicamento Tipo Anfetamina (ou Outro Estimulante)[b,c]
	Nota: Quando medicamento tipo anfetamina ou outro medicamento estimulante tomado conforme prescrito. A designação "tomado conforme prescrito" é usada para diferenciar *delirium* induzido por medicamento de *delirium* por intoxicação por substância.
___.___	Transtorno Neurocognitivo Leve Induzido por Substância Tipo Anfetamina (ou Outro Estimulante)
	Especificar se: Persistente
F15.188	Transtorno por uso, leve
F15.288	Com transtorno por uso, moderado ou grave
F15.988	Sem transtorno por uso

	Transtorno Neurocognitivo Leve Induzido por Cocaína

Especificar se: Persistente

F14.188	Com transtorno por uso, leve
F14.288	Com transtorno por uso, moderado ou grave
F14.988	Sem transtorno por uso
__.__	Transtorno Relacionado a Estimulantes Não Especificado
F15.99	Substância tipo anfetamina ou outro estimulante
F14.99	Cocaína

Transtornos Relacionados ao Tabaco

	Transtorno por Uso de Tabaco

Especificar se: Em terapia de manutenção, Em ambiente protegido

Especificar a gravidade atual/remissão:

Z72.0	Leve
F17.200	Moderada
F17.201	Em remissão inicial
F17.201	Em remissão sustentada
F17.200	Grave
F17.201	Em remissão inicial
F17.201	Em remissão sustentada
F17.203	Abstinência de Tabaco

Nota: O código da CID-10-MC indica a presença comórbida de transtorno por uso de substância moderado ou grave, o qual deve estar presente para a aplicação do código para abstinência de tabaco.

	Transtornos Mentais Induzidos por Tabaco
F17.208	Transtorno do Sono Induzido por Tabaco, Com transtorno por uso, moderado ou grave

Determinar o subtipo Tipo insônia, Tipo sonolência diurna, Tipo misto

Especificar Com início durante a abstinência, Com início após o uso de medicamento

F17.209	Transtorno Relacionado ao Tabaco Não Especificado

Transtornos Relacionados a Outras Substâncias (ou Substâncias Desconhecidas)

	Transtorno por Uso de Outra Substância (ou Substância Desconhecida)

Especificar se: Em ambiente protegido

Especificar a gravidade atual/remissão:

F19.10	Leve
F19.11	Em remissão inicial
F19.11	Em remissão sustentada
F19.20	Moderada
F19.21	Em remissão inicial
F19.21	Em remissão sustentada
F19.20	Grave
F19.21	Em remissão inicial
F19.21	Em remissão sustentada

Classificação do DSM-5-TR

___.___ Intoxicação por Outra Substância (ou Substância Desconhecida)

    Sem perturbações da percepção
- F19.120   Com transtorno por uso, leve
- F19.220   Com transtorno por uso, moderado ou grave
- F19.920   Sem transtorno por uso

    Com perturbações da percepção
- F19.122   Com transtorno por uso, leve
- F19.222   Com transtorno por uso, moderado ou grave
- F19.922   Sem transtorno por uso

___.___ Abstinência de Outra Substância (ou Substância Desconhecida)

    Sem perturbações da percepção
- F19.130   Com transtorno por uso, leve
- F19.230   Com transtorno por uso, moderado ou grave
- F19.930   Sem transtorno por uso

    Com perturbações da percepção
- F19.132   Com transtorno por uso, leve
- F19.232   Com transtorno por uso, moderado ou grave
- F19.932   Sem transtorno por uso

___.___ Transtornos Mentais Induzidos por Outra Substância (ou Substância Desconhecida)

Nota: Os transtornos estão listados em sua ordem de aparecimento no Manual.

[a]*Especificar* Com início durante a intoxicação, Com início durante a abstinência, Com início após o uso de medicamento. **Nota:** Quando prescritas como medicamento ou tomadas sem prescrição, as substâncias nesta classe também podem induzir o transtorno mental induzido por substância relevante.

[b]*Especificar* se: Agudo, Persistente

[c]*Especificar* se: Hiperativo, Hipoativo, Nível misto de atividade

___.___ Transtorno Psicótico Induzido por Outra Substância (ou Substância Desconhecida)[a]
- F19.159   Com transtorno por uso, leve
- F19.259   Com transtorno por uso, moderado ou grave
- F19.959   Sem transtorno por uso

___.___ Transtorno Bipolar e Transtorno Relacionado Induzido por Outra Substância (ou Substância Desconhecida)[a]
- F19.14   Com transtorno por uso, leve
- F19.24   Com transtorno por uso, moderado ou grave
- F19.94   Sem transtorno por uso

___.___ Transtorno Depressivo Induzido por Outra Substância (ou Substância Desconhecida)[a]
- F19.14   Com transtorno por uso, leve
- F19.24   Com transtorno por uso, moderado ou grave
- F19.94   Sem transtorno por uso

___.___ Transtorno de Ansiedade Induzido por Outra Substância (ou Substância Desconhecida)[a]
- F19.180   Com transtorno por uso, leve
- F19.280   Com transtorno por uso, moderado ou grave
- F19.980   Sem transtorno por uso

___.___ Transtorno Obsessivo-compulsivo e Transtorno Relacionado Induzido por Outra Substância (ou Substância Desconhecida)[a]
- F19.188   Com transtorno por uso, leve

F19.288	Com transtorno por uso, moderado ou grave
F19.988	Sem transtorno por uso
—.—	Transtorno do Sono Induzido por Outra Substância (ou Substância Desconhecida)[a]

Determinar o subtipo Tipo insônia, Tipo sonolência diurna, Tipo parassonia, Tipo misto

F19.182	Com transtorno por uso, leve
F19.282	Com transtorno por uso, moderado ou grave
F19.982	Sem transtorno por uso
—.—	Disfunção Sexual Induzida por Outra Substância (ou Substância Desconhecida)[a]

Especificar se: Leve, Moderada, Grave

F19.181	Transtorno por uso, leve
F19.281	Com transtorno por uso, moderado ou grave
F19.981	Sem transtorno por uso
—.—	*Delirium* por Intoxicação por Outra Substância (ou Substância Desconhecida)[b,c]
F19.121	Com transtorno por uso, leve
F19.221	Com transtorno por uso, moderado ou grave
F19.921	Sem transtorno por uso
—.—	*Delirium* por Abstinência de Outra Substância (ou Substância Desconhecida)[b,c]
F19.131	Com transtorno por uso, leve
F19.231	Com transtorno por uso, moderado ou grave
F19.931	Sem transtorno por uso
—.—	*Delirium* Induzido por Outro Medicamento (ou Medicamento Desconhecido)[b,c]

Nota: A designação "tomado conforme prescrito" é usada para diferenciar *delirium* induzido por medicamento de *delirium* por intoxicação por substância e *delirium* por abstinência de substância.

F19.921	Quando outro medicamento (ou medicamento desconhecido) tomado conforme prescrito
F19.931	Durante a abstinência de outro medicamento (ou medicamento desconhecido) tomado conforme prescrito
—.—	Transtorno Neurocognitivo Maior Induzido por Outra Substância (ou Substância Desconhecida)

Especificar se: Persistente

F19.17	Com transtorno por uso, leve
F19.27	Com transtorno por uso, moderado ou grave
F19.97	Sem transtorno por uso
—.—	Transtorno Neurocognitivo Leve Induzido por Outra Substância (ou Substância Desconhecida)

Especificar se: Persistente

F19.188	Com transtorno por uso, leve
F19.288	Com transtorno por uso, moderado ou grave
F19.988	Sem transtorno por uso
F19.99	Transtorno Relacionado a Outra Substância (ou Substância Desconhecida) Não Especificado

Transtornos Não Relacionados a Substância

F63.0	Transtorno do Jogo

Especificar se: Episódico, Persistente
Especificar se: Em remissão inicial, Em remissão sustentada
Especificar a gravidade atual: Leve, Moderada, Grave

Transtornos Neurocognitivos

___.___ *Delirium*

Especificar se: Agudo, Persistente

Especificar se: Hiperativo, Hipoativo, Nível misto de atividade

[a]**Nota**: Para os códigos aplicáveis da CID-10-MC, consultar as classes de substância em Transtornos Relacionados a Substâncias e Transtornos Aditivos para o *delirium* induzido por substância/medicamento específico. Para mais informações, ver também no Manual os conjuntos de critérios e procedimentos de registro correspondentes.

Determinar o subtipo:

___.___ *Delirium* por intoxicação por substância[a]

___.___ *Delirium* por abstinência de substância[a]

___.___ *Delirium* induzido por medicamento[a]

F05 *Delirium* devido a outra condição médica

F05 *Delirium* devido a múltiplas etiologias

F05 Outro *Delirium* Especificado

F05 *Delirium* Não Especificado

Transtornos Neurocognitivos Maiores e Leves

Tomar como referência a seguinte sequência para codificação e registro de transtornos neurocognitivos (TNCs) maiores e leves no contexto dos diagnósticos específicos listados. Exceções nas notas:

TNCs maiores e leves: *Especificar se devido a [qualquer uma das seguintes etiologias médicas]:* Doença de Alzheimer, Degeneração frontotemporal, Doença com corpos de Lewy, Doença vascular, Lesão cerebral traumática, Uso de substâncias/medicamentos, Infecção por HIV, Doença do príon, Doença de Parkinson, Doença de Huntington, Outra condição médica, Múltiplas etiologias, Etiologia desconhecida.

TNCs maiores e leves: A *etiologia médica específica* para TNC maior ou leve deve ser codificada primeiro. **Nota:** Nenhum código médico etiológico é utilizado para TNC vascular maior, TNCs maiores devido a etiologias possíveis, TNC maior ou leve induzido por substância/medicamento ou TNC maior ou leve devido a etiologia desconhecida.

[a]**Apenas TNC maior:** Depois, deve ser codificado o grau de *gravidade* (o "x" no quarto caractere nos códigos diagnósticos abaixo) da seguinte maneira: .Ay leve, .By moderado, .Cy grave. **Nota:** Não aplicável a TNCs induzidos por substância/medicamento.

[b]**Apenas TNC maior:** Então, devem ser codificadas quaisquer *perturbações comportamentais ou psicológicas* concomitantes (o "y" no quinto e no sexto caracteres dos códigos diagnósticos abaixo): .x11 com agitação; .x4 com ansiedade; .x3 com sintomas de humor; .x2 com perturbação psicótica; .x18 com outras perturbações comportamentais e psicológicas (p. ex., apatia); .x0 sem perturbações comportamentais ou psicológicas concomitantes.

[c]**Apenas TNC leve** *(para exceções, ver nota d abaixo)*: Usar ou o código **F06.70** sem perturbação comportamental ou o código **F06.71** com perturbação comportamental (p. ex., apatia, agitação, ansiedade, sintomas de humor, perturbação psicótica ou outros sintomas comportamentais). **Nota de codificação apenas para TNC leve:** Use códigos de transtornos adicionais para indicar sintomas psiquiátricos clinicamente significativos devidos a mesma condição médica causadora do TNC leve (p. ex., **F06.2** transtorno psicótico devido à doença de Alzheimer com delírios; **F06.32** transtorno depressivo devido à doença de Parkinson com episódio tipo depressivo maior). *Nota:* Os códigos adicionais para transtornos mentais devidos a outras condições médicas

estão incluídos em transtornos com os quais eles compartilham a fenomenologia (p. ex., para transtornos depressivos maiores devido a outra condição médica, ver "Transtornos Depressivos").

[d]**TNC leve devido a etiologia possível ou não especificada:** Use apenas o código **G31.84**. Nenhum código médico adicional é utilizado. **Nota:** "Com perturbação comportamental" e "Sem perturbação comportamental" não são codificados, mas ainda devem ser registrados.

Transtorno Neurocognitivo Maior ou Leve Devido à Doença de Alzheimer

F02.[xy] Transtorno Neurocognitivo Maior Devido a Provável Doença de Alzheimer[a,b]
  Nota: Codificar em primeiro lugar **G30.9** doença de Alzheimer.

F03.[xy] Transtorno Neurocognitivo Maior Devido a Possível Doença de Alzheimer[a,b]
  Nota: Nenhum código médico adicional.

___.___ Transtorno Neurocognitivo Leve Devido a Provável Doença de Alzheimer[c]
  Nota: Codificar em primeiro lugar **G30.9** doença de Alzheimer.

F06.71 Com perturbação comportamental

F06.70 Sem perturbação comportamental

G31.84 Transtorno Neurocognitivo Leve Devido a Possível Doença de Alzheimer[d]

Transtorno Neurocognitivo Frontotemporal Maior ou Leve

F02.[xy] Transtorno Neurocognitivo Maior Devido a Provável Degeneração Frontotemporal[a,b]
  Nota: Codificar em primeiro lugar **G31.09** degeneração frontotemporal.

F03.[xy] Transtorno Neurocognitivo Maior Devido a Possível Degeneração Frontotemporal[a,b]
  Nota: Nenhum código médico adicional.

___.___ Transtorno Neurocognitivo Leve Devido a Provável Degeneração Frontotemporal[c]
  Nota: Codificar em primeiro lugar **G31.09** degeneração frontotemporal.

F06.71 Com perturbação comportamental

F06.70 Sem perturbação comportamental

G31.84 Transtorno Neurocognitivo Leve Devido a Possível Degeneração Frontotemporal[d]

Transtorno Neurocognitivo Maior ou Leve com Corpos de Lewy

F02.[xy] Transtorno Neurocognitivo Maior com Provável Corpos de Lewy[a,b]
  Nota: Codificar em primeiro lugar **G31.83** doença com corpos de Lewy.

F03.[xy] Transtorno Neurocognitivo Maior com Possível Corpos de Lewy[a,b]
  Nota: Nenhum código médico adicional.

___.___ Transtorno Neurocognitivo Leve com Provável Corpos de Lewy[c]
  Nota: Codificar em primeiro lugar **G31.83** doença com corpos de Lewy.

F06.71 Com perturbação comportamental

F06.70 Sem perturbação comportamental

G31.84 Transtorno Neurocognitivo Leve com Possível Corpos de Lewy[d]

Transtorno Neurocognitivo Vascular Maior ou Leve

F01.[xy] Transtorno Neurocognitivo Maior Provavelmente Devido a Doença Vascular[a,b]
  Nota: Nenhum código médico adicional.

F03.[xy] Transtorno Neurocognitivo Maior Possivelmente Devido a Doença Vascular[a,b]
  Nota: Nenhum código médico adicional.

___.___ Transtorno Neurocognitivo Leve Provavelmente Devido a Doença Vascular[c]

    Nota: Codificar em primeiro lugar **I67.9** doença cerebrovascular

F06.71	Com perturbação comportamental
F06.70	Sem perturbação comportamental
G31.84	Transtorno Neurocognitivo Leve Possivelmente Devido a Doença Vascular[d]

Transtorno Neurocognitivo Maior ou Leve Devido a Lesão Cerebral Traumática

Nota: Codificar em primeiro lugar **S06.2XAS** lesão cerebral traumática difusa com perda de consciência de duração não especificada, sequela.

F02.[xy]   Transtorno Neurocognitivo Maior Devido a Lesão Cerebral Traumática[a,b]

___.___   Transtorno Neurocognitivo Leve Devido a Lesão Cerebral Traumática[c]

F06.71   Com perturbação comportamental
F06.70   Sem perturbação comportamental

Transtorno Neurocognitivo Maior ou Leve Induzido por Substância/Medicamento

Nota: Nenhum código médico adicional é utilizado. Para códigos da CID-10-MC aplicáveis, consultar as classes de substâncias na seção Transtornos Relacionados a Substância e Transtornos Aditivos para o TNC maior ou leve induzido por substância/medicamento específico. Ver também os critérios estabelecidos e os procedimentos de registro correspondentes no Manual para mais informações.

Nota de codificação: O código da CID-10-MC depende de haver ou não transtorno por uso de substância comórbido presente para a mesma classe de substância. De qualquer maneira, um diagnóstico adicional separado de transtorno por uso de substância não é dado. *Nota:* Os especificadores de sintomas que acompanham o TNC maior ("Com agitação", "Com ansiedade", "Com sintomas de humor", "Com perturbação psicótica", "Com outra perturbação comportamental ou psicológica", "Sem perturbação comportamental ou psicológica concomitante") não devem ser codificados, mas ainda devem ser registrados. Os especificadores de sintomas que acompanham o TNC leve ("Com perturbação comportamental" e "Sem perturbação comportamental") também não devem ser codificados, mas ainda devem ser registrados.

Especificar se: Persistente

___.___   Transtorno Neurocognitivo Maior Induzido por Substância/Medicamento

    Especificar gravidade do TNC: Leve, Moderada, Grave

___.___   Transtorno Neurocognitivo Leve Induzido por Substância/Medicamento

Transtorno Neurocognitivo Maior ou Leve Devido à Infecção por HIV

Nota: Codificar em primeiro lugar **B20** infecção por HIV

F02.[xy]   Transtorno Neurocognitivo Maior Devido à Infecção por HIV[a,b]

___.___   Transtorno Neurocognitivo Leve Devido à Infecção por HIV[c]

F06.71   Com perturbação comportamental
F06.70   Sem perturbação comportamental

Transtorno Neurocognitivo Maior ou Leve Devido à Doença do Príon

Nota: Codificar em primeiro lugar **A81.9** doença do príon.

F02.[xy]   Transtorno Neurocognitivo Maior Devido à Doença do Príon[a,b]

___.___   Transtorno Neurocognitivo Leve Devido à Doença do Príon[c]

F06.71   Com perturbação comportamental
F06.70   Sem perturbação comportamental

Transtorno Neurocognitivo Maior ou Leve Devido à Doença de Parkinson

F02.[xy] Transtorno Neurocognitivo Maior Provavelmente Devido à Doença de Parkinson[a,b]
    Nota: Codificar em primeiro lugar **G20.C** doença de Parkinson.

F03.[xy] Transtorno Neurocognitivo Maior Possivelmente Devido à Doença de Parkinson[a,b]
    Nota: Nenhum código médico adicional.

__.__ Transtorno Neurocognitivo Leve Provavelmente Devido à Doença de Parkinson[c]
    Nota: Codificar em primeiro lugar **G20.C** doença de Parkinson.

F06.71   Com perturbação comportamental
F06.70   Sem perturbação comportamental

G31.84   Transtorno Neurocognitivo Leve Possivelmente Devido à Doença de Parkinson[d]

Transtorno Neurocognitivo Maior ou Leve Devido à Doença de Huntington

Nota: Codificar em primeiro lugar **G10** doença de Huntington.

F02.[xy] Transtorno Neurocognitivo Maior Devido à Doença de Huntington[a,b]

__.__ Transtorno Neurocognitivo Leve Devido à Doença de Huntington[c]
F06.71   Com perturbação comportamental
F06.70   Sem perturbação comportamental

Transtorno Neurocognitivo Maior ou Leve Devido a Outra Condição Médica

Nota: Codificar em primeiro lugar a outra condição médica.

F02.[xy] Transtorno Neurocognitivo Maior Devido a Outra Condição Médica[a,b]

__.__ Transtorno Neurocognitivo Leve Devido a Outra Condição Médica[c]
F06.71   Com perturbação comportamental
F06.70   Sem perturbação comportamental

Transtorno Neurocognitivo Maior ou Leve Devido a Múltiplas Etiologias

F02.[xy] Transtorno Neurocognitivo Maior Devido a Múltiplas Etiologias[a,b]
    Nota: Codificar em primeiro lugar todas as condições médicas etiológicas (com exceção de doença cerebrovascular). Então codifique **F02.[xy]**[a,b] uma vez para TNC maior devido a todas as etiologias aplicáveis. Também use o código **F01.[xy]**[a,b] para TNC maior provavelmente devido a doença vascular, se presente. Também use o código dos TNCs maiores induzidos por substância/medicamento relevantes se substâncias ou medicamentos tiverem algum papel na etiologia.

__.__ Transtorno Neurocognitivo Leve Devido a Múltiplas Etiologias[c]
    Nota: Codificar em primeiro lugar todas as condições médicas etiológicas, incluindo **I67.9** doença cerebrovascular, se presente. Então use os códigos **F06.70** ou **F06.71** uma vez (ver abaixo para o quinto caractere) para TNC leve devido a todas as etiologias aplicáveis, incluindo TNC leve provavelmente devido a doença vascular, se presente. Codifique também os TNCs leves induzidos por substância/medicamento se as substâncias ou medicamentos tiverem um papel na etiologia.

F06.71   Com perturbação comportamental
F06.70   Sem perturbação comportamental

Transtorno Neurocognitivo Maior ou Leve Devido a Etiologia Desconhecida

Nota: Nenhum código médico adicional.

F03.[xy] Transtorno Neurocognitivo Maior Devido a Etiologia Desconhecida[a,b]
G31.84   Transtorno Neurocognitivo Leve Devido a Etiologia Desconhecida[d]
R41.9   Transtorno Neurocognitivo Não Especificado
    Nota: Nenhum código médico adicional.

Transtornos da Personalidade

Transtornos da Personalidade do Grupo A

F60.0   Transtorno da Personalidade Paranoide
F60.1   Transtorno da Personalidade Esquizoide
F21   Transtorno da Personalidade Esquizotípica

Transtornos da Personalidade do Grupo B

F60.2   Transtorno da Personalidade Antissocial
F60.3   Transtorno da Personalidade *Borderline*
F60.4   Transtorno da Personalidade Histriônica
F60.81 Transtorno da Personalidade Narcisista

Transtornos da Personalidade do Grupo C

F60.6   Transtorno da Personalidade Evitativa
F60.7   Transtorno da Personalidade Dependente
F60.5   Transtorno da Personalidade Obsessivo-compulsiva

Outros Transtornos da Personalidade

F07.0   Mudança de Personalidade Devido a Outra Condição Médica

Determinar o subtipo: Tipo lábil, Tipo desinibido, Tipo agressivo, Tipo apático, Tipo paranoide, Outro tipo, Tipo combinado, Tipo não especificado

F60.89 Outro Transtorno da Personalidade Especificado
F60.9   Transtorno da Personalidade Não Especificado

Transtornos Parafílicos

O seguinte especificador se aplica aos Transtornos Parafílicos, conforme indicado:

[a]*Especificar* se: Em ambiente protegido, Em remissão completa

F65.3   Transtorno Voyeurista[a]
F65.2   Transtorno Exibicionista[a]

Especificar se: Excitado sexualmente pela exposição dos genitais a crianças pré-púberes, Excitado sexualmente pela exposição dos genitais a indivíduos fisicamente maduros, Excitado sexualmente pela exposição dos genitais a crianças pré-púberes e a indivíduos fisicamente maduros

F65.81 Transtorno Frotteurista[a]
F65.51 Transtorno do Masoquismo Sexual[a]

Especificar se: Com asfixiofilia

F65.52 Transtorno do Sadismo Sexual[a]
F65.4   Transtorno Pedofílico

Determinar o subtipo: Tipo exclusivo, Tipo não exclusivo

Especificar se: Sexualmente atraído por indivíduos do sexo masculino, Sexualmente atraído por indivíduos do sexo feminino, Sexualmente atraído por ambos

Especificar se: Limitado a incesto

F65.0	Transtorno Fetichista[a]
	Especificar: Parte(s) do corpo, Objeto(s) inanimado(s), Outros
F65.1	Transtorno Transvéstico[a]
	Especificar se: Com fetichismo, Com autoginefilia
F65.89	Outro Transtorno Parafílico Especificado
F65.9	Transtorno Parafílico Não Especificado

Códigos para Outros Transtornos Mentais e Códigos Adicionais

F06.8	Outro Transtorno Mental Especificado Devido a Outra Condição Médica
F09	Transtorno Mental Não Especificado Devido a Outra Condição Médica
F99	Outro Transtorno Mental Especificado
F99	Transtorno Mental Não Especificado
Z03.89	Sem Diagnóstico ou Condição

Transtornos do Movimento Induzidos por Medicamentos e Outros Efeitos Adversos de Medicamentos

__.__	Parkinsonismo Induzido por Medicamento
G21.11	Parkinsonismo Induzido por Medicamento Antipsicótico e Outro Agente Bloqueador do Receptor de Dopamina
G21.19	Parkinsonismo Induzido por Outro Medicamento
G21.0	Síndrome Neuroléptica Maligna
G24.02	Distonia Aguda Induzida por Medicamento
G25.71	Acatisia Aguda Induzida por Medicamento
G24.01	Discinesia Tardia
G24.09	Distonia Tardia
G25.71	Acatisia Tardia
G25.1	Tremor Postural Induzido por Medicamento
G25.79	Outro Transtorno do Movimento Induzido por Medicamento
__.__	Síndrome da Descontinuação de Antidepressivos
T43.205A	Consulta inicial
T43.205D	Consulta de seguimento
T43.205S	Sequelas
__.__	Outros Efeitos Adversos dos Medicamentos
T50.905A	Consulta inicial
T50.905D	Consulta de seguimento
T50.905S	Sequelas

Outras Condições que Podem ser Foco da Atenção Clínica

Comportamento Suicida e Autolesão Não Suicida

Comportamento Suicida

__.__ Comportamento Suicida Atual

T14.91XA   Consulta inicial

T14.91XD   Consulta de seguimento

Z91.51   História de Comportamento Suicida

Autolesão Não Suicida

R45.88   Autolesão Não Suicida Atual

Z91.52   História de Autolesão Não Suicida

Abuso e Negligência

Problemas de Maus-tratos e Negligência Infantil

Abuso Físico Infantil

__.__ Abuso Físico Infantil Confirmado

T74.12XA   Consulta inicial

T74.12XD   Consulta de seguimento

__.__ Abuso Físico Infantil Suspeitado

T76.12XA   Consulta inicial

T76.12XD   Consulta de seguimento

__.__ Outras Circunstâncias Relacionadas a Abuso Físico Infantil

Z69.010   Consulta em serviços de saúde mental de vítima de abuso físico infantil por um dos pais

Z69.020   Consulta em serviços de saúde mental de vítima de abuso físico infantil não parental

Z62.810   História pessoal (história anterior) de abuso físico na infância

Z69.011   Consulta em serviços de saúde mental de perpetrador de abuso físico infantil parental

Z69.021   Consulta em serviços de saúde mental de perpetrador de abuso físico infantil não parental

Abuso Sexual Infantil

__.__ Abuso Sexual Infantil Confirmado

T74.22XA   Consulta inicial

T74.22XD   Consulta de seguimento

__.__ Abuso Sexual Infantil Suspeitado

T76.22XA   Consulta inicial

T76.22XD	Consulta de seguimento
___.___	Outras Circunstâncias Relacionadas a Abuso Sexual Infantil
Z69.010	Consulta em serviços de saúde mental de vítima de abuso sexual infantil por um dos pais
Z69.020	Consulta em serviços de saúde mental de vítima de abuso sexual infantil não parental
Z62.810	História pessoal (história anterior) de abuso sexual na infância
Z69.011	Consulta em serviços de saúde mental de perpetrador de abuso sexual infantil parental
Z69.021	Consulta em serviços de saúde mental de perpetrador de abuso sexual infantil não parental

Negligência Infantil

___.___	Negligência Infantil Confirmada
T74.02XA	Consulta inicial
T74.02XD	Consulta de seguimento
___.___	Negligência Infantil Suspeitada
T76.02XA	Consulta inicial
T76.02XD	Consulta de seguimento
___.___	Outras Circunstâncias Relacionadas a Negligência Infantil
Z69.010	Consulta em serviços de saúde mental de vítima de negligência infantil por um dos pais
Z69.020	Consulta em serviços de saúde mental de vítima de negligência infantil não parental
Z62.812	História pessoal (história anterior) de negligência na infância
Z69.011	Consulta em serviços de saúde mental de perpetrador de negligência infantil parental
Z69.021	Consulta em serviços de saúde mental de perpetrador de negligência infantil não parental

Abuso Psicológico Infantil

___.___	Abuso Psicológico Infantil Confirmado
T74.32XA	Consulta inicial
T74.32XD	Consulta de seguimento
___.___	Abuso Psicológico Infantil Suspeitado
T76.32XA	Consulta inicial
T76.32XD	Consulta de seguimento
___.___	Outras Circunstâncias Relacionadas a Abuso Psicológico Infantil
Z69.010	Consulta em serviços de saúde mental de vítima de abuso psicológico infantil por um dos pais
Z69.020	Consulta em serviços de saúde mental de vítima de abuso psicológico infantil não parental
Z62.811	História pessoal (história anterior) de abuso psicológico na infância
Z69.011	Consulta em serviços de saúde mental de perpetrador de abuso psicológico infantil parental
Z69.021	Consulta em serviços de saúde mental de perpetrador de abuso psicológico infantil não parental

Problemas de Maus-tratos e Negligência de Adultos

Violência Física de Cônjuge ou Parceiro(a)

___.__ Violência Física de Cônjuge ou Parceiro(a) Confirmada
T74.11XA Consulta inicial
T74.11XD Consulta de seguimento

___.__ Violência Física de Cônjuge ou Parceiro(a) Suspeitada
T76.11XA Consulta inicial
T76.11XD Consulta de seguimento

___.__ Outras Circunstâncias Relacionadas a Violência Física de Cônjuge ou Parceiro(a)
Z69.11 Consulta em serviços de saúde mental de vítima de violência física de cônjuge ou parceiro(a)
Z91.410 História pessoal (história anterior) de violência física de cônjuge ou parceiro(a)
Z69.12 Consulta em serviços de saúde mental de perpetrador de violência física de cônjuge ou parceiro(a)

Violência Sexual de Cônjuge ou Parceiro(a)

___.__ Violência Sexual de Cônjuge ou Parceiro(a) Confirmada
T74.21XA Consulta inicial
T74.21XD Consulta de seguimento

___.__ Violência Sexual de Cônjuge ou Parceiro(a) Suspeitada
T76.21XA Consulta inicial
T76.21XD Consulta de seguimento

___.__ Outras Circunstâncias Relacionadas a Violência Sexual de Cônjuge ou Parceiro(a)
Z69.81 Consulta em serviços de saúde mental de vítima de violência sexual de cônjuge ou parceiro(a)
Z91.410 História pessoal (história anterior) de violência sexual de cônjuge ou parceiro(a)
Z69.12 Consulta em serviços de saúde mental de perpetrador de violência sexual de cônjuge ou parceiro(a)

Negligência de Cônjuge ou Parceiro(a)

___.__ Negligência de Cônjuge ou Parceiro(a) Confirmada
T74.01XA Consulta inicial
T74.01XD Consulta de seguimento

___.__ Negligência de Cônjuge ou Parceiro(a) Suspeitada
T76.01XA Consulta inicial
T76.01XD Consulta de seguimento

___.__ Outras Circunstâncias Relacionadas a Negligência de Cônjuge ou Parceiro(a)
Z69.11 Consulta em serviços de saúde mental de vítima de negligência de cônjuge ou parceiro(a)
Z91.412 História pessoal (história anterior) de negligência de cônjuge ou parceiro(a)
Z69.12 Consulta em serviços de saúde mental de perpetrador de negligência de cônjuge ou parceiro(a)

Abuso Psicológico de Cônjuge ou Parceiro(a)

___.__ Abuso Psicológico de Cônjuge ou Parceiro(a) Confirmado
T74.31XA Consulta inicial
T74.31XD Consulta de seguimento

___.__ Abuso Psicológico de Cônjuge ou Parceiro(a) Suspeitado
T76.31XA Consulta inicial
T76.31XD Consulta de seguimento

___.___ Outras Circunstâncias Relacionadas a Abuso Psicológico de Cônjuge ou Parceiro(a)

Z69.11 Consulta em serviços de saúde mental de vítima de abuso psicológico de cônjuge ou parceiro(a)

Z91.411 História pessoal (história anterior) de abuso psicológico de cônjuge ou parceiro(a)

Z69.12 Consulta em serviços de saúde mental de perpetrador de abuso psicológico de cônjuge ou parceiro(a)

Abuso de Adulto por Não Cônjuge ou Não Parceiro(a)

___.___ Abuso Físico de Adulto por Não Cônjuge ou Não Parceiro(a) Confirmado

T74.11XA Consulta inicial

T74.11XD Consulta de seguimento

___.___ Abuso Físico de Adulto por Não Cônjuge ou Não Parceiro(a) Suspeitado

T76.11XA Consulta inicial

T76.11XD Consulta de seguimento

___.___ Abuso Sexual de Adulto por Não Cônjuge ou Não Parceiro(a) Confirmado

T74.21XA Consulta inicial

T74.21XD Consulta de seguimento

___.___ Abuso Sexual de Adulto por Não Cônjuge ou Não Parceiro(a) Suspeitado

T76.21XA Consulta inicial

T76.21XD Consulta de seguimento

___.___ Abuso Psicológico de Adulto por Não Cônjuge ou Não Parceiro(a) Confirmado

T74.31XA Consulta inicial

T74.31XD Consulta de seguimento

___.___ Abuso Psicológico de Adulto por Não Cônjuge ou Não Parceiro(a) Suspeitado

T76.31XA Consulta inicial

T76.31XD Consulta de seguimento

___.___ Outras Circunstâncias Relacionadas a Abuso de Adulto por Não Cônjuge ou Não Parceiro(a)

Z69.81 Consulta em serviços de saúde mental de vítima de abuso de adulto por não cônjuge ou não parceiro(a)

Z69.82 Consulta em serviços de saúde mental de perpetrador de abuso de adulto por não cônjuge ou não parceiro(a)

Problemas de Relacionamento

___.__	Problema de Relacionamento Entre Pais e Filhos
Z62.820	Entre Pais e Filho Biológico
Z62.821	Entre Pais e Filho Adotado
Z62.822	Entre Pais e Filho Acolhido
Z62.898	Entre Outro Cuidador e Filho
Z62.891	Problema de Relacionamento com Irmão
Z63.0	Sofrimento na Relação com o Cônjuge ou Parceiro(a) Íntimo(a)

Problemas Relacionados ao Ambiente Familiar

Z62.29	Educação Longe dos Pais
Z62.898	Criança Afetada por Sofrimento na Relação dos Pais
Z63.5	Ruptura da Família por Separação ou Divórcio
Z63.8	Nível de Expressão Emocional Alto na Família

Problemas Educacionais

Z55.0	Analfabetismo e Baixo Nível de Escolaridade
Z55.1	Escolarização Indisponível ou Inatingível
Z55.2	Reprovação nos Exames Escolares
Z55.3	Insucesso na Escola
Z55.4	Desajuste Educacional e Desentendimento com Professores e Colegas
Z55.8	Problemas Relacionados a Ensino Inadequado
Z55.9	Outros Problemas Relacionados à Educação e Alfabetização

Problemas Profissionais

Z56.82	Problema Relacionado a Condição Atual de Preparação Militar
Z56.0	Desemprego
Z56.1	Mudança de Emprego
Z56.2	Ameaça de Perda de Emprego
Z56.3	Horário de Trabalho Estressante
Z56.4	Desentendimento com Chefia e Colegas de Trabalho
Z56.5	Ambiente de Trabalho Hostil
Z56.6	Outra Tensão Física ou Mental Relacionada ao Trabalho
Z56.81	Assédio Sexual no Trabalho
Z56.9	Outro Problema Relacionado a Emprego

Problemas de Moradia

Z59.01	Sem-teto Abrigado
Z59.02	Sem-teto
Z59.10	Moradia Inadequada
Z59.2	Desentendimento com Vizinho, Locatário ou Locador
Z59.3	Problema Relacionado a Moradia em Instituição Residencial
Z59.9	Outro Problema de Moradia

Problemas Econômicos

Z59.41	Insegurança Alimentar
Z58.6	Falta de Água Potável Segura
Z59.5	Pobreza Extrema
Z59.6	Baixa Renda
Z59.71	Seguro Social ou de Saúde ou Previdência Social Insuficientes
Z59.72	Previdência Social Insuficiente
Z59.9	Outro Problema Econômico

Problemas Relacionados ao Ambiente Social

Z60.2	Problema Relacionado a Morar Sozinho
Z60.3	Dificuldade de Aculturação
Z60.4	Exclusão ou Rejeição Social
Z60.5	Alvo de Discriminação ou Perseguição Adversa (Percebida)
Z60.9	Outro Problema Relacionado ao Ambiente Social

Problemas Relacionados a Interação com o Sistema Legal

Z65.0	Condenação em Processos Criminais Sem Prisão
Z65.1	Prisão ou Outro Encarceramento
Z65.2	Problemas Relacionados à Liberdade Prisional
Z65.3	Problemas Relacionados a Outras Circunstâncias Legais

Problemas Relacionados a Outras Circunstâncias Psicossociais, Pessoais e Ambientais

Z72.9	Problema Relacionado ao Estilo de Vida
Z64.0	Problemas Relacionados a Gravidez Indesejada
Z64.1	Problemas Relacionados a Múltiplas Gestações
Z64.4	Desentendimento com Prestador de Serviço Social, Incluindo Oficial da Condicional, Conselheiro Tutelar ou Assistente Social
Z65.4	Vítima de Crime
Z65.4	Vítima de Terrorismo ou Tortura
Z65.5	Exposição a Desastre, Guerra ou Outras Hostilidades

Problemas Relacionados ao Acesso a Cuidados Médicos e Outros Cuidados de Saúde

Z75.3	Indisponibilidade ou Inacessibilidade a Unidades de Saúde
Z75.4	Indisponibilidade ou Inacessibilidade de Outras Agências de Ajuda

Circunstâncias da História Pessoal

Z91.49	História Pessoal de Trauma Psicológico
Z91.82	História Pessoal de Preparação Militar

Outras Consultas de Serviços de Saúde para Aconselhamento e Opinião Médica

Z31.5	Aconselhamento Genético
Z70.9	Aconselhamento Sexual
Z71.3	Aconselhamento Nutricional
Z71.9	Outro Aconselhamento ou Consulta

Outras Condições ou Problemas que Podem ser Foco da Atenção Clínica

Z91.83	Perambulação Associada a Algum Transtorno Mental
Z63.4	Luto Não Complicado
Z60.0	Problema Relacionado à Fase da Vida
Z65.8	Problema Religioso ou Espiritual
Z72.811	Comportamento Antissocial Adulto
Z72.810	Comportamento Antissocial de Criança ou Adolescente
Z91.199	Não Adesão a Tratamento Médico
E66.9	Sobrepeso ou Obesidade
Z76.5	Simulação
R41.81	Declínio Cognitivo Relacionado à Idade
R41.83	Funcionamento Intelectual *Borderline*
R45.89	Explosões Emocionais Prejudiciais

Índice alfabético dos algoritmos de decisão

Alterações no apetite ou no peso ou comportamento alimentar anormal (2.20), p. 124

Alucinações (2.6), p. 51

Ansiedade (2.13), p. 93

Ataques de pânico (2.14), p. 99

Baixo desempenho escolar (2.1), p. 25

Comportamento agressivo (2.25), p. 146

Comportamento alimentar anormal ou alterações no apetite ou no peso (2.20), p. 124

Comportamento autolesivo (2.27), p. 156

Comportamento evitativo (2.15), p. 102

Comportamentos patológicos repetitivos (2.16), p. 106

Delírios (2.5), p. 41

Desempenho escolar, baixo (2.1), p. 25

Despersonalização/desrealização (2.18), p. 116

Disfunção sexual feminina (2.23), p. 138

Disfunção sexual masculina (2.24), p. 142

Distratibilidade (2.4), p. 38

Hipersonolência (2.22), p. 133

Humor deprimido (2.10), p. 77

Humor elevado ou expansivo (2.8), p. 63

Humor irritável (2.9), p. 67

Ideação ou comportamento suicida (2.11), p. 85

Impulsividade ou problemas de controle de impulsos (2.26), p. 152

Insônia (2.21), p. 129

Perda de memória ou déficit da memória (2.29), p. 166

Perturbação da fala (2.3), p. 33

Prejuízo cognitivo (2.30), p. 170

Problemas comportamentais de criança ou adolescente (2.2), p. 28

Queixas somáticas ou ansiedade de doença/preocupações com a aparência (2.19), p. 121

Retardo psicomotor (2.12), p. 90

Sintomas catatônicos (2.7), p. 58

Trauma ou estressores psicossociais envolvidos na etiologia (2.17), p. 112

Uso excessivo ou problemático de substância (2.28), p. 159

Índice alfabético das tabelas de diagnóstico diferencial

Agorafobia (3.5.6), p. 238

Amnésia dissociativa (3.8.1), p. 260

Anorexia nervosa (3.10.2), p. 279

Bulimia nervosa (3.10.3), p. 282

Catatonia não especificada (3.2.5), p. 207

Delirium (3.16.1), p. 305

Disforia de gênero (3.13.1), p. 293

Disfunções sexuais (3.12.1), p. 291

Esquizofrenia (3.2.1), p. 200

Fatores psicológicos que afetam outras condições médicas (3.9.4), p. 273

Fobia específica (3.5.3), p. 230

Mudança de personalidade devido a outra condição médica (3.17.11), p. 322

Mutismo seletivo (3.5.2), p. 229

Skin-picking (transtorno de escoriação) (3.6.5), p. 252

Transtorno alimentar restritivo/evitativo (3.10.1), p. 277

Transtorno bipolar tipo I (3.3.1), p. 209

Transtorno bipolar tipo II (3.3.2), p. 212

Transtorno ciclotímico (3.3.3), p. 215

Transtorno conversivo (transtorno de sintomas neurológicos funcionais) (3.9.3), p. 271

Transtorno da conduta (3.14.3), p. 300

Transtorno da personalidade antissocial (3.17.4), p. 314

Transtorno da personalidade *borderline* (3.17.5), p. 316

Transtorno da personalidade dependente (3.17.9), p. 320

Transtorno da personalidade esquizoide (3.17.2), p. 311

Transtorno da personalidade esquizotípica (3.17.3), p. 312

Transtorno da personalidade evitativa (3.17.8), p. 319

Transtorno da personalidade histriônica (3.17.6), p. 317

Transtorno da personalidade narcisista (3.17.7), p. 318

Transtorno da personalidade obsessivo-compulsiva (3.17.10), p. 321

Transtorno da personalidade paranoide (3.17.1), p. 310

Transtorno de acumulação (3.6.3), p. 248

Transtorno de ansiedade de doença (3.9.2), p. 268

Transtorno de ansiedade de separação (3.5.1), p. 226

Transtorno de ansiedade generalizada (3.5.7), p. 240

Transtorno de ansiedade social (3.5.4), p. 232

Transtorno de arrancar o cabelo (tricotilomania) (3.6.4), p. 250

Transtorno de compulsão alimentar (3.10.4), p. 284

Transtorno de despersonalização/desrealização (3.8.2), p. 262

Transtorno de déficit de atenção/hiperatividade (3.1.4), p. 192

Transtorno de escoriação (*skin-picking*) (3.6.5), p. 252

Transtorno de estresse agudo (3.7.1), p. 253

Transtorno de estresse pós-traumático (3.7.1), p. 253

Transtorno de hipersonolência (3.11.2), p. 288

Transtorno de insônia (3.11.1), p. 285

Transtorno de oposição desafiante (3.14.1), p. 295

Transtorno de pânico (3.5.5), p. 236

Transtorno de sintomas neurológicos funcionais (transtorno conversivo) (3.9.3), p. 271

Transtorno de sintomas somáticos (3.9.1), p. 265

Transtorno delirante (3.2.3), p. 204

Transtorno depressivo maior (3.4.1), p. 216

Transtorno depressivo persistente (3.4.2), p. 220

Transtorno disfórico pré-menstrual (3.4.3), p. 222

Transtorno dismórfico corporal (3.6.2), p. 246

Transtorno disruptivo da desregulação do humor (3.4.4), p. 224

Transtorno do desenvolvimento intelectual (deficiência intelectual) (3.1.1), p. 186

Transtorno do espectro autista (3.1.3), p. 190

Transtorno do jogo (3.15.2), p. 304

Transtorno do luto prolongado (3.7.3), p. 258

Transtorno específico da aprendizagem (3.1.5), p. 196

Transtorno esquizoafetivo (3.2.2), p. 203

Transtorno esquizofreniforme (3.2.1), p. 200

Transtorno explosivo intermitente (3.14.2), p. 297

Transtorno factício (3.9.5), p. 274-275

Transtorno neurocognitivo maior ou leve (3.16.2), p. 307

Transtorno obsessivo-compulsivo (3.6.1), p. 243

Transtorno psicótico breve (3.2.4), p. 206

Transtornos da comunicação (3.1.2), p. 188

Transtornos de adaptação (3.7.2), p. 256

Transtornos de tique (3.1.6), p. 198

Transtornos parafílicos (3.18.1), p. 323

Transtornos por uso de substâncias (3.15.1), p. 302

Tricotilomania (transtorno de arrancar o cabelo) (3.6.4), p. 250